国家卫生计生委医院管理研究所药事管理研究部
中国医院协会药事管理专业委员会　组织编写

临床药物治疗学
器官移植

分册主编　陈　孝　王长希　刘懿禾　徐彦贵
编　　委（以姓氏笔画为序）
王长希　刘懿禾　陈　孝　陈　杰
陈静瑜　徐彦贵　黄　洁

人民卫生出版社

图书在版编目(CIP)数据

临床药物治疗学. 器官移植/陈孝等主编. —北京:人民卫生出版社,2016

ISBN 978-7-117-22780-3

Ⅰ.①临… Ⅱ.①陈… Ⅲ.①药物疗法②人体器官-器官移植-药物疗法 Ⅳ.①R453②R617.05

中国版本图书馆 CIP 数据核字(2016)第 240847 号

临床药物治疗学——器官移植

分册主编:陈　孝　王长希　刘懿禾　徐彦贵
出版发行:人民卫生出版社(中继线 010-59780011)
地　　址:北京市朝阳区潘家园南里 19 号
邮　　编:100021
E - mail:pmph @ pmph. com
购书热线:010-59787592　010-59787584　010-65264830
印　　刷:北京人卫印刷厂
经　　销:新华书店
开　　本:787×1092　1/16　　印张:23
字　　数:560 千字
版　　次:2017 年 2 月第 1 版　2017 年 2 月第 1 版第 1 次印刷
标准书号:ISBN 978-7-117-22780-3/R · 22781
定　　价:55.00 元
打击盗版举报电话:010-59787491　E-mail:WQ @ pmph. com
(凡属印装质量问题请与本社市场营销中心联系退换)

《临床药物治疗学》丛书编委会

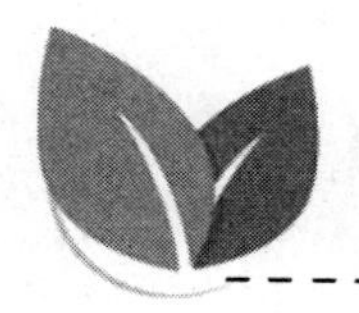

《临床药物治疗学》丛书分册目录

序号	书名	分册主编
1	总论	吴永佩　蒋学华　蔡卫民　史国兵
2	感染性疾病	颜　青　夏培元　杨　帆　吕晓菊
3	心血管系统疾病	李宏建　高海青　周聊生　童荣生
4	呼吸系统疾病	蔡映云　吕迁洲
5	消化系统疾病	韩　英　高　申　文爱东　邹多武
6	血液系统疾病	缪丽燕　马满玲　吴德沛　周　晋
7	内分泌代谢疾病	母义明　郭代红　彭永德　刘皋林
8	神经系统疾病	钟明康　王长连　洪　震　吴　钢
9	肾脏疾病	史　伟　杨　敏
10	器官移植	陈　孝　王长希　刘懿禾　徐彦贵
11	肿瘤	于世英　杜　光　黄红兵
12	外科疾病	甄健存　廖　泉　蒋协远
13	妇产科疾病	赵　霞　张伶俐
14	儿科疾病	徐　虹　孙　锟　李智平　张　健
15	老年疾病	王建业　胡　欣
16	营养支持治疗	梅　丹　于健春

序　一

医师、药师、护士、医疗技师是医疗机构四大核心技术支撑系统的重要成员，药师是医院药事管理和促进合理用药的主要技术力量，在指导患者安全用药、维护患者用药权益起着重要作用。

我国自2002年提出医院要建立临床药师制以来，发展健康迅速，临床药师在临床用药中的作用逐步明显。为提高临床药师参加药物治疗能力，我们医院管理研究所药事管理研究部和中国医院协会药事管理专业委员会，邀请300余名药学与医学专家以及部分临床药师共同编写了适合我国国情的《临床药物治疗学》系列丛书。感谢医药学专家做了一件值得庆贺的、有助于提高药物治疗水平、有益于患者的好事。

临床药师是具有系统临床药学专业知识与技能，掌握药物特点与应用，了解疾病与药物治疗原则，是医疗团队的重要成员，与医师、护士合作，为患者提供优质药物治疗的药学专业技术服务，直接参与临床药物治疗工作的卫生技术人员。临床药师是现代医疗团队的重要成员，各医疗机构要爱护关心他们的成长，积极支持他们的工作，充分发挥他们在药事管理和药物治疗中的专业技能，将临床药学作为专业学科建设加以严格管理，为实现医疗机构医疗水平的持续提升创造条件。希望临床药师们要学好用好临床药物治疗学，发挥专业特长，促进合理用药、提高医疗技术水平、维护患者利益中发挥更大作用。

简写“序”，以祝贺《临床药物治疗学》丛书的出版。

张宗久

2016年4月

序 二

第二次世界大战后，欧美国家制药工业快速发展，新药大量开发。但随着药品品种和使用频率的增加，临床不合理用药加重，严重的药物毒副作用和过敏反应也不断增多，患者用药风险增加。同时，人类面临的疾病负担严峻，慢性病及其他疾病的药物应用问题也愈加复杂，合理用药成为人类共同关心的重大民生问题。

为促进药物合理使用，美国于 1957 年首先提出高等医药院校设置 6 年制临床药学专业 Pharm D. 课程教育，培养临床型药学专业技术人才。截至 2013 年，美国 135 所高等医药院校的药学教育总规模 90%以上为临床药学 Pharm D. 专业教育。同期，美国在医院建立了临床药师制，即临床药师参加临床药物治疗，规定 Pharm D. 专业学位是在医院上岗药师的唯一资格，并在医院建立学员毕业后以提高临床用药实践能力为主的住院药师规范化培训制度。1975 年，美国医院临床药学界编辑出版了《临床药物治疗学》丛书，现已出第十版，深受广大药师和高校药学院学生的欢迎。

我国自实行改革开放政策以来，社会经济迅猛发展，党和政府更加关注民生问题，广大人民群众随着生活水平的大幅提升，也要求获得更好的医药卫生服务。

改革开放前医院药师的任务是保障临床诊疗用药的需求，但伴随着改革开放，我国制药工业快速发展，国外药企大量进入，药品品种和品规猛增。医药流通领域不规范竞争加重，临床不合理用药日趋严重。为此，原卫生部在 20 世纪末提出药学部门工作要转型，药师观念和职责要转变，规定医院要“建立临床药师制”，培养配备专职临床药师，参加临床药物治疗。并规定医院要建立临床医师、临床药师、护士等组成的临床医疗团队，临床医师和临床药师要共同为患者临床药物治疗负责。我国于 21 世纪初加快了临床药学学科建设与临床药师制体系建设，尽管临床药师队伍在药物应用实践中迅速成长，但由于历史原因导致我国在临床药学学科定位与发展方向、药学教育培养目标以及医疗机构医疗工作模式等的缺陷，使临床药师普遍感到临床药学专业系统性知识不足、临床药学思维能力不足和临床药物治疗实践技能不足。针对临床药学学科建设与临床药师制体系建设中这一突出问题，充分发挥临床药师在药品应用和药事管理中的专业技术作用，提高临床药物治疗水平，促进合理用药，我们邀请 300 余名药学与医学专家以及部分临床药师，启动了《临床药物治疗学》系列丛书的编写。本丛书以临床药物治疗学的理论以及药物治疗理论与实践的结合、诊疗活动与药物治疗实践和药物治疗的监护与效果评价，试用案例分析教育、论述典型的药物治疗方案和药学监护，突出临床思维与临床药学思维的建立与运用。丛书的编写与出版，希望能体现国内外临床药物治疗学和临床实践活动最新发展趋势，反映国际上临床药学领域的新理论、新知识、新技术和新方法。

我们期待为临床药师培训基地提供一套实用的教材，为提高培训基地的培训质量，提升临床药师的专业知识水平，增强参与临床药物治疗工作的能力打下基础。同时，也为在临床参与药物治疗实践工作的临床药师和从事处方审核调剂、药物制剂、药品物流管理以及系统药品质量监管等药剂工作的药师提供自学教材；并为医疗机构医务人员和高等医药院校临床药学专业和药学专业学生教学提供一本理论与实践紧密结合的参考用书。

由于这是一部多学科药物治疗学的系统丛书，缺乏编写经验，不足之处在所难免，恳请医药学界专家和读者、特别是广大临床药师提出问题，找出差距，为修订编写二版打好基础。

我们衷心感谢各分册主编、编委与全体编写者的辛勤劳动和有关人士的热忱支持！

吴永佩　蔡映云

2016 年 4 月

前 言

临床药学作为现代医院药学的核心，是一门运用药学专业理论技术与临床实践相结合，以患者利益为中心，确保患者用药安全、有效、经济、适宜的应用性学科。相比欧美国家，我国的临床药学起步较晚，临床药师队伍的质量和数量仍有待提高，如何借鉴国外经验，结合自身情况打造优质的临床药学服务团队意义重大。同时，目前临床药师的培训已经趋向专科化，要求临床药师熟悉某专科的诊疗内容及实践方法，重点掌握该专科药物的理论基础、发展动态及应用实践，能更好地应用临床药学专业知识参与临床用药，为医师及患者提供药物应用咨询和安全用药指导。

器官移植是脏器功能衰竭终末期治疗的有效手段，移植术后患者用药品种及数量多，药物与药物的相互作用多见，免疫抑制剂治疗的个体差异性大，这使器官移植专科临床药师参与临床用药实践、与医师共同设计并评估用药方案显得尤为重要。本书作为临床药物治疗丛书的分册之一，读者对象主要是从事临床药学工作的药师及初级医师，特别是对于即将或正在从事器官移植科药物治疗工作的临床药师具有较大的参考价值与指导意义。本书共七个章节，第一到第三章分别介绍器官移植的发展简史和移植免疫学知识、常用免疫抑制剂的特点、治疗药物监测和药学监护。该部分内容能使读者对器官移植专业有一个系统的认知，同时对移植免疫基础知识有一定的了解，并能掌握器官移植术后抗排异和常见并发症治疗常用药物的药效学与药动学相关知识。第四到第七章分别详细阐述肾移植、肝移植、心脏移植和肺移植这四个器官移植的各方面内容，包括各类排异反应和各种常见并发症的诊断和药物治疗等，并针对各节所阐述理论配以相应的药学监护要点与案例分析，使读者在学习器官移植理论知识的同时，能更为深刻地理解并掌握书中理论在具体临床实践中的应用。

在本书起稿之初，我们有幸邀请到了国内器官移植领域著名的专家作为本书的参编人员，其中包括心脏移植领域的黄洁教授、肺移植领域的陈静瑜教授以及肝移植领域的刘懿禾教授。在此，对上述各位专家能在百忙之中抽空撰写本书表示衷心的感谢。此外，非常感谢临床药物治疗学丛书总主编吴永佩教授对本分册的审阅。最后，感谢所有参与本书编写、校稿工作的临床药师、医师以及其他工作人员。

由于编写时间仓促与编写水平有限，本书内容难免存在不完善与疏漏之处，恳请同行专家与广大读者不吝指正，以便再版时修正。

陈　孝　王长希　刘懿禾　徐彦贵

2016 年 11 月

前言

目录

第一章

器官移植概述

第一节　器官移植简介

器官移植(organ transplantation)是指通过手术方法将有活力的器官移植到自体或异体的某一部位用于治疗临床上一些致命性的器官疾病。器官移植的特点包括如移植物始终具有活力、建立移植物和受者间的血液循环以及容易出现排斥反应等。目前临床上已有的器官移植包括肾、心、肝、胰、胰肾联合、肺(单肺、双肺)、心肺联合、心肝联合、肝肾联合、脾、小肠,以及腹部多器官联合移植。此外,还有少见的卵巢、睾丸、甲状旁腺、肾上腺移植等。本书就常见的肾、心、肝、肺这四类单器官移植做相关阐述。

一、肾移植

早在1902年5月,匈牙利外科医生Ullman在猪身上成功实施了同种异体肾移植,该移植肾仅存活了5天。他甚至尝试将猪肾移植于一名年轻女性尿毒症患者,但由于手术的技术局限而宣告失败。1905年,Floresco报道了现代最常用的肾移植术式,即移植肾置于髂窝,输尿管与膀胱吻合,改变了过去输尿管皮肤造口的尿路重建方法。1912年,诺贝尔奖得主Carrel发展了现代血管缝合技术,使肾移植在手术技术层面取得突破。1933年,乌克兰医生Voronoy首次开展人类同种异体肾移植。20世纪上半叶,世界各地医学先驱不断尝试开展肾移植术,手术经验得到了一定积累,但移植物均未获得长期存活。

20世纪40年代,著名的Medawar动物皮肤移植实验证实了免疫系统在移植物存活中的作用,但"排斥"这一概念尚未被认识。由于免疫抑制剂的缺乏,人类此时更是无法跨越移植排斥这道鸿沟。1954年,美国医生Murray为一对同卵双胞胎兄弟实施活体肾移植,受体在术后未使用免疫抑制剂的情况下存活超过20年,肾功能良好。同卵双胞胎肾移植疗效显著,器官更换这一梦想成为现实,人类第一次实现了移植肾的长期存活,鼓舞了非孪生间肾移植的尝试和研究。

为了防止非孪生间肾移植术后排斥反应,20世纪50年代末至60年代初,人类尝试了各种免疫抑制疗法。Murray和Hamburger采用全身放射治疗作为细胞毒免疫抑制手段,还有研究者应用6-巯基嘌呤进行免疫抑制,但都由于缺乏特异性,导致免疫系统遭受毁灭性打击,带来严重感染等并发症。还有Franksson用胸导管淋巴引流术引流淋巴细胞，Starzl 做脾切除或胸腺切除术，去除体内大部分网状内皮细胞系统等案例，但疗效均不确切，无法使移植物长期存活。1962 年，Hitching 和 Elion 合成并使用了硫唑嘌呤，糖皮质激素联用硫唑嘌呤成为免疫抑制的主流方案，使尸体肾移植的 1 年存活率超过 40%。

20 世纪 70 年代后期，瑞士的 Borell 从霉菌酵解产物的提取物中发现了一种只含 11 个氨基酸的环形多肽，取名为环孢素 A(cyclosporin A，CsA)。经 10 年的临床试验研究证实其抗排斥反应作用较其他药物强而且副作用小，故于 20 世纪 80 年代末被批准正式注册投入市场应用。CsA 的面世与临床应用，使移植肾存活率大幅度提高，肾移植进入了"环孢素时代"。但是 CsA 相关的神经毒性、肝肾毒性、高血压、感染、多毛症、牙龈增生、指甲易碎、恶心、呕吐等不良反应也使一部分患者不得不改用或加用其他药物。

此后，他克莫司(tacrolimus，FK506)、西罗莫司(sirolimus，SRL)、吗替麦考酚酯(mycophenolate mofetil，MMF)、咪唑立宾(mizoribine，MZR)等新型免疫抑制剂开始应用于临床。而随着抗 CD3 单克隆抗体(OKT3)、巴利昔单抗、抗人胸腺细胞免疫球蛋白等生物制剂在肾移植免疫诱导中的应用，进一步降低了排斥反应的发生。移植术后免疫抑制剂的联合应用，增加了效应强度，减少了副作用，加上高效的抗菌、抗病毒、抗真菌药物的出现，使肾移植的预后显著改善。根据美国器官获取和移植网络(organ procurement and transplant network，OPTN)数据(截至 2016 年 6 月 30 日)，2015 年美国共开展近 17878 例移植手术，其中尸体肾移植 1 年人/肾生存率为 94.3%/89.0%，5 年人/肾生存率为 80.45%/66.6%；活体肾移植 1 年人/肾生存率为 97.9%/95.1%，5 年人/肾生存率为 89.4%/79.9%。

在免疫抑制剂发展的同时，免疫学知识、器官保存技术、计算机网络技术等的提高均推动了肾移植的发展。1962 年，淋巴细胞毒实验方法的建立，使组织配型技术首次应用于肾移植。1967 年 Belzer 利用机器灌注保存器官，1969 年 Collin 利用电解质液灌注后低温保存器官，分别成功使器官保存时间超过 24 小时。1969 年，Terasaki 教授发现了 HLA 抗体，揭示了体液性排斥反应的机制。1984 年，美国器官共享网络(united network for organ sharing，UNOS)成立，利用计算机技术综合分析配型、患者年龄、性别、身高、体重、等待时间、供肾尺寸、供体情况、地理位置等信息，指导美国器官获取及分配，使器官利用最大化。1988 年，UW(the university of Wisconsin)灌注液问世，适用于所有可移植的腹腔器官的保存。1989 年，重组人促红细胞生长素面世，减少了透析患者输血的必要，降低了感染率及患者移植前预致敏反应的发生及抗体的产生。1995 年，腹腔镜技术首次用于活体供肾切取术，供体术后恢复情况大幅改善。

在中国，吴阶平院士 1960 年在北大医院尝试了第一例肾移植手术，术后移植肾具有排尿功能，但患者未能存活。国内第一例成功的亲属活体肾移植由中山医学院(现为中山大学)附属第一医院梅骅教授在 1972 年完成。1975 年，复旦大学附属中山医院尸体肾移植获得长期存活。

目前，肾移植已成为治疗终末期肾病的首选，患者可在高生活质量下实现长期存活，但肾源短缺、慢性排斥反应、免疫抑制剂毒副作用等问题尚待解决。随着干细胞技术、组织工程技术、基因技术及机器人外科技术的发展，肾移植必将迎来更为广阔的发展前景。

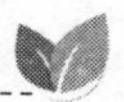

二、肝移植

肝移植术是通过外科手术的方式，将健康的肝脏植入患者体内，使患者因肝功能改善而重新获得健康的一种外科治疗手段。通常情况下，需要接受肝移植的是以下患者群体：各种原因而患终末期肝病，肝功能几近完全丧失的；或由于某种先天性异常导致肝脏某方面功能丧失，影响人体正常生长发育和生活质量；或由于肿瘤生长影响人的生活质量，甚至威胁生命的。

肝移植不仅是20世纪医学对人类健康的突出贡献之一，还是医学领域多学科交叉协作的典型成功案例。人类探索肝移植的历史可以追溯到1955年，Welch首次报道了犬的辅助肝移植的实验研究；1956年，Cannon首次完成犬的原位肝移植，并在实验中发现切除“病肝”可以延长移植肝的存活时间；1958年，Moore首次描述了犬原位肝移植的标准术式；1960年，Thomas Starzl通过成功实施犬原位肝移植的实验进一步证明了该方法的可行性；1963年，Thomas Starzl在美国实施了首例人体原位肝移植，从此揭开了肝移植作为医疗技术手段应用于人类的序幕。但自1963年首例人体原位肝移植术实施后的4年间，Starzl共完成7例临床肝移植，其最长存活时间仅23天，远未达到人们对此项技术的期望值。此后，肝移植经历了半个多世纪尝试、协作发展的历程，如今肝移植作为治疗终末期肝病的有效手段，正在被临床医学广泛应用，并不断成熟起来。

肝移植技术之所以能成为人们期望中的“救命天使”，除了在外科技术层面上不断改进与创新外，器官保存技术、新型免疫抑制剂、新术式和对标准术式的改良、建立器官捐献与分配标准和网络、脑死亡概念及标准的提出与确立、肝移植注册登记系统都起着关键作用。

器官保存的目的在于使离体器官在缺血状态下最大限度地保存其细胞活力，是移植术后器官功能恢复的重要保障。静态低温保存是目前研究最多和应用最广的方法。Collins液是最早用于人类肝移植研究中的成品器官保存液，供肝保存10小时仍能保持活力；1986年，Belzer等研发出UW器官保存液，用UW液保进行冷保存的供肝，冷保存时间延长至12～24小时，为供体器官长距离运输和远程分配提供了可能，是目前应用最广的供肝保存液。HTK液（histidine-tryprophane-ketoglutarar solution）、Celsior液、Polysol液等层出不穷的保存液，反映出在该领域的探索还在继续。与此同时，人类也在尝试在保存技术方面的创新，这些研究集中关注低温机械灌注保存和常温机械灌注保存的可能性。

新型免疫抑制剂开发对肝移植的贡献是关键性的。目前应用于肝移植领域中的免疫抑制剂可从其合成方法、发展过程、临床应用的不同角度进行分类。

按其合成方法分4类：①微生物酵解产物（CsA、FK506、SRL及其衍生物、MZR等）；②完全有机合成物（烷化剂、抗代谢药物、皮质激素等）；③半合成化合物（MMF等）；④生物制剂（抗胸腺细胞球蛋白、抗淋巴细胞球蛋白等）。

根据其发展史分4代：①第一代免疫抑制剂以糖皮质激素、硫唑嘌呤、雷公藤多苷、ATG为代表，由于其明显的副作用，目前倾向于尽可能减少其应用。②第二代是钙调磷酸酶抑制剂（CsA和FK506），该类药物的出现称得上是延长肝移植术后生存时间的里程碑。CsA是首个被开发的钙调磷酸酶抑制剂。1972年，瑞士Basel公司Sandoz实验室首次发现

CsA 具有免疫抑制作用；1976 年，Borel 等进一步揭示出 CsA 可以特异性抑制 T 淋巴细胞的活性；1978 年，Calne 首次报告了 CsA 的临床应用结果；1980 年，Starzl 等应用 CsA 联合糖皮质激素防治肝移植术后急性排斥反应，其临床试验结果肯定了 CsA 在防治器官移植术后排斥反应方面的核心地位。1987 年，Kino 和 Ochiai 又发现了另一个有前景的钙调磷酸酶抑制剂——FK506，该药于 1988 年被应用到临床肝移植术后防治排斥反应的治疗中。③第三代以 SRL 和 MMF 为代表，主要通过抑制 PI3K 相关信号通路抑制免疫细胞增殖，与钙调磷酸酶抑制剂可协同作用。④单克隆抗体(抗 CD25 单克隆抗体，抗 CD3 单克隆抗体等)。

根据其临床应用分为：①预防性用药；②治疗排斥反应(救治)用药；③诱导性用药。

与其他任何一项技术一样，在肝移植作为终末期肝病的常规临床救治手段，在其逐步成熟的过程中，一定伴随在对最初的“经典标准原位肝移植术式(standard orthotopic liver transplantation，SOLT)”的改良与创新。1983 年美国国家健康中心(NIH)在马里兰州的贝塞斯达举行会议，会议在总结肝移植经验的基础上宣布肝移植是治疗终末期肝病的有效手段，此后的 10 年间各种新技术和新术式相继用于肝移植的临床实践。1984 年，Shaw 首开静脉-静脉体外转流的先河，该技术的应用保障了肝移植手术中的血流动力学和内环境的稳定；同年，Bismuth 首次尝试儿童减体积肝移植术(reduced-sized liver transplantation)；1988 年，Pichlmayr 实施劈裂式肝移植(split liver transplantation)，将劈离的两部分供肝分别移植给一个成人和一个儿童患者，也为随后的亲体部分肝移植(living donor liver transplantation，LDLT)手术奠定了基础。1989 年，Tzakis 等首先尝试了非转流下的背驮式肝移植术式(piggyback orthtopic liver transplantation，PBOLT)并获得成功。肝移植技术的这些改进和创新，首先是提高了肝移植手术的安全性和术后效果，据 1993 年美国器官共享联合网络(UNOS)公布的数据，肝移植术后 1 年存活率为 64.5%～86.7%，而近年多数移植中心术后 1 年存活率可达 90%以上，术后 3 年存活率＞70%。肝移植技术的进步也正在使肝移植手术的适应证不断扩大，禁忌证范围不断缩小。除此之外，肝移植的技术进步也在客观上为增加供肝来源贡献了相当的“权重”，诸如原位辅助性肝移植(orthotopic liver transplantation)、异位辅助性肝移植(auxiliary heterotopic liver transplantation)、多米诺肝移植(domino liver transplantation)都是在这方面的大胆而成功的尝试。

医学与其他自然科学的不同之处就是它有更强的社会学属性，而在肝移植领域中，由于涉及供体器官这样的稀缺医疗资源，为了使肝移植技术能够更有效地达到其治病救人的目的，人们很早就注意到它在伦理、道德甚至法律层面上都有需要规范和完善之处。1984 年，美国国会以《国家器官移植法》的形式确立国家器官获取和移植网络(OPTN)，负责器官的捐献与分配，这个专门机构就是 UNOS 的前身。1986 年建立的 UNOS，目的是为了提高器官捐献、分配和移植的效率。为此，UNOS 制定出一系列指导器官分配的专业标准，以最大限度地保障供体器官分配的公正性和成功移植的数量(所谓“最大利益”)，这些标准是迄今为止最受到普遍认可和应用最广的标准。标准的广泛应用也为其不断地在临床实践中进行验证和修正提供了便利与可能。2002 年，UNOS 开始将终末期肝病模型(MELD)评分系统纳入肝移植器官分配系统，从专业角度完善器官分配原则，提高供肝的分配公平性和利用效率。2011 年，中国红十字会在全国 163 家拥有器官移植资质的医

院试运行“中国器官分配与共享系统”，按照区域优先的原则将公民身后捐献的器官通过此系统进行统一分配。

肝移植术后远期效果的好坏是对肝移植技术应用效率和效益最客观的反映，也是完善和修正供体器官分配标准的重要依据。美国的器官移植受者科学登记系统（Scientific Registry of Organ Transplant Recipients，SRTR）与美国国家器官获取和移植网络（OPTN）同时建立，主要是为UNOS提供用于对器官分配政策和目前器官获取与移植状况进行评估的数据，包括器官或组织的利用情况和器官移植受者的存活率及生存状况。SRTR与UNOS间的协作，推动着美国器官移植各领域的发展。我国于2005年开发启用了中国肝移植注册（China Liver Transplant Registry，CLTR），目前CLTR已成为位列SRTR和欧洲肝移植注册（European Liver Transplant Registry，ELTR）之后的世界第三大肝移植数据库。

我国是肝病大国，我国的肝移植起步虽晚，但发展很快。来自国家卫生计生委的数据报告，目前我国已成为世界第二大器官移植国家，每年的器官移植手术量超过8000例。CLTR的数据客观反映出我国的肝移植在技术上的进步，随之建立起来的“中国器官分配与共享系统”、器官捐献“中国特色的三类标准”等相应的管理规范和法规，为我国肝移植的可持续发展、更好地服务国民健康提供了可靠保障。

科学的长河中流淌着人类的智慧、勤劳、奉献与协作。肝移植的发展历程就像是这条科学长河的一个“小分支”，值得我们敬畏和为之付出。

三、心脏移植

心脏移植的整个发展历程激起了医学界以及公众的莫大兴趣。虽然说心脏移植的发展不是孤立的，但是毋庸置疑的是，精湛的心脏外科技术的发展为心脏移植拓开了大门。同样重要的器官保存技术，从最初的低温保存到各种特殊储存液的涌现，为器官移植供者的运输、共享与分配奠定了基础。而由基础免疫研究得到的有关免疫抑制的治疗策略对临床器官移植亦起了至关重要的作用。

（一）临床心脏外科技术发展里程

1967年11月3日，南非开普敦的Christiaan Barnard医生为一位53岁患终末期心力衰竭的缺血性心脏病男性患者，成功地进行了世界首例人对人的原位心脏移植。虽然患者术后因肺部感染仅存活18天，但这次手术的成功激起了全世界对心脏移植的极大兴趣。距第一例手术后的3天，布鲁克林的Adrian Kantrowitz完成了世界上第二例心脏移植。经过Norman Shumway和他同事们的充分准备，于1968年1月6日完成了全世界第四例心脏移植手术。随后心脏移植手术的数量大幅度攀升，至1968年底，全世界17个国家的50多个中心完成了102例心脏移植手术。可悲的是，其后很长一段时间，由于移植器官排异，供者和受体选择标准等一系列问题未得到很好地解决，60%的患者于术后第8天死亡，心脏移植患者平均生存时间仅有29天。至1970年，医学界和社会公众开始对欠成熟的人类心脏移植不再抱有幻想，临床心脏移植停滞不前。1970—1977年，全世界平均每年仅实施20余例心脏移植手术。在20世纪70年代，只有很少的临床机构继续进行临床心脏移植研究。这些研究机构中的主力是由Norman Shumway领导的Stanford团队。在此10年间，他们所在的Stanford医学中心的心脏移植患者1年成活率由22%逐渐升至65%。

在心脏移植病理学方面具有一些有里程碑意义的事件。Thomas Gibson 于 1968 年根据 Barnard 第一例心脏移植的病理检查结果描述了心脏移植的病理学改变;1969 年又根据一例存活 19 个多月的移植心脏发生的组织学改变,提出了闭塞性血管病是慢性排斥反应的特征性改变。1973 年,Philip Caves 等提出经颈内静脉路径实施心内膜心肌活检(EMB),解决了发生排斥反应的移植心脏组织的取材问题。1981 年,Billingham 提出了根据 EMB 病理所见进行急性排斥反应分级的标准。目前国际心肺移植学会(ISHLT)所制定的排斥反应分级标准正是以此为基础的。合理应用 EMB 的手段、透彻理解 EMB 取材组织中与排斥相关的病理学改变,在正确诊断排异反应的基础上指导免疫抑制治疗,对降低发生排斥反应高危人群的死亡率意义重大。

1969 年 9 月 15 日,Denton Colley 对一个两个月大的婴儿实施了首例心肺联合移植。术后患儿仅存活了 14 小时。3 个月后,C. Walton Lillehei 在纽约对一成人实施了相同的手术,术后患者存活了 8 天。1981 年,在对心肺联合移植进行了长时间试验研究之后,Stanford 的 Bruce Reitz 及其同事成功完成了这一团队的首例心肺联合移植手术,又恰逢 CsA 已经上市,患者长期存活得以实现。1982 年,Reitz 及其同事报道了一系列联合心肺移植的成功案例。

随着 20 世纪 80 年代早期 CsA 免疫治疗的引入,患者心脏移植后存活率令人满意,心脏移植手术继而迅速盛行。1987 年,美国政府宣布心脏移植成为各大医疗中心的一项常规手术。ISHLT 报道自 1982 年至 1991 年的 10 年内,全球注册登记的心脏移植例数达 21 342 例,患者术后中位生存时间 8.4 年;1992 年至 2001 年的 10 年内心脏移植例数达 38 966 例,患者术后中位生存时间延长至 10.7 年;2002 年至 2011 年的十年内心脏移植例数达 32 392 例,虽然未见到患者术后中位生存时间进一步延长,但是术后 1 年、3 年和 5 年的平均生存率继续提高,分别达到 84.5%、78.0%和 72.2%。

(二)器官分配系统以及移植结果报告机制的发展历程

与肝脏和肾脏移植不同,心脏移植不存在活体器官捐献,因而鉴别和获取既符合道德伦理,又能同时满足心脏移植手术要求的供者心脏是这一事业发展的基本保障。在人类初次涉足器官移植时,死亡的定义和判定就成为了辩论的焦点。“脑死亡”的定义没有“大脑死亡”严格,允许中脑的某些功能存在。“脑死亡”的概念被接受后,对那些脑功能已停止而依靠机械通气,依靠胃肠外给药的患者,中断其外部支持的手段得到允许。在患者随后发生心脏停搏的即刻,获取能够应用的器官成为可能。尽管“脑死亡”引起了激烈的争论,但这一概念的革命性是毋庸置疑的。另一种心脏即将停止跳动的供者,通常是来自重症监护病房中得到机械辅助支持的患者。在他们脑功能已停止后,医生们在病床旁等待着其心跳停止。1964 年在瑞典,第一例在心脏仍在跳动而脑功能停止的人体进行器官攫取。对于该手术是否符合伦理的争论达到了白热化,使得瑞典将鉴别合适供者的工作推迟了多年。1964 年,斯德哥尔摩的神经外科医生 Frykholm 提交了有关死亡的新的定义法则,即“脑死亡”。1967 年,Starzl 实施第一例肝移植和 Barnard 实施的第一例心脏移植攫取的供者器官均满足今天“全脑死亡”的原则。值得注意的是,上述两例手术中都采取了停止生命维持装置,加快了心脏停搏且无脉搏的进程以易于器官的攫取。

事实上,让民众将传统意义上的死亡与仍有心脏跳动的“大脑死亡”画等号是存在一定困难的,1968 年该问题在日本显得尤为突出。当时在因溺水而脑死亡的患者体内获取器官

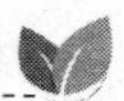

的行为遭到了公众的监管和抨击，心脏移植手术医生 Wada Jura 甚至以谋杀罪被起诉。至今在日本因供者的问题，心脏移植手术仍然难以开展。由于围绕撤除仍然有心脏跳动，看起来已经死亡的垂危患者的生命维持装置仍然存在争议，供者器官来源陷入困境，哈佛（Harvard）大学于 1968 年成立伦理委员会以讨论“脑死亡”的更深层次定义，其目标是描述不可恢复昏迷，并最终导致心脏停搏的临床特征，并界定了无法恢复的昏迷的充分条件。此事为后来在伦理上允许从宣布“脑死亡”而有心跳的供者获取器官铺平了道路。

“脑死亡”标准通过后，为了使器官移植在晚期器官衰竭的治疗中拥有一席之地，人们很快意识到应该建立国家性的分配系统以解决移植器官攫取并进行公平分配的问题。随着肝脏和心脏的长途运输的安全问题表现得越来越明显，上述机构的存在显得愈发重要。在美国，公平而有组织的器官分配系统随后发展成为目前行之有效的器官共享联合网络（UNOS）。

UNOS 为美国和全球提供与患者有关的信息和教育服务，也为之后的国际器官采集机构树立了榜样。随着心脏移植作为晚期心脏病的一种行之有效的治疗手段的推广应用，建立可分享的科学信息平台迫在眉睫。为满足这一需求，1981 年心脏移植国际交流学会成立，随后更名为 ISHLT。

（三）我国心脏移植的历史和现状

1978 年，张世泽等医生开创了中国心脏移植历史的先河，于上海瑞金医院完成了中国首例心脏移植手术，患者术后存活了 109 天。1987 年，台北市台湾大学医院的朱树勋完成台湾省首例心脏移植手术。1992 年，香港大学完成该地的首例心脏移植手术。至今，我国内地心脏移植患者术后存活时间最长者达 18 年，为哈尔滨医科大学第二临床医学院的扩张型心肌病患者。

除了以上做早年原位心脏移植的先驱者以外，我国内地心脏移植具有里程碑意义的事件还有刘晓成于 1992 年实施我国第一例心肺联合移植手术。吴清玉于 2001 年实施我国第一例心室辅助装置心脏过渡至心脏移植手术。胡盛寿于 2005 年实施我国第一例临时辅助装置体外膜肺氧合（extracorporeal membrane oxygenation，ECMO）治疗心源性休克患者，将其成功过渡至心脏移植；2006 年实施我国第一例异位心脏移植＋自体心脏冠脉旁路移植术；并于 2007 年采用 ECMO 治疗脑死亡供者心脏移植后急性移植物失功，并成功过渡至再次心脏移植。

2010 年建立的中国心脏移植科学注册系统，是我国心脏移植界具有重要意义的事件。原卫生部 2010 年 6 月底规定，有心脏移植资质的医院，必须通过网络实时上报心脏移植供者和受体资料，并号召对既往的心脏移植病例进行补报。至 2014 年底我国内地共计上报心脏移植手术 1480 例。目前，我国内地心脏移植主要病因分别是心肌病占 78%，冠心病占 15%，其余瓣膜病、先天性心脏病和再次移植等各占 2%左右。我国内地心脏移植患者年龄分布分别为 0～9 岁占 0.2%，10～17 岁占 3.9%，18～39 岁占 27.7%，40～59 岁占 57.8%，60～69 岁占 9.7%，大于 70 岁占 0.4%。我国内地完成心脏移植手术例数最多的是国家心血管病中心中国医学科学院阜外医院，截至 2014 年底，共完成手术 479 例，患者术后 1 年、3 年、5 年、7 年和 10 年的存活率分别为 94.7%、91.4%、88.2%、81.1%和 75.7%。该中心患者的中长期存活率高于 ISHLT 公布的同期平均生存率 15 个百分点，标志着我国心脏移植的临床水平步入世界最先进中心的行列。

然而，据流行病学统计，我国心脏移植的年手术量与北美每年2400例和欧洲每年1450例的心脏移植手术量还相差甚远，我国仍有大量潜在的终末期心脏病患者需要进行心脏移植治疗。

四、肺移植

（一）肺移植的历史

肺移植的实验研究开始于1946年的前苏联，此后在动物实验的基础上，1963年6月11日，美国密西西比大学医学中心James Hardy等为一位58岁左侧肺门部鳞癌、对侧肺气肿的患者进行了首例人类肺移植，术后第18天死于肾衰竭。1971年，比利时Derome为23岁的终末期硅沉着病患者做了右肺移植，术后出现支气管吻合口狭窄、慢性感染和排斥反应，住院8个月，出院后只活了很短时间，但此患者是1963—1983年间40多例肺移植受者中存活时间最长的一个，其余病例都于术后短时间内死于支气管吻合口漏、排斥反应、感染、肺水肿等并发症。

Veith等认识到支气管吻合口并发症是肺移植后死亡的主要原因，供肺支气管的长度与支气管吻合口并发症有直接关系，缩短供肺支气管长度可以减少并发症的发生。进而又证实套入式支气管吻合可以减少缺血性支气管并发症。同期斯坦福大学的Reitz等成功完成心肺移植术，大大促进了临床肺移植工作。此时新的抗排斥反应抑制剂CsA也开始应用于临床。同时应用带蒂大网膜包绕支气管吻合口改善支气管血液供应，促进吻合口愈合。

1983年11月7日，Cooper为一位58岁男性终末期肺纤维化患者行右单肺移植，6周后患者出院恢复全日工作，参加旅游，并不知疲倦地进行肺移植的供、受体组织工作，6年半后死于肾衰竭。1983—1985年，Cooper领导的多伦多肺移植组共报告了7例单肺移植，5例存活，进一步促进了肺移植工作的开展。1988年，法国巴黎Beallon医院的Mal和Andteassian成功地为2例肺气肿患者做了单肺移植，术后患者恢复良好，通气/血流比例无明显失调，患者术后基本恢复了正常生活，打破了慢性阻塞性肺疾病（chronic obstructive pulmonary disease，COPD）不适合单肺移植的说法，他的文章报道后很短时间内，COPD就成为单肺移植的适应证。

随着单肺移植经验的积累，1990年Abissonk开始双侧序贯式肺移植。通过横断胸骨的双侧开胸，相继切除和植入每一侧肺，将单肺移植技术分别用于每一侧肺移植，使双肺移植变得简单而安全。多数情况下不需要体外循环，需要体外循环时也只是短时间的部分转流，不需要心脏停搏。目前序贯式双肺移植技术已被普遍采用，2000年以后，全世界单、双肺移植的数量已经持平。

近年来另一个新进展是应用肺移植治疗特发性肺动脉高压和艾森曼格综合征，同时修补心内畸形，肺移植减轻右室后负荷后可以促进心室功能的恢复。单肺移植术后肺灌注扫描，发现移植肺接受超过80%的血流灌注而没有不利影响，这些都支持新移植肺能够耐受绝大部分心排血量的观点，肺动脉高压单肺移植术后心功能恢复良好。

在整个20世纪90年代，肺移植在世界各地广泛开展，在南北美洲、欧洲和澳大利亚都取得了巨大成功，而亚洲地区肺移植相对落后。1996年，Takagi调查了亚洲11个国家及地区：中国台湾肺移植工作发展很快，自1991年，首先为一位硅沉着病患者行单肺移植，术后半年因感染死亡后，1995—1999年共行肺移植29例；泰国至1995年行肺移植22例；沙特

阿拉伯至 1994 年行单肺移植 4 例；中国香港 3 例；韩国曾行 2 例肺移植未成功；此外，以色列也曾做过肺移植手术。1999 年 5 月在日本东京召开的亚洲肺移植研讨会上，日本、韩国、泰国、菲律宾及我国都报道了肺移植手术病例。

我国肺移植起步很早，1979 年北京结核病研究所辛育龄教授就为 2 例肺结核患者行单肺移植术，但因急性排斥反应及感染无法控制，分别于术后 7 天及 12 天将移植肺切除。1995 年，首都医科大学附属北京安贞医院陈玉平教授为一终末期结节病肺纤维化患者行左单肺移植，术后存活 5 年 10 个月，成为我国首例成功的单肺移植。1998 年 1 月 20 日该院又为一名原发性肺动脉高压患者在体外循环下行双侧序贯式肺移植，术后存活 4 年 3 个月，成为我国首例成功的双肺移植。1994—1998 年间我国共做了近 20 例肺移植，只有北京安贞医院的这 2 例肺移植患者术后长期生存，余下患者均在术后短期内死亡，此后肺移植工作在我国停滞了近 5 年时间。

（二）肺移植的发展与展望

经过漫长的实验与临床摸索，肺移植已发展成为临床治疗终末期肺病的首选方法，使越来越多的终末期肺病患者获得了新生。根据国际心肺移植协会的最新统计，目前肺移植主要适应证及比例分别为 COPD 占 33%，间质性肺疾病（interstitial lung disease，ILD）占 24%，囊性纤维化（cystic fibrosis，CF）占 16%，α_1-抗胰蛋白酶缺乏症（α_1-antitrypsin deficiency，A1ATD）占 6%。随着医学的进步，国内肺移植近年来发展迅速，但同样遇到了许多问题。

1. 肺移植的发展步伐待加速　在欧美国家，肺移植已经相当成熟，截至 2013 年底，全球已完成 47 000 多例肺移植手术（图 1-1），肺移植术后 3 个月、1 年、3 年、5 年和 10 年的生存率分别为 88%、80%、65%、53%和 32%，所有肺移植患者的中位生存期为 5.7 年。

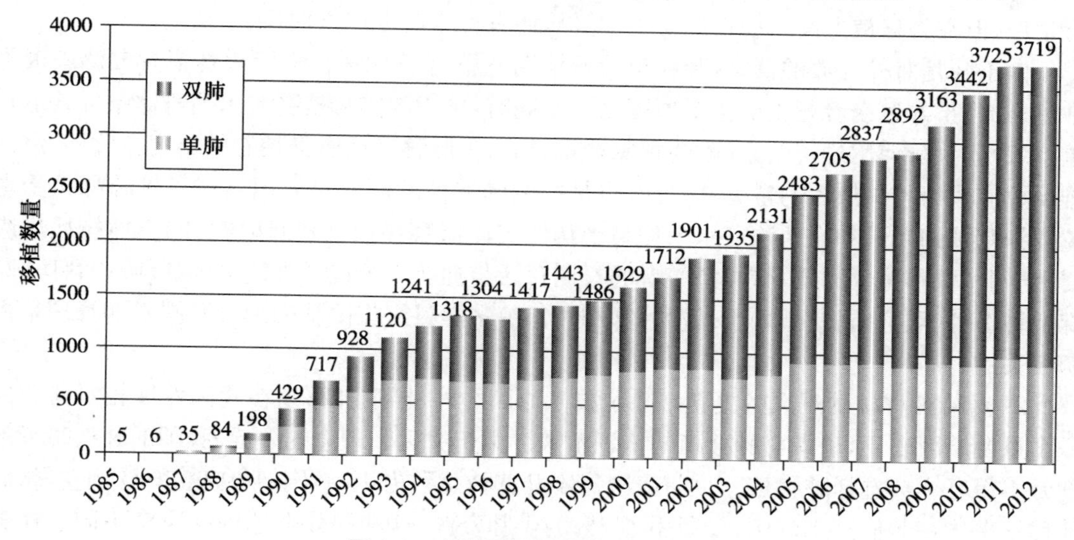

图 1-1　全世界历年肺移植数量一览

目前，根据 2006 年 5 月起实施的《人体器官移植条例》和《人体器官移植技术临床应用管理暂行规定》，全国共有 87 家医院通过原卫生部核实，成为第一批获得施行人体器官移植资质的单位，但其中具有开展肺移植资质的医院仅有 20 多家。据统计，自 2002 年以来，全国有 10 多家医院开展了肺移植手术，单肺、双肺以及肺叶移植手术等均已成功开展，而且大部分受者长期存活，至 2013 年底全国肺移植累计总数为 438 例(图 1-2)，但是，与肝、肾移植相比，我国肺移植的数量和质量还有待提高。

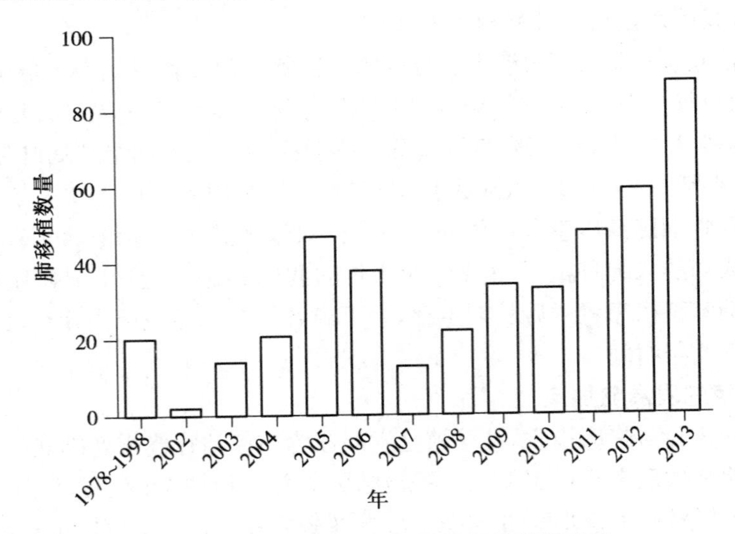

图 1-2　1978 年～2013 年全国肺移植数量统计

目前制约肺移植发展的主要技术障碍是受者死亡率高、术后早期移植肺无功能、慢性排斥反应导致受者长期存活率低等，这也是目前国际上肺移植研究的重点。肺不同于肝、肾等实体器官，它是一个空腔脏器，安全的冷缺血保存时限只有 4～6 小时，而且易发生严重的缺血再灌注损伤，可能导致早期移植肺水肿和肺功能丧失。因此，移植过程中对供肺的获取、保存、植入、再灌注的要求较高。目前我国正在开展脑死亡/心死亡供者捐赠器官移植的试行工作，但在肺移植方面目前仅施行了 20 例，还有待今后进一步加强。

由于肺是对外开放的器官，肺移植后的早期感染，包括细菌、病毒和真菌 3 大感染极为常见，并且是导致受者死亡的主要原因之一。同时，国内的肺移植受者术前身体条件普遍较差，多数曾大量使用过抗生素，耐药现象严重，加大了肺移植后感染控制的难度。此外，急性排斥反应作为肺移植后的常见并发症，也是影响肺移植发展的重要因素。尽管肺移植受者免疫抑制剂的用量和血药浓度水平均高于其他实体器官移植，但肺移植后的急性排斥反应要多于肝、肾移植。因此，肺移植受者的长期存活与拥有一个包括外科医师、呼吸内科医师、麻醉科医师、重症监护医师、物理治疗师和护士等多学科合作团队的配合及围术期管理是密切相关的。

2. 对待肺移植的观念待更新　除了技术原因之外，导致肺移植在我国发展相对滞后的一个重要原因在于，患者对肺移植的认识不够。由于文化和理念的差异，我国的肺病患者不到万不得已不会选择肺移植。目前我国每年肝移植总数为 1500 例，肾移植 3000 例左右，而肺移植平均每年低于 100 例，仅利用了 2%的供肺资源，这和国外发达国家完全不同。在美国，因为供者缺乏，能得到供肺进行肺移植的患者控制在 65 岁以下，法律规定要将有限的肺源给相对年轻的患者，当患者的预计存活期为 2 年时就开始排队等待肺源，以进行肺移植。但尽管如此，每年还是有 40%列入肺移植等候名单的患者因没有等到肺源而死亡。与之相比，我国大量的肺源都浪费了，但为什么还有患者因等不到肺源而死亡呢，关键是目前我国的患者几乎到了濒死状态才来寻求肺移植，不要说等两年，就是等 1～2 周都不行，而目前对

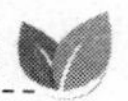

于终末期肺病患者，除了呼吸机支持外，没有其他有效办法。目前尝试引进国外人工心肺机(ECMO)，将其用于等待肺移植的患者支持，但此技术最多也只能维持数周，而且时间长了，会导致移植成功率降低。因此，我们目前不缺肺源，缺的是观念。

此外，还有部分医务人员对肺移植尚不理解，至少是认为肺移植尚不成熟，不愿建议患者接受肺移植。1998年美国和欧洲已经有了统一的“肺移植的选择标准”，如果按照此标准选择肺移植受者的话，在我国至少有数万人是肺移植的潜在受者。我国目前接受肺移植的患者年龄偏大，基础条件差，高危因素多，很多患者直到呼吸机依赖才要求实施肺移植。国外的患者接受肺移植是为了改善生存质量，而在我国是为了救命。

3. 医疗制度待完善　曾有统计，在美国做1例肺移植手术本身要支付30万美元，是几种大器官移植中费用最高的，其中还不包括术后随访、长期应用免疫抑制剂的费用。而目前我国的肺移植受者病情重，体质弱，术后恢复慢，在精打细算的情况下开展这项工作，也需30万～50万元人民币。

在我国，肝、肾移植手术均已经列入国家医疗保险，而肺移植在我国大部分省市却没有列入医疗保险。30万～50万元人民币的肺移植费用对大部分普通居民来讲，不易承受。目前，在江苏省肺移植已列入二类医疗保险报销范围，患者个人仅需支付40%的费用，而且术后免疫抑制剂的费用个人仅需支付10%，其余列入医疗保险报销范围，由国家补贴，大大减轻了患者的负担。希望今后我国其他地区也能将尽早将肺移植列入医疗保险报销范围。

尽管肺移植已是一项成熟的技术，但是鉴于以上因素，肺移植在我国推广尚需时日，但相信只要不断努力，随着社会的进步，人们观念的改变，相关制度的不断完善，肺移植一定会恩泽广大患者。

第二节　移植免疫学

一、免疫系统及免疫应答

免疫(immunity)，是指机体免疫系统识别自身与异己物质，并通过免疫应答排除抗原性异物，以维持机体生理平衡的功能。免疫是人体的一种生理功能，人体依靠这种功能识别“自己”和“非己”成分，从而破坏和清除从外环境侵入的病原微生物及其产生的毒素、内环境中人体本身所产生的衰老损伤细胞和因基因突变产生的肿瘤细胞等，实现免疫防御、免疫自稳和免疫监视的功能，保持机体内环境稳定，以维持人体的健康。免疫涉及特异性成分和非特异性成分。非特异性免疫(又称先天性免疫)是人类在进化过程中逐渐建立起来的天然防御功能，特点是人生来就有，不针对某一种特定的病原体，对多种病原体都有防御作用，不需要事先暴露，可以立刻响应，可以有效地防止各种病原体的入侵。特异性免疫(又称后天性免疫)是在主体的寿命期内发展起来的，是一个专一性的免疫机制，针对一种抗原发挥免疫功能，而对变异或其他抗原毫无作用。

免疫系统(immune system)是由具有免疫功能的器官、组织、细胞和分子组成，是机体免疫机制发生的物质基础。免疫系统内的各种淋巴样器官和细胞在机体的整体免疫功能中分别担负着不同的角色，根据其功能不同可将整个系统分成3个组织层次：①中枢免疫器官；②外周免疫器官；③免疫细胞。各层次不同类型的组织与细胞又有着不同的作用，通过淋巴细胞再循环和各种免疫分子将各部分的功能协调统一起来。与机体的其他系统一样，免疫系统虽有着一系列的内部调节机制，但不是完全独立运行的，而是与其他系统互相协调，尤其是受神经体液调节，又可进行反馈影响，共同维持机体的生理平衡。

免疫系统是伴随着生物种系发生和发展过程中逐步进化而建立起来的。无脊椎动物有吞噬作用和炎症反应，到了脊椎动物才开始有腔上囊，出现特异性抗体，至哺乳动物才逐渐产生较多种类的免疫球蛋白。进化程序不同的动物中免疫球蛋白类型出现的多少不一。免疫系统各成分的系统发生顺序为吞噬细胞、细胞介导免疫、体液免疫，在体液免疫中抗体产生的顺序是 IgM、IgG、IgA、IgD 和 IgE。

免疫应答（immune response）指机体的免疫系统接受抗原刺激后，淋巴细胞特异性识别抗原，发生活化、增殖、分化或失能、凋亡，进而发挥生物学效应的全过程。免疫应答过程是一个连续的过程，是免疫系统各部分生理功能的综合体现，包括了抗原提呈、淋巴细胞活化、免疫分子形成及免疫效应发生等一系列的生理反应。通过有效的免疫应答，机体得以维护内环境的稳定。免疫应答最基本的生物学意义是识别“自己”与“非己”，并清除“非己”抗原性物质，以保护机体免受抗原异物侵袭。但在某种情况下，免疫应答也可能对机体造成损伤，引起超敏反应性疾病或其他免疫相关性疾病。免疫淋巴细胞的识别功能是在其个体发育中获得的。因此，在免疫应答过程中，免疫原对免疫淋巴细胞只起选择和触发作用。免疫淋巴细胞在抗原识别过程中可被诱导活化，形成以 B 细胞介导的体液免疫和以 T 细胞介导的细胞免疫；亦可被介导而处于非活化状态，形成免疫耐受。

免疫应答的发生、发展和最终效应是一个相当复杂、但又规律有序的生理过程，这个过程可以人为地分成三个阶段。

1. 抗原识别阶段（antigen-recognizing phase）　抗原通过某一途径进入机体，并被免疫细胞识别、提呈和诱导细胞活化的开始时期，又称感应阶段。一般，抗原进入机体后，首先被局部的单核-巨噬细胞或其他辅佐细胞吞噬和处理，然后以有效的方式（与 MHCⅡ类分子结合）提呈给 TH 细胞；B 细胞可以利用其表面的免疫球蛋白分子直接与抗原结合，并且可将抗原提呈给 TH 细胞。T 细胞与 B 细胞可以识别不同种类的抗原，所以不同的抗原可以选择性地诱导细胞免疫应答或抗体免疫应答，或者同时诱导两种类型的免疫应答。另一方面，一种抗原颗粒或分子片段可能含有多种抗原表位，因此可被不同克隆的细胞所识别，诱导多特异性的免疫应答。

2. 淋巴细胞活化阶段（lymphocyte-activating phase）　接受抗原刺激的淋巴细胞活化和增殖的时期，又可称为增殖和分化活化阶段。仅仅抗原刺激不足以使淋巴细胞活化，还需要另外的信号；TH 细胞接受协同刺激后，B 细胞接受辅助因子后才能活化；活化后的淋巴细胞迅速分化增殖，变成较大的细胞克隆。分化增殖后的 TH 细胞可产生 IL-2、IL-4、IL-5 和 IFN 等细胞因子，促进自身和其他免疫细胞的分化增殖，生成大量的免疫效应细胞。B 细胞分化增殖变为可产生抗体的浆细胞，浆细胞分泌大量的抗体分子进入血液循环。这时机体已进入免疫应激状态，也称为致敏状态。

3. 抗原清除阶段（antigen-eliminating phase）　免疫效应细胞和抗体发挥作用将抗原灭活并从体内清除的时期，也称效应阶段。这时如果诱导免疫应答的抗原还没有消失，或者再次进入致敏的机体，效应细胞和抗体就会与抗原发生一系列反应：抗体与抗原结合形成抗原-抗体复合物，将抗原灭活及清除；T 效应细胞与抗原接触释放多种细胞因子，诱发免疫炎症;CTL 直接杀伤靶细胞。通过以上机制,达到清除抗原的目的。

免疫功能正常时,机体对“非己”抗原可形成细胞免疫及体液免疫,排除异己,发挥正常免疫效应,而对自身抗原则形成自身耐受,不产生排己效应,故机体可维持其自身免疫的稳定性。如其免疫功能异常,则机体会对“非己”抗原产生高免疫应答,导致变态反应的发生,造成机体组织的免疫损伤,或产生免疫耐受性,降低机体抗感染免疫及抗肿瘤免疫的能力,常可形成自身免疫性疾病。正常免疫应答及异常免疫应答实质上是受机体素质和机体内外因素的应答来决定的。因此,在不同的条件下,免疫应答过程既可产生免疫保护作用,亦可产生免疫病理作用。

根据抗原刺激、参与细胞或应答效果等各方面的差异,免疫应答可以分成不同的类型。

1. 按参与细胞分类　根据主导免疫应答的活性细胞类型不同,可分为细胞介导免疫(cell mediated immunity,CMI)和体液免疫(humoral immunity)两大类。CMI 是 T 细胞介导的免疫应答,简称为细胞免疫。体液免疫是 B 细胞介导的免疫应答,也可称抗体应答,以血清中出现循环抗体为特征。

2. 按抗原刺激顺序分类　某抗原初次刺激机体与一定时期内再次或多次刺激机体可产生不同的应答效果,据此可分为初次应答(primary response)和再次应答(secondary response)两类。一般而言,不论是细胞免疫还是体液免疫,初次应答比较缓慢柔和,再次应答则较快速激烈。

3. 按应答效果分类　一般情况下,免疫应答的结果是产生免疫分子或效应细胞,具有抗感染、抗肿瘤等对机体有利的效果,称为免疫保护(immunoprotection);但在另一些条件下,过度或不适宜的免疫应答也可导致病理损伤,称为超敏反应(hypersensitivity),包括对自身抗原应答产生的自身免疫病。与此相反,特定条件下的免疫应答可不表现出任何明显效应,称为免疫耐受(immunotolerance)。另外,在免疫系统发育不全时,可表现出某一方面或全面的免疫缺陷(immunodeficiency);而免疫系统的病理性增生而称为免疫增殖病(immunoproliferation)。

细胞免疫是由免疫细胞所介导的免疫反应。广义的细胞免疫反应包括吞噬细胞的吞噬作用和由自然杀伤细胞(natural killer,NK)介导的细胞毒作用,以及由 T 细胞介导的特异性细胞免疫反应。

外源性抗原进入受者机体后,首先由抗原提呈细胞(antigen presenting cell,APC)对其进行处理、加工与提呈。APC 包括树突状细胞、单核-巨噬细胞、B 细胞等,以抗原肽-MHC Ⅱ类分子复合物的形式表达于 APC 表面,供特异性 $CD4^+$ Th 细胞识别。病原体如病毒、内毒素等入侵后可将自身的 DNA 掺入整合到宿主细胞的 DNA 里,并在胞浆内表达复制蛋白,成为内源性抗原。内源性抗原被宿主细胞加工、处理,以抗原肽-MHC Ⅰ类分子复合物的形式表达在细胞膜表面,供特异性 $CD8^+$ Th 细胞识别。经过处理提呈后表达在细胞膜表面的Ⅱ类 MHC-多肽抗原,可启动和诱导免疫应答反应,而Ⅰ类 MHC-多肽抗原则成为免疫应答反应的靶抗原。

当 APC 将经过加工处理并与 MHC 分子结合共同表达在细胞膜表面的外来抗原提呈给 T 细胞识别时,即成为 T 细胞活化的第一信号。一旦被 T 细胞识别为“非己”后,其脂质双层膜上的 TCR/CD 结构即刻发生改变,从而激活一系列的蛋白酪氨酸激酶(protein tyrosine kinases,PTKs)。PTK 的活性是使蛋白质中的酪氨酸磷酸化,这种磷酸化可以调节某些关键酶的活性，使细胞更快地转导活化信号。在这一信号的传导途径中，钙调蛋白(calmodlin，CN)的活化是实现信号传导，最终导致T细胞转录合成细胞因子的必经通道。免疫抑制药物CsA和FK506均为CN活化的阻滞剂(钙调磷酸酶抑制剂)。

在第一信号的刺激后，T细胞的进一步活化需要有共刺激因子和黏附分子的参与。共刺激因子与黏附分子是T细胞活化所必需的第二信号。除此之外，还有共刺激诱导因子/共刺激诱导因子配体和肿瘤坏死因子受体/肿瘤坏死因子(TNFR/TNF)超家族的一些配对分子也提供共刺激信号或参与调节性T细胞的活化。第二信号中的大部分共刺激因子与黏附分子不仅可使APC与T细胞之间的亲和力增加，结合更为紧密，而且可放大和传导抗原刺激信号，启动和维持T细胞的活化，这些因子也称为T细胞活化的阳性共刺激因子(positive co-stimulator)。与此相反，某些共刺激因子和黏附分子产生抑制T细胞活化的负信号，被称为阴性共刺激因子(negative co-stimulator)或共抑制因子(co-inhibitor)。T细胞接受第一和第二信号的刺激之后，进一步完全活化与增殖还需第三信号的参与。T细胞活化的第三信号是活化的APC和T细胞分泌的IL-1、IL-2、IL-6、IL-12等多种细胞因子等。它们与T细胞膜上相应的受体结合后，可激活Janus家族激酶(Jak)，促使PTKs磷酸化，从而活化胞浆内的许多信号传导通路。在第三信号的传导路径中，必须经过雷帕霉素靶蛋白(target of rapamycin，TOR)的活化才能使T细胞进入细胞周期。SRL通过阻滞TOR的活化来发挥免疫抑制作用。

激活的T细胞迅速进入细胞周期，通过有丝分裂而大量繁殖，分化为效应T细胞。细胞增殖时大量合成的DNA和RNA必须有充足的嘌呤核苷酸和嘧啶核苷酸供给。机体合成核苷酸的途径有2条，包括经典途径(Denovo Pathway)和补救途径(Salvage Pathway)。淋巴细胞的核苷酸合成则主要依赖经典途径。因此，阻断经典途径的核苷酸合成，均可特异性地抑制淋巴细胞的分裂增殖。免疫抑制药物MPA和MZR是嘌呤核苷酸的经典合成途径中由单磷酸次黄嘌呤核苷酸转换为黄嘌呤核苷酸必不可少的酶——单磷酸次黄嘌呤核苷脱氢酶(IMPDH)的阻滞剂，而来氟米特(leflunomide，LEF)和布喹那(brequinar)则是嘧啶核苷酸经典合成途径中另一个所必需的乳酸脱氢酶的阻滞剂。所以，它们均可特异性地抑制淋巴细胞DNA和RNA的合成，阻止淋巴细胞的克隆增殖，从而产生免疫抑制效应。

T细胞介导的免疫应答效应可分为以下2种类型：①细胞毒性T细胞(cytolytic T lymphocytes，CTL)介导的细胞毒效应。CTL即$CD8^+$的细胞毒性T细胞，可高效、特异性地杀伤靶细胞，而不损害周围组织。CTL发挥细胞毒作用可分为效-靶细胞结合、CTL极化和致死性攻击3个阶段，通过穿孔素-颗粒酶B和Fas/FasL等途径介导靶细胞的溶解和凋亡。CTL通过多种机制杀伤靶细胞，且各种机制间相互协作、共同发挥作用。CTL对靶细胞的杀伤效应具有抗原特异性，且受靶细胞表面MHCⅠ类分子的限制，可以连续杀伤靶细胞，杀伤效率高。②$CD4^+$ Th1细胞介导的迟发型超敏反应。某些细胞内寄生的病原微生物和病毒可在巨噬细胞吞噬小体内生长，逃避抗体和CTL的攻击。$CD4^+$ Th1细胞可通过活化巨噬细胞及释放各种活性因子而产生免疫效应。活化的巨噬细胞通过产生NO和超氧离子，促进溶酶体与吞噬体融合，合成并释放各种抗菌肽和蛋白酶等多种机制杀伤细胞内病原体。$CD4^+$ Th1细胞还具有辅助B细胞和活化中性粒细胞的作用，协同发挥免疫效应。

细胞免疫应答的特点：①发生缓慢，一般需1～3天；②局限于抗原所在部位；③组织学变化表现为以单核细胞浸润为主的炎症反应；④致敏的淋巴细胞和巨噬细胞能被动转移无

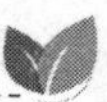

免疫力者，使其获得免疫力。其生物学意义在于：①抗感染，主要针对细胞内感染的病原体，包括病毒、真菌、寄生虫和胞内寄生性细菌入侵时，细胞免疫可以通过杀伤被感染细胞或引起迟发性炎症等方式，将病原微生物消灭；②抗肿瘤，肿瘤细胞的新生抗原可以诱导免疫应答，其中 CTL 的特异性杀伤作用，促进巨噬细胞、NK 细胞的抗体依赖细胞介导的细胞毒性作用（ADCC 效应），分泌细胞因子，直接或间接发挥抗肿瘤作用；③免疫损伤，T 细胞效应可参与Ⅵ型超敏反应、移植排斥反应、某些自身免疫性疾病的发生和发展。

B 细胞在特异性抗原的刺激下，发生活化、增殖并分化成浆细胞，通过产生、分泌抗体而清除异物抗原。在 B 细胞应答中，浆细胞所产生的抗体是主要的效应分子，故将其称为体液免疫。根据刺激抗原类型的不同，B 细胞可呈现不同的应答方式。

首先 B 细胞受体（B cell receptor，BCR）特异性识别抗原，启动第一活化信号。根据 B 细胞对抗原的应答是否需要抗原特异性 Th 细胞的辅助，抗原分为胸腺依赖性抗原（thymus dependent antigen，TD-Ag）和胸腺非依赖性抗原（thymus independent antigen，TI-Ag）。胸腺依赖性抗原刺激时，B 细胞初步活化，开始表达黏附分子、MHCⅡ类分子和细胞因子受体等，以便向 Th 提呈抗原和接受 Th 细胞的帮助。B 细胞吞噬能力较弱，但其表面 Ig 是高亲和力的抗原受体，因此可通过 BCR 介导的细胞内摄作用将其摄入细胞内，并将抗原降解为肽段，形成抗原肽-MHCⅡ类分子复合物，供抗原特异性 Th 细胞识别。第一活化信号经由 Igα/Igβ 传导入胞内后，协同刺激分子产生第二信号，在其作用下诱导细胞激活、增殖，并分化成浆细胞或记忆细胞。B 细胞表面有一个特殊的分子 CD40，可与 Th 细胞上的配体 CD40L 相互作用，所产生的信号足以使 B 细胞完全活化，甚至可活化未结合抗原的 B 细胞。B 细胞还可通过表面受体（IL-R，FcR，CR 等）接受多种因子的作用而促进活化。TI-Ag 诱导的 B 细胞活化与 TD-Ag 不同，TI-Ag 与 B 细胞上的膜 Ig 结合时，可通过其大量重复排列的相同表位使 B 细胞完全活化。但是这种抗原直接的活化作用只能诱导 IgM 类抗体的产生，而且不能形成记忆细胞，即使多次抗原刺激也不产生再次免疫应答。

B 淋巴细胞在抗原诱导下分化至分泌 Ig 的浆细胞，是一个复杂的过程，人为地将此过程分为活化、增殖及终末分化 3 个阶段，在 3 个阶段中均需要 T 细胞的辅助。在淋巴器官的生发中心内，绝大多数 B 细胞发生凋亡，部分 B 细胞在抗原刺激和 T 细胞的辅助下继续分化发育，并发生体细胞高频突变、抗原受体编辑、抗体类别转换、抗原受体亲和力的成熟等变化，最终发育成分泌抗体的浆细胞，或成为记忆细胞离开生发中心。浆细胞是 B 细胞的终末成熟形式之一，不能继续增殖，而且其寿命仅为数日。但是浆细胞产生抗体的能力特别强，在高峰期一个浆细胞每分钟可分泌数千个抗体分子。一旦抗原刺激解除，抗体应答也会很快消退。一个增殖克隆的多数 B 细胞可能不分化成浆细胞，而是返回到静止态变成记忆性 B 细胞。记忆性 B 细胞定居于淋巴滤泡内，能存活数年，再被激活时，可重复以前的变化，一部分分化为效应细胞，一部分仍为记忆细胞。数次活化后的子代细胞仍保持原代 B 细胞的特异性，但中间可能会发生重链的类转换或点突变。这两种变化都不影响 B 细胞抗原识别的特异性，但点突变影响其产物抗体对抗原的亲和力。高亲和性突变的细胞有生长繁殖的优先权，而低亲和性突变的细胞则选择性死亡。这一现象称为亲和性成熟（affinity maturation），通过这种机制来保持在后继应答中产生高亲和性的抗体。

B 细胞介导的体液免疫反应可分为初次和再次免疫应答。当抗原首次进入机体后，需经过 1～2 周的潜伏期才产生分泌抗体，主要为 IgM。抗体效价低且亲和力弱，且维持时间短，这种现象称为初次免疫应答。当相同的抗原再次进入机体时，抗体产生的潜伏期（2～3天）比初次应答反应明显缩短，抗体效价高、亲和力强、维持时间较久、主要为IgG，这种现象被称为再次免疫应答。再次免疫应答的产生是由于免疫记忆的结果，即特异性回忆反应。如果血液循环中已经存在预存抗体，再次免疫应答反应即可立刻发生。

抗体是介导体液免疫的重要分子，通过多种机制发挥效应。其生物学意义在于：①中和作用，抗体与细菌的毒素或酶发生特异性结合，使后者失去活性；②调理作用，抗体促进吞噬细胞对颗粒性抗原（如细菌）的吞噬作用；③杀伤靶细胞，抗体可通过补体依赖的细胞溶解和介导抗体依赖性细胞介导的细胞毒（antibody dependent cell-mediated cytotoxicity，ADCC）作用，使得带有抗原的靶细胞溶解；④免疫损伤作用，主要是Ⅰ型、Ⅱ型、Ⅲ型超敏反应和自身免疫病；⑤介导移植物的超急性免疫排斥反应。其中，多数需要补体的参与。

二、移植抗原

医学上采用手术或其他手段，将自体或异体的正常细胞、组织或器官置换病变或功能缺损的细胞、组织或器官，以维持和重建机体生理功能，这种治疗方法称为移植（transplantation）。被移植的细胞、组织或器官，称为移植物（graft）。提供移植物的个体称为供者（donor），可分为活体或尸体供者；接受移植物的个体则称为受者（recipient）或宿主（host）。供、受者为同一个体的移植则称为自体移植（auto-transplantation）。供、受者为不同个体的移植则称为异体移植。将组织或器官移植到其原来的解剖位置，称为原位（orthotopic）移植，而移植到另外不同的部位则称为异位（heterotopic）移植。根据免疫遗传学的分类，可将移植分为：①同系移植（isograft）：指遗传基因完全相同的不同个体之间的移植；②同种移植（allograft）：指遗传基因不完全相同的同一种属不同个体之间的移植；③异种移植（xenograft）：取自不同种属个体的细胞、组织或器官移植给另一种属个体的移植术，如狒狒与人、猪与狗之间的移植或取自猪的细胞或组织器官移植给人。

21世纪初已发现，在不同种属或同种不同系的动物个体间进行正常组织或肿瘤移植会出现排斥反应，它是供者与受者组织不相容的反映。其后证明，排斥反应本质上是一种免疫反应。表达于组织细胞表面的组织相容性膜分子，是触发受体针对移植物发生排斥反应的抗原成分，这种代表个体特异性的同种抗原称为组织相容性抗原（histocompatibility antigen）或移植抗原（transplantation antigen）。机体内与排斥反应有关的抗原系统多达20种以上，其中能引起强而迅速排斥反应的抗原称主要组织相容性抗原（major histocompatibility antigen，MHA），引起较弱排斥反应的抗原称次要组织相容性抗原（minor histocompatibility antigen，mHA）。

所有哺乳动物体内有核细胞（除红细胞外）的表面均含有主要组织相容性抗原。它们是由细胞核内染色体DNA链上遗传基因所控制并表达在细胞膜表面的一组糖蛋白分子。其编码基因是一组紧密连锁的基因群，称为主要组织相容性复合体（major histocompatibility complex，MHC）。现已证明，控制机体免疫应答能力与调节功能的基因（immune response gene，IR gene）也存在于MHC内。因此，MHC不仅与移植排斥反应有关，也广泛参与免疫应答的诱导与调节。不同种属的哺乳类动物其MHC及编码的抗原系统有不同的命名，小鼠的主要组织相容性抗原系统称为H-2系统，人的则称为人白细胞抗原系统（human leucocyte antigen，HLA）。但它们的组成结构、分布和功能等却很相似。小鼠由于具有繁殖快、

易于饲养等特点，成为进行 MHC 研究最重要的动物。迄今对人类 MHC 的认识在很大程度上也来自对小鼠 MHC，即 H-2 复合体的研究。

人的主要组织相容性复合体，即 HLA 复合体主要位于第 6 号染色体短臂 6p21.31 区段，DNA 片段长度约 3600kb，占人体全部基因组的 1/3000。HLA 复合体结构十分复杂，表现为多基因性和多态性。根据基因编码产物的结构、表达方式、组织分布及其功能，可将 MHC 基因区分为 MHC-Ⅰ、Ⅱ、Ⅲ类基因。MHC-Ⅰ类基因区包括编码 HLA-A、B、C 抗原的基因位点，编码产物表达于细胞膜的表面，形成 HLA-Ⅰ类抗原分子（HLA-A、B、C）的重链（α 链，44kDa）。α 链包括 3 个区，即胞外多肽结合区（α1、α2）、胞外免疫球蛋白样区（α3）、跨膜区以及胞内区。其中 α1、α2 区具有多态性，是各种不同 HLA 抗原的特征所在，也是结合抗原和被 T 细胞受体（T-cell receptor，TCR）识别的部位；α 区为结合 T 细胞表面 CD 分子的位置。HLA-Ⅰ类抗原分子的轻链（β 链，12kDa）来源于 15 号染色体基因编码所表达的 β 微球蛋白，它不插入细胞膜而游离于细胞外，借助非共价键与重链的 α 区段连接共同组成 HLA-Ⅰ类抗原。HLA-Ⅰ类抗原分子的 α 链和 β 链均属于免疫球蛋白（Ig）超家族的成员，因此，具有 Ig 的结构和功能特征。HLA-Ⅰ类抗原广泛表达在体内各种有核细胞表面，主要功能是活化细胞毒性 T 淋巴细胞（cytotoxic T lymphocyte，CTL），并成为其靶抗原，在由细胞介导的淋巴细胞溶解反应中起着重要作用。同时，HLA-Ⅰ类抗原也可作为同种抗原，刺激产生抗体，成为抗体介导的排斥反应的主要靶抗原，并与某些疾病相关。MHC-Ⅱ类基因区也被称为 D 区，包括 HLA-DR、DQ、DP 抗原的基因位点，表达的产物为 HLA-Ⅱ类抗原的 α 链（35kDa）和 β 链（28kDa），二者以非共价键相连接。条链的基本结构相似，也可分为 4 个区：胞外多肽结合区（α1、β1）、胞外免疫球蛋白样区（α、β）、跨膜区和胞浆区。HLA-Ⅱ类抗原的多态性主要表现在 α1、β1 区，是结合抗原和被 T 细胞所识别的部位，β 区是结合 T 细胞表面 CD 分子的位置。HLA-Ⅱ类抗原主要表达在 B 细胞、单核-巨噬细胞、树突状细胞、活化的 T 细胞、血管内皮细胞以及某些组织的上皮细胞表面。其主要功能是活化辅助性 T 细胞（helper T cells，Th），并且是 MLC 反应的主要刺激抗原，也可与特异性抗体结合，引起攻击破坏移植物的抗体反应，并与某些疾病相关，但在细胞介导的淋巴细胞溶解反应中不起重要作用。MHC-Ⅲ类基因区为补体 C、Ca、Cb、备解素因子（properdin factor，Bf）、肿瘤坏死因子（tumor necrosis factor，TNF）以及热休克蛋白 0（heat shock protein 0，HSP-0）、1-羟化酶（CYP 1A、B）等的编码基因所在地。

HLA-Ⅰ类抗原广泛分布于体内各种有核细胞表面，包括血小板和网织红细胞。不同组织细胞表达Ⅰ类抗原的密度各异：外周血白细胞和淋巴结、脾脏淋巴细胞表达水平最高，其次为肝、肾、皮肤、主动脉和肌肉细胞。体内任何细胞均可能被病毒或胞内病原体感染，由于 HLA-Ⅰ类抗原分子参与对内源性抗原肽的加工、处理和提呈，故其广泛分布具有重要的生物学意义。HLA-Ⅱ类抗原分布不如Ⅰ类抗原广泛，主要表达于抗原提呈细胞 APC 和激活的 T 细胞等表面，内皮细胞和某些组织的上皮细胞也可诱导性表达 HLA-Ⅱ类抗原。由于 HLA-Ⅱ类分子主要参与对外源性抗原的加工、处理和提呈，而此功能主要由 APC 承担。HLA-Ⅰ、HLA-Ⅱ类分子还可以可溶性形式出现于血清、尿液、唾液、精液及乳汁等多种体液中。

MHC 分子是参与抗原加工、处理和提呈的关键分子。在三类 HLA 抗原分子中，Ⅰ、Ⅱ类分子是触发移植排斥反应的首要抗原，尤其是 HLA-DR 位点的抗原分子。体外试验表明，T 细胞对带有同种异基因 HLA 的细胞具有超常的反应性和有效的细胞毒作用。HLA 之所以具有强烈的触发移植排斥反应的生物学效应，与 HLA 广泛的组织分布和特殊的分子结构密切相关。在骨髓移植或其他细胞输注时，来自供体强表达 HLA 的抗原提呈细胞和其他免疫细胞，其 HLA 发挥着双重作用，即一方面作为同种异体抗原介导宿主抗移植物反应（host verus graft rejection，HVGR），另一方面则作为过客细胞的重要膜分子参与移植物抗宿主反应（graft verus host rejection，GVHR）。

HLA 的遗传表现为常染色体单倍体型共显性遗传。由于子代的两条同源染色体一条来自父亲，另一条来自母亲，所以子代与亲代的 HLA 单倍体型中必然有 1 个相同。而在子代兄弟姐妹之间，1 个 HLA 单倍体型相同（HLA 半同一性）的概率为 50%，2 个 HLA 单倍体型完全相同（HLA 同一性）和完全不同（HLA 非同一性）的概率均为 25%，同卵双生子之间为 HLA 同一性。

大量实验研究和临床资料表明，即使移植供、受者的主要组织相容性抗原完全相同，仍可能发生排斥反应，但这种排斥反应的程度较轻，速度较慢，从而提示存在其他的移植抗原，即为 mHA。mHA 表达于机体组织细胞表面，由种群内某些多态性基因所编码，可被 MHC 分子所提呈。主要包括与性别相关的 mHA 和由常染色体编码的 mHA。例如男性 Y 染色体上有编码 mHA 的基因，称为 H-Y 基因，女性受者可针对男性供者 H-Y 抗原产生排斥反应。常染色体上有编码的 HA-1、HA-2、HA-3、HA-4、HA-5 等基因。

各类 mHA 的组织分布不同，主要表达在精子、表皮细胞和脑细胞表面。mHA 不能被 T 细胞直接识别，须以 MHC 限制性的方式被 CTL 和 Th 细胞所识别；不同类型 mHA 分子结构不同，其与特定 MHC 分子结合的亲和力也有所不同，因此在不同供、受者之间的移植，参与排斥反应的占优势的 mHA 种类可能不能不同。mHA 一般仅引起较弱的排斥反应，但某些 mHA 的组合能引起强而迅速的排斥反应。

临床移植中，在选择供、受者进行组织配型时，除了 HLA 型别的匹配，应兼顾 mHA 的匹配，以减少排斥反应的发生率。在 HLA 完全相同的供、受者之间进行移植，如出现疑似排斥反应的表现，应考虑到 mHA 的错配引起的排斥反应，以免造成误诊和漏诊，影响治疗措施和治疗效果。

三、免疫排斥与免疫耐受

遗传基因不同个体之间的移植术后，由于供、受者组织抗原的不同，受者免疫系统可识别移植物抗原并产生应答，移植物中免疫细胞也可识别受者组织抗原并产生免疫应答，即移植排斥反应（transplant rejection）。在不使用免疫抑制药物的情况下，同种异体间的器官移植一般均会发生排斥反应。本质上，供受者之间 HLA 型别差异是发生急性移植排斥反应的主要原因。

T 细胞是参与同种异体移植排斥反应的关键成分，其他免疫效应细胞（如巨噬细胞、NK 细胞等）和免疫效应分子（如补体、抗体等）也在一定程度上参与对移植物的损伤和炎症反应。$CD4^+$ T 细胞和 $CD8^+$ T 细胞均参与移植排斥反应，但以 $CD4^+$ T 细胞的作用更为重要。在 $CD4^+$ Th 细胞中，Th1 细胞亚群是介导移植排斥反应的主要效应细胞。

移植过程中，受者的免疫细胞对移植物细胞表面 HLA 的识别存在着直接和间接两种方式。直接识别，是指受者 T 细胞对供者 APC 表面完整的同种异型 HLA 分子的识别，无

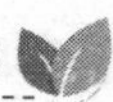

需对其加工、处理和提呈。移植过程中，移植物血液循环重建，受者 T 细胞可与供者 APC 接触，供者 APC 直接将同种异型抗原提呈给受者 T 细胞，引发排斥反应。由直接识别导致的排斥反应因无需经历抗原加工、处理和提呈，速度快而强度大。间接识别，即受者 T 细胞对经受者 APC 所摄取、加工和处理的移植物 HLA 抗原肽的识别。通过直接识别，活化以 $CD8^+$ CTL 为主的 T 细胞，参与强烈的急性排斥反应。而间接识别则以活化 $CD4^+$ Th 为主，在急性排斥早期和中晚期以及慢性排斥反应中都发挥重要作用。

在同种异体移植的排斥反应中，受者 $CD4^+$ T 细胞通过直接或间接途径识别移植抗原并被激活，活化的 T 细胞释放多种炎症细胞因子（如 IFN-γ、IL-2 等），一方面引起迟发型超敏反应性炎症，另一方面可活化 $CD8^+$ CTL，产生细胞毒效应。移植抗原特异性 $CD4^+$ Th 细胞被激活后，可辅助 B 细胞分化为浆细胞，浆细胞分泌特异性抗体，抗体可发挥调理作用、免疫黏附、ADCC 和 CDC 作用，通过固定补体、损伤血管内皮细胞、介导凝血、血小板聚集、溶解移植物细胞和释放促炎性介质等，参与排斥反应的发生。NK 细胞也可参与排斥反应。细胞因子是介导移植排斥反应的重要效应机制。IL-2 为激活同种反应性 T 细胞所必需，IFN-γ 可诱导 MHC 分子表达、增强 APC 活性、激活 NK 细胞和巨噬细胞，参与并增强排斥反应，活化的巨噬细胞分泌的 TNF 是导致移植物损害的重要介质，一些趋化性细胞因子可介导特定效应性 T 细胞聚集于移植物，并参与排斥反应的发生。

机体的免疫反应通常以局灶的形式发生在某些出现危险信号的部位或组织器官。由微生物入侵或物理性因素所引起的局部组织损伤是启动机体免疫反应的“危险信号”。这些损伤不仅可使局部趋化因子和炎性介质（如 IL-1）表达释放以及巨噬细胞、白细胞聚集，从而引起无菌性或细菌性的炎症，同时还可促使间质树突状细胞（interdigitating dendritic cells, IDCs）的数量与活性增加，诱导局部组织细胞表面 MHC-Ⅱ类抗原的大量表达。而 IDCs 则是启动免疫反应的重要 APC，可提供 T 细胞活化所必需的第一和第二信号，介导免疫反应。一旦免疫反应发生后，又可进一步加重局部组织损伤，造成恶性循环。在器官移植的整个过程中，供体器官的切取和移植手术以及器官灌注保存过程中的缺血、缺氧所造成的移植物损伤，均为 T 细胞的活化提供了有利的特定局部环境，不仅可诱导术后早期急性排斥反应的发生，还可产生慢性移植物损伤，成为后期移植物失功的危险因素。

移植排斥反应包括宿主抗移植物反应（host verus graft reaction，HVGR）和移植物抗宿主反应（graft verus host reaction，GVHR）两大类。HVGR 见于一般器官移植，GVHR 主要发生于骨髓移植或其他免疫细胞移植，以及富含免疫细胞的器官移植。

HVGR 是宿主体内致敏的免疫效应细胞和抗体对移植物进行攻击，导致移植物被排斥。根据排斥反应的发生机制、时间和病理学特征，肾移植后的排斥反应可分为超急性排斥反应、加速性排斥反应、急性排斥反应、慢性排斥反应 4 种类型。

1. 超急性排斥反应　指移植器官血液循环重建后数分钟至数小时内发生的排斥反应。该反应属于抗体介导的体液免疫反应，是由预存于受者体内的循环抗体，主要包括抗供者特异性 HLA 抗体、ABO 血型抗体、抗血管内皮细胞抗体以及同族血凝素，常见于产妇多次妊娠、反复输血、ABO 血型不合、长期血液透析和再次移植患者，以及与移植物抗原呈交叉反应的病毒或细菌感染等原因诱导受者产生预存抗体。当移植物的血流恢复后，预存于受者血液循环中的这些抗体即可迅速与移植物组织抗原结合，通过补体而直接破坏靶细胞，或通过补体激活所产生的活性片段引起血管通透性增高、中性粒细胞和单核细胞浸润，膜攻击复合物导致毛细血管和小血管内皮细胞损伤、溶解和剥离，大量血小板和纤维蛋白聚集，形成纤维蛋白-血小板栓塞，从而使得移植物梗死。

2. 加速性排斥反应　发生机制有2种，一种与超急性排斥反应相似，属于体液免疫反应，是由受者体内预存的抗HLA抗体介导，只是抗体的滴度低，反应速度较慢、程度较轻。另一种类型是由先前的移植或其他感染导致受者体内产生致敏淋巴细胞和记忆细胞，当相同的或具有交叉反应的抗原再次进入后，即可迅速发生细胞免疫反应。

3. 急性排斥反应　同种异基因器官移植中最常见的排斥反应。多在移植后数周至数个月内出现。主要由T、B淋巴细胞介导，以特异性细胞免疫反应为主，并有体液免疫和非特异性免疫的参与。$CD4^+$ Th1细胞引起的迟发型超敏反应是主要的损伤机制，$CD8^+$ CTL和$CD4^+$CTL可通过细胞毒效应直接杀伤表达异型抗原的移植物细胞，被激活的特异性$CD4^+$ Th细胞可辅助B细胞分化为浆细胞，浆细胞分泌特异性抗体，通过活化补体、损伤血管内皮细胞、介导凝血、血小板聚集、溶解移植物细胞和释放促炎性介质等，参与排斥反应的发生。巨噬细胞、NK细胞和多种细胞因子可参与排斥反应的发生。

4. 慢性排斥反应　可发生于移植后数个月至数年，移植物正常组织结构逐渐消失，移植物功能进行性减退，直至完全丧失。是由体液免疫和细胞免疫共同介导参与的慢性进行性免疫损伤过程，也可作为严重急性排斥反应的后续结果。慢性排斥过程中，淋巴细胞持续性间断活化，引起移植物血管内皮细胞持续性损伤，受损的内皮被血小板和纤维蛋白所覆盖，瘢痕形成，逐渐造成器官组织结构破坏及功能丧失。慢性排斥也与组织器官的退行性变有关。非免疫性因素，如局部缺血、再灌注损伤、微生物感染也是引起慢性排斥反应的因素。

根据人组织相容性抗原的多态性，除外同卵双生的双胞胎以外，几乎所有的移植物都可能发生排斥反应。移植排斥反应的防治是一个复杂的过程，包括进行严格的供、受者抗原匹配和受者抗体监测，免疫抑制药物的个体化应用和术后长期的随访监测。然而，免疫抑制药物存在着多种毒副作用，而且目前慢性排斥反应仍然没有理想的治疗方案。诱导受者产生针对移植物的免疫耐受是彻底克服移植排斥反应的理想方法。

免疫耐受(immune tolerance)是指机体免疫系统在接触某种抗原后产生的特异性免疫无反应状态，从外界再引入这些特异性抗原也不会刺激免疫系统产生免疫反应，但对其他抗原仍保持正常应答。不同于免疫耐受的特异性，免疫抑制或免疫缺陷是非特异性的，即机体失去对移植物和各种抗原产生免疫应答的能力。移植免疫耐受(transplant immune tolerance)是指所移植的细胞、组织或器官能在不使用抗排斥反应药物的条件下，无限期地存活并发挥功能。诱导移植免疫耐受的关键是使受者的免疫系统建立对供者移植物组织相容性抗原的特异性无反应性。

如果无免疫反应现象是生来具有的对自身抗原产生，称为天然耐受(natural tolerance)或自身耐受(self tolerance)。天然耐受的产生主要是因为胚胎时期，那些会对抗自身抗原的T淋巴细胞在胸腺内完全且永远地被克隆清除。如果无免疫反应现象是对体外抗原产生，就称为获得性耐受(acquired tolerance)。获得性耐受可以借助人工诱导的方法形成，因此也称为功能性耐受(operational tolerance)。如果耐受现象是在胸腺或脾脏产生，称为中枢性耐受(central tolerance)；如果是在其他器官或淋巴组织产生，称为外周性耐受(peripheral tolerance)。

抗原进入机体刺激免疫系统后产生免疫应答或是免疫耐受，受到抗原物质特性和机体

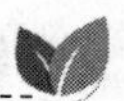

本身状态两方面的因素影响。抗原方面包括抗原的种类、理化性质、剂量、给予途径及其在体内的持续时间。一般而言，抗原的异源性越近，小分子、可溶性、非聚合单体物质（如非聚合的血清蛋白、多糖、脂多糖等）较容易诱导机体产生免疫耐受。抗原量越大或个体年龄越小，越容易诱导耐受。抗原经静脉注射最易诱导耐受，腹腔注射次之，皮下及肌内注射最难。抗原不加佐剂易致耐受，加佐剂则易诱导免疫应答。免疫耐受的维持需要体内有耐受原的持续刺激。机体方面包括机体年龄、种属及免疫抑制状态。机体年龄越小，免疫系统发育越不成熟，越容易诱导免疫耐受。免疫耐受诱导和维持的难易程度随动物的种属、品系不同而异。机体在免疫抑制状态下容易诱导免疫耐受。免疫耐受可在特定情况下建立和维持，其中致耐原持续存在是最重要的因素。由于体内不断产生新的免疫活性细胞，持续存在的致耐原可使新生的免疫细胞不断产生耐受。一旦致耐原在体内消失，已形成的免疫耐受可逐渐消退或终止，从而恢复对该抗原的特异性免疫应答。

免疫耐受形成的机制十分复杂，可发生在免疫细胞发育分化激活的不同阶段。中枢免疫耐受是指中枢免疫器官中未成熟的 T 细胞和 B 细胞受抗原强烈刺激时，使某些克隆发生细胞凋亡，即克隆缺失，这个过程主要通过胸腺的阴性选择来实现。外周性耐受是指外周淋巴组织中成熟的 T 细胞和 B 细胞受抗原强烈刺激时呈无能反应状态，但在体外添加 IL-2 的条件下，可恢复免疫应答能力。中枢和外周免疫器官均可产生抑制性细胞类介导免疫耐受。独特型网络调节系统对免疫耐受的形成与维持起重要作用。抑制性 APC 也可参与免疫耐受的形成，形成重要的 T 细胞-APC 相互调节环。

MHC 错配的器官移植的免疫耐受形成是一个包括克隆缺失和多步骤的、多方面的免疫调节过程。在获得对供者特异性异体移植耐受的受体机体内，免疫应答与免疫耐受往往是一个相互作用、相互制约的复合过程。异体移植反应可分为 3 个不同的功能阶段：诱导、功能忽略和真性免疫耐受。诱导指诱导耐受治疗成功的受者机体接受有效治疗的阶段，治疗措施分为是否直接裂解或消耗 T 细胞两类。免疫耐受诱导形成过程中，若成熟的对供者反应 T 细胞克隆没有被大规模删除，在有效地治疗停止后会出现一段免疫忽视的时期。免疫忽视阶段中，对供者反应 T 细胞克隆与免疫耐受诱导性抑制性 T 细胞之间存在一个相互作用彼此抑制的过程。即使第三者组织受到排斥，但是用供者组织刺激仍然没有发生移植排斥反应，供者移植物在无免疫抑制剂的存在时仍可以长期存活，则证实机体已获得了真性免疫耐受。

迄今为止，临床上尚无成熟和广泛应用的有效而安全的建立免疫耐受的方法，以用于防治自身免疫性疾病或防止移植物的免疫排斥反应的措施。但是，在移植实验动物模型中，以及临床个案报道中，有多种诱导针对供者抗原特异性的免疫耐受。

1. 免疫抑制剂的运用　在 Starzl 早期的肾脏移植研究中发现，移植受者排斥反应发生率甚高，但在连续使用皮质类固醇注射后，患者可产生耐受现象。这表示我们可以利用免疫抑制剂去诱导耐受，但在过度免疫抑制时，也会影响淋巴细胞清除的过程，因此虽然防止了排斥反应的发生，但也阻止了免疫耐受的诱导。此外，真正的耐受可以防止移植器官急性或慢性的免疫损伤，但如此诱导出的功能性耐受，即使移植肾内仍有非常轻微的免疫反应，也会使移植肾渐渐产生慢性肾病变。因此在临床上要诱导移植免疫耐受发生，无法单用此法，必须辅以其他方法。

2. 胸腺内供者细胞注射或组织植入　胸腺内可经由阳性或阴性选择影响 T 细胞的成

熟。在动物实验中，我们可以将供者细胞注入或植入受者的胸腺内，如胰岛细胞或骨髓细胞，都会产生耐受现象。

3. 全身淋巴组织照射(total lymphoid irradiation，TLI)　造血细胞的输注会造成激活诱导的细胞凋亡(activation-induced cell death，AICD)，或者影响胸腺内淋巴细胞的生长而形成嵌合体。在CsA尚未出现前，利用随机或供者特定输血可延长移植肾的存活，虽然无法产生真正的耐受，但其中的机制仍值得研究。供者抗原的输注或者移植器官本身显现的抗原都与微嵌合体(microchimerism)的形成有关。其实，严格来说，每一位器官移植受者都是嵌合体。微嵌合体目前被认为是一种现象，并不能真正代表移植免疫耐受的产生。

淋巴结组织与脾脏在异体免疫反应的发生中都非常重要，因此如果对这些组织进行照射，可造成严重的T细胞清除。在临床上就曾使用这种方法，使异体骨髓细胞容易存活，并且形成混合嵌合体(mixed chimerism)。在移植前实施TLI可诱导移植免疫耐受，但移植后再照射就不易发挥作用。

4. 淋巴细胞的清除　利用多克隆抗T细胞抗体或单克隆抗体清除淋巴细胞是临床上常用的方法，这些抗体多被应用于临床研究中，治疗严重的排斥反应或诱导免疫耐受。但这种淋巴细胞的清除往往是不均匀的，例如记忆T细胞经此种方法就无法清除，这些不被清除的T细胞会增殖，使得免疫耐受不易形成。即使如此，多数的免疫耐受诱导仍然会采用此种方法，可减少免疫抑制剂的使用，并且形成“几乎耐受”(almost tolerance)。

5. 嵌合体的形成　最理想的诱导方法是形成完全的嵌合体，那么移植器官就很容易产生耐受现象。在近几年的研究中，移植器官时常联合清髓治疗及骨髓移植，但如此的骨髓移植方法容易产生多种并发症。因此哈佛大学应用混合嵌合体的形成去诱导移植免疫耐受。研究者们将供者造血细胞输注入受者体内，使供者造血细胞分布于受者的胸腺和骨髓，促使供者同种异体反应(donor alloreactive)的T细胞与B细胞产生中枢克隆清除。这种混合嵌合体产生的步骤，避免了受者骨髓完全清除后的副作用，而一些基本的免疫功能都能存在，也避免了移植物抗宿主病(graft versus host disease，GVHD)的发生。但在诱导发生前，必须先清除一些T细胞，这时可以短暂使用免疫抑制剂，再加上局部或全身照射，以避免供者造血细胞在移植后立即产生排斥反应。

6. 共刺激信号阻断　应用单克隆抗体或多克隆抗体阻断淋巴细胞活化共刺激信号的传递，尤其是阻断第二活化信号，理论上可诱导成熟淋巴细胞产生无反应或凋亡，进而产生外周性耐受。虽然有许多共刺激信号被探讨，但目前大家最重视的仍是CD与CD0或CD的结合，贝拉西普(Belatacept)是抑制共刺激信号传递的人源化单克隆抗体。临床上证明此免疫抑制剂有抗排斥反应的效果，在未来的诱导移植免疫耐受中应占有一席之地。

虽然过去有很多诱导移植免疫耐受产生的方法，但大多只在啮齿类小动物的研究中获得成功，很少在灵长类或人类研究中实现。近年已有许多突破，Swanse等及Starzl等应用兔抗人胸腺细胞球蛋白(rabbit antithymocyte globulin，rATG)进行诱导治疗，再加上其他免疫抑制剂，使一部分肾脏移植患者已可产生移植免疫耐受。有效地诱导免疫耐受对于临床移植具有重要意义，对供者移植物抗原建立特异性的免疫耐受，既可克服免疫排斥反应，使移植物在无免疫抑制剂存在的条件下长期存活，又可保持受者正常的免疫功能。

四、组织配型及常用检测方法临床意义

目前的组织配型包括以下4方面的内容。

（一）血型的配合

一般原则是供受者同血型移植。但也可按输血原则进行移植，即O型血供者器官可移植到任何血型的受者，AB血型受者可接受任何血型的供者器官，其他按同血型移植。然而，来自日本的报道表明，由于器官来源十分短缺，A血型受者和B血型受者的频率很高，实施了大量不符合输血原则的不同血型供受者之间的肾移植。近年来，这种不同血型肾移植例数已达每年肾移植总例数的20%，移植肾10年存活率可达70%以上。韩国和欧美也有小样本量的类似报道。不同血型供受者之间的肾移植，受者需要采用清除血型抗体的治疗措施和应用强有力的抗排斥反应药物，尤其是在清除B淋巴细胞药物（利妥昔单抗）的应用取代脾脏切除后，使得并发症明显减少，移植成功率明显提高。

（二）HLA配型

人类的MHA称为HLA。HLA是白细胞表面膜蛋白分子，主要功能是参与抗原提呈、调控细胞间相互识别及诱导免疫应答。HLA的编码基因是一组紧密连锁的基因群，称为HLA复合体。通常HLA既指基因，也指基因产物抗原分子。一个个体染色体上的HLA等位基因称为基因型（genotype），HLA等位基因在单个染色体上的组合称为单倍型（haplotype）。HLA抗原特异性型称为表型（phenotype），抗原表型不能反映出该个体的染色体上等位基因组合的格局。HLA位点有众多的等位基因，造成HLA抗原的极端多态性。

HLA作为诱导移植排斥反应的主要成分，判断供、受者之间HLA分子的同源性就成为移植前的选择和评估排斥反应风险的关键。首先，需要对供、受者HLA的型别进行检测，称为HLA分型，包括血清学分型法、细胞学分型法和分子生物学分型法。HLA的分型技术、方法多种多样。20世纪60年代建立的血清学和细胞学分型技术，是对HLA基因产物抗原特异性的分析，80年代后发展的分子生物学分型技术则是对HLA基因进行检测。

1. 血清学分型法　是应用一系列已知抗HLA的特异性标准血清与待测淋巴细胞混合，借助补体的生物学作用介导细胞裂解的细胞毒试验。原理是HLA抗体能够结合到带有相应抗原的活淋巴细胞表面膜上，结合补体后可使得细胞膜穿孔，从而导致细胞裂解，染料能够进入死细胞而使之着色，此为阳性反应。显微镜下观察并估计死细胞占全部细胞的百分比，可以反映出抗体与抗原反应的强度。如淋巴细胞不带有相应抗原，活细胞不被裂解着色，则为阴性反应。Terasaki将补体依赖的淋巴细胞毒试验引入HLA血清学检查并使之微量化，创立标准微量淋巴细胞毒技术。血清学分型方法操作简单、需时短（2～3小时）、结果可靠，曾在临床上广泛应用。其缺点是抗HLA特异性标准血清的来源和筛选十分困难和烦琐。近年来，建立的基于荧光抗体染色的流式细胞仪分析技术，把抗HLA特异性单克隆抗体标准化并包被在免疫磁珠上，可以更加快速、准确地完成HLA分型，并可全自动化操作，分型结果交叉反应少，具有较好的重复性和可比性。

2. 细胞学分型方法　是以混合淋巴细胞培养（mixed lymphocyte culture，MLC）或称混合淋巴细胞反应（mixed lymphocyte reaction，MLR）为基本技术的HLA分型法。MLC分为单向MLC和双向MLC。单向MLC是将已知HLA型别的分型细胞用丝裂霉素C或X

线照射预处理，使其失去增殖能力，仅作为刺激细胞；而以具有增殖能力的受检者外周血单个核细胞为反应细胞。两者混合培养时，反应细胞可对刺激细胞发生应答而增殖，用^{3}H-TdR 掺入法测定细胞增殖强度，从而判断受检细胞的 HLA 型别。双向 MLC 是将遗传型不同的两个个体淋巴细胞在体外混合培养时，由于两者 HLA 不同，能相互刺激导致对方淋巴细胞增殖，故称双向 MLC。在此试验中，各自的淋巴细胞既是刺激细胞，又是反应细胞，反应后形态上呈现的细胞转化和分裂现象，可通过形态法计数转化细胞。双向 MLC 法不能判断型别，只能说明供、受体 HLA 抗原配合程度，双向 MLC 强度与两个体间 HLA 抗原差异成正比。细胞学分型方法耗时需数日，在临床应用上受到限制。

3. 分子生物学分型法　分子生物学技术的迅速发展和 HLA 基因相关研究的不断深入，使得 HLA 的 DNA 分型技术应运而生。由于抗原的特异性取决于其氨基酸的组成和顺序，而不同氨基酸的差异是其编码基因中碱基排列顺序不同所致。HLA 的 DNA 分型技术主要是通过检测 HLA 等位基因中碱基排列顺序的差异，来判断待测标本的 HLA 型别。在开展 DNA 限制性片段长度多态性分析（restricted fragment length polymorphism，RFLP）、DNA 指纹图、等位基因特异性寡核苷酸杂交（sequence specific oligonucleotide probe，SSO）等基础上，引入多聚酶链式反应（polymerase chain reaction，PCR）技术，使 HLA 分型得以在更精密的水平上进行。常用的方法包括：①RFLP 和 PCR-RFLP 分型法；②PCR-SSO 分型法；③序列特异性引物聚合酶链反应技术（PCR with sequence specific primers，PCR-SSP）分型法；④聚合酶链反应-单链构象特异性（PCR-single strand conformation polymorphism，PCR-SSCP）分型法；⑤PCR-fingerprinting（指纹图谱）技术分型法；⑥SBT-PCR（sequence-based HLA typing，SBT）分型法；⑦基因芯片（gene chip）分型法；⑧流式细胞仪-SSO 分型法等。相对血清学和细胞学技术而言，DNA 分型技术具有分型试剂易于标准化、操作简单、结果准确性高和标本要求低等优点。但是，某些等位基因序列中 GC 倒位可以导致分型错误，即使是 PCR-SBT 分型方法也常常不能分辨出杂合位点是顺式还是反式杂合状态。应当根据 HLA 分型的目的，实验室条件和时间要求，以及每一种分型方法的特点等，选择合适的 HLA 分型方法。在掌握各种分型方法基本原理的前提下，通过改变 SSO 探针的组合，或限制性核酸内切酶的组合，或 SSP 引物的组合，可以改变分型方法的分辨率。目前，SSP-PCR，SSO-PCR 和 SBT-PCR 是国际主要组织相容性工作小组（international histocompatibilty working group，IHWG）所推荐的 3 种标准 HLA 分型方法。总之，各种 DNA 分型技术各有优劣，如能互相配合，将优势互补，则能显著提高分型能力。

根据已确定的供、受者的 HLA 分型结果，按照 HLA 六抗原配型原则或氨基酸残基配型原则，采用人工方法或配型软件，确定供受者 HLA 抗原特异性相配程度，这个过程称之为 HLA 配型。Terasaki 根据 HLA 等位基因氨基酸残基是否相同，提出氨基酸残基配型策略（HLA aminoacid residue matching，Res M），即按照 HLA 抗原血清学交叉反应组分类，属于血清学同一交叉反应组内的 HLA 抗原被认为是可允许的错配；不同交叉反应组之间的 HLA 抗原为错配，称之为氨基酸残基配型，又称之为交叉反应组配型（cross reactive groups matching，CREG）。

移植物的存活与 HLA 配型密切相关，供、受者 HLA-A 和 HLA-B 相配的位点数越多，移植物存活概率越高。而 HLA-DR 位点相配更重要，因为 HLA-DR 和 DQ 基因有很强的连锁不平衡，DR 位点相配的个体，通常 DQ 位点也相配。不同地区 HLA 匹配程度与移植

结果的关系有着不同的预测价值，在欧洲 HLA 匹配的程度对移植结果的预测性比美国高，因为欧洲人群的近交程度较高，导致 HLA 位点连锁不平衡性削弱。

（三）HLA 抗体的检测

超急性排斥反应和加速性排斥反应的发生主要是由于受者血清中预先存在抗供者淋巴细胞的 HLA 特异性抗体，逆转的可能性很低。因此，移植前应检测受者体内是否存在 HLA 抗体，以及检定这种抗体是否特异性作用于供者淋巴细胞的抗体。抗体的检测包括 HLA 交叉配型（cross matching）和群体反应性抗体（panel reactive antibody，PRA）检测。

1. 传统的交叉配型　采用补体依赖的细胞毒性（complement dependent cytotoxicity，CDC），即采用供者活淋巴细胞作为抗原，加入移植受者血清，在补体的作用下，将会形成抗原-抗体复合物，经由补体经典途径产生细胞毒反应，其结果导致细胞被溶解破坏。根据淋巴细胞死亡数量百分比判定结果，≤10％为阴性，10％～20％为可疑阳性，20％～50％为弱阳性，50％～80％为中等强度阳性，＞80％为强阳性。

2. 流式细胞法交叉配型（flow-cytometry crossmatching，FCC）　与 CDC 方法进行交叉配型相比，敏感性高出 30～250 倍。FCC 是将受者的血清与供者的 T/B 淋巴细胞反应，然后与荧光标记的抗人 IgG 或其 F(ab′)共同孵育，经流式细胞仪测定，得到细胞数与荧光强度的直方图。如果受者血清中存有抗供者特异性 HLA 抗体，抗体与供者细胞结合后呈现荧光阳性，根据反应的荧光强度判定结果。

移植前的受者，除外与供者淋巴细胞进行交叉配型，等候移植期间常规进行群体反应性抗体（panel reactive antibody，PRA）检测。PRA 是指用 40～60 人含已知 HLA 的淋巴细胞，检测等待移植受者血清中的抗体情况。PRA 水平越高，表明受者血清针对 HLA 抗原发生反应的数量越多，强度越大。PRA 检测的方法包括补体依赖的细胞毒性（CDC）方法、酶联免疫吸附法（enzyme-linked immunosorbent assay，ELISA）、流式细胞仪分析法（flow cytometry）和流式点阵仪（luminex）方法。

1. CDC 方法　将待测血清与整组已知 HLA 的细胞混合，若血清中含有 HLA 抗体，便会与细胞表面的 HLA 抗原产生特异性结合，加入补体后，将会发生抗原-抗体反应并产生细胞毒反应。通过观察和分析死亡细胞的数量和种类，来判定结果。

2. ELISA 法　将多种 HLA-Ⅰ类与 HLA-Ⅱ类的纯化抗原包被在酶标板上，加入受者的待测血清后共同孵育，待血清中的抗体与已包被的 HLA 抗原形成特异性结合，并以二次抗体（即抗人 IgG）加强 IgG 的结合反应，最后经由底物进行显色反应，显色强弱以吸光值（OD 值）表示。如果包被的 HLA 纯化抗原是混合抗原，PRA 只能是定性的结果，显示受者血清中是否存有 HLA 抗体。如果各种纯化抗原分别包被在多个酶标反应孔中，可以通过分析抗体反应的孔数占总反应孔数的比例，换算出半定量的 PRA 结果，鉴定出抗体的特异性。两种方式可依不同需求而选择。

3. 流式细胞仪分析法　专一的 Flow PRA beads 是由数十组直径在微米单位的微粒共同组成，每组微粒包含不同的 HLA 纯化抗原，将 Flow PRA beads 与待测血清混合，如果血清中有任何 HLA IgG 抗体，便会与微粒结合，再连结二次抗体（FITC-抗人 IgG），可经由流式细胞仪分析。流式细胞技术是利用了流体力学、镭射激光、高速计算机、荧光化学及细胞生物学的自动细胞分析技术。它是将样品与微粒结合后，制成单细胞悬浮液，以特异性荧光染上细胞后，在气压加压方式下经由液流系统进入流动室，然后在鞘液（sheath fluid）的约束下，细胞排成单列由流动式喷嘴送出成为细胞液柱，再经由入射镭射光垂直相交，相交点称为测量区。通过测量区的细胞被激发产生荧光及散射光，经由光学系统搜集后，转成电子讯号，借此测量细胞的各种结构及大小。

4．流式点阵仪技术　将聚苯乙烯微粒用荧光染色的方法进行编码（微粒的颜色是通过种荧光染料染色得到的，调节荧光染料的比例可以获得100种不同颜色的微粒），每种荧光编码微粒可分别表示不同的特异性HLA探针。如果检体中的HLA抗体与微粒上的探针互补，便会结合上微粒，由测到的微粒颜色即可得知含有哪一种特殊抗体，再经软件分析可得知抗体分型结果。

移植术前PRA结果阳性，提示受者体内预存HLA抗体。有些HLA抗体是供者特异性的抗体，而有些是针对交叉反应组抗原产生反应，属于高度的交叉反应，也有些是非供者特异性的抗体。供者特异性的抗体将会引起强烈的超急性排斥反应和加速性排斥反应，导致移植的失败。因此，在进行供受者选择的时候，应使得HLA错配避开特异性抗体。若等待受者PRA结果显示已有供者特异性HLA抗体，则可以考虑不进行血清淋巴细胞交叉配型，所谓虚拟交叉配型（virtual crossmatch）是指人不需进行交叉试验。反之，若受者无供者特异性HLA抗体，即可进行交叉配型，确定阴性结果后施行移植手术，如此可减少实验室操作时间与费用。当发现等待移植受者PRA结果阳性，可在移植前进行HLA抗体清除策略，包括血浆置换、血浆吸附和免疫抑制药物等措施，以增加PRA阳性受者匹配到合适供者的机会。因此，受者需常规进行PRA检测。如等待时间过长，要求每6～12个月检测一次。当PRA＞10％时，需要定期检测，一般每3个月检测一次。需要注意的是，鉴于PRA检测中使用的已知抗原有可能未涵盖少见或未知抗原，PRA结果阴性者也不能省略交叉配型试验。

如果移植术后PRA结果阳性，应与术前PRA结果和供者HLA进行比对分析。如果出现新生抗体或是抗体滴度明显增加，提示体液性排斥反应的发生。如果抗体是供者特异性抗体，则更具意义。应结合受者临床表现和病理穿刺结果，尽早诊断，及时治疗。因此，移植后定期监测HLA抗体对早期诊断排斥反应，预防慢性排斥反应进展具有重要的临床意义。

（陈静瑜　傅　茜　陈　孝）

参考文献

[1] Peter J Morris，Stuart J Knechtle. Kidney Transplantation：Principles and Practice. 7th ed. Elsevier Inc，2014：1-9

[2] 郑克立. 临床肾移植学. 北京：科学技术文献出版社，2006

[3] 龚非力. 医学免疫学（研究生用）. 第4版. 北京：科学出版社，2014

[4] Mehrotra A，Leventhal J，Purroy C，et al. Monitoring T cell alloreactivity. Transplant Rev (Orlando)，2015，29(2)：53-59.

[5] 陈实. 移植学. 北京：人民卫生出版社，2011

[6] 黎磊石. 中国肾移植手册. 第2版. 香港：华夏科学出版社，2009

[7] Kumbala D，Zhang R. Essential concept of transplant immunology for clinical practice. World J Trans-

plant,2013,3(4):113-118
[8] Farrar CA,Sacks SH. Mechanisms of rejection:role of complement. Curr Opin Organ Transplant,2014,19(1):8-13
[9] Maripuri S,Kasiske BL. The role of mycophenolate mofetil in kidney transplantation revisited. Transplant Rev (Orlando),2014,28(1):26-31
[10] 赵勇. 移植免疫耐受. 北京:中国医药科技出版社,2005

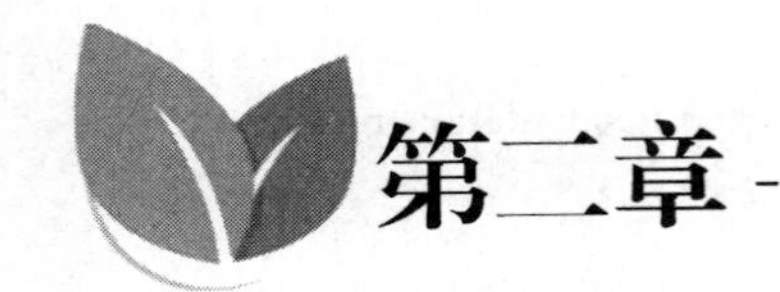

第二章

常用免疫抑制剂

多数免疫抑制剂对机体免疫系统作用缺乏特异性和选择性，既可抑制免疫病理反应，又干扰正常免疫应答反应，既抑制体液免疫，又抑制细胞免疫。免疫抑制剂现广泛应用于防止器官与组织（如肾、肝、肺、心、胰腺、小肠、骨髓）移植的排斥反应，根据其作用方式可将免疫抑制剂分为：①钙调磷酸酶（calcineurin，CaN）；②脱氧核糖核酸或核糖核酸合成抑制剂；③生物免疫抑制剂；④糖皮质激素；⑤二氢乳清酸脱氢酶抑制剂；⑥传统中药及有效成分。

第一节　钙调磷酸酶抑制剂与哺乳动物雷帕霉素靶蛋白抑制剂类

一、概述

CaN 是迄今发现的唯一受 Ca^{2+} 或钙调素调节的丝氨酸/苏氨酸蛋白磷酸酶。钙调磷酸酶抑制剂（calcineurin inhibitors，CNIs）作为一种免疫抑制剂，可能是目前临床上最有效的免疫抑制药物，分为外源性蛋白质抑制剂和内源性蛋白质抑制剂。外源性蛋白质抑制剂主要有子囊霉素衍生物环孢素 A（cyclosporin A，CsA）、他克莫司（tacrolimus，FK506）和匹美莫司等；内源性蛋白质抑制剂主要有 Cain、FK506 结合蛋白 38 等。目前，临床应用最多的是 CsA 和 FK506，它们具有相似的理化性质、作用机制和作用效果。与 CNIs 相比，哺乳动物雷帕霉素靶蛋白（the mammalian target of rapamycin，mTOR）抑制剂是一种大环内酯抗生素类免疫抑制剂，作用特异性强，主要针对 mTOR 靶蛋白，毒性反应轻且短暂可逆，临床上主要有西罗莫司（sirolimus，SRL）和依维莫司（everolimus，ERL）。

二、药效学比较

目前，临床应用最多的 CNIs 是 CsA 和 FK506，它们作用于 T 淋巴细胞活化信号传导通路过程中的 CaN。CsA 和 FK506 分别作用于 CsA 受体和 FK506 结合蛋白，形成复合物后与 CaN 结合，抑制活化 T 淋巴细胞核因子的脱磷酸化作用，阻止其进入细胞核，抑制白细胞介素-2 及其他与生长和分化相关的细胞因子的转录。FK506 主要是与细胞内特异性受体（FK506 结合蛋白）结合，通过特异性抑制 CaN 的活性，从而阻滞 T 淋巴细胞的激活过程，同时还有 CsA 所不具备的 T 淋巴细胞依赖性抗体生成的作用，阻滞细胞因子的转录，呈

现双重的免疫抑制作用。FK506也可抑制白细胞介素-2、白细胞介素-3及干扰素等淋巴因子的生成及白细胞介素-2受体的表达。在动物实验模型中，与CsA相同，FK506在T淋巴细胞激活的起始阶段对免疫系统起作用；不同的是，FK506在动物器官移植后阻止排斥反应的作用比CsA强。另外，与CsA相比，FK506最大的优势是肝毒性小，适用于肝功能异常的移植患者。FK506可逆转已发生的排斥反应，使移植器官的存活率大大提高。

与FK506和CsA不同，SRL不属于CNIs，它作用于T淋巴细胞活化的后期，在白细胞介素-2受体的下游，也结合于FK506结合蛋白，但所形成的复合物结合并抑制SRL在哺乳动物中的作用靶点mTOR。SRL可与亲脂性大环内酯素结合，但不与钙神经碱结合，所以它不能抑制早期T淋巴细胞的活性而直接抑制细胞因子的生成。SRL对哺乳动物细胞的作用靶蛋白是mTOR、FRAP(FKBP12 and rapamycin associated protein)、RAFT(rapamycin and FKBP12 target)和SEP(sirolimus effector protein)。SRL与靶蛋白的结合可抑制细胞周期中G_1期向S期的转化，还可上调白细胞介素-2基因的表达。SRL与CsA联用可产生协同作用，比单独使用其中任何一种的效果都要好。SRL的免疫抑制作用强度与FK506相似或更强，而毒副性则比FK506低，基本无肾毒性，可分别与低剂量的FK506、CsA、吗替麦考酚酯(mycophenolate mofetil，MMF)或糖皮质激素组合成不同的二联免疫抑制方案。

依维莫司的免疫抑制作用与SRL相似，进入体内后首先与细胞内的结合蛋白-FK506结合蛋白12形成高亲和性复合物，此复合物再通过与mTOR结合而使后者失活，抑制白细胞介素-2受体后信号传递，阻断T淋巴细胞增殖循环中S期向G期的发展，发挥强有力的免疫抑制作用，与CsA以及FK506之间有协同作用。此外，依维莫司还能抑制缺氧诱导因子1和血管内皮生长因子的表达。体内或体外研究结果表明，依维莫司具有降低细胞增殖、抑制肿瘤血管生成、减少血糖摄取等作用。

药效学比较可见表2-1。

表2-1　四种免疫抑制剂的药效学比较

	FK506	CsA	SRL	依维莫司
来源	链霉菌属中分离出的发酵产物，属23元大环内酯类抗生素	真菌-多孔木霉中分离出来的含有11个氨基酸的环状多肽	吸水链霉菌中分离产生的35元环大环内酯类抗生素	SRL的衍生物
作用受体	FK506结合蛋白	CsA结合受体	结合FK506结合蛋白后，再与mTOR结合	结合FK506结合蛋白后，再与mTOR结合
抑制作用	对细胞免疫、体液免疫的抑制作用是CsA的10～100倍		SRL抑制作用较CsA强10倍多，抗外周血单核细胞增殖的活性较CsA强100～500倍	
优点	FK506比CsA肝毒性小	毒性比FK506低，基本无肾毒性		

三、药动学比较

CsA、FK506、SRL和依维莫司主要经肝脏CYP3A代谢，食物均可影响其吸收。FK506通过CYP3A4代谢分解产生9种代谢产物，表达于胃肠道上皮细胞的CYP3A4使约50%吸收剂量的FK506发生循环前消除；另有10%在肝脏发生首关效应而消除。成人肝移植患者FK506的$t_{1/2}$为11.7小时，儿童患者为12.4小时，肾移植患者为15.6小时。CsA大部分从胆汁经粪便排出(94%)，至少有15种代谢物在人的胆汁、粪便、血液、尿液中分离出来，经尿液排出者仅10%，0.1%为原形药物。SRL为CYP3A4和P-糖蛋白的作用底物，经O-去甲基化或羟化被大量代谢，在血中检测到7个代谢产物，大部分随粪便排泄(91%)，仅少量经尿液排出(2.2%)。依维莫司主要在肝脏经CYP3A4代谢，部分在胃肠道代谢，人类中已发现6种代谢产物，包括3种单羟基代谢产物，2种开环水解产物和1种磷酸卵磷脂共轭化合物。SRL代谢产物大部分经粪便排出(98%)，少量经尿液排出(2%)。在成人患者中，依维莫司的药动学受年龄、性别和体质量的影响，与SRL相比，口服生物利用度等药动学特性更加优越。

药动学与治疗药物监测(therapeutic drug monitoring，TDM)比较可分别见表2-2和表2-3。

表2-2　四种免疫抑制剂的药动学特点比较

药物	口服生物利用度(%)	血浆蛋白结合(%)	达峰时间(小时)	有效浓度(ng/ml)	半衰期(小时)
FK506	5～67	99	1～3	5～20	8.7
CsA	20～50	90	3.5	50～300	6～30
SRL	10～14	97	0.2～0.6	5.1～101	57～63
依维莫司	16	74	1～2	3～8	30

表2-3　四种免疫抑制剂的治疗药物监测比较

参数指标	FK506	CsA	SRL	依维莫司
监测时间点	C_0	C_0，C_2	C_0	C_0
血样标本	全血	全血	全血	全血
起始剂量	0.1～0.2mg/(kg·d)，分两次口服，儿童为0.3mg/(kg·d)	8～12mg/(kg·d)，分两次口服	肾移植负荷量为6mg，每日给药1次，维持量为2mg/d	1.5～3mg/(kg·d)，分两次口服
治疗窗(肝移植)	<3个月：12～15ng/ml <6个月：10～12ng/ml <1年：8～10ng/ml >1年：5～8ng/ml	<3个月：350～500ng/ml <6个月：300～400ng/ml <1年：200～300ng/ml >1年：150～200ng/ml	5.1～101ng/ml	3～8ng/ml

四、药剂学比较

FK506临床常用有静脉制剂、口服胶囊与缓释胶囊。缓释胶囊作为FK506的缓释剂

型，在保持与 FK506 同等免疫抑制强度的同时，具有更平稳的血药浓度，并能提高患者依从性，具有更优的药物经济学价值。国内有些医院还利用进口注射液抽真空离心技术将 FK506 配制成滴眼液，可以局部应用，具有安全、高效、无全身毒副作用的特点。还有用于中到重度特应性皮炎患者的 FK506 软膏。目前，市面出售的 CsA 有瑞士诺华制药的新山地明及国产的新赛斯平和田可，其剂型有口服液和胶囊。它们血药浓度变化趋势基本相同，急性排斥反应发生率、人/肾存活率、感染发生率的差异无显著性，具有相同的有效性和安全性。但与山地明（非乳化型）相比，山地明与新山地明不具有生物等效性，新山地明（乳化型）可以得到更好的 CsA 药物暴露线性关系，且很少受进餐和昼夜活动规律的影响。与其他山地明口服剂型相比，新山地明吸收迅速，平均峰值提前 1 小时，平均峰值浓度提高 59%，平均生物利用度提高 29%。SRL 上市剂型有口服液和胶囊两种。依维莫司由瑞士诺华制药最先研制开发，有片剂和分散片等剂型。

药剂学比较可见表 2-4。

表 2-4　四种免疫抑制剂的剂型规格比较

剂型	FK506	CsA	SRL	依维莫司
胶囊	0.5mg、1mg（普乐可复）；1mg、5mg（国产）	10mg、25mg、50mg 和 100mg（新山地明）；10mg、25mg、50mg（赛斯平、田可）	0.5mg、1mg	—
缓释胶囊	0.5mg、1mg、5mg	—	—	—
注射液	每支 5mg/ml、10mg/ml，经生理盐水或葡萄糖液混合后静脉滴注	250mg:5ml	—	—
口服液		5g:50ml	20mg:20ml、25mg:25ml 30mg:30ml、50mg:50ml	—
滴眼液	0.5mg/1ml	30mg:3ml	—	—
软膏	0.03%（10g:3mg）、0.1%（10g:10mg）（普特彼）	—	—	—
片剂	—	—	1mg	5mg、10mg（飞尼妥）

五、不良反应比较

免疫抑制剂都缺乏选择性和特异性，不但抑制异常的免疫反应，同时也会抑制机体正常的免疫能力，故长期应用或使用不当可能导致严重的不良反应：①感染：免疫抑制剂降低患者对感染的抵抗能力，容易发生和加重感染，且治疗较困难，成为主观和非主观意愿免疫抑制患者死亡的主要原因，特别是大剂量糖皮质激素与免疫抑制剂的应用常导致二重感染；②肿瘤：多数免疫抑制剂影响细胞代谢和 DNA 复制，干扰 DNA 合成的过程，具有致畸和致瘤变作用；③骨髓抑制：免疫抑制剂大都有骨髓抑制作用，引起白细胞减少、粒细胞减少或缺乏、血小板计数下降，导致感染、出血和贫血等；④肝、肾毒性：免疫抑制剂用量过大可造成肝、肾损害；⑤消化道副作用：免疫抑制剂对胃黏膜有刺激作用，轻者恶心、呕吐、食欲下降，重者可诱发和加重消化道溃疡，甚至出血；⑥代谢性疾病：免疫抑制剂均可引起代谢性疾病，如高血糖、高血压、高胆固醇血症和肥胖等；⑦骨质疏松：大量和长期的糖皮质激素及部分免疫抑制剂的应用会导致或加重骨质疏松；⑧神经系统症状：部分免疫抑制剂有神经毒性，表现为躁动、头痛、震颤，严重时出现癫痫发作、昏迷、意识模糊、皮质性视觉丧失和四肢麻痹，但有些是可逆的；⑨皮肤、黏膜病变：如多毛症、黏膜破溃、鼻腔溢液、牙龈肥大等；⑩其他：如心室肥大、高尿酸血症、皮疹等。

不良反应比较可见表 2-5。

表 2-5　四种免疫抑制剂的不良反应比较

	FK506	CsA	SRL	依维莫司
肾毒性	肾毒性发生率高达20.5%，主要表现为血清肌酐增高，肾小球滤过率下降，主要与使用剂量及时间有关	最常见的副作用，可引起肾小管间质结构和功能的改变，导致肾间质纤维化、血管钙化、肾小球硬化等，减量或停用后可以恢复	与 CsA 和 FK506 相比，SRL 最大的优点是没有肾毒性	可发生黄疸、肾小管坏死、肾盂肾炎
肝毒性		发生率为 5%～10%，多发生在用药 3 个月内	主要表现为转氨酶明显升高	发生肝炎
高血压、高血脂、高血糖	高血糖是常见副作用，发生率高达 16%。但半数以上是可逆的，通过减少用量可能使患者血糖恢复正常。FK506 对脂代谢影响较小，高脂血症和高胆固醇血症的发生率低，高血压的发生率也低	10%～14%的患者可能出现高血压，一般加用降压药物或调整降压药剂量后血压可控制，少于 2%的患者可发生血糖升高	可引起高甘油三酯血症、高胆固醇血症、高血糖、转氨酶升高、乳酸脱氢酶升高	可引起高脂血症、高胆固醇血症、高甘油三酯血症、高血压
感染	增加细菌或病毒感染机会	增加细菌或病毒感染机会	可发生咽炎、咳嗽、哮喘、上呼吸道感染、肺纤维化等	14%的患者服用后发生非传染性肺炎
潜在恶性肿瘤危险	免疫抑制治疗可诱发肿瘤	长期使用有引起肿瘤的报告	诱发淋巴癌和其他恶性肿瘤，尤其是皮肤癌，应减少在阳光下和紫外线下接触	诱发囊性淋巴管瘤

续表

	FK506	CsA	SRL	依维莫司
中枢神经系统紊乱	焦虑、暂时性失语、癫痫、躁狂等	包括震颤、感觉异常、失眠、神经错乱和全身痉挛	头痛、失眠、情绪不稳定、焦虑、精神错乱、嗜睡等，也可致心悸、晕厥、房颤、心动过速、血容量过多、心力衰竭、外周血管病变、血栓性静脉炎等	
牙龈增生和多毛症	少数患者发生瘙痒症和脱发，多毛症、牙龈炎和牙龈增生的发病率较低	有牙龈增生、多毛症		
胃肠道反应	发生率较高，包括腹泻、恶心和呕吐	较常见的有厌食、恶心、呕吐等	恶心、呕吐、腹泻等，严重者可出现消化性溃疡	
骨髓抑制			血小板减少、白细胞减少、血红蛋白降低、低钾血症、低镁血症等	还有白细胞减少、血小板减少及贫血等，偶见溶血现象
其他	有引起心室肥大、室间隔增厚、心脏病变的报道，尤其在血药浓度过高的患儿中常见，偶见皮疹等过敏反应	包括高尿酸血症及痛风	还可致关节疼痛、骨坏死、腿部痉挛、手足抽搐等，可有听力障碍、白内障、结膜炎等，还可见痤疮、皮疹、瘙痒、真菌性皮炎等	疮及水肿，偶见皮疹及肌痛

六、药物相互作用比较

药物相互作用包括药物在体内与体外的相互作用。

（一）体外相互作用

药物在体外的相互作用是指药剂学方面的相互作用，通过药物间直接的化学性或物理性相互作用而使药物的性质或作用发生改变，即“药物配伍禁忌”，这种体外的药物相互作用可以通过改变给药方式加以避免。

（二）体内相互作用

药物在体内的相互作用是指药物进入体内后药物间所产生的药动学和药效学的相互影响，从而使药物在体内的药理作用出现增强、减弱或改变的现象，主要包括：

1. 药动学方面的相互作用　①影响药物吸收，包括离子的作用、pH 的影响、食物的影响、吸附作用、胃肠运动的影响等；②影响药物分布，通过影响药物与血浆蛋白结合、改变组织血流量使药物在体内的分布发生变化；③影响药物代谢，包括药酶诱导作用和药酶抑制作用；④影响药物排泄，通过改变尿液的酸碱度干扰药物从肾小管排泄，影响药物重吸收而产生作用。

2. 药效学方面的相互作用　包括药物的生理性拮抗作用，药物疗效的相加或协同作用，药物毒副作用的拮抗、相加作用等。

药物相互作用比较可见表 2-6。

表 2-6　四种免疫抑制剂与其他药物的相互作用

药物	酶抑剂	酶促剂	其他
FK506	经 CYP3A4 同工酶代谢并可抑制 CYP3A4 及 P-糖蛋白转运活性的药物，可抑制本药代谢及排泄，增加本药的血药浓度和毒性：溴隐亭、可的松、麦角胺、红霉素、孕二烯酮、炔雌醇、醋竹桃霉素、交沙霉素、氟康唑、酮康唑、咪康唑、咪达唑仑、尼伐地平、奥美拉唑、他莫昔芬、和维拉帕米等	诱导 CYP3A4 活性的药物可降低本品的血药浓度，降低疗效：巴比妥类（如苯巴比妥）、苯妥英钠、利福平、卡马西平、安乃近、异烟肼等	1. 摄入大量的钾或服用保钾利尿药（如阿米洛利、氨苯蝶啶及螺内酯）可能导致高钾血症，或加重原有的高钾血症 2. 与血浆蛋白结合率高的药物发生相互作用：如口服抗凝剂、口服抗糖尿病药等，使血药浓度升高 3. 本药与具有潜在神经毒性的化合物合用时，如阿昔洛韦或更昔洛韦，可能会增强这些药物的神经毒性
CsA	同 FK506	同 FK506	1. 与洛伐他汀合用于心脏移植患者，有可能增加横纹肌溶解和急性肾衰竭的危险性 2. 与吲哚美辛等非甾体消炎镇痛药合用时，有发生肾衰竭的危险 3. 与肾上腺皮质激素、AZA、苯丁酸氮芥、环磷酰胺等免疫抑制剂合用时，可降低机体抵抗力，增加感染和淋巴细胞增生的概率 4. 抗结核药物可降低本品有效浓度
SRL	同 FK506	同 FK506	1. 与洛伐他汀合用于心脏移植患者，有可能增加横纹肌溶解和急性肾衰竭的危险性 2. 与 FK506、CsA 合用加重肾毒性
依维莫司	同 FK506	同 FK506	

七、其他

在应用免疫抑制剂时，要根据适应证、适用人群、患者的疾病生理特点选择恰当的免疫抑制剂，既要考虑药物的疗效，又要考虑药物对个体的毒副作用，采用个体化给药原则，动态监测免疫抑制剂的血药浓度，相应的调整药物的给药剂量，达到理想的治疗目的。

其他比较可见表 2-7。

表 2-7　四种免疫抑制剂的其他比较

	FK506	CsA	SRL	依维莫司
适应证	肝移植、肾移植	移植(肾、肝、心、肺、胰、骨髓)、内源性葡萄膜炎、银屑病、类风湿关节炎、肾病综合征	肾移植	肾移植、心脏移植、抗肿瘤
禁用		有肾功能损害(肾功能损害在允许程度内的肾病患者除外)、未控制的高血压、未控制的感染或其他任何种类的恶性肿瘤的患者		有系统性侵袭性真菌感染患者、严重肝功能不全患者
慎用		有高尿酸血症的患者	肝移植或肺移植患者	孕妇
孕妇及哺乳期妇女	不应哺乳	不应使用	慎用	慎用
儿童	推荐成人剂量 1.5～2 倍	<1 岁慎服	<13 岁慎服	
老年人	无需调整剂量	无需调整剂量	无需调整剂量	

第二节　脱氧核糖核酸或核糖核酸合成抑制剂

一、概述

目前，临床上使用的脱氧核糖核酸或核糖核酸合成抑制剂主要包括 MMF、咪唑立宾(mizoribine，MZR)和硫唑嘌呤(azathioprine，AZA)。这些药物主要通过抑制嘌呤核苷酸的生物合成，进一步抑制淋巴细胞的增殖、活化而发挥作用，因此又称为嘌呤拮抗剂。

MMF 最初是一种抗细菌和抗真菌的药物，20 世纪 60 年代后期开始作为抗肿瘤药物应用于临床。直到 80 年代，人们才将它作为免疫抑制剂应用于自身免疫疾病的治疗及抑制器官移植的排斥反应。经欧美和日本的大型多中心、双盲、随机对照的临床研究后，MMF 于 1995 年被美国 FDA 认可，用于器官移植术后的抗免疫排斥治疗。

MZR 是一种水溶性的免疫抑制剂，是日本旭化成公司 1971 年从土壤霉菌 Eupenicillium brefediaum M2166 培养液中分离获得的咪唑类核苷。1984 年，MZR 在日本作为 AZA 的替代药物正式注册为预防器官移植排斥反应的一线临床药物。

AZA 是 6-硫基嘌呤的咪唑衍生物，为具有免疫抑制作用的抗代谢剂。自 20 世纪 60 年代 Calne 和 Murray 首次用作器官移植免疫抑制剂以来已有 50 多年历史。由于 AZA 的巨大贡献，移植界将 1960—1980 年称为器官移植的 AZA 时代。但由于其不良反应较多而严重，现已不作为治疗器官移植和自身免疫性疾病的首选药物。

二、药效学比较

MMF、MZR、AZA属于前体药物,在体内转化为不同的活性代谢物而发挥作用。

MMF是霉酚酸(mycophenolic acid,MPA)的吗啉代乙酯,在体内经胃、小肠、血液、肝脏及组织中酯酶水解后,形成具有免疫抑制活性的代谢物MPA。DNA的合成需要嘌呤核苷酸和嘧啶核苷酸作为原料,嘌呤核苷酸的合成有两种途径,从头合成途径和补救合成途径。绝大多数细胞同时具备上述两种途径合成嘌呤核苷酸的能力,而T、B淋巴细胞高度依赖从头合成途径。MMF是通过非竞争性抑制鸟嘌呤从头合成途径的限速酶次黄嘌呤核苷酸脱氢酶的活性,阻断淋巴细胞内鸟嘌呤核苷酸的从头合成,使鸟嘌呤核苷酸耗竭,进而阻断DNA合成,使细胞分裂周期停留在S期,从而抑制T、B淋巴细胞的增殖反应,抑制B淋巴细胞抗体形成和细胞毒T淋巴细胞的分化。除上述选择性抑制T、B淋巴细胞的增殖外,MMF还有以下作用机制:抑制活化的多克隆B淋巴细胞,减少抗体产生;抑制细胞表面黏附分子的合成,发挥抗炎作用;抑制血管平滑肌细胞和系膜细胞的增殖;抗血管增殖,对血管炎病变疗效较好;选择性抑制一氧化氮合酶,诱导活性T淋巴细胞凋亡。

MZR是在细胞内被腺苷激酶磷酸化成为其活性形式:5′-磷酸MZR,作用机制与MPA相似,其免疫抑制作用是通过抑制次黄嘌呤核苷酸脱氢酶和鸟嘌呤核苷酸,使鸟苷酸合成减少,细胞内RNA和DNA合成减少,可阻止增殖的淋巴细胞由G_1期进展为S期,抑制抗体产生及记忆B淋巴细胞和记忆辅助性T淋巴细胞的产生,抑制初始应答及次级应答反应的抗体产生,延长移植物的存活(图2-1)。5′-磷酸MZR与AZA不同,不被高分子核酸所摄取,亦不能被整合进入DNA或RNA,可选择性抑制T、B淋巴细胞增生,对细胞免疫和体液免疫均有抑制作用。

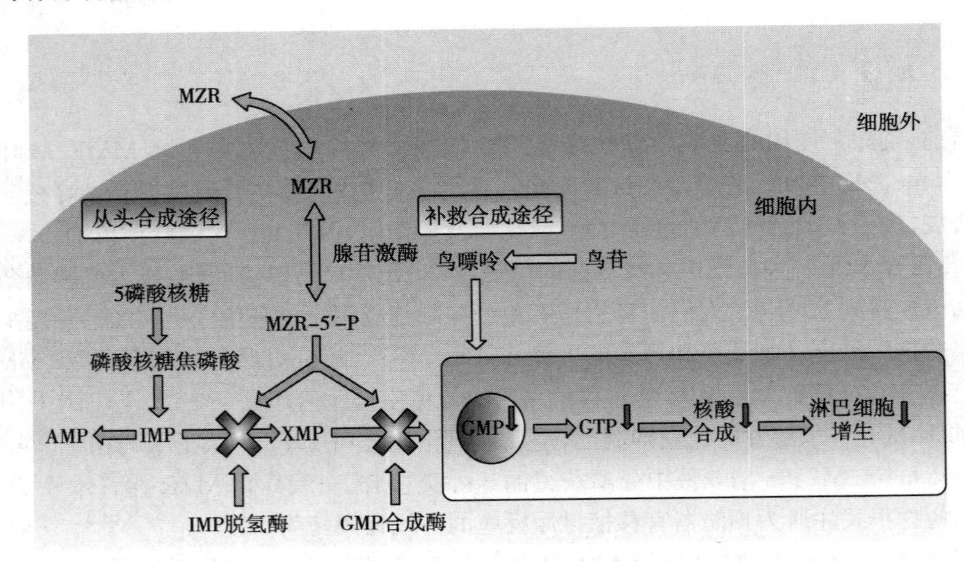

图2-1 MZR的作用机制

AMP:腺苷酸;IMP:肌苷酸;XMP:黄苷酸;GMP:鸟苷酸;GTP:三磷酸鸟苷酸;DNA:脱氧核糖核酸

AZA在体内分解为巯嘌呤而起作用,其免疫抑制作用机制与巯嘌呤相同,即具有嘌呤

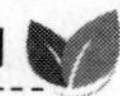

拮抗作用。由于免疫活性细胞在抗原刺激后的增殖期需要嘌呤类物质，此时给予嘌呤拮抗药即能抑制DNA、RNA及蛋白质的合成，从而抑制淋巴细胞的增殖，即阻止抗原敏感淋巴细胞转化为免疫母细胞，产生免疫抑制作用。AZA对T淋巴细胞的抑制作用较强，较小剂量即可抑制细胞免疫，抑制B淋巴细胞的剂量要比抑制T淋巴细胞的剂量大得多。

目前，该类药与CNIs（如CsA、FK506）和糖皮质激素合用，被广泛应用于防治器官移植后的免疫排斥反应以及系统性红斑狼疮、类风湿关节炎、肾炎等自身免疫性疾病的治疗。MMF在对自身免疫风湿性疾病的治疗中，比其他免疫抑制剂具有更好的耐受性。MMF与CsA及泼尼松联合应用可安全地减少肾移植后急性排斥反应的发生，对难治性肾移植排斥反应也有较好疗效。Zander等曾报道，MMF单独使用作为一种长期维持治疗的免疫抑制剂，可改善肾功能，对接受老年供体的患者尤为有益。调整MMF给药剂量使得MPA的药时曲线下面积（area under the curve，AUC）维持在30～60μg·h/ml靶范围，可将急性排斥风险减至最小，并能够减少其副作用。MZR主要用于肝功能异常、白细胞严重减少的难以使用AZA的患者。AZA加用抗淋巴细胞免疫球蛋白疗效较好，但由于其不良反应较多而严重，对上述疾病的治疗已不作为首选药物。

三、药动学比较

MMF、MZR、AZA口服吸收良好，药动学特点见表2-8。

表2-8 常用核糖核酸合成抑制剂的药动学特点

药物	口服生物利用度（%）	血浆蛋白结合率（%）	达峰时间（小时）	尿排泄率（%）	半衰期（小时）
MMF	94	97	1	93	11～18
MZR	41	—	2～12	85	2～5
ZAZ	41～47	30	1	50～60	3

研究指出，食物会减慢MMF的吸收速度，但不影响其吸收程度，合用抗酸药或考来烯胺可分别降低其吸收程度大约20%和40%。MPA主要由分布于肝脏、肠道以及肾脏中的葡萄糖醛基转移酶进行葡糖醛酸化反应转化为无活性的代谢物MPA-葡糖醛酸化物，经胆汁和尿液排出体外。排出到消化道的MPA-葡糖醛酸化物被水解为MPA，重吸收进入血液循环。MPA具有明显的肝肠循环，6～12小时后出现第二个血药浓度峰。肾功能不全者MPA和MPA-葡糖醛酸化物的血药浓度增加。另外，MPA药动学具有时间依赖性的特征。在相同剂量情况下，移植后早期AUC较晚期低30%～50%，这种变化发生在肾移植患者移植后3～6个月，也发生于其他实体器官移植患者。

MZR的生物利用度个体差异较大，胃肠道疾病可减少其在胃肠道的吸收。肾功能良好的肾移植患者口服100mg时，MZR t_{max}为2小时，C_{max}为2.38μg/ml，$t_{1/2}$为2.2小时。大鼠单次口服给药时，肾及胃组织分布浓度最高，肝、膀胱、小肠、脾及胸腺组织内也较血中浓度高，脑内几乎无分布。MZR不在肝脏代谢，故无肝毒性。85%的MZR以原形经尿液排出，9.7%通过粪便排出，不足1%通过胆汁排泄。肾移植后肾功能正常的受者，口服6小时内尿中排泄率约为80%。连续给药21日未见药物蓄积，但当肾移植患者肌酐清除率低于

50ml/min 或血清肌酐高于 2mg/dl 时，药物在体内明显蓄积。MZR 清除主要受肾功能的影响，口服用药时要综合考虑肾功能和胃肠道吸收功能的影响，为肾移植受者制定个体化的用药方案。

尿毒症患者 AZA 生物利用度为 18%，该药在红细胞和肝脏内通过氧化和甲基化作用，绝大部分转化为巯嘌呤和其他代谢产物，随尿液排出体外，24 小时尿液中排泄量为 50%～60%，48 小时内大便排出 12%，用药后 2～4 日方有明显疗效。

以上 3 种药物可以不同程度地透过胎盘分泌至乳汁中，孕妇和可能妊娠的妇女禁用。

四、药剂学比较

目前，可供临床使用的 MMF 制剂类型有：胶囊、片剂、注射液和混悬液。其中，胶囊剂：每粒 250mg、500mg，片剂：每片 500mg，注射剂：每支 500mg。肠包衣霉酚酸钠是一种新的可抵抗胃溶作用的 MPA 肠包衣剂型，药物在肠内释放，可以降低胃肠道不良反应的发生，在某种程度上还可以减少药物用量。MZR：每片 25mg、50mg。AZA：片剂每片 25mg、50mg、100mg，注射剂：每支 50mg(以硫唑嘌呤计量)。

五、不良反应比较

MMF、MZR、AZA 的不良反应相似，具体有以下几方面。

1. 胃肠道症状　表现为腹胀、腹泻、恶心、呕吐，甚至消化道出血。
2. 血液系统　表现为白细胞减少、贫血、血小板减少、低色素性贫血。
3. 感染概率增加　表现为皮肤疱疹病毒、巨细胞病毒感染、肺炎、尿路感染等。
4. 肝毒性　表现为转氨酶升高、黄疸、肝大、腹水、肝硬化等。
5. 肾功能异常　表现为蛋白尿、血尿，尿素氮、血清肌酐上升等。
6. 过敏反应　表现为全身不适、头晕、发热、寒战、皮疹、腿痛、骨痛及乏力等。

其中，MMF 治疗过程中，10%～26%的患者容易出现胃肠道症状，大部分患者无需停药，20%患者易出现肺部、尿路和皮肤感染。另外，高胆固醇血症、高血糖症、高钾血症、低钾血症、低磷酸盐血症的发生率不低于 10%。MZR 治疗过程中易出现血浆尿酸升高，肾移植术后 5 个月内应该加强血浆尿酸和移植肾功能的监测，及时发现并治疗，术后 5 个月一般可逐渐恢复。AZA 引起的肝损害发生率较高，有报道达 71.4%，白细胞减少较常见，有时有贫血或血小板减少，此系统不良反应与用药剂量呈相关性。与 AZA 相比，MZR 没有严重的骨髓抑制和肝损害；与 MMF 相比，MZR 没有胃肠功能紊乱和病毒感染。Yoshimura 等研究表明，大剂量 MZR 在肾移植术后有与 MMF 相同的免疫抑制作用，但不良反应比 MMF 少。Du 等报道，MZR 白细胞减少症和肺部感染的发病率明显低于 MMF。

六、药物相互作用比较

(一) MMF

1. 不应与能干扰肝肠循环的药物同时使用，因为这些药物可能会降低本药的药效，如考来烯胺可吸附本药而降低血药浓度，使 AUC 降低 40%。

2. 同时服用制酸剂时，MMF 的吸收减少；阿昔洛韦、更昔洛韦、丙磺舒可与本品代谢产物 MPA-葡糖醛酸化物竞争肾小管排泄，这些药物与本药合用可使二者血药浓度增加。

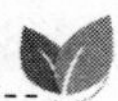

3. 本药主要由尿中排泄，不可与抑制肾功能的药物同用，磺吡酮、丙磺舒可能干扰本药从肾小管分泌，合用时本药的毒性增加。

4. 长期服用本药可能改变口服避孕药的药动学参数，可导致口服避孕药的药效降低。

（二）AZA

1. 别嘌醇对黄嘌呤氧化酶有抑制作用，可导致有生物活性的6-硫代次黄苷酸减少为无活性的6-硫脲酸。当别嘌醇、氧嘌呤和（或）硫嘌呤醇与6-巯基嘌呤或AZA合用时，AZA的剂量应减至原剂量的1/4。

2. 本药可增强去极化药物如琥珀胆碱的神经肌肉阻滞作用，以及减弱非去极化药物如筒箭毒碱的神经肌肉阻滞作用。

3. 本药可减弱华法林的抗凝血作用。

4. 在使用本药治疗过程中，应尽可能避免与细胞生长抑制剂和骨髓抑制剂合用。

5. 与CsA合用，可减少后者的吸收，而降低后者的血药浓度。

6. 与卡托普利合用，使白细胞减少更明显，可换用其他降压药。

7. 与门冬酰胺合用，可提高疗效，应减少二者的用药剂量。

8. 与糖皮质激素合用治疗多发性肌炎、皮肤炎等时，能减少后者的用量和不良反应，但继发感染的发生率也会增加。

9. 用本药期间同时接种活疫苗，会增加被活疫苗感染的风险。应于化疗结束后至少间隔3个月，才能接种活疫苗。

MZR药物相互作用未见报道。

七、其他

（一）MMF

1. 有严重慢性肾功能损害者（每分钟肾小球滤过率$<25ml/1.73m^2$），用量不宜超过每次1g，一日2次。

2. 该药主要由尿液排出，不可与抑制肾功能的药物同用。

3. 用于结缔组织病时多与糖皮质激素联合应用，较少单独应用。

4. 进食可降低该药的血浆峰值近40%，故应空腹服药。

5. 国内临床试验显示，本药在改善狼疮肾炎的尿蛋白程度和缓解程度与环磷酰胺相仿。有限的数据显示狼疮肾炎在治疗后肾组织（通过肾活检）的急性病变指数亦与环磷酰胺相仿。

6. 与CsA相比，本药导致血压及血肌酐上升的不良反应亦明显低。

7. 本药起效时间较长，一般为3～6个月，因此判断药物的有效性宜在服用规定剂量的3个月以后。

8. 服药期间宜定期（1～3个月）监测血象、肝功能等。

（二）MZR

1. 该药主要从肾脏排泄，应考虑患者的肾功能及年龄、体重等，从低剂量开始给药。

2. 合并细菌、病毒、真菌等感染的患者（因骨髓功能抑制，有可能加重感染症）慎用。

3. 有时引起骨髓抑制等严重副作用，应进行临床检验监测（血液检查、肝功能及肾功能检查等），如有异常，应减量或停药。

（三）AZA

1. 为监测本药对血液系统的影响，在患者治疗的前8周内应至少每周检查1次包括血小板在内的血常规，并根据病情及时调整药物。

2. 接受大剂量药物治疗，或有肝、肾功能异常的患者，在治疗的头3个月内，应每半个月至一个月检查1次肝、肾功能，如有变化应减少药品剂量或停用。

3. 有证据显示，使用该药的男女患者均可出现染色体异常，但停药后可逐渐恢复。除极罕见的病例外，接受该药治疗患者的下一代中，未观察到明显身体异常的证据。

4. 该药过量的表现有：不明原因的感染、喉部溃疡、紫癜和出血等，多见于9～14日，多因骨髓抑制所致，应立即停药；该药尚无有效的解毒药，洗胃、透析对用药过量患者的效果不能确定；对药物过量的患者，应针对所出现的不良反应迅速的进行相应的处理。

第三节　生物免疫抑制剂

生物免疫抑制剂通常是指非化学类或激素类药物，在器官移植中发挥强烈的免疫抑制作用。其发展也与化学免疫抑制剂的发展过程相似，大致经历了从非特异性的多克隆抗体[如抗淋巴细胞免疫球蛋白（anti-lymphocyte globulin，ALG）和抗胸腺细胞免疫球蛋白（anti-thymocyte globulin，ATG）等]向特异性的单克隆抗体（如莫罗单抗、巴利昔单抗等）发展的过程。

一、概述

（一）多克隆抗体

抗淋巴细胞多克隆抗体系由人淋巴细胞或胸腺细胞免疫马、羊和兔等动物后制取分离提纯的生物制剂，具有强有力的免疫抑制活性，注射后可显著降低血液循环和淋巴器官内的T淋巴细胞数量，并抑制其增生。1965年，Starzl首先将该类制剂用于临床尸体肾移植，取得了良好效果，因而被迅速推广用于临床。目前，常用的多克隆抗体包括抗淋巴细胞血清（anti-lymphocyte serum，ALS）、ALG和ATG。

（二）单克隆抗体

1975年Köhler和Milstein首创杂交瘤技术，应用这一技术使得制取特异性针对某一种细胞抗原成分的单克隆抗体成为可能，并且可以无限地重复生成出均一的抗体，避免了多克隆抗淋巴细胞抗体（ALS、ALG和ATG）各批量效价不一的缺陷。

单克隆抗体是由经人T淋巴细胞致敏的小鼠分泌抗体的B淋巴细胞，与小鼠无分泌型骨髓瘤细胞杂交融合形成的杂交瘤细胞株，分泌产生的抗人淋巴细胞抗原成分的特异性抗体。临床应用的单克隆抗体根据其作用的靶细胞抗原功能大致分为3类：①抗T细胞受体/CD3复合物；②抗细胞因子受体；③抗细胞黏附分子受体。经大规模的临床试验证实，单克隆抗体具有显著的免疫抑制治疗效果，可迅速、有效地抑制初次排斥反应及逆转经大剂量糖皮质激素或ALG治疗反应不佳的难治性排斥反应，显著提高心、肾等移植物的存活率。目前，临床常用的单克隆抗体包括抗CD3单克隆抗体、抗CD25单克隆抗体、抗CD20单克隆抗体和抗Tac单克隆抗体等。

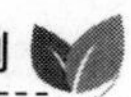

二、药效学比较

(一)多克隆抗体

多克隆抗体用于预防排斥反应可减少糖皮质激素的用量,降低排斥反应的发生率,移植物的存活率较以往常规治疗提高10%~15%;用于治疗急性排斥反应(冲击治疗),尤其是抵抗糖皮质激素的难治性排斥反应,可迅速逆转排斥反应,改善移植肾功能。

ALS、ALG和ATG可以与淋巴细胞表面的抗原结合,通过补体介导的或诱导抗体依赖的细胞毒性,引起淋巴细胞溶解破坏或者被网状内皮细胞吞噬,而发挥其免疫抑制效应。由于多克隆抗体的免疫抑制作用强大,目前主要用于治疗对糖皮质激素冲击治疗无效的急性排斥反应。

1. ALS　ALS可逆转80%的经大剂量糖皮质激素治疗无效的急性排斥反应,对于以往曾用过抗CD3单克隆抗体治疗而不宜再用的受者,应用ALS类制剂也是最有价值的措施。对于移植肾功能恢复延迟而必须推迟应用CsA的受者,应用ALS直到其肾功能恢复至基本水平,可改用CsA长期维持。在应用CsA之前,心移植患者一律预防性应用ALS可取得较满意的长期存活率。ALS等制剂的作用机制并未明了,可能是其与循环中的T淋巴细胞和B淋巴细胞形成复合物而促进其被单核-吞噬细胞系统吞噬,使免疫反应活性细胞,尤其是T淋巴细胞减少,但停药后,循环中T淋巴细胞数目逐渐回升,而T淋巴细胞增殖反应仍处于持续抑制状态,所以有人认为这种抑制状态的维持可能与非特异性抑制细胞的功能有关。

2. ALG　ALG的适应证主要包括:

(1)抑制器官移植时的免疫排异作用:用于人的同种移植有明显疗效,特别是对肾移植的患者,主要是对急性排异期有效,对体液免疫所致的超急性排异反映无效,与AZA、泼尼松合用可提高脏器移植的成功率。骨髓移植时,供者与受者双方在术前均给予ALG,有防止移植物抗宿主反应的作用。ALG的临床应用:预防移植排斥反应,手术当日起2~5mg/(kg·d),加在250~500ml氯化钠注射液中,静脉滴注,共10~14日,治疗移植排斥反应和急性移植物抗宿主病,3~5mg/(kg·d),至临床症状和生物学指标改善。

(2)自身免疫性疾病:ALG对肾小球肾炎、系统性红斑狼疮、类风湿关节炎、重症肌无力等自身免疫性疾病有效,对顽固性皮炎、脉管炎、原发性肝炎、交感性眼炎等也有一定疗效。

3. ATG　ATG用于预防和治疗器官移植后的急性排斥反应、糖皮质激素耐受的移植物抗宿主病,亦可用于再生障碍性贫血的治疗。ATG的临床应用:静脉滴注:每日1次,可合用糖皮质激素或AZA。①肾脏、胰腺、肝脏、心脏等器官移植后的免疫抑制治疗:1~1.5mg/(kg·d),连用2~9日,其中相应的心脏移植累积剂量为2~7.5mg/kg,其他器官移植累积剂量为2~13.5mg/kg;②糖皮质激素耐受的移植物抗宿主病:通常2~5mg/kg,连用5日;③再生障碍性贫血:2.5~3.5mg/(kg·d),连用5日,相应的累积剂量为12.5~17.5mg/kg。

多克隆抗体的最大缺陷之一是各批量效价不一致,目前广泛应用的是明尼苏达和Upjohn生产的ATG。由于这类制剂是异种血清产品,具强烈的抗原性,可能引起严重的过敏反应,故目前应做皮肤过敏试验(0.1ml,1∶1000生理盐水稀释)。注射前预防性地应用抗组胺药及皮质类固醇可避免或减轻过敏反应的发生。

（二）单克隆抗体

单克隆抗体可特异性识别T淋巴细胞抗原，竞争性阻断T淋巴细胞的增殖，从而抑制抗体依赖细胞介导的细胞毒作用，使活化的淋巴细胞被选择性破坏而发挥免疫抑制作用。

1. 抗CD3单克隆抗体　抗人T细胞CD3鼠单克隆抗体，亦称为莫罗单抗-CD3、莫罗莫那-CD3、鼠单克隆抗体-CD3、CD3-单克隆抗体、鼠抗人T淋巴细胞CD3抗原单克隆抗体，是一种鼠类单克隆抗体，由纯化的免疫球蛋白IgG2a组成，具有一条重链（分子量约5万Da）及一条轻链（分子量约2.5万Da），能特异地与人T淋巴细胞的抗原CD3结合，从而阻断T淋巴细胞的再生及其功能，起到免疫抑制作用，但对骨髓无影响。

莫罗单抗目前主要用于移植抗排斥治疗和预防治疗。目前大多数研究者建议，在应用2～3次大剂量甲泼尼龙效果不佳时即应尽快改用莫罗单抗，同时减量或停用CsA，以避免由于CsA肾毒性及莫罗单抗治疗伴发的细胞因子释放综合征偶尔导致的急性肾小管坏死。与ALS相比，用莫罗单抗治疗的患者可缩短住院时间，减少医疗费用。

2. 抗CD25单克隆抗体　抗CD25单克隆抗体，亦称为巴利昔单抗、舒莱、巴西单抗、巴士单抗、巴希利玛，为一种鼠/人嵌合的单克隆抗体（IgG1κ），能定向拮抗白细胞介素-2受体的α链（CD25抗原）。激活的T淋巴细胞对白细胞介素-2受体具有极高的亲和力，巴利昔单抗能特异地与激活的T淋巴细胞上的CD25抗原结合，从而阻断T淋巴细胞与白细胞介素-2结合，亦可阻断使T淋巴细胞增殖的信号，但不会造成细胞因子释放或骨髓抑制。

巴利昔单抗半衰期较长，术前及术后第4日静脉给药2次（20mg）可使白细胞介素-2受体位点饱和并维持30～45日。该药没有明显的毒副作用，不会增加移植患者术后感染、恶性肿瘤等疾病的发生率。

3. 抗CD20单克隆抗体　抗CD20单克隆抗体，亦称为利妥昔单抗，为一种人鼠嵌合性单克隆抗体，能特异性地与跨膜抗原CD20结合。CD20位于前B淋巴细胞和成熟B淋巴细胞的表面，而造血干细胞、正常浆细胞或其他正常组织不表达CD20。95%以上的B淋巴细胞性非霍奇金淋巴瘤细胞表达CD20。抗原-抗体结合后，CD20不会发生内在变化，或从细胞膜上脱落进入周围的环境。CD20不以游离抗原的形式在血浆中循环，因此不可能与抗体竞争性结合。利妥昔单抗与B淋巴细胞上的CD20抗原结合后，启动介导B淋巴细胞溶解的免疫反应。B淋巴细胞溶解的可能机制包括补体依赖的细胞毒作用和抗体依赖细胞的细胞毒作用。第1次输注利妥昔单抗后，外周B淋巴细胞计数明显下降，低于正常水平，6个月后开始恢复，治疗完成后9～12个月恢复正常。

4. 抗Tac单克隆抗体　抗Tac单克隆抗体，亦称为达利珠单抗、达克珠单抗、达珠单抗、赛尼哌、达昔单抗、抗Tac单抗、达克珠马，为一种重组人源化的鼠单克隆抗体，即IgG1抗Tac抗体，其功能类似于白细胞介素-2受体拮抗剂，可特异性地作用于T淋巴细胞上白细胞介素-2受体的α亚单位或Tac亚单位并与之结合，抑制白细胞介素-2的活性，从而拮抗白细胞介素-2与其受体结合介导的T淋巴细胞激活与增殖，使移植排斥反应中的细胞免疫被抑制。

达利珠单抗主要用于预防肝、肾移植术后急性排斥反应的发生，对肾功能损害者不需减量，该药没有明显的毒副作用，在常规免疫抑制方案基础上加用达利珠单抗，不会增加移植患者术后感染、恶性肿瘤等疾病的发生率。

目前，常用单克隆抗体的适应证和用法用量如表2-9所示。

表 2-9 常用单克隆抗体的适应证和用法用量

单克隆抗体	适应证	用法用量
莫罗单抗	用于器官移植后的急性排斥反应，对肾移植的排斥反应效果较好，也适用于心脏、肝脏的移植	静脉滴注，每日 1 次，5～10mg，连用 10～14 日，可合用糖皮质激素或 AZA
达利珠单抗	用于预防肾移植术后急性器官排斥反应，可与 CsA、糖皮质激素合用于三联免疫抑制治疗方案	静脉给药剂量为 1mg/kg，加入 0.9%氯化钠注射液 50ml，静脉输注 15 分钟以上。本药首剂应在移植术前 24 小时内给药，以后每隔 14 日给药 1 次，5 次为一疗程
巴利昔单抗	用于预防肾移植术后的急性器官排斥反应，常与 CsA 微乳剂及含糖皮质激素为基础的免疫抑制剂联合使用	静脉滴注，亦可一次性静脉推注（20～30 分钟内）。成人：标准总剂量为每日 40mg，分 2 次给予。首次 20mg 于移植前 2 小时给予，第 2 次 20mg 于移植术后 4 日给予。如发生移植物失功等术后并发症，则应停止第 2 次给药。儿童：剂量减半

三、药动学比较

（一）多克隆抗体

多克隆抗体的药动学报道较少。据报道，ALG 注射后即对淋巴细胞进行攻击，约 6 小时由循环中消除。由于 ALG 分子大，大量停留在循环中，组织液内浓度甚低，故仅循环的淋巴细胞暴露在高浓度的 ALG 下，但在大多数情况下组织与循环中的淋巴细胞是不断交换的，故 ALG 仍能发挥其作用。如果活性淋巴细胞局限在组织内，如排异危象时在移植物周围，则 ALG 疗效不佳。

（二）单克隆抗体

单克隆抗体的主要药动学特点比较如下：①巴利昔单抗：成人静脉推注 20mg 后，t_{max} 约 30 分钟，其血药浓度峰值为 7～12mg/L，稳态分布容积为 6～12L，清除半衰期在成人为 7 日，儿童为 9 日。12 岁以下儿童中，药物的分布容积和清除速率约为成人的一半。②利妥昔单抗：以 375mg/m^2 体表面积剂量、每周 1 次静脉输注，连续给药 4 周，其中首次和第 4 次输注后的血药浓度峰值分别为 205.6μg/ml 和 464.7μg/ml；首次和第 4 次输注后的平均血浆 $t_{1/2}$ 分别为 76.3 小时和 205.8 小时。其在血浆中的浓度于最后 1 次输注后的 3～6 个月仍可测到。③达利珠单抗：半衰期较长，在肾移植患者中的消除半衰期约为 480 小时，与人体 IgG 半衰期相仿。药物血浓度为 5～10μg/ml 时，可达到和维持使 Tac 受体饱和的有效水平，故每 14 日给予 1mg/kg 剂量一次，可在移植术后 3 个月内维持有效药物水平。

四、不良反应比较

（一）多克隆抗体

多克隆抗体是异种血清产品，具强烈抗原性，可能引起严重的过敏反应。同时这类制剂不良反应较多，主要包括：①超敏反应：表现为患者在输注过程中突然出现畏寒、寒战、呼吸困难、胸闷气急等；②血小板减少和白细胞减少：应用此类制剂可导致血小板和白细胞数量下降，应用过程中应注意监测血常规，并观察患者出血的早期症状；③血清病：表现为发热、皮肤红斑、丘疹、荨麻疹等；④感染：由于该类制剂对机体的免疫抑制，增加了感染的机会，尤其是病毒感染，在治疗过程中应密切观察。其他不良反应还包括：头痛、腹痛、胃肠道紊乱、高血压、外周水肿、衰弱、高钾血症以及心动过速等，亦有肾毒性的报道。

（二）单克隆抗体

单克隆抗体引起的不良反应要明显少于多克隆抗体，但是偶可出现严重急性超敏反应，包括风疹、瘙痒、喷嚏、低血压、心动过速、心力衰竭、呼吸困难、支气管痉挛、肺水肿及呼吸衰竭等。毛细血管漏出综合征以及细胞因子释放综合征亦已见报道。常用单克隆抗体的不良反应对比见表2-10。

表2-10　常用单克隆抗体的不良反应对比

单克隆抗体	不良反应及特点	注意事项
莫罗单抗	①急性细胞因子释放综合征曾有发生，包括从发热、寒战、胃肠道紊乱、肌痛及震颤，到呼吸困难、肺水肿、肺塌陷及心脏骤停，典型发作时间为最初几次用药后30～60分钟，但用药后48小时罹患风险持续存在；②连续用药后，药物不良反应发生率、严重程度呈现下降趋势，同时预防性糖皮质激素用药可减少最初不良反应的发生；③可逆性肾功能损害亦与急性细胞因子释放综合征有关；④其他不良反应包括脑水肿、癫痫发作、超敏反应、听力受损，以及增加血栓的发生风险等	①莫罗单抗不应用于伴有预先发热、难治性高血压以及对鼠源制品高度敏感的患者；②既往癫痫发作病史患者亦不应使用；③由于液体超载与细胞因子释放综合征引起的肺水肿患病风险增加具有相关性，故下述患者禁忌使用莫罗单抗，如治疗前一周内患者体重增加＞3%或X线影像表明液体超载征象；④由于可产生针对莫罗单抗的抗体，故莫罗单抗反复给药可使其药效降低；⑤儿童患者的严重不良反应发生风险增加
达利珠单抗	严重过敏性反应少见发生	接受达利珠单抗免疫抑制治疗的心脏移植受者，合用CsA、MMF及糖皮质激素，死亡率增加
巴利昔单抗	偶可出现严重急性超敏反应、毛细血管漏出综合征和细胞因子释放综合征	初次用药和再次给药均可出现；用巴利昔单抗开始治疗之后，如果患者的免疫抑制反应被过早停止，则可增加超敏反应的发生风险，如发生严重的不良反应则应永久停药

五、相互作用比较

应用多克隆抗体或单克隆抗体治疗和预防移植术后急性排斥反应时，应注意调整基础免疫抑制剂的剂量，包括糖皮质激素和CNIs类免疫抑制剂，以减少糖皮质激素和CNIs类免疫抑制剂的不良反应和避免多克隆抗体或单克隆抗体治疗伴发的细胞因子释放综合征。如莫罗单抗抗排斥反应治疗时CsA应减量或停用，以避免莫罗单抗治疗伴发的细胞因子释放综合征偶尔导致的急性肾小管坏死。文献报道ATG与静脉注射免疫球蛋白可能存在相

互作用，表现为早期肾小管损伤。另文献报道达利珠单抗与干扰素-β合用可引发非瘙痒性全身红斑性丘疹，他汀类药物可降低利妥昔单抗对类风湿关节炎的疗效。

第四节　糖皮质激素

糖皮质激素是肾上腺皮质分泌的甾体类化合物，包括泼尼松和可的松等。20世纪50年代初，Billingham、Medawar和Mergan研究报道了可的松可延长小鼠和兔皮肤同种异体移植物存活时间。尽管目前CsA及FK506已成为免疫抑制治疗的主要药物，但糖皮质激素仍是预防排斥和抗排斥治疗中不可或缺的有效药物。

糖皮质激素是广泛应用的免疫抑制药，临床常用的药物包括：①泼尼松，又称去氢可的松、去氢皮质素、去氢皮质酮、1-烯可的松；②泼尼松龙，又称氢化泼尼松、去氢氢化可的松；③甲泼尼龙，又称甲基泼尼松龙、甲基氢化泼尼松、甲基去氢氢化可的松。

一、药理作用

糖皮质激素有很强的抗炎作用，也能减少Ⅰ型变态反应中内源性活性物质从肥大细胞的释放，尚能稳定溶酶体膜，阻止多型核白细胞溶酶体中水解酶的释放，另一方面糖皮质激素能改变淋巴细胞的功能，通过直接的细胞溶解作用而减少循环中的淋巴细胞数目。淋巴细胞减少程度与糖皮质激素剂量有关，大剂量时可减少50%～75%。在T淋巴细胞与B淋巴细胞绝对数降低的同时，T淋巴细胞下降的比例大。糖皮质激素主要是抑制细胞免疫，对抗原刺激后的抗体生成无抑制作用，但对自身抗体有一定的抑制作用。

二、作用机制

糖皮质激素通过被动转运进入靶细胞，与细胞质内类固醇受体特异性结合，发生构型改变，并可与染色质和细胞核的特定DNA序列相互作用，影响诸多参与炎症反应及免疫反应的调节因子的合成、释放及其与相应靶细胞的作用。其作用机制如下：①降低共刺激因子白细胞介素-2和白细胞介素-6的活性；②减少血小板活化因子、前列环素、白细胞三烯等的合成并减少肿瘤坏死因子-α(tumor necrosis factor-α，TNF-α)的释放；③减少突发性化学毒物、氧自由基的产生，降低非特异性细胞毒活性；④稳定处于缺血损伤和免疫刺激下的靶细胞膜。同时，糖皮质激素通过以下3种机制在组织发挥抗炎作用：①稳定核因子κB(nuclear factor-κB，NF-κB)的活化因子IκB，从而阻止NF-κB的激活，抑制炎性因子的基因转录；②与各种淋巴细胞亚群中不等量表达的细胞质受体结合，形成激素-受体复合体进入细胞核内，与特异性靶基因启动区-激素受体反应元件上的特异序列相结合并发生作用，影响基因转录；③在没有激素受体反应元件调节成分的情况下，激素-受体复合物进入细胞核内与转录激活蛋白-1相互作用，阻止其与活化T淋巴细胞核因子和RNA聚合酶Ⅱ启动子转录因子相结合，从而阻止致炎因子发挥作用。此外，糖皮质激素还可抑制巨噬细胞吞噬处理和提呈抗原，以及抑制活化巨噬细胞合成与释放白细胞介素-1和TNF-α，并通过阻碍巨噬细胞移动抑制因子的作用而影响巨噬细胞功能和T淋巴细胞活化。

总之，糖皮质激素通过抑制炎症反应及免疫反应中调节因子的合成、释放及其与相应靶细胞的作用，减弱增殖的T淋巴细胞对特异性抗原及同种异体抗原的作用，从而达到其抑制炎症反应及同种异体移植免疫反应的结果。

三、疗效评价

在预防和治疗免疫排斥反应中，糖皮质激素在联合用药方案中发挥重要作用，通常作为移植后急性排斥反应的首选治疗药物。同时，糖皮质激素在移植手术围术期、排斥反应预防及急性排斥反应的激素冲击治疗中都是重要的治疗药物。此外，对于急性移植物抗宿主病通常主要给予糖皮质激素（通常为甲泼尼龙），以达到预防直至症状控制之目的，随后逐渐减量。慢性移植物抗宿主病需较长期的免疫抑制治疗，联合用药治疗的目的在于增加无病生存率，通常为 CsA 常单用或与糖皮质激素合用，FK506 亦可与糖皮质激素合用。

由于免疫抑制药物疗法的开发和进步，糖皮质激素类的作用开始受到质疑，这主要是由于其长期应用所致的不良反应，有研究指出许多最初接受三联疗法的患者停用糖皮质激素是可行的，尽管撤药对于维持移植物存活的远期效果尚存在争议。用 ALG 进行诱导治疗，再加用 CNIs 和 MMF，使得无糖皮质激素疗法成为可行的治疗方法。对急性排斥反应发生时的治疗可给予高剂量的糖皮质激素，或合用其他药物，如 ALG 或莫罗单抗，可有效逆转排斥反应。欧洲指南推荐对糖皮质激素产生抵抗的排斥反应或更为严重的事件可采用抗体制剂，但疗效仍待证实。因此，糖皮质激素的应用需视患者具体病情而定。

四、药效学比较

免疫抑制治疗中最常用的糖皮质激素为甲泼尼龙、泼尼松龙及泼尼松 3 种。甲泼尼龙既可注射，也可口服，水钠潴留效应最小，为急性排斥反应的首选冲击治疗药物。泼尼松为口服剂型，服用后经肝代谢可活化为泼尼松龙而发挥其生物效应，但生物有效率减少至 80%。泼尼松龙既可注射，亦可口服，其口服剂量与注射剂量相同，进入体内不需肝代谢。泼尼松及泼尼松龙一般作为长期维持治疗用药，与 AZA 和 CsA 联合应用。剂量及用法各单位不一，不同器官移植也各有不同的治疗方案。应用糖皮质激素预防和治疗排斥反应的通常方案是：术后诱导治疗（预防排斥反应）泼尼松的起始量范围为 20～140mg/d，逐渐减量；术后 3 个月时为 5～30mg/d；1 年后维持量为 5～10mg/d。抗急性排斥（冲击治疗）时，常规应用泼尼松龙或甲泼尼龙 5～10mg/kg，共 3 日。对抵抗糖皮质激素的难治性排斥反应，则改用 ALG 或莫罗单抗。目前糖皮质激素与 CsA 等 CNIs 联合应用，故剂量较早期应用有所减少。目前常用的糖皮质激素预防和治疗排斥反应的用法用量如表 2-11 所示。

表 2-11 常用糖皮质激素预防和治疗排斥反应的用法用量

糖皮质激素	术中/术后诱导治疗	术后 3 个月内	抗急性排斥反应
泼尼松	20～140mg/d	5～30mg/d	一般术后 4mg/(kg·d)
泼尼松龙	20～140mg/d	5～30mg/d	5～10mg/(kg·d)，共 3 日
甲泼尼龙	250～500mg/d	起始剂量 1mg/(kg·d)，逐渐减至 0.2～0.3mg/(kg·d)	5～10mg/(kg·d)，或可高达 1g/d，共 3 日

注：糖皮质激素的具体剂量需依据受者体重及具体病情作适当调整

糖皮质激素具有抗炎和免疫抑制的功效，在产生炎症或免疫反应的许多疾病如免疫抑制治疗中，常利用药物的特性来控制疾病的临床症状。糖皮质激素具有强大的糖皮质激素

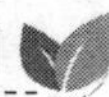

作用和微乎其微的盐皮质激素活性，但是进行大剂量糖皮质激素治疗也会带来很多不良反应。所以，大部分情况下，倾向于选择作用稍弱一点的糖皮质激素，即泼尼松和泼尼松龙，它们的安全范围更大。泼尼松和泼尼松龙之间没有太大差异，英国指南更推荐使用泼尼松龙，因为它本身就具备代谢活性，而泼尼松没有这种活性，必须在肝内转化成其活性形式。因此，特别是在一些肝功能异常的患者中，泼尼松生物利用度可能会更小，同时可能会对肝脏带来损伤。但是急性排斥反应的首选冲击治疗药物是甲泼尼龙，因为其既可注射，也可口服，而且水钠潴留效应最小。

五、药动学比较

糖皮质激素经口服、注射和局部给药等均可吸收，且口服生物利用度高。糖皮质激素口服吸收速度与药物的脂溶性及其在肠内的浓度呈正比，而注射给药的吸收速度则与药物的水溶性成正比。因此，脂溶性的糖皮质激素口服吸收好、起效快、肌注起效慢；水溶性的糖皮质激素静脉注射起效快。

糖皮质激素吸收入血后，约有 90%与血浆蛋白结合，其中约 80%与皮质激素结合蛋白结合，10%与白蛋白结合。其中，泼尼松与皮质激素结合蛋白的结合率较低，约为 70%，结合的糖皮质激素都暂时失去生物活性，具有生物活性的为游离型糖皮质激素。不同糖皮质激素的蛋白结合率及结合强度不同，因而影响它们药理作用的强弱以及作用时间的长短。糖皮质激素给药后主要分布在肝脏中，其次是血浆、脑脊液和胸腹水中，肾和脾中分布最少。糖皮质激素可以不同程度地透过胎盘，乳汁中也有少量分布。

糖皮质激素主要在肝内代谢，由肾脏排泄（约 95%），经胆汁及粪便的排泄量极微。当使用大剂量糖皮质激素或患者肝、肾功能不全时，可使半衰期延长；甲状腺功能亢进时，肝脏灭活糖皮质激素加速，使其半衰期缩短。凡可诱导 CYP450 酶系的药物（如巴比妥类）均可缩短其生物半衰期。而雌激素或含有雌激素的避孕药与糖皮质激素合用则可能降低其清除率。常用糖皮质激素的主要药动学特点比较如表 2-12 所示。

表 2-12　常用糖皮质激素的药动学特点

药物	口服生物利用度（%）	血浆蛋白结合率（%）	分布容积（L/kg）	清除率［ml/(min・kg)］	尿排泄（%）	半衰期（小时）
泼尼松	80	75	0.97	3.6	3	3.6
泼尼松龙	82	95	1.5	3.7	26	2.2
甲泼尼龙	82	78	1.2	6.2	4.9	2.3

六、常用糖皮质激素类药物的相对效价及等效剂量

常用糖皮质激素的相对效价及等效剂量如表 2-13 所示。

表 2-13　常用糖皮质激素的相对效价及等效剂量

药物	抗炎强度	对等剂量(mg)	一次口服常用量(mg)
泼尼松	4	5	2.5～10
泼尼松龙	4	5	2.5～10

续表

药物	抗炎强度	对等剂量(mg)	一次口服常用量(mg)
甲泼尼龙	5	4	2～8
可的松	0.8	25	12.5～20
氢化可的松	1	20	10～20

七、不良反应

糖皮质激素引起的不良反应几乎可见于机体各系统，主要包括：①医源性肾上腺皮质功能亢进：过量糖皮质激素可引起物质代谢和水盐代谢紊乱的结果，表现为满月脸、水牛背、向心性肥胖等；②肾上腺抑制：糖皮质激素可引起急性肾上腺皮质功能减退和应激时循环衰竭，抑制的程度与许多因素有关，包括用药时间、给药途径、给药剂量和给药间隔；③对消化系统的影响：糖皮质激素刺激胃酸、胃蛋白酶的分泌并抑制胃黏液的分泌，降低胃肠黏膜抵抗力，故可诱发或加剧胃、十二指肠溃疡；④对骨骼和关节的影响：糖皮质激素诱发的缺血性坏死并不常见，但却是一种致残性并发症，此外，糖皮质激素可诱导儿童骨质疏松；⑤对糖类和蛋白质代谢的影响：糖皮质激素会引起糖耐量递减和蛋白质分解；⑥对心血管系统的影响：糖皮质激素心血管不良反应包括高血压、高血糖、肥胖和血脂异常，这些都是心血管疾病的独立危险因素；⑦对中枢神经系统的影响：可引起中枢神经系统改变，如躁狂或抑郁、失眠等；⑧对免疫反应的影响：由于免疫抑制作用，应用超过生理替代治疗量的糖皮质激素会增加感染易感性、加重现有感染和诱发潜伏性感染。长期用药的副作用有库欣综合征、痤疮、多毛、儿童发育迟缓、白内障、骨肌肉病、感染增加等，这些症状或病情一般在减少剂量后均可缓解或痊愈。因此，对于糖皮质激素所引起的不良反应应该进行对症治疗，必要时降低糖皮质激素用量或缓慢撤药。最近研究发现糖皮质激素可能造成移植术手术并发症的发生，包括影响伤口愈合和造成吻合口血栓等。

第五节　二氢乳清酸脱氢酶抑制剂

来氟米特(leflunomide，LEF)为人工合成的异噁唑衍生物类抗炎及免疫抑制剂，其作用机制主要包括抑制二氢乳清酸脱氢酶的活性，从而影响活化淋巴细胞的嘧啶合成。基础及临床研究显示，LEF可治疗多种自身免疫性疾病，如类风湿关节炎、系统性红斑狼疮、银屑病和银屑病关节炎等，以及免疫介导性肾脏疾病，如狼疮肾炎，小血管炎性肾损害、IgA肾病、难治性肾病综合征以及肾移植排斥反应等。

一、疗效评价

(一) 类风湿关节炎

LEF通过抑制二氢乳清酸脱氢酶，对嘧啶从头合成途径发挥可逆抑制作用，阻止嘧啶合成效能，从而降低增生活跃的T、B淋巴细胞的增生速度，减少免疫球蛋白产生，阻止白细胞介素-1、白细胞介素-6、TNF-α的释放，抑制免疫炎性反应，防止骨破坏，改善患者的生活质量。因此，LEF被用于类风湿关节炎的治疗。大量的随机、对照研究证实，其治疗类

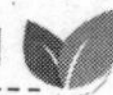

风湿关节炎起效较快，疗效确切，已同甲氨蝶呤、柳氮磺吡啶一起成为一线抗类风湿的慢作用药物。

近年，人们主要观察了 LEF 与生物制剂联合应用治疗类风湿关节炎的疗效。研究表明，LEF 联合甲氨蝶呤治疗类风湿关节炎有较好的效果，但这两种药物起效均较慢，且部分患者治疗效果不理想。国内一项随机对照研究发现，LEF 及甲氨蝶呤联合小剂量糖皮质激素治疗类风湿关节炎取得了较好的临床疗效。

（二）狼疮肾炎

崔太根等进行了前瞻性、多中心、随机对照的 LEF 治疗增殖型狼疮肾炎的临床研究，入组病例均病理证实为活动性增殖型患者，对既往从未接受过免疫抑制剂治疗者，在应用糖皮质激素的基础上分别口服 LEF（A 组）或静脉滴注环磷酰胺（B 组）；对 3 个月前接受过免疫抑制剂和糖皮质激素治疗后复发者也给予 LEF（C 组）治疗。结果 A 组 LEF 治疗总有效率达 80%，完全缓解率为 40%；B 组环磷酰胺治疗总有效率达 75%，完全缓解率为 25%；组间比较差异无统计学意义。C 组 LEF 治疗总有效率达 60%，完全缓解率为 6.7%，证实 LEF 联合糖皮质激素用于活动性增殖型狼疮肾炎的诱导缓解治疗有较明显的疗效，耐受性尚好。但在维持缓解期的长期疗效及安全性还有待更长期的观察。Zhang 等观察了 LEF 治疗前后重复肾活检，肾脏病理方面的变化，结果发现，LEF 治疗可逆转狼疮肾病理类型。国外研究报道，对于其他免疫抑制剂不能耐受或疗效不佳的难治性狼疮肾炎，LEF 具有一定的疗效。

（三）IgA 肾病

国内随机对照及观察性研究显示，LEF 联合糖皮质激素在减少 IgA 肾病尿蛋白，升高血浆白蛋白水平上优于单用糖皮质激素。LEF 单药治疗进展性 IgA 肾病在降低尿蛋白方面的疗效与血管紧张素转化酶抑制剂类药物相当。对于难治性 IgA 肾病，LEF 具有一定的疗效。推荐 LEF 与糖皮质激素联合应用治疗进展性 IgA 肾病，特别是血管紧张素转化酶抑制剂/血管紧张素受体拮抗剂治疗无效或不能耐受的患者，可在服用血管紧张素转化酶抑制剂/血管紧张素受体拮抗剂的基础上加用 LEF 进行治疗。

（四）原发性小血管炎性肾损害

抗中性粒细胞胞浆抗体相关性血管炎的治疗包括诱导缓解及维持缓解两个阶段。国外指南推荐，在诱导缓解期，当环磷酰胺无效或不能耐受时，可以选用 LEF 治疗。国外多中心、随机对照试验和临床观察性研究显示，在抗中性粒细胞胞浆抗体相关性血管炎的维持治疗中，LEF 能有效预防肾病复发，降低伯明翰血管炎活动评分，其疗效显著优于甲氨蝶呤。LEF 20～30mg/d 可以替代 AZA 或甲氨蝶呤，适用于前两者疗效不佳或不能耐受的维持期抗中性粒细胞胞浆抗体相关性血管炎患者。

（五）肾移植

国内外多个临床观察研究提示，LEF 联合糖皮质激素和 CNIs（CsA 或 FK506）能控制肝、肾移植术后排斥反应；服药期间需监测血药浓度，一般要求控制 LEF 活性代谢产物的血药浓度为 50μg/ml。国外研究报道，LEF 具有抗 BK 多瘤病毒的作用，肾移植术后 BK 多瘤病毒感染患者经 LEF（20～60mg/d，目标血药浓度维持在 50～100μg/ml）治疗后，可使大多数患者血液或尿液中的病毒消失或滴度显著降低；治疗期间，患者肾功能未见明显异常。然而，Leca 等认为 LEF 治疗 BK 多瘤病毒感染性肾病所需剂量较大，同时发现高剂量的LEF可能引起溶血及血栓性微血管病，这可能同部分患者治疗后出现贫血有关；同时，LEF血药浓度个体差异较大，而且目前尚不清楚LEF治疗BK多瘤病毒相关性肾病的量效关系。

二、用药方案

应根据患者病情选择适当剂量。

1. 成人类风湿关节炎　口服，由于LEF半衰期较长，建议间隔24小时给药。为了快速达到稳态血药浓度，建议开始治疗的最初3日给予负荷剂量50mg/d，之后根据病情给予维持剂量10～20mg/d。在使用本药治疗期间可继续使用非甾体抗炎药或低剂量糖皮质激素。

2. 狼疮肾炎　负荷剂量20～40mg/d，一般选择30mg/d，若病情无缓解，可视患者的耐受情况，酌情增加剂量至40mg/d；维持治疗20mg/d，若病情控制较好，可酌情减量至10mg/d维持。

3. 原发性小血管炎性肾损害　负荷剂量为20mg/d，4周后病情控制不佳，可增加剂量至30mg/d，维持剂量为10～20mg/d。

4. IgA肾病　20mg/d，临床缓解后10mg/d维持治疗。

5. 难治性肾病综合征　20mg/d，疗效不佳者可增加剂量至30mg/d，维持剂量为10mg/d。

6. 紫癜性肾炎　20mg/d，临床完全缓解后，可改为5～10mg/d维持治疗。

三、不良反应

LEF总体不良事件的发生率为2.81%，主要包括转氨酶(丙氨酸氨基转移酶、天冬氨酸氨基转移酶)升高、胃肠道反应(腹泻、恶心、呕吐等)和皮肤反应(瘙痒、皮疹)，均为一过性和可逆性。国外临床试验中，LEF治疗1339例类风湿关节炎患者中，发生率≥3%的不良事件包括：乏力、腹痛、背痛、高血压、厌食、腹泻、消化不良、胃肠炎、肝酶升高、恶心、口腔溃疡、呕吐、体重减轻、关节功能障碍、头晕、头痛、支气管炎、咳嗽、呼吸道感染等。

第六节　中药及其有效成分

免疫反应本是机体自我保护、自身稳定的一种防御反应，免疫抑制剂药物则是能够抑制免疫反应的药物，即能够抑制淋巴细胞增殖、分化和影响淋巴细胞的功能。因此，免疫抑制剂在临床上为自身免疫性疾病和器官移植后的排斥反应提供了有效的治疗药物，受到广泛的重视。

近几年，随着中药的发展及方法论的运用，中药类免疫抑制剂发展很快。以前中医开出的汤剂药均是手工量取，即使有的中药产品加工成丸剂、颗粒，其颗粒大小、每袋的包装量也不尽相同，再加上中药本身有效成分的多样化与不确定性、药材产地不同、煎熬中药的火候、时间长短等，均给中药发展带来了很大难度。随着先进技术在中药生产中的应用以及各种学科的交叉渗透、现代分子生物技术、信息技术等现代技术广泛用于中药生产中，中药现代化越来越适应当代社会发展需求。中药类免疫抑制剂疗效显著，副作用少，在器官移植和自

身免疫系统疾病方面发挥着举足轻重的作用。

能用来提取免疫抑制剂的中药材有雷公藤、冬虫夏草、青藤碱等。下面将从疗效评价、用药方案、不良反应三方面对三种中药免疫抑制剂进行比较论述。

一、疗效评价

（一）雷公藤提取物

雷公藤提取物，又称雷公藤总苷、雷公藤苷、雷公藤多苷、雷公藤内酯。从1977年开始创用雷公藤治疗肾炎开始，二十多年来这一从中草药发掘出来的免疫抑制剂已在全国广泛应用，最初是用原生药汤剂，之后用雷公藤总萜片，最近几年又开始使用雷公藤内酯醇并作了一些研究。

雷公藤内酯醇是雷公藤所含的最重要的免疫抑制成分，它的主要作用是：①抑制白细胞介素-2的产生及其受体效应；②诱导淋巴细胞凋亡，着重是已活化的淋巴细胞，对胸腺细胞相对无影响；③干扰淋巴细胞的生活周期，影响其增生；④抑制核因子的活性，有一定的抗炎作用。雷公藤与其他常用免疫抑制剂作用的异同见表2-14。

20世纪80年代初曾提出“雷公藤的作用类似于糖皮质激素，但不具有激素的副作用”。在原发性肾小球肾炎中，微小病变、IgA肾病，某些内皮细胞增生性肾炎均能使用雷公藤进行治疗。从组织学判断，除微小病变外表现为弥漫增生性病变，包括系膜及内皮系膜性病变等均有可能见效，但以膜性病变及局灶节段性硬化为特征者往往效果不佳。对于继发性肾小球疾病，雷公藤对紫癜性肾炎的效果明显。与糖皮质激素相比较，雷公藤虽然不如后者效果迅速，但减少血尿的作用更为明显；不少病例在应用糖皮质激素后蛋白尿消失迅速，但镜下血尿长期不减，应用雷公藤后可促进其消失。它的优点主要体现在维持治疗中，除了副作用小、可以长期服用外，近来我们还证实雷公藤内酯醇能抑制处于炎症反应中被激活的肾小管上皮细胞的抗原提呈功能，可以阻断慢性炎症的扩展，对于缓解肾组织慢性炎症变化是有益的。总之，对于处于维持治疗阶段的病例，或是作为诱导治疗的辅助药物，雷公藤都不失为一种疗效肯定、副作用少、适应证广的免疫抑制剂。

表2-14　不同免疫抑制剂作用机制的比较

	诱导凋亡	抑制核因子	抑制白细胞介素-2	影响细胞周期
糖皮质激素	++	+++	−	±
CsA	−	−	++++	−
细胞毒药物	−	−	−	+++
雷公藤	++	+	+++	++

（二）冬虫夏草

冬虫夏草又称人工冬草、发酵虫草菌粉、百令胶囊。冬虫夏草为中华束丝孢真菌经液体培养得到的菌粉，其药效与天然虫草相似，具有免疫调节作用，也可用于慢性呼吸系统疾病、慢性肝炎、肾炎免疫功能异常、银屑病等。多方实验研究以及临床应用证实冬虫夏草对人体免疫系统具有双向调节作用，对肿瘤的治疗亦具有良好的辅助功效。体外试验亦发现其可刺激自然杀伤细胞并增强细胞毒性，恢复对B淋巴细胞抗体的抑制作用，从而减少白细胞介素-4、白细胞介素-6和干扰素的水平，达到抗炎的作用。

(三)青藤碱

青藤碱是从中药防己科植物青风藤中提取的一种生物碱单体，现已广泛应用于临床，药用多为其盐酸盐，主要用于类风湿关节炎和系统性红斑狼疮等各种风湿免疫性疾病以及心律失常，具有免疫抑制、镇痛、镇静、抗心律失常、抗炎等药理作用。

廖德怀等利用青藤碱、CsA作用于肾移植术后的大鼠，检测受体鼠血中白细胞介素-6的水平，证明青藤碱对同种异体大鼠肾移植急性排斥反应有确切的抗免疫排斥作用，能明显降低白细胞介素-6的浓度。秦国庆等构建大鼠肾移植模型，术后予以青藤碱等处理，检测外周血淋巴细胞穿孔素的表达水平，结果发现青藤碱通过下调受体大鼠血中淋巴细胞穿孔素的表达，进一步影响参与急性排斥反应的淋巴细胞而起作用。王毅等构建大鼠肾移植模型，术后予以青藤碱、CsA等作用，取移植肾组织检测其中TNF-α、CD80分子表达水平的变化，结果表明青藤碱可能通过降低移植肾组织中TNF-α及CD80分子的表达水平而产生抗免疫排斥作用，并与CsA有协同作用。其结果还证明青藤碱可能通过抑制受体鼠外周血$CD4^+$淋巴细胞增殖，降低TNF和干扰素的表达，从而对同种异体大鼠肾移植起抗免疫排斥作用。

蔡振刚等利用大鼠原位肝移植模型，术后予以青藤碱等处理，并检测相关指标的水平，结果显示青藤碱能够抑制促炎性因子白细胞介素-2和可溶性细胞黏附因子-1的分泌，促进抑炎性因子白细胞介素-10及转化生长因子-β的表达上调，抑制炎症反应。林峰等在研究大鼠肝移植缺血再灌注损伤的过程中发现，相较于对照组，青藤碱高、低剂量术后7日存活率显著提高，青藤碱治疗组的丙氨酸氨基转移酶水平明显低于对照组；肝组织中TNF、白细胞介素-1的mRNA表达与对照组相比均显著降低，说明青藤碱可以抑制组织中TNF、白细胞介素-1等炎症细胞因子表达，抑制肝细胞凋亡，起到保护肝移植过程中缺血再灌注损伤的效果。作为一种新生免疫抑制剂，青藤碱已显示其抗免疫排斥能力强、不良反应小的特点，随着研究的不断推进，必将在抗免疫排斥方面甚至更广的临床领域有重要用途。

雷公藤、冬虫夏草和青藤碱这三种中药成分，除了都可以用于免疫抑制剂外，其他功能主治各有侧重。雷公藤可祛风除湿，活血通络，消肿止痛，杀虫解毒，除了用于器官移植外，还可用于风湿性关节炎、肾小球肾炎、肾病综合征。因此，对于肾衰竭的肾移植患者，雷公藤效果更佳。冬虫夏草可用于慢性肾衰竭的患者，使患者各个免疫功能指标水平均有所提高，通过对机体免疫系统的刺激、协调免疫应答和免疫平衡，从而达到提高免疫力的功效。青藤碱除了对体液免疫、细胞免疫均有不同程度的抑制作用，还有显著的抗炎作用，对移植患者合并风湿病有很好的疗效。

三种中药免疫抑制剂疗效比较，见表2-15。

表2-15 三种中药免疫抑制剂疗效比较

中药名称	功能主治	适用范围
雷公藤	祛风除湿，活血通络，消肿止痛，杀虫解毒，除了用于免疫抑制剂外，还可用于风湿性关节炎、肾小球肾炎、肾病综合征	可以用于肾衰竭的患者

续表

中药名称	功能主治	适用范围
冬虫夏草	调节免疫系统功能、抗肿瘤、抗疲劳等多种功效	用于移植患者调节自身免疫力，有提高免疫力的功效
青藤碱	除了对体液免疫、细胞免疫均有不同程度的抑制作用，还有显著的抗炎作用	用于移植患者合并风湿病疗效较好

二、用药方案

某些中药具有不同程度的免疫抑制作用，在器官移植和自身免疫系统疾病方面发挥着一定的作用，因其副作用相对较少，正逐渐尝试用于免疫抑制治疗，常用中药免疫抑制药物的用法用量见表 2-16。

表 2-16　常用中药免疫抑制剂用药剂量

中药名称	剂型	用法用量
雷公藤	中药材	煎汤，去皮根木质部分 15～25g，带皮根 10～12g，均需文火煎 1～2 小时
雷公藤多苷	片剂	始剂量为 20mg，每日 3 次。作为诱导治疗，双倍剂量（40mg，每日 3 次）更为合适
冬虫夏草	中药材	内服：煎汤，1.5～3 钱
冬虫夏草胶囊	胶囊剂	0.2g/粒，口服，每日 3 次，每次 2～4 粒，饭前服用
百令胶囊	胶囊剂	0.2g/粒，口服，每日 3 次，每次 5～15 粒，慢性肾功能不全，一次 10 粒，一日 3 次，疗程 8 周
盐酸青藤碱肠溶片	片剂	规格 20mg。口服，一日 3 次，一次 1～4 片，饭前服或遵医嘱。前期一次 1～2 片，一日 3 次，三日后可递增至一日 3 次，一次 1～4 片。一个月为一个疗程，类风湿病患者可连服 2～3 个疗程，病情缓解后，仍可继续服用一段时间以巩固疗程，剂量可适当减少

三、不良反应

雷公藤的毒性或副作用问题常常使一部分临床医师感到困惑而不敢贸然使用这一源自中草药的免疫抑制剂。其实，文献中记载的有关雷公藤毒性的资料大多是误食雷公藤植物中毒，并非在应用雷公藤内酯醇治疗肾脏病的过程中，按照规定的药物疗程而发生的毒性作用。任何一种免疫抑制剂均可能有毒副作用，如果将雷公藤与糖皮质激素或环磷酰胺等药物相比，长期服药过程中雷公藤的副作用显然要比后二者少，损害程度更轻。雷公藤制剂不够规范，各家药厂所生产的雷公藤制剂，由于其组分及有效成分含量不尽相同，从而影响了其副作用的发生率。有的制剂较易引起转氨酶升高，或是皮肤色素沉着，有的容易产生性腺的抑制。雷公藤对性腺的影响属于可逆性，停药一段时间后能够恢复，月经可恢复正常或正常受孕。

服用青藤碱后少数患者出现皮疹或白细胞减少的现象，停药后即可消失。

第七节　免疫抑制剂与食物、其他药物之间的相互作用

一、药物相互作用概念与临床意义

药物相互作用指两种或多种药物合用或先后序贯应用，而引起药物作用和效应的变化。药物相互作用可使药效加强，也可使药效降低或不良反应加重，故应加以注意。一般而言，用药越多，不良反应发生率越高。有时，也可能在停用其中一种药物时发生不良反应。按其作用机制可分为药动学和药效学方面的相互作用。

（一）药动学方面

1. 阻碍药物的吸收

（1）胃肠道 pH 改变：很多弱酸性或弱碱性药物在胃肠道经简单扩散而跨膜吸收，周围环境的 pH 可影响药物的解离度，如服用 MMF 时，如果同时服用制酸剂，会使 MMF 的吸收减少。

（2）形成络合物：如考来烯胺能与 MMF 结合，从而降低 MMF 的血药浓度。

（3）影响胃排空和肠蠕动：多数药物主要在小肠上段吸收，如抗胆碱药能延缓胃排空，减慢肠蠕动，可使同服的免疫抑制剂吸收减慢。

2. 竞争与血浆蛋白结合　许多药物能与血浆蛋白呈可逆性结合，酸性药物与血浆蛋白的结合力比碱性药物强。由于血浆蛋白与药物的结合量有一定限度，如合用的两药竞争相似的结合部位，则与血浆蛋白结合部位亲和力较高者能置换出亲和力较低者，使后者的游离型增加，作用加强。

3. 影响药物代谢

（1）加速药物代谢：如苯巴比妥可诱导肝微粒体 CYP450 酶系，使 FK506、CsA 等免疫抑制剂的代谢加速、$t_{1/2}$缩短，作用减弱。

（2）减慢药物代谢：如氯霉素或异烟肼能抑制肝微粒体 CYP450 酶系，可使同用的 FK506、CsA 等免疫抑制剂的药理作用和毒性增加。

4. 影响药物排泄　弱酸性或弱碱性药物在肾小管内可通过简单扩散重吸收，尿液的 pH 可影响它们的解离度。尿液呈酸性，可使弱碱性药物解离型增多。比如 MMF 主要由尿中排泄，丙磺舒可能干扰 MMF 从肾小管分泌，从而合用时会使 MMF 的毒性增加。

（二）药效学方面

1. 协同作用　合并用药作用增加总称协同作用。

（1）相加作用：两药合用的效应是两药分别作用的代数和，称为相加作用。

（2）增强作用：两药合用的效应大于两药个别效应的代数和，称为增强作用。如 FK506 与 MMF 合用，会加强免疫抑制剂作用。

（3）增敏作用：是指一种药物可使组织或受体对另一种药物的敏感性增强，称为增敏作用。

2. 拮抗作用　合并用药效应减弱，两药合用的效应小于它们分别作用的总和，称为拮抗作用。

（1）药理性拮抗：一种药物与特异性受体结合，阻止激动剂与其受体结合，称为药理性

拮抗。

(2)生理性拮抗:两个激动剂分别作用于生理作用相反的两个特异性受体,称为生理性拮抗。

(3)生化性拮抗:如苯巴比妥能诱导肝微粒体 CYP450 酶系,使 FK506、CsA 的代谢加速,效应降低。这种类型的拮抗成为生化性拮抗。

(4)化学性拮抗:如重金属或类金属中毒用二巯丙醇解救,因两者可形成络合物而排泄。这种类型的拮抗称为化学性拮抗。

药物相互作用的临床意义:药物相互作用远比在体外的反应隐蔽,易与疾病本身症状混淆,不易检测,变异性大,难以预料,因此临床医师应该给予极大重视。现已发现许多决定是否发生不良反应的因素,如不少药物相互作用与所用剂量有密切关系,剂量减少,反应也相应减少。临床上重要的相互作用多发生于长期、多种用药的患者。医师可以根据血药浓度监测结果等替换所用药品或调整剂量,排解那些不良反应。所以只要医师、药师及护士提高警觉,细心监护,及时发现,及早处理,药物相互作用的不良反应是可以预防和避免的。即使发生了不良反应,经过适当处理,大多数患者也可很快恢复。

对于药物相互作用存在着两种倾向性问题。一种是忽略相互作用的存在,由于许多药物只在一些患者身上发生相互作用,另一些患者根本不发生;或者由于患者的耐受性强而未能发现,因而没有意识到这是药物相互作用的结果。曾经有两例这样的病例报道:FK506和华法林合用增强了后者的抗凝血作用,患者出现椎管内出血,造成瘫痪。另一种倾向是有的临床医师对药物相互作用过分焦虑、束手束脚,甚至产生“药物相互作用焦虑综合征”,拒绝给患者那些只要适当注意就不会发生不良反应的药物。例如异烟肼会引起 FK506 血药浓度升高,对慢乙酰化者可升高到毒性浓度范围,如能适当减量,完全可以保持在治疗浓度范围之内。

一些相互作用报道并无实际意义,有的缺乏科学性,有的未经证实,还有的因实验条件、方法、对象等因素的不同而有争议。因此,要注意文献报道的质量、数量以及变异程度,对重要的相互作用要进行深入研究,包括药动学和药效学研究。

总之,对药物相互作用应辩证地加以分析,既要注意一般规律,又要考虑其存在的特殊性,避免上述两种极端。随着新技术、新理论的不断出现,各学科之间的相互渗透,药物相互作用的规律会越来越清楚,用药水平可得到不断提高。无论是医师还是药师,懂得药物相互作用可能造成的危害,熟悉和精通药物之间的相互作用,必然有利于患者更加安全、有效的治疗。

二、常见免疫抑制剂之间相互作用

器官移植后,临床常常采用三联或四联免疫疗法预防或治疗器官排斥反应以提高疗效、降低不良反应的发生,但联合应用也可能会发生药动学或药效学的相互作用。

(一)糖皮质激素与 FK506

Hesselink 等进行了多中心随机临床试验,评价糖皮质激素对 FK506 药动学的影响。将 FK506、MMF 和达克珠单抗组(31 例)与 FK506、MMF 和糖皮质激素组(34 例)比较,移植术后第一个月剂量校正 FK506 谷浓度在糖皮质激素组明显低于达克珠单抗组,而且随着移植时间延长,糖皮质激素对 FK506 的作用逐渐减弱。研究结果提示,FK506 在与糖皮质激素合用时需要更高的给药剂量才能够达到目标浓度。Anglicheaul 等的研究也表明，糖皮质激素的剂量越高，达到目标谷浓度的 FK506 所需剂量就越高。研究发现，由于糖皮质激素是 CYP3A4 的诱导剂，故停用糖皮质激素后 FK506 血药浓度显著升高，从而造成肾毒性，使血清肌酐水平升高。因此在临床实践中，停用糖皮质激素或改变其剂量后，应该注意监测 FK506 的血药浓度。

（二）巴利西单抗与 FK506

Sifontis 等比较了成人肾移植患者 FK506 谷浓度在巴利西单抗＋FK506 组（试验组）与 ATG＋FK506 组（对照组）中的差别，结果发现，用药后第 3 日，试验组的 FK506 谷浓度比对照组升高了 63%（$P<0.05$），试验组半数患者 FK506 浓度超过治疗浓度，而对照组只有 2 例患者出现这样的情况。移植后一周，试验组 FK506 平均给药剂量［0.16mg/（kg・d）］明显低于对照组（0.25mg/（kg・d））（$P<0.05$）。发生这种相互作用可能与细胞因子改变 CYP3A4 活性相关。目前已有多个研究证实，白细胞介素-2 与肝细胞及小肠上皮细胞的白细胞介素-2 受体作用可降低 CYP3A4 的表达及活性。可见巴利西单抗通过抑制 CYP3A4 的活性使 FK506 的血药浓度升高。

（三）CsA 与 FK506

CsA 激活正常人外周血淋巴细胞，在体外抑制植物血凝素、莫罗单抗、混合淋巴细胞反应刺激细胞和白细胞介素-2 的增殖，和 FK506 产生药理上的拮抗作用。同时，FK506 和 CsA 及其代谢物 M17 在抗过敏方面可起到协同作用。两药代谢途径一致，二者可能相互抑制排泄。CsA 可抑制 FK506 的代谢，使 FK506 血药浓度升高；同时，FK506 也将增加 CsA 的 $t_{1/2}$，并增加肾毒性，故不宜与 CsA 合用，患者由 CsA 转换为 FK506 时需特别注意。与肾上腺皮质激素、环磷酰胺、AZA 等其他免疫抑制剂合用时，CsA 可降低机体抵抗力，增加感染的概率。

（四）MMF 与 FK506 或 CsA

CsA 可以影响 MMF 的活性代谢产物 MPA 的肝肠循环，减少 MPA 的暴露。联合用药时，当从 CsA 转换成 FK506 时，MPA 的暴露量增加。Barten 等对 MPA 与 CsA 或 FK506 合用后，全血淋巴细胞的功能状况进行了体内和体外评估。体外试验表明，低剂量的 MPA（250nmol/L 或 500nmol/L）与 CsA 合用对淋巴细胞的抑制起相加作用，与 FK506 合用则使淋巴细胞功能过度抑制。体内试验表明，CsA 和 FK506 可使 MPA 的 AUC 呈剂量依赖性增加。这些结果表示，对于全血淋巴细胞功能的药效学参数测量可以帮助监测药物合用疗法，并且为减少药量、保证疗效及最小毒性提供了理论基础。

（五）SRL 与 FK506

在使用 FK506 的稳定期肾移植患者中，分别给予 SRL1mg/d、2mg/d 和 5mg/d，给药后第 14 日，2mg/d 和 5mg/d 剂量组 FK506 的 AUC 明显降低（$P<0.05$）。肾移植术后患者给予 SRL0.5mg/d、1mg/d 和 2mg/d，测定第一次给药后移植第 2 周和第 3 个月的药动学参数。结果发现两组患者 FK506 的 AUC 值与未合用 SRL 组相比均有所减少。之后，FK506 水平恢复，但随着 SRL 剂量增加，FK506 的总体水平呈下降趋势，说明 SRL 是 CYP3A 的诱导剂，合用时可使 FK506 的血药浓度降低。

（六）SRL 与 CsA

在 24 例患者中，当 SRL 与 CsA 合用时，口服 SRL10mg 后，AUC 和 C_{max} 显著增加。

 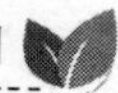

C_{max}的变化从116%增加到512%不等，*AUC*从148%增加到230%不等。当服用CsA后4小时再服用SRL，这种影响就会减小。在150例银屑病患者中，当同时给予CsA口服液[1.25mg/(kg·d)]时，SRL[0.5～3mg/(m²·d)]的谷浓度升高67%～86%。此外，SRL可增加CsA的毒性，也可增加CNIs引起的溶血尿毒症、血栓性血小板减少性发绀、血栓性微血管病的发生风险。CsA也可以升高SRL的血药浓度。

三、常见免疫抑制剂与其他治疗药物之间的相互作用

FK506主要经肝脏CYP3A代谢。CYP3A4在肝脏和胃肠道均有表达，参与临床50%以上常用药物的代谢。表达于胃肠道上皮细胞的CYP3A4使约50%吸收剂量的FK506发生循环前消除；另有10%在肝脏发生首关消除。同时，FK506也是P-糖蛋白的底物。P-糖蛋白是多药耐药基因的产物，能剂量依赖性地将外源性物质转运到细胞外。P-糖蛋白存在于小肠上皮细胞、胆汁微管细胞，血脑屏障、淋巴细胞和管腔表面的肾近曲小管细胞，可影响药物从小肠的吸收及其在体内的分布、代谢和排泄。在影响CsA血药浓度的众多因素中，药物相互作用占重要地位。在李丽辉等对引起监测结果与预期结果存在差异(从疾病、合并用药、饮食等与以前不同的情况，寻找相关原因)的研究中，药物相互作用这一因素占41.84%。国内外大量研究证实许多药物对CsA的血药浓度有影响，其机制主要集中在吸收和代谢两个方面。下面将列举与CsA相互作用的其他治疗药物。

(一) 大环内酯类抗菌药

除阿奇霉素外的大环内酯类药物是CYP3A4的中强效抑制剂，减少CsA、FK506、SRL和依维莫司的代谢，以红霉素和克拉霉素最为显著。红霉素与mTOR抑制剂应避免联合应用。既往也有阿奇霉素升高CsA的个案报道。

(二) 抗真菌药物

1. 克霉唑　Vasquez等将使用FK506的肾移植患者随机分组，分别使用克霉唑或制霉菌素预防真菌性口炎，观察移植后第1、3、5、7日FK506的谷浓度。结果发现术后第1日两组FK506的平均谷浓度无差异。术后第3、5、7日，克霉唑组FK506的平均谷浓度显著高于制霉菌素组($P<0.05$)。Vasquez等的研究表明，FK506与克霉唑合用后，FK506的相对生物利用度增加一倍以上，平均*AUC*增加250%，谷浓度增加1倍以上，表观口服清除率下降了60%。

2. 伏立康唑　有肾移植患者因浅下肢皮肤感染波氏足肿菌而使用伏立康唑进行治疗。开始口服伏立康唑(4mg/kg，每日2次)后，本来稳定的FK506血药浓度在第7天显著升高，与此同时出现肾功能损伤。减少FK506的剂量(原为4mg/d)并且有3日完全停用，使最终剂量为0.5mg，隔天使用，肾功能逐渐恢复。Venkataramanan等的研究结果显示，肝移植患者同时给予伏立康唑和FK506，可使FK506的血药浓度升高近10倍。伏立康唑是CYP450酶系的抑制剂，故与FK506合用时可抑制其代谢使血药浓度升高，并常因此引发肾毒性。

(三) 其他抗菌药物

1. 利福平　1例肾移植患者术后使用FK506(6mg/d)进行免疫抑制治疗，同时使用地尔硫䓬控制血压。第5日后患者因感染肺结核，使用利福平及吡嗪酰胺。第12日FK506

的剂量为 32mg/d 以维持其目标浓度 10～15μg/L。第 76 日停用利福平并将 FK506 剂量降至 12mg/d。FK506 血药浓度仍缓慢上升，至第 90 日为 20μg/L，并持续上升。此病例说明利福平对 CYP450 酶系的诱导作用非常强，甚至足以抵消该酶系抑制剂地尔硫䓬、氟康唑和克拉霉素的作用，临床上应予以足够重视。

2. 喹诺酮类　华盛顿 Georgetown 大学医学中心 Nosir 等报道了 2 例 CsA 与环丙沙星合用的病例，其中 1 例是心肺移植的 29 岁男性患者，术后 8 个月因高热、寒战、咳嗽入院，使用环丙沙星等治疗，CsA 的血药浓度升高，在服药期间，患者的肝功能正常。可见环丙沙星与 CsA 合用后可导致 CsA 血药浓度升高，对肝功能并无不良影响。

(四) 钙离子拮抗剂

Huntress 等研究表明，钙离子拮抗剂通过抑制 Ca^{2+} 介导的淋巴细胞增殖，导致急性排斥反应发生减少。但目前尚无钙离子拮抗剂和 FK506 在免疫调节方面相互作用的研究。硝苯地平是 FK506 代谢的强抑制剂，抑制肝脏和其他部位的 CYP3A4。研究提示，FK506 和硝苯地平存在剂量依赖性不良反应。对 50 例肝移植患者 1 年的对比研究发现，与不用硝苯地平相比，合用硝苯地平后 FK506 的绝对日剂量、累积剂量均降低，并存在显著差异。合用硝苯地平后，FK506 血药浓度升高 55％且肾功能显著改善，这一现象对接受免疫抑制剂治疗导致高血压的移植患者将是十分有益的。其他的钙离子拮抗剂如维拉帕米等也通过竞争 CYP3A4 影响 FK506 的代谢，同时其扩血管效应对 FK506 的肾毒性有防治作用。

周世文等研究了地尔硫䓬对 26 例肾移植受者 CsA 血药浓度的影响，同时以 21 例不用地尔硫䓬的肾移植受者为对照，结果显示，地尔硫䓬组 CsA 血药浓度明显增高，而 CsA 的用量在术后 12 个月中每例平均较对照组减少 14.870g。故临床上两药合用时，要相应减少 CsA 的用量。已有学者研究过钙离子拮抗剂尼群地平及依拉地平在用于器官移植患者时，与 CsA 合用不会改变 CsA 的血药浓度，对肾功能亦无影响。

(五) 蛋白酶抑制剂

蛋白酶抑制剂常用于抗 HIV 及抗丙肝病毒，是 CYP3A4 的底物及抑制剂。大部分蛋白酶抑制剂可以升高免疫抑制剂的浓度，当与 CNIs 或 mTOR 抑制剂合用时，需要监测免疫抑制剂的血药浓度。当与利托那韦、替拉瑞韦和波西普韦等合用时，需调整 FK506 的剂量。茚地那韦、沙奎那韦和利托那韦可能会升高 CsA 的血药浓度。

(六) 抗癫痫药

1. 苯妥英钠　苯妥英钠也是肝微粒体酶系诱导剂，对 CYP1A2、CYP3A4 和 CYP2C 均能产生诱导作用。和 FK506 合用后，FK506 血药浓度下降，在正常的血清蛋白浓度下，游离型的苯妥英钠浓度不断升高。1 例肾移植患者因癫痫发作而长期服用苯妥英钠(600mg，每天 1 次)进行治疗，后因慢性排斥反应而用 FK506 替代 CsA，在治疗过程中，几次增加 FK506 的剂量以提高其血药浓度，认为两药之间可能存在相互作用，使 FK506 的血药浓度难以快速上升。

2. 苯巴比妥　Nishioka 等报道了 1 例 15 岁男性肾移植患者，苯巴比妥与 CsA 联合用药会降低 CsA 的血药浓度。而另 2 例癫痫患者用药时是丙戊酸钠与 CsA 联合使用，CsA 的血药浓度则不会改变。苯妥英钠与 CsA 联合用药，两药的活性均下降，并能显著降低 CsA 的 C_{max} 及 AUC、$t_{1/2}$，清除率增加。此时应增加 CsA 的用量以达到 CsA 的治疗浓度，避

 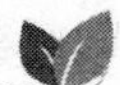

免急性排斥反应。

（七）植物药

1. 五酯胶囊 在一项对健康受试者体内五酯胶囊对 FK506 药动学影响的研究中发现，12 名受试者的 C_{max} 和 AUC 无一例外均显著增加，合用五酯胶囊（早晚各 3 粒）后 FK506 的 C_{max}、12 小时血药浓度、24 小时血药浓度分别接近合用前的 3.37、2.74 和 1.30 倍。合用五酯胶囊后 FK506 的总清除率下降了 49%，t_{max} 明显滞后。FK506 与五酯胶囊合用，可明显升高 FK506 血药浓度，当两种药物合用时，应密切监测其血药浓度，以防出现严重的毒副作用。

2. 黄连素 肾移植患者同时服用黄连素可使 CsA 血药浓度升高 38%，浓度-时间曲线下面积增加 35%。研究证实，黄连素对肝微粒体药物代谢酶系有明显抑制作用，可明显延长 CsA 半衰期，还可通过抑制肠道 CYP3A4 和 P-糖蛋白提高 CsA 的生物利用度，使血药浓度水平升高。

3. 大黄 临床病例报道，一名肾移植术后患者因便秘遵医嘱服用大黄苏打片，在此期间，患者服用 CsA 的剂量由 9.5mg/(kg·d)依次减至 8.5mg/(kg·d)、7.5mg/(kg·d)和 6.5mg/(kg·d)，而 CsA 谷浓度却由 359.17ng/ml 逐渐显著增至 451.46ng/ml、678.31ng/ml 和 884.84ng/ml，超出正常值范围。推断 CsA 谷浓度异常增高可能与大黄苏打片的应用有关，所以嘱患者停用大黄苏打片，而应用果导片和番泻叶。停用大黄苏打片 3 天后，患者 CsA 的剂量虽只减少 0.9mg/(kg·d)，但 CsA 的谷浓度却从 884.84ng/ml 减至 443.44ng/ml。之后，患者随便秘症状好转，停用导泻药，并随着 CsA 的剂量调整，患者 CsA 的全血谷浓度趋于稳定，并维持在正常安全范围内（200～400ng/ml）。

（八）其他

Jiang 等建立了大鼠心脏移植急性排斥反应模型，研究长春新碱与 FK506 合用的效果。结果器官平均存活时间：长春新碱[0.05mg/(kg·d)]＋FK506[0.5mg/(kg·d)]为(16.00±1.79)日(P=0.001)；长春新碱[0.05mg/(kg·d)]＋FK506[1mg/(kg·d)]为(29.00±10.54)日(P=0.001)，显示长春新碱和 FK506 之间有协同作用。另外，地高辛、他汀类降脂药等都有可能影响免疫抑制剂的血药浓度，联合用药时需监测药物浓度。

四、食物与免疫抑制剂之间的相互作用

（一）葡萄柚

葡萄柚是柚子和甜橙的混种水果。研究显示，葡萄柚中黄酮类的柚皮苷和柚皮素，呋喃香豆素类衍生物佛手柑内酯、香柠素等均能选择性抑制肠道和肝脏中的 CYP3A4，减少某些药物的肠道首关效应而增加它们的血药浓度，是一种不可逆的 CYP3A4 抑制剂。因此，即使在服药前几小时食用，也可以影响作为 CYP3A4 底物的一些临床药物的代谢。

有国外病例报道，一名体重为 63kg 的 44 岁成年男子在接受肾移植术后，开始服用由甲泼尼龙（12mg/d）、FK506（6mg/d）和 AZA（50mg/d）组成的免疫抑制剂。3 个月后，患者的 FK506 血药浓度一直稳定于 8～10ng/ml。然而 5 个月后，患者随访时，监测到 FK506 的血药浓度突然增加至 25.2ng/ml。患者近期免疫抑制剂用量未曾改变，且未服用其他药物，只是在抽血前一天晚饭后食用了将近 100g 自己花园种植的葡萄柚。因此推测很可能是食用

葡萄柚引起FK506血药浓度的突然增高。由于患者FK506血药浓度过高，故将FK506的剂量减小到5mg/d。一周后，患者的FK506血药浓度稳定于10ng/ml。此病例提醒临床医师和药师，服用FK506的患者应避免食用葡萄柚，以防FK506血药浓度过高引发毒性反应。

（二）茶

临床前研究发现，绿茶中含有的儿茶酚和没食子儿茶素-3-没食子酸酯可以调节CYP3A4的活性。

国外临床病例报道，一位58岁的男性患者在接受肾移植手术后，口服FK506 1mg/d。患者的FK506血药浓度在饮用1L绿茶后，从9.4ng/ml升高至17.6ng/ml，并于停止饮用绿茶的12日后，其血药浓度重新稳定于10.5ng/ml。经检测，该患者的基因型为等位基因CYP3A4*1B和CYP3A4*1O，为药物低代谢基因型。

尽管从这个病例中，不能区分绿茶的活性成分没食子儿茶素-3-没食子酸酯是影响CYP3A4的活性还是P-糖蛋白的活性，但是此病例提示要密切监测低代谢基因型患者的FK506血药浓度，以防患者服用其他药物或食用食物导致FK506血药浓度的异常升高。

（三）其他

一些常见食物，例如卡瓦胡椒、辣椒、姜、大豆、石榴汁等，对CYP450酶系有显著的体外抑制作用。体外试验表明，卡瓦胡椒中的卡瓦内酯可以大大减弱P-糖蛋白的活性。但是，另一些研究的报道有相反的结果，表明了许多常见食物与FK506之间相互作用的不确定性。例如，红莓汁可用于防止泌尿道感染，对肾移植患者和健康人都适用。尽管红莓汁会抑制小鼠体内CYP3A4，但不会增加FK506的生物利用度。另有学者针对一些广泛食用的食物，如红茶、绿茶、咖啡、白菜和大豆等做了大量体外研究。试验数据表明，上述食物会影响CYP3A4对药物的代谢，但尚未开展相关的临床试验研究。

（徐彦贵　张　弋　李淑娟）

参考文献

[1] 夏穗生. 现代器官移植学. 北京：人民卫生出版社，2011
[2] 希恩. C. 斯威曼. 马丁代尔药物大典. 李大魁，译. 北京：化学工业出版社，2008
[3] 陈新谦，金有豫，汤光. 新编药物学. 第17版. 北京：人民卫生出版社，2011
[4] Mathew BS, Fleming DH, Annapandian VM, et al. A reliable limited sampling strategy for the estimation of mycophenolic acid area under the concentration time curve in adult renal transplant patients in the stable posttransplant period. Ther Drug Monit, 2010, 32(2): 136-140
[5] Tridente G D. Adverse events with biomedicines. 2014, 173-182
[6] Williams JW, Javaid B, Kadambi PV, et al. Leflunomide for polyoma virus type BK nephropathy. N Engl J Med, 2005, 352(11): 1157-1158
[7] Jacobsohn DA, Vogelsang GB. Novel pharmacotherapeutic approaches to prevention and treatment of GVHD. Drugs, 2002, 62: 879-889
[8] Léger CS, Nevill TJ. Hematopoietic stem cell transplantation: a primer for the primary care physician. Can Med Assoc J, 2004, 170: 1569-1577

[9] Lennard AL, Jackson GH. Stem cell transplantation. BMJ, 2000, 321: 433-437
[10] Hansen KE, Kleker B, Safdar N, et al. A systematic review and meta-analysis of glucocorticoid-induced osteoporosis in children. Semin Arthritis Rheum, 2014, 44(1): 47-54
[11] Tridente G. Daclizumab [J]. Adverse Events with Biomedicines 2014. pp: 173-182
[12] McKeage K, McCormack PL. Basiliximab [J]. BioDrugs. 2010 24(1): 55-76
[13] Gallay BJ, Perez RV, Ramsamooj R. Acute renal transplant injury and interaction between antithymocyte globulin and pooled human immunoglobulin [J]. Clinic transplant. 2004. 18(3): 327-331
[14] Statins inhibit rituximab effect in rheumatoid arthritis [J]. Reactions Weekly. 2010. 1330(1): 4

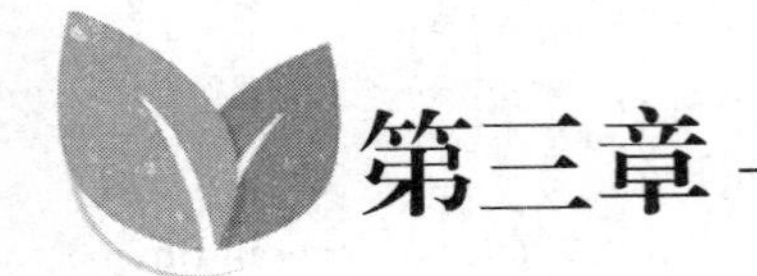

第三章

治疗药物监测及药学监护

第一节　免疫抑制剂浓度监测

一、概述

治疗药物监测（therapeutic drug monitoring，TDM）是以药动学（pharmacokinetics，PK）原理为指导，应用现代先进的分析技术，测定血液或其他生物样本中的药物浓度，从而计算得到相关药动学参数，用于给药方案设计或调整，以达到个体化给药，保证药物治疗有效性和安全性的目的。

（一）TDM 的必要性

目前临床上较普遍的药物治疗方法是按照临床用药经验或治疗指南推荐的临床常用平均剂量给药，其结果往往是部分患者能得到恰当的治疗，但对于另外一部分的患者，药物疗效不能达到预期，甚至无效，或者导致各种不良反应发生率的增加。产生上述差别的原因主要有患者自身的因素，包括：①年龄、性别、体重、药物代谢类型以及其他遗传因素；②疾病状况，影响药物处置的重要脏器，如心脏、肝脏、肾脏等功能的改变，将影响药物的半衰期及清除率，消化系统疾病将影响到药物的吸收等，进而会影响患者所需剂量的变化。除患者自身因素之外，也存在一些外在因素，主要包括：①药物剂型、给药途径及生物利用度的不同；②给药方案不合理，如给药剂量或给药间隔的偏差；③药物相互作用等。因此必须对治疗药物进行浓度监测，从而制订个体化的给药方案。

（二）TDM 的指征

TDM 的指征主要包括：①治疗指数低，安全范围窄的药物，如强心苷类药物地高辛等；②药动学的个体差异很大，特别是由于遗传造成药物代谢速率的明显差异，如他克莫司（tacrolimus，FK506）、环孢素 A（cyclosporin A，CsA）等；③具有非线性药动学特征，尤其是在治疗量下也有可能出现零级药动学，如苯妥英钠等；④肝、肾功能不全或衰竭的患者使用主要经肝代谢消除的药物（CsA、FK506、利多卡因、茶碱等）或肾排泄的药物[吗替麦考酚酯（mycophenolate mofetil，MMF）、氨基苷类抗生素等]时，以及胃肠道功能不良的患者服用口服药物时；⑤长期用药的患者，依从性差，不按医嘱给药；或长期使用某些药物易产生耐药性；或影响肝药酶的活性而引起药效降低（或升高），以及原因不明的药效变化；⑥合并用药产生相互作用而影响疗效时；⑦怀疑患者药物中毒，尤其药物中毒症状与剂量不足导致的症

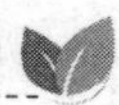

状类似，而临床又不能明确辨别，如普鲁卡因等；⑧常规剂量下出现毒性反应，诊断和处理过量中毒，以及为医疗事故提供法律依据；⑨当患者的血浆蛋白含量低时，需要测定血中游离药物的浓度，如苯妥英钠。

（三）实施 TDM 需要明确的原则

对于符合 TDM 指征的药物并不是都是要进行常规化监测，在考虑是否进行常规化 TDM 时，还应该对下列问题进行确认：①患者是否有使用符合其适应证的最佳药物；②药物的临床疗效指标是否不容易判断，如果没有明确的临床疗效指标，则进行 TDM 的意义不大；③血药浓度与药物疗效的关系是否符合病情；④引起药动学参数差异大是由于患者内在的变异还是存在其他外在因素干扰；⑤血药浓度测定结果是否会显著改变临床决策并提供更多信息；⑥病程长短是否使患者在治疗期间受益于 TDM。

（四）实施 TDM 的步骤

完整的 TDM 通常有以下过程组成：①根据 TDM 的临床指征来判断是否需要进行 TDM；②设立目标效应，即明确使用某药治疗具体患者所希望达到的治疗效应；③设定目标浓度，根据目标效应及患者的病理生理状况、肝肾功能、以往的用药反应等决定；④选择合适的群体药动学（population pharmacokinetics，PPK）参数，计算负荷剂量、维持剂量或试验剂量；⑤确定所要测定的样本，一般多采取血浆样品，测定药物的总浓度；⑥给药后在事先设计的时间点采集标本；⑦测定药物浓度，计算药动学相关参数后调整剂量；⑧在此过程中应注意观察药效、毒副作用及其他临床指标。

（五）TDM 常用的检测方法

1. 免疫法　主要包括荧光偏振免疫法（fluorescence polarization immunoassay，FPIA）、放射免疫法（radio immunoassay，RIA）、酶联免疫吸附测定法（enzyme-linked immuno sorbent assay，ELISA）、荧光免疫法（fluorescence immunoassay，FIA）、游离基免疫法（free radical assay technique，FRAT）等。免疫法的原理为竞争性免疫分析，即用标记药物与样品中待测药物竞争，形成的标记抗原-抗体复合物量与样品中待测药物量呈负相关关系。免疫法在临床应用广泛，目前商品化试剂盒检测原理多为免疫法，优点有灵敏度高，可进行纳克（ng）甚至匹克（pg）水平的检测，此外所需样品量少、样品不需要预处理、操作方便等。该法最大缺点为仅限于检测具有完全抗原或半抗原性质的药物，同时难以区分具有相同抗原决定簇的药物原形与代谢产物。

2. 色谱法　主要包括薄层色谱（thin-layer chromatography，TLC）、气相色谱（gas chromatography，GC）、液相色谱（liquid chromatography，LC）等。色谱法优点是分离度好、灵敏度高、特异性强、可以同时测定几种药物；缺点是样品处理过程复杂、耗时长，不适合临床急需检测数据用于诊断或调整给药方案的时候，但对于批量检测样品（如临床试验或科研情况）时，该法的优势明显。

色谱法中的 GC 仅适用分子量相对较低的挥发性物质，极性药物不能用 GC 来进行分析。而 LC 可用于极性或非极性药物的分析，对于常规的液相色谱，固定相为极性，而流动相（洗脱溶剂）为非极性；在反相色谱中，则是固定相为非极性，而流动相为极性。LC 的检测器包括紫外检测器、荧光检测器、电导率检测器及折光率检测器等，而临床实验室中应用较为普及的是紫外检测器。

目前气质联用（gas chromatograph-mass spectrometer，GC-MS）和液质联用（liquid chromatography-mass spectrometry，LC-MS）在临床上的应用也越来越多，该法主要是利用色谱分离能力强，同时结合质谱技术灵敏度高、可以确定分子结构、降低检测下限的特点，对分析药物中各组分的分子结构和分子量，尤其是对生物样本中存在的微量代谢物的分析具有很强优势。

3. 光谱法　主要包括可见光、紫外-荧光分光光度法。该法设备普及，操作简单、费用低廉、易于推广，但该法的缺点是灵敏度低、专一性差、容易受到生物样本中其他组分的干扰。因此，目前仅用于测定对灵敏度要求不高的药物（如所需给药剂量较大、血药浓度较高的药物）。

4. 高效毛细管电泳法（high performance capillary electrophoresis，HPCE）　HPCE 的特点是分离高效、自动化、样品量少、分析速度快、所用材料成本低廉。常用的检测技术是在柱直接和间接吸收、直接和间接荧光检测，偶尔采用放射性检测或电流测定，以及离柱检测，如质谱分析。只有带电离子可以通过毛细管电泳分离，因此中性药物不能用该法进行检测。该法可同时检测生物样品中多种药物和代谢物的浓度，还可用于手性药物的血药浓度监测。但该法的重现性较差，操作较为烦琐，目前在临床上的应用也并不广泛。

（六）TDM 结果的解释

TDM 的最终目标是将 TDM 所得数据通过处理分析来指导临床个体化用药。该过程需要临床药师、医师、护士三者的密切配合。对临床药师而言，是其在临床上服务患者及指导用药的能力与价值的体现。

1. 有效血药浓度范围　多数药物浓度与效应及毒性反应之间的相关性良好是实施 TDM 的前提。临床上有效浓度范围的概念是指最低有效浓度（minimum effect concentration，MEC）与最低中毒浓度（minimum toxic concentration，MTC）间的范围，该范围又称为治疗窗（therapeutic window）。临床上通常将治疗窗作为个体化给药的目标值。值得注意的是，治疗窗是一个建立在大量临床观察基础上的统计学结论，是对大部分人有效且耐受性良好的范围，但并不适用于每一个人和每一个具体情况。在实际工作中，需要根据患者实际的病理生理情况，结合 TDM 监测结果，得到个体化药动学参数，制订个体化用药方案。

2. TDM 结果的临床应用　正确 TDM 结果的解释应该考虑如下因素。

（1）年龄：表观分布容积（V_d）、半衰期（$t_{1/2}$）等与年龄密切相关。

（2）体重、身高：与给药剂量（D）、V_d、清除率（CL）等参数有关。

（3）病史、用药史、诊断、肝肾功能、血浆蛋白含量等：与浓度值的判断与解释相关。

（4）剂量、给药间隔（τ）、采血时间点：计算参数、调整给药方案的依据。

（5）给药途径、剂型、生产厂家、批号等：对结果解释均可能有价值，可能为造成不良反应的潜在因素，应予记录。

（6）联合用药：应考虑联合用药对肝药酶的诱导或者抑制作用、对分析方法的干扰等。

（7）患者的依从性：患者依从性良好是 TDM 结果解释的一个前提条件。

（8）其他疾病状态的影响：肝肾功能不全、胃肠道疾病或者受到外源性损伤（如放射性治疗）、心脏功能不全或呼吸系统疾病等可以影响药物进入体内后的吸收、分布、代谢与排泄过程。

根据 TDM 结果，以及患者的病理生理资料，计算重要的药动学参数。进一步从患者用药的依从性、药物制剂的生产厂家和生物利用度、药物的蛋白结合率、影响药动学参数的生

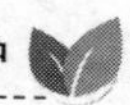

理病理因素等方面考虑，解释血药浓度与药物作用、毒性之间的关系，解释患者肝脏、肾脏等脏器功能对药动学的影响。例如当出现实测值大于预测值时，可分析患者是否过量用药、药物制剂的生物利用度是否偏高、蛋白结合率是否增加、分布容积或消除率是否低于预期等。

治疗方案调整的内容包括：①给药剂量和剂型；②给药间隔；③预期达到的血药浓度；④需要对患者进行其他方面检查的项目，如肝、肾功能等；⑤药物过量中毒的救治方法。

二、环孢素 A 的治疗药物监测

CsA 作为较早使用的一种免疫抑制剂(immunosuppressive drug，ISD)，是由 11 个氨基酸组成的环状多肽，其口服吸收不完全，药动学参数个体差异大，有效治疗浓度范围窄。此外，CsA 血药浓度水平易受药物相互作用、肝胃肠功能、红细胞含量、术后时间、性别、年龄以及饮食等众多因素的影响。其血药浓度过低时易引起排斥反应或诱发自身免疫性疾病，过高时对肝、肾及中枢神经系统均有一定毒性。因此，临床上必须定期监测其血药浓度，调整给药剂量，实施个体化给药。正因为 CsA 的有效性和安全性一直为临床所关注，使得 CsA 的 TDM 体系日趋完善。

(一) 药动学

1. 吸收　CsA 的药动学符合二室模型，主要在小肠吸收，吸收慢而不完全，个体差异大。影响 CsA 吸收的因素有食物、肝功能、胆汁分泌的状况和胃肠道疾病等。如腹泻可减少 CsA 的吸收，而服用 CsA 者约 4%可发生腹泻的不良反应。口服 CsA 同时进食可增加药物的吸收并推迟达峰时间。CsA 为脂溶性化合物，主要靠胆汁或胆盐吸收，胆汁或胆盐缺乏可导致 CsA 吸收的减少，生物利用度降低。在肝移植患者，由于胆汁引流使小肠胆汁或胆盐缺乏，CsA 吸收减少，达峰浓度(C_{max})和药时曲线下面积(area under the curve，*AUC*)减少 13%～30%。

CsA 口服生物利用度差别大，健康者为 5%～70%，平均为 30%，肾移植患者为 5%～68%，平均为 27%。患者个体间生物利用度的差异与肠道排空速度、胆汁酸水平、肠蠕动和肠黏膜及肝脏等对 CsA 的代谢能力有关。

CsA 的吸收为 0.6～2.3 小时，达峰时间(为 2～6 小时，平均为 3.8 小时。许多患者在达到第一个吸收峰后 5～6 小时还可能出现第二个吸收峰。

目前临床上常用 CsA 的微乳化制剂(商品名为新山地明或新赛斯平)，相比非乳化型 CsA(商品名为山地明)，它的吸收更为迅速(平均提前 1 小时，平均提高 59%)，生物利用度平均提高 29%，还能减少不同病例中的个体化差异，同时受食物和昼夜节律的影响较小。

2. 分布　CsA 与血细胞和血浆蛋白的结合率很高，60%～75%被血细胞摄取，当 CsA 全血浓度为 500μg/L 时，有 41%～58%与红细胞结合，4%～9%在淋巴细胞内，4%～12%在粒细胞内，其余 33%～47%分布在血浆中。在血浆中，CsA 主要与脂蛋白结合，其中极低密度脂蛋白占 25%，低密度脂蛋白占 11%，高密度脂蛋白占 18%～22%，其他蛋白占 2.5%～3.5%。肾移植后血浆脂蛋白增加，脂蛋白的量和组分的改变会影响游离 CsA 的比率。红细胞对 CsA 的摄取和结合随温度下降而增加，且在浓度为 3～5mg/L 时达到饱和，而脂蛋白对 CsA 的结合在 0.025～3.800mg/L 浓度范围内随温度降低而下降。

CsA 有较高的组织结合率，为 4～8L/kg，且随体重不同而异。儿童明显高于成人。CsA 广泛分布于富含白细胞的器官，例如胸腺、脾、淋巴结、骨髓，以及脂肪和脂肪性器官中，浓度约为血中浓度的10倍。CsA易于透过胎盘，妊娠期时可在羊水中检出CsA。同时CsA也可经过乳汁分泌。因此，妊娠期和哺乳期妇女应慎用CsA。

3. 代谢与排泄　CsA主要在肝脏中经过细胞色素P450酶(cytochrome P450 enzyme, CYP450)3A代谢，在母环结构不变的基础上，发生羟基化、N-去甲基化和环化反应。还存在一类能够转运外排CsA的转运体，称之为P-糖蛋白(P-glycoprotein, P-gp)，它可从小肠黏膜细胞转运部分CsA回消化道，该外排泵为CsA口服后吸收率差的另一个决定因素。CYP3A和P-gp的基因多态性(gene polymorphism)能显著影响CsA的口服生物利用度，并且有研究发现在小部分患者中可能参与了延迟性吸收。目前，CsA经生物转化为约15种代谢物，但代谢物一般活性较低，最强者不足CsA的10%～20%，但是不断有证据表明CsA的毒性可能由少数无活性代谢物造成。CsA的清除率存在明显差异性，为0.38～3L/kg，与移植器官的种类、患者年龄及给药方案有关，儿童的清除率较成人高。消除半衰期为2.9～15.8小时。90%以上的CsA经胆汁排泄，其中原形药物不足1%；6%经尿液排泄，其中原形药物只有0.1%。

4. 药物相互作用　任何抑制CYP3A或P-gp活性的药物均会使CsA的代谢减少或吸收增加，从而升高CsA的血药浓度。反之，诱导其活性的药物可引起CsA的浓度降低。常见促使CsA血药浓度升高的药物主要包括三唑类抗真菌药、五酯片、钙通道阻滞剂、抗生素如琥乙红霉素等；促使CsA血药浓度降低的药物包括一部分抗惊厥药和抗结核药利福平等。另外应注意与CsA有协同作用的药物可加强CsA的肾毒性。除药物外，一些食品或者草药制剂也可影响CsA血药浓度，例如葡萄柚汁可显著增加吸收而升高CsA浓度，但是圣约翰草则可以通过增加代谢而降低CsA的浓度。

(二) CsA的监测方法

用于CsA监测的推荐样本类型为全血。国内外最常用的检测方法主要包括HPLC、HPLC-MS、HPCE、受体结合法(receptor binding assay, RBA)、FPIA、RIA、酶联免疫吸附测定法(enzyme-linked immuno sorbent assay, ELISA)等。其中以HPLC、HPLC-MS和FPIA的应用最为广泛。

1. HPLC　该法的优点在于能分离和鉴定CsA及其代谢产物，即测定CsA母体药物浓度而不受其代谢物的干扰。CsA由于缺乏发色团和可供制备衍生物的官能团，因此检测器选用的波长为210nm，但许多其他物质在该波长处也有吸收，所以在测定全血中的CsA浓度时，需对样品进行溶血预处理，目的是减少在210nm波长处能产生杂质峰的物质干扰，一般采用的方法是氢氧化钠、十二烷基硫酸钠或氟化钠破坏红细胞，使CsA游离出来，以保证有机溶剂对CsA的萃取率。操作发现增加氟化钠等溶剂的用量可以提高萃取回收率，但杂质含量也会增加。故在用2ml全血时，应适量调整溶剂体积。使用重蒸乙醚后可以去除大部分杂质峰。萃取方法分单步法和多步法，亦有采用SPE固相萃取柱萃取的方法。萃取剂有乙醚、正己烷-正庚烷(50∶50)、石油醚-乙醚(70∶30)、正己烷、叔丁基甲醚等。当采用液-液多步萃取时，没有出现杂质峰的干扰，灵敏度、准确度和回收率均大大提高，同时所用试剂普通，柱温较低，有利于延长色谱柱寿命。正相高效液相色谱法(normal phase-high performance liquid chromatography, NP-HPLC)适用于移植患者联合应用硫唑嘌呤、泼尼松龙、甲泼尼龙、MMF、酮康唑或地尔硫䓬等药物，因为经考察这些药物不干扰全血中CsA的测定。但由于CsA的脂溶性，目前较多采用的是反相高效液相色谱法(reverse phase-

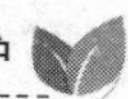

high performance liquid chromatography，RP-HPLC）。有研究对不同流动相对于测定 CsA 血药浓度的结果比较后发现，以甲醇-异丙醇-水为流动相可以提高灵敏度，降低成本，减少污染。甲醇的比例不宜过高，选用 18%较为适宜，并加入 1%的异丙醇可以增加检测的稳定性。目前检测 CsA 较常用的色谱柱有 C_8、C_{18} 与 CN-基柱。实验结果表明在相同流动相下，选用 CN-基柱所需的分析柱温最低，约 50℃即可。但由于柱温过低（<60℃），CsA 与内标环孢素 D 在 CN-基柱上保留性质极相近，难以完全分离，峰型不佳，保留时间过长。而选用 C_8 柱所需的柱温适中，但 C_8 色谱柱无法分析 CsA 的代谢物，不适用于临床上监测 CsA 的浓度。C_{18} 柱所需的柱温最高，约为 70℃，但可以很好地分析 CsA 及其代谢物，较适合用于 CsA 临床血药浓度监测。但该法的检测周期长、样本处理较复杂，常用于人体的 CsA 药动学研究，在 CsA 的常规检测中较少用到。

2. HPLC-MS　该方法在应用 HPLC 的同时联用质谱检测器，可利用任一质荷比或多个质荷比的离子信号进行 CsA 的浓度检测。利用电喷雾电离源时，选择性多离子监测质荷比为 1203 的 CsA 分子离子峰及质荷比为 1217 的内标环孢素 D 分子离子峰。该法具有用血量少，样品处理过程简便，节省溶剂用量及监测时间等优点。而且 HPLC 和 MS 联用后分辨性能高，灵敏度高，分析速度快，是一种高特异性的检测方法，目前有条件的大医院或研究所可采用此法。

3. HPCE　应用 HPCE 定量检测全血中 CsA 的方法灵敏、特异、稳定，尤其是能排除部分 CsA 代谢产物对现有免疫学测定方法的干扰，使临床更好地监测患者的 CsA 血药浓度。而且，HPCE 多采用缓冲液，有机溶剂使用少，具有经济、环保的优点，体现了广阔的应用前景。

4. RBA　该法应用于临床 CsA 全血浓度的检测，原理是有些活性药物通过直接与受体反应产生疗效，其疗效强弱与药物和受体结合位点的亲和力大小有关。受体结合法也能区分检测 CsA 原形药物与其代谢产物，有望改善 CsA 治疗的监测。该法具有快速、简便、特异性强、敏感性好、稳定可靠、经济性好等优点。

5. FPIA　该法是根据荧光偏振原理，即基于待测物 CsA 和连接了荧光部分的 CsA 示踪物（荧光体）与特定抗体上有限受体结合位点的竞争性结合建立的一种免疫分析方法。当待测样品中存在能与抗体结合的药物时，该药物将争夺荧光体-抗体复合物中的抗体并释放出荧光体，引起偏振度的下降，根据下降的程度即可确定出样品中 CsA 的浓度。用于检测全血中 CsA 浓度的线性范围为 100～2000ng/ml。该法的缺点是能与 CsA 的代谢产物发生交叉反应，特异性不高，测定结果通常高于 HPLC 法，并且使用的试剂盒价格昂贵，有效期短。若检测样品少，则易造成不必要的浪费。

6. RIA　该法是 1959 年由 Berson 和 Yalow 提出的通过比活度高的示踪物（如^{3}H 或^{125}I），观察抗原与抗体结合反应产物来定量微量物质的一种分析方法。该法与 HPLC 法相比较，具有更新时间迅速、萃取方法简单、血清学反应特异性高、样品用量少、易规范化和自动化等优点。RIA 用于测定全血中 CsA 的线性范围为 120～2000ng/ml，最低检测限为 50ng/ml。但该法有以下两点缺点：①不能区分 CsA 母体与其复杂的代谢物；②需要特殊检测设备，可能使操作者受到放射性危害，试剂盒的使用期限也受标记的放射性物质半衰期的限制。故近年来这种方法已很少使用。

7. ELISA　该法是 1971 年由 Engrall 发明，他用酶代替荧光体标记抗原或抗体，利用该酶的底物处理抗原-抗体复合物时显色的程度来确定样品中 CsA 的浓度。该法兼具荧光免疫及放射免疫的优点并克服了一些缺点，除具有灵敏度高、特异性强的优点外，还具有试剂较稳定、有效期较长、无放射性、测定后的反应液无需特别处理、容易实现自动化、不需特殊设备、操作简便、快速等特点。对已有自动生化分析仪的实验室很容易开展。

FPIA 与 RIA 以及 ELISA 使用的前提是必须获得针对 CsA 的抗体，可以是单克隆抗体或多克隆抗体，抗体纯度越高，特异性越高。采用多克隆抗体测得的是 CsA 原形与主要代谢物的总血药浓度，体现 CsA 在体内的综合作用，其测得值与单克隆测定法之间有一定比值，比值随时间呈下降趋势。从比值可反映机体对 CsA 的代谢能力，而 CsA 代谢物浓度的增加易使临床作出不正确的判断。而采用单克隆抗体对 CsA 原形的专一性强，和 HPLC 测得的结果非常接近，并不随给药时间和给药途径而变化，对临床监测更有价值。

（三）CsA 的监测方案

1. 谷浓度（trough concentration）监测方案　CsA 的 TDM 方案目前并没有达到一致的认同。监测方案是较早提出且受到认可的方案。指的是服药后最低的血药浓度，鉴于 CsA 的常规给药频次为一天两次，因此指的是 CsA 血药浓度达到稳态后（常为两天后），第一次给药后 12 小时且第二次给药之前的全血浓度，理论上此时的浓度应该是每次服药后最低的，因此只要保证在治疗窗内，就不会发生排斥反应。基于这一观点，监测方案也是目前临床上 CsA 的 TDM 经典方案。然而，在应用中发现监测结果与 CsA 的疗效及主要临床事件相关性较差。原因可能来自两方面：第一，CsA 吸收的不稳定性引起的疗效和临床事件的不可预测，可通过改进剂型，如微乳化制剂能改善吸收的一致性和可靠性，使 CsA 血药浓度更可靠，毒性反应更低；第二，CsA 血药浓度测定的重现性和特异性，温度直接影响 CsA 对红细胞的亲和力及 CsA 与血浆蛋白的结合率，使得 CsA 在血浆或血清中的浓度会因温度、贮藏或处理条件的不同而改变，测定全血浓度可以解决重现性差的问题。同时建议采用单克隆抗体偏振荧光免疫法（之前使用多克隆抗体）、HPLC 法等特异性高的测定方法，避免 CsA 代谢产物对其测定产生干扰。尽管如此，监测结果与 CsA 疗效和临床事件的相关性仍然受到质疑。

2. 峰浓度（peak concentration，C_0）监测方案　有较多的研究证实 C_0 与 CsA 的急性排斥和药物中毒相关性不佳，不能有效减少急性排斥和药物中毒的发生。理论上 $AUC_{0\sim12h}$ 作为 CsA 剂量调整的指标更为合理。一项对 32 例发生 CsA 肝损害的肾移植患者 CsA 药动学研究发现，随着患者肝功能不全程度的加重，C_0 明显升高，但 C_{max} 明显下降，t_{max} 明显延长，尤其在重度肝功能不全患者中表现更加明显，而其 $AUC_{0\sim12h}$ 却低于肝功能正常组，故认为对于中、重度肝功能异常患者需定期监测 $AUC_{0\sim12h}$，准确调整 CsA 剂量。此外，有研究对 14 例国人肝移植患者的 $AUC_{0\sim12h}$ 进行监测，发现 $AUC_{0\sim12h}$ 个体差异较大，C_0 接近的病例 $AUC_{0\sim12h}$ 可以相差 1 倍以上。但是现实监测时，$AUC_{0\sim12h}$ 监测难度大且费用高，常规监测难以普及，因此有研究提出用 $AUC_{0\sim4h}$ 代替 $AUC_{0\sim12h}$ 的监测报道，但实施 $AUC_{0\sim4h}$ 进行常规监测执行起来仍然很难，同时 $AUC_{0\sim12h}$ 反映 CsA 在体内的整个药动学过程，而 $AUC_{0\sim4h}$ 更多地反映吸收对药物暴露的影响。

目前，可以通过对 AUC 进行相关分析和多元线性回归分析，建立 AUC 效应回归模型，并通过验证参数（拟合优度、预测值的估算标准差、预测误差和误差均方的平方根等）来综合评价并验证回归模型的准确性。以预测精度高、误差小、采样点少、易于临床实现为标准，建

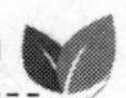

立合适的模型作为 CsA 的 TDM 方案。该方案的主要特点是预测 $AUC_{0\sim12h}$ 准确，能够真实反映 CsA 的疗效，减少临床不良事件的发生。但有限采样法(limited sampling strategy，LSS)模型的建立和计算较单点监测方案稍显复杂，在我国尚未普及。在 CsA 的 LSS 中，目前的组合应用有 C_0 和 C_2。国内报道了 C_0+C_2 为组合变量(C_0+C_2 可以看作是组合单点监测或 2 点 LSS 法的简化)的 CsA 监测方案。该方案既可客观评价 CsA 体内药物暴露，又可观察 CsA 血药浓度峰谷变化。另外，该作者还提出了 $\frac{C_2}{C_0}$ 监测指标，用 $\frac{C_2}{C_0}$ 作为评价肝移植受者移植肝功能恢复的指标和肾移植受者肝功能状态的指标，同时也是监测 CsA 肝毒性的指标，该指标对肝移植受者尤为重要。

国外针对 C_2 监测的研究，提出了移植后不同时期的目标浓度(表 3-1)，如果还存在联合应用 MMF、西罗莫司(sirolimus，SRL)等，可能还需将浓度适当调低。

表 3-1　国外 C_2 监测目标水平

时间(月)	目标水平(μg/ml)
1	1.5～2.0
2	1.5
3	1.3
4～6	1.1
7～12	0.9
>12	0.8

国内也有研究指出国人术后 3～6 个月的 C_2 值应在 1.2μg/ml 较为适宜。谭建明等则提出国内应用 CsA(商品名为新山地明)时的目标 C_2 浓度(表 3-2)。

表 3-2　国内 C_2 浓度的推荐值

移植后时间(月)	推荐值(ng/ml)	下限(ng/ml)	上限(ng/ml)
0～1	1350	1200	1500
1～2	1250	1150	1350
2～3	1100	1000	1200
3～6	1000	900	1100
6～12	800	700	900

(四) CsA 的 PPK

1. 数据采集　多数研究结合了密集和稀疏采样两种方法。如 Falck 等的研究中，有 29 例密集数据(0、0.25、0.5、1、1.5、2、3、4、6、8、12 小时)、11 例常规 TDM 数据以及 9 例包括密集数据和 TDM 数据 3 个部分纳入模型。一些在儿童肾移植患者中进行的研究，也采用了类似的采集方法，如 Irtan 等的研究，每位受试者在术后 3 周时采集全量数据，在术后 6 个月和 1 年时采集稀疏数据。还有部分研究采用常规的 C_0 和(或)C_2，如 Wu 等的研究同时采用 C_0 和 C_2，国内进行的研究多采用 C_0。

2. 结构模型 药动学参数通常包括 CL、分布容积(V)以及吸收速率常数(k_a)等。对于口服 CsA,生物利用度(F)无法准确估算,CL 及 V 多采用表观清除率(CL/F)和表观分布容积(V/F)表示。在模型的选择上,多数研究采用二室开放模型,Falck 等的研究就认为滞后的一级吸收的二室模型拟合较好,群体典型值 CL/F 为 26.9L/h,中央室分布容积(V_p/F)为 24.4L,k_a 为 0.544h^{-1},为 0.46 小时,周边室分布容积(V_p/F)为 1119L,室间清除率(Q/F)为 19.6L/h;对误差模型的考察结果显示,个体间随机效应用指数型 $P_{ij}=\theta_j\exp(\eta_{ij})$,残留随机效应用比例型和加和型的混合模型 $OBS=PRED+ERR_1+PRED\cdot ERR_2$ 拟合较好。Irtan 等的研究也都选择一级吸收的二室开放模型,同时采用厄兰分布描述吸收过程,得到的参数 Q/F 为 7.3L/h,CL/F 为 23.1L/h,V_c/F 为 70.3L。也有部分研究采用三室或一室开放模型,如 Fanta 等认为无滞后的一级吸收的三室模型描述最合适,Wu 等及国内的部分研究则采用一级吸收的一室开放模型。

3. 协变量 固定效应因素体重、身高、性别及种族因素对 CsA 的清除率影响较大,在多项研究中都被引入作为协变量。CsA 主要经肝脏代谢,肝功能对其 CL/F 有显著影响,肝功能指标中总胆红素、谷丙转氨酶以及胆固醇对目标函数值影响显著,在不少研究都引入最终模型。肾移植患者的肾功能是临床观察的重要指标,肌酐清除率影响显著,多次被引入最终模型。术后时间与 CsA 的清除率之间的关系在多项研究中都有体现,是 CsA 很重要的协变量。此外,血细胞比容也被多次引入。遗传因素在药物代谢与转运过程中有着举足轻重的作用,CsA 是 CYP3A 以及 P-gp 的底物,CYP3A4、CYP3A5 及 MDR-1 的基因多态性对 CsA 清除率的影响也有不少研究。有研究证实 CYP3A5*3/*3 携带者的全血谷浓度显著高于 CYP3A5*1/*1 和 CYP3A5*1/*3。

4. Bayesian 反馈 理论上来讲,两次给药间的 $AUC_{0\sim12h}$ 是反映患者药物暴露的最佳参数。然而传统的生物利用度研究利用密集采样的方法,患者耐受性差,因此有多项研究根据 PPK 建模的特征值,采用最大后验估计与 Bayesian 估计来优化采样点,使之在较精确估算 $AUC_{0\sim12h}$ 的同时减轻患者痛苦。Irtan 等在儿童肾移植患者中的分析结果显示,只需要 0,1,3 小时的浓度数据便可以较好地估算 AUC 值($\gamma^2=0.97$)。

三、霉酚酸的治疗药物监测

霉酚酸(mycophenolic acid,MPA)为 MMF 在体内的活性代谢产物。在临床开展 MPA 的 TDM 需引起注意:

(1)MMF 在体内需经过至少 3 种肝脏和肠道的 UDP-葡糖醛酸转移酶代谢,因此基因多态性会影响 MMF 代谢。

(2)MMF 的有效治疗窗并不宽。有研究提出肾移植患者血浆总 MPA 的 AUC 保持在 30～60mg 是目标治疗窗。

(3)MMF 的有效治疗窗与出现不良反应时的浓度范围有重叠。

(4)MPA 的浓度受联合用药的影响,钙调磷酸酶抑制剂(特别是 CsA)与 MMF 共用时,能增加 MPA 的血药浓度。

(5)用药的不同时期血浆中 MPA 浓度具有可变性。有研究证实肾移植患者长期服用相同剂量 MMF,其体内血药浓度随时间上升。

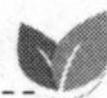

（一）药动学

1. 吸收与分布　MMF 口服后在胃肠道吸收快，在酯酶作用下完全快速的水解为活性产物 MPA，故血浆中无法测得 MMF。在静脉给药后血浆中可测得到 MMF，但是浓度下降很快，在 10 分钟后就不能检测到 MMF。在分离的全血或血浆中，MMF 降解缓慢，表明广泛存在于组织中的酯酶在 MMF 的降解中起到很大的作用。由于药物经历肝肠循环，健康志愿者口服 MMF 后，MPA 的平均绝对生物利用度相当于静脉注射的 94.1%。在肾移植患者中，多次给药至每天 3g 时，MPA 的 *AUC* 表现为与剂量成比例的增高。大约出现在口服后 1 小时，第二次高峰出现于 MPA 经历肝肠循环后，MPA 的平均约为 17 小时。在移植术后早期，平均血浆 MPA 的 *AUC* 低于相同剂量下移植后 3 个月的 *AUC* 30%～50%。在几个月的时间里，MPA 的 *AUC* 会缓慢增加。在肾移植患者每天用药 1.5g 时，食物对吸收的程度无显著影响（根据 *AUC* 判断），但是食物使 MPA 降低约 40%。

2. 分布　大约 99%的 MPA 存在于血浆中，MPA 以浓度依赖性的方式与血浆蛋白结合，这种结合不受到 CsA 及糖皮质激素的影响。约 97%的 MPA 和血浆白蛋白结合。在稳定期肾移植患者中，MPA 的代谢产物 MPAG 在正常浓度下，82%与血浆白蛋白结合，但当 MPAG 的浓度升高时（主要发生于肾功能异常和肾移植术后移植物功能延迟的患者），MPA 的游离浓度增加，主要是因为 MPAG 与 MPA 竞争结合白蛋白，导致 MPA 与白蛋白的结合下降。

3. 代谢　MPA 在肠道、肝脏和肾脏主要被二磷酸鸟苷-葡糖醛酸转移酶（uridine diphosphate gluconosyltransferases，UGTs）代谢为 MPA 葡萄糖苷酸（mycophenolic acid glucuronide，MPAG），另外还有少量代谢为 7-O-葡萄糖苷-MPA 和 MPA 酰基葡萄糖苷酸（mycophenolic acid acylglucuronide，AcMPAG）。MPAG 为无活性代谢产物，血浆蛋白结合率约为 82%，可与 MPA 竞争血浆蛋白的结合，因而血浆中 MPAG 升高时会导致游离 MPA 的升高。UGT1A9 和 UGT2B7 是 MPA 的主要代谢酶，有研究表明，UGT1A9 对肝、肾和肠黏膜产生 MPAG 的贡献分别为 55%、75%和 50%；此外，UGT1A7、UGT1A8、UGT1A10 也可在肝外将 MPA 代谢为 MPAG。UGT2B7 则主要将 MPA 代谢为 AcMPAG。MPA 在体内存在肝肠循环，其代谢物通过肝内多药耐药相关蛋白 2（multidrug resistance-associated protein 2，MRP2）转运入胆汁，随胆汁排入肠道后经细菌分解为 MPA，并再次经血液循环进入肝脏，因而在用药后 4 ～12 小时会出现 MPA 的第二个峰值，使 MPA 的体内暴露量升高近 40%。

4. 排泄　MPA 主要经肾脏排泄，单剂 MMF 口服后，24 小时内 90%以 MPAG 的形式自尿中排出，极少量的 MPA 排泄到粪便中。MPAG 经肾小球滤过及肾小管分泌，因此，肾功能不全的患者可出现血浆中 MPA 及 MPAG 浓度的改变。严重肾功能不全的患者口服单剂 MMF 后，平均 MPA 血浆 *AUC* 增加约 2 倍，而 MPAG 则增加近 3～6 倍，大约减少 1/6。血液透析对血浆 MPA 或 MPAG 浓度无显著影响。

MPA 的半衰期和血浆 *CL* 平均值在口服给药时分别为 17.9 小时和（193±48）ml/min，在静脉给药时分别为 16.6 小时和（177±31）ml/min 。血浆 MPA 的 C_0 高于 3μg/L 时一般不会引起急性排斥反应，而低于 1μg/L 时与急性排斥反应的发生有明显关系。

5. 药物相互作用　合用 CsA 能引起 MPA 降低，最大可能是因为减少了 MPAG 的肝肠循环。抗菌药制霉菌素、妥布霉素和头孢呋辛也通过类似的机制降低 MMF 的生物利用度。FK506可以通过抑制MPAG的形成而升高MPA的生物利用度。另外，类固醇类物质如地塞米松则可以通过增加UGTs的酶活性而降低MPA的血药浓度，而几种非类固醇抗炎药如尼氟酸、二氟尼酸、氟芬那酸、甲芬那酸和水杨酸则可以通过抑制UGTs的酶活性来升高MPA的血药浓度。抗酸药如铝和氢氧化镁可以通过减少药物在胃肠道的吸收而降低总MPA的浓度水平。其他药物如聚卡波非钙和铁离子制剂通过同样的机制也可引起MPA浓度的下降。水杨酸和呋塞米可以通过改变与白蛋白的结合而升高游离MPA的浓度。

（二）MPA及其代谢产物的血浆浓度分析方法

推荐使用EDTA抗凝的血浆作为监测样本。较常用的两种用于MPA血浆浓度检测方法为HPLC法和EMIT法。当测定游离MPA血浆浓度时，样品需要经过前处理，即把游离的以及与血浆蛋白结合的MPA分离，常用的方法是超滤法。检测方法的选用主要取决于实验室或医院的仪器设备以及实验目的。EMIT法具有快速易行和标准化的优势，多应用于临床监测，但EMIT法不能测定活性代谢产物AcMPAG的浓度，原因是AcMPAG与MPA的抗体具有交叉反应而使EMIT法测定的MPA浓度高于HPLC法。还有研究使用HPCE法同时测定MPA及其代谢产物7-O-葡萄糖苷-MPA及AcMPAG，此法比HPLC法更为简便，有可能替代HPLC法成为MPA及其代谢产物的检测手段，但尚需要更多的实验来验证。

（三）MPA的监测方案

目前虽然仍在多数移植中心作为MPA的监测指标，但大量研究已经表明*AUC*才是MPA的TDM理想指标，目前肾移植术后MPA的治疗窗为30～60。近年来国外学者对MPA的TDM指标进行了大量研究，文献报道的利用LSS法进行简易的MPA *AUC*计算的方式，一般只需要检测3～4个时点的MPA血浆浓度，这些简易*AUC*与12个时点的标准*AUC*的相关性良好($\gamma^2=0.862\sim0.954$)。国内有研究利用LSS法对肾移植受者血浆中MPA进行检测。该法将患者服用MMF后的血药浓度-时间数据采用WinNonlin程序处理，将$AUC_{0\sim12h}$与C_0,$C_{0.5}$,C_1,$C_{1.5}$,C_2,C_3,C_4,C_6,C_8,C_{10}和C_{12}中任意1～4点分别进行简单或多元性回归，得出最优回归方程($AUC_{0\sim12h}=2.135+1.186C_1+1.217C_2+4.191C_4$ ($\gamma^2=0.908$)。仅检测肾移植受者1,2和4小时的MPA浓度(C_1、C_2和C_4)就可预测$AUC_{0\sim12h}$，预测效果和可行性好，较适用于临床治疗方案的制定。另外一种估算$AUC_{0\sim12h}$的方法是根据PPK的结果通过贝叶斯程序进行计算，需要少数取样点，且对取样时间的要求没有LSS法严格。

（四）MPA的PPK

1. 数据采集　对于MMF，人们通常关注它的暴露即$AUC_{0\sim12h}$，因此大部分研究都采用密集采样，如Musuamba等研究的40例患者在CsA换为SRL前及之后60天和270天分别采集密集数据。但也有利用稀疏数据的，如Lamba等的研究就利用患者手术后3.5年内的稀疏数据。焦正等的研究采用的则是52例术后3个月内的TDM数据。

2. 结构模型　MPA在体内先糖基化为MPAG，MPAG又会通过肝肠循环转化为MPA。其体内过程较复杂，多采用二室模型作为基础结构模型，特征参数主要包括V_c/F、Q/F和V_p/F等。Hest等的回顾性研究中就采用延迟吸收的二室模型，V_c/F的群体典型值为69L，V_c/F为23L/h，V_p/F为298L，Q/F为34L/h，t_{lag}为0.24h。焦正等认为一级吸

收和消除的二室模型拟合较好，CL、V_c/F、V_p/F 和 Q/F 群体典型值分别为 31L/h 、47.6L、6980L 和 20.2L/h。Winter 等的研究认为 MMF 和其肠溶片两种不同药物都可以用一级吸收和一级消除的二室模型描述，CL/F、Q/F、V_c/F 和 V_p/F 分别为 16L/h、22L/h，40L 和 518L，但二者的 t_{lag} 有差异。Lamba 等的研究中吸收相数据缺乏，尽管也采用了二室模型，但只用了 CL/F（13.6L/h）和 V_c/F（61.8L）两个参数描述。

3. 协变量　身高、年龄、性别都没有纳入 MMF 的最终模型，焦正的模型引入了体重这个协变量，术后时间被多次纳入，合并用药则作为协变量引入了 Lamba 的研究。肝功能指标 ALB 会影响 MPA 的蛋白结合率、ALT 和 AST 会影响 MPA 的体内转化，都曾纳入最终模型。描述肾功能的肌酐清除率会影响 MPA 的清除率，肾小球滤过率会影响 MPA 的肾脏排泄，也被纳入模型。

4. Bayesian 反馈　MMF 作为前体药，其在体内有两种形式存在，再加上肝肠循环的存在，其在体内的代谢过程较复杂，也需要通过 $AUC_{0\sim12h}$ 反映患者药物暴露。Musuamba 等的研究利用 NONMEM 软件的估算子程序进行的 Bayesian 反馈结果显示，利用服药后 0 小时、1.25 小时、2 小时的血药浓度可以较好地估算 $AUC_{0\sim12h}$（$\gamma^2=0.93$）。

四、他克莫司的治疗药物监测

（一）药动学

1. 吸收　FK506 在整个胃肠道均能被吸收，且吸收变异性大。全血浓度一般在 0.5～6 小时达峰值，口服药物后生物利用度为 5%～67%，平均 29%。FK506 为脂溶性较强的药物，不容易在胃肠道吸收，因此临床上的应用常用羟丙基甲基纤维素将其制备成固体分散物以增加吸收度。在肾移植患者，分别给予单次口服剂量 0.1mg/kg、0.15mg/kg 和 0.2mg/kg FK506 后，其全血分别为 19.2ng/ml、24.2ng/ml、47.9ng/ml，在 0.7～6 小时。尽管有较大的变动范围，大多数患者口服 FK506 后，3 天后可以达到血药浓度的稳定状态。

食物能减少 FK506 吸收，而胆汁不会影响其吸收。高脂肪饮食可延缓 FK506 吸收。空腹时口服 FK506 后其平均 C_{max} 为进食时的 2 倍。且空腹服药 t_{max} 为 1 小时，进食则为 3 小时。因此 FK506 应在进食前 1 小时或进食后 2～3 小时服用。

2. 分布　由于 FK 结合蛋白（FK binding protein，FKBP）的缘故，血管内的 FK506 有 75%～80%存在于红细胞内，全血浓度较血浆浓度高 10～30 倍。FK506 在红细胞与血浆的分布受药物浓度、血细胞比容以及温度的影响。血浆中 FK506 主要与血浆蛋白结合，结合率 98%以上，主要是与血清白蛋白和 α_1-酸糖蛋白结合，而与血浆脂蛋白关系不大。FK506 可广泛分布于体内。动物实验表明，FK506 在体内分布的浓度由高到低依次是肺、肝、心、肾、胰、脾，其浓度超过血浆浓度。根据全血浓度推算出来的稳定状态下的分布容积为（0.99±0.26）L/kg。胎儿中的 FK506 浓度高于母体 4 倍左右。

3. 代谢　FK506 经肝脏中 CYP3A 酶代谢，FK506 的生物利用度也受到定位于肠上皮细胞的 P-gp 外排泵影响。FK506 在体内至少生成 9 种代谢产物，其中主要的代谢产物为去甲基 FK506，分子量为 790kDa。

4. 排泄　FK506 全身清除率低，健康人约为 2.43L/h，而其半衰期长且不固定，为 3.5 ～40.5 小时，平均为 8.7 小时，根据半衰期可每天 1 次或者 2 次给药。胆汁排泄是主要的代谢途径，只有不到 1%的原形药物从尿液或粪便排出。由于肾脏对 FK506 的清除率低，对于肾功能不全的患者不必调整 FK506 的用药剂量，但也应警惕 FK506 的肾毒性不良反应。对于严重肝功能不全的患者，药物的半衰期延长，清除率降低，血药浓度高，应适当调整用药剂量。此外，儿童因药物清除率较成人高，其所需 FK506 的初始剂量应调整为成人剂量的 1.5～2 倍。

5. 药物相互作用　FK506 也是通过 CYP3A 代谢及 P-gp 外排，故对 CsA 所述的大多数药物相互作用也适用于 FK506。

（二）FK506 的监测方法

EDTA 抗凝的全血是标准样本选择。FK506 的测定方法较多，有 RIA、ELSIA、微粒子酶免疫分析法（microparticulate enzyme immunoassay，MEIA）、HPLC、HPLC 与酶免疫分析法联用、HPLC-MS、生物分析法等。根据不同方法的实用性及适用性，目前临床及科研工作中常用的主要是 ELISA、MEIA、HPLC 与酶免疫法联用及 HPLC-MS。

1. ELISA　目前临床常用的、已成为商品的 PRO-Trac Ⅱ ELISA 试剂盒，测定浓度范围为 1～30μg/L，回收率为 109%±11%，RSD＜10%，最低检测限＜0.25μg/L，功能灵敏度为 1μg/L，超出测定范围的样品稀释后测定，测定值与 HPLC-MS 值的关系为：[PRO-Trac 值]＝0.95 · [HPLC-MS 值]＋1.3，γ＝0.83。

2. MEIA　ELISA 和 MEIA 所用单克隆抗体与 FK506 代谢物存在交叉反应，可使所测 FK506 的浓度值偏高，不适于其药动学分析。但由于一些具交叉反应的代谢物是有活性的，且这两法与专属性好的测定方法测得的结果有较好的相关性，与临床治疗效应相关性好，且操作简便、快速，适于大量样品测定，仍可达到治疗药物监测的目的，故是目前临床的主要监测方法。但必须注意，当用免疫分析法测得的浓度比常规的浓度异常增高时，应采用专属性好的方法验证，特别是对儿童、肝功能异常的患者及合并用药。有文献报道 1 名肝功能差的患者在手术后的第 1 周，血药浓度 ELISA 测定结果为 26.6～49.0μg/L，MEIA 为 58.5～64.5μg/L，而用 HPLC-MS 则只有 5.1～9.0μg/L，比免疫法高达 10 倍。

3. HPLC　HPLC 与 ELISA 联用充分利用了两者的优点，即 HPLC 的专属性及酶免疫分析的高灵敏度。Warty 等将 HPLC 与 ELISA 联用，评估 ELISA 法测定血浆中母体药物的专属性。对正常肝功能患者及肾功能变化患者，两法测定的 FK506 血浆 C_0（或全血 C_0）相近，表明在这些患者血中与分析方法起交叉反应的代谢物蓄积小。但在肝功能差的肝移植患者及几例儿科肝移植患者血样中，HPLC-ELISA 法检出与 ELISA 分析法所用抗体有明显交叉反应的代谢物。Tokunaga 等也用此联用法测定 FK506 及其免疫活性代谢物在全血中的浓度。在 4 名肝移植患者中，HPLC 洗脱物中大部分免疫活性为原形药的活性，占移植后前几天的免疫活性的 95%或更多，非 FK506 洗脱部分的免疫活性为全部免疫活性的 1.6%～10.7%。此外，Firdaous 等也将 HPLC 与 MEIA 联用，克服了 MEIA 由于专属性差造成的误差，结果表明肝和肾移植患者 HPLC-MEIA 法测得的浓度比直接用 MEIA 测得的浓度低 47.5%～18.8%，而两法测定的不含药物的空白血加入已知量药物后的结果却无显著性差异。

4. HPLC-MS　HPLC 是目前测定 FK506 浓度中专属性及灵敏度最高的方法，生物样品经固相提取净化，HPLC 分离不同组分，然后用 MS 作检测器，可用来测定患者血、胆汁和尿中的 FK506 及其代谢物，阐明药物的代谢途径。Christians 等用 32-O-乙酰 FK506 为内标，固相提取，C_8 柱反相梯度洗脱，甲烷或丁烷作为反应气体，负化学电离，选择性离子监测

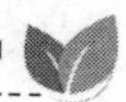

FK506 及代谢物。Alak 等用 FR900520 作内标，HPLC-MS 分析血中 FK506，线性方程为：$Y=0.2481X+0.007(\gamma^2=0.9996)$，人血中无明显干扰，样品用肝素或 EDTA 作保存剂无显著差异，0.1μg/L 时，日内 RSD 为 17.6%，日间 RSD 为 15.9%，其他浓度 RSD<5%，回收率为 79.6%～81.3%。Zhang 等以子囊霉素为内标，二氯甲烷提取，HPLC-MS 测定 FK506。标准曲线范围为 1～50μg/L，$\gamma=0.9999$，检测限为 0.25μg/L，临床样品测得的代谢物主要为 13-O-去甲基 FK506 和 15-O-去甲基 FK506，RSD<5%，回收率为 62%。MEIA 测定结果与 HPLC-MS 测定结果的相关性为：$MEIA_{值}=1.03[HPLC\text{-}MS]_{值}-0.084$，$\gamma^2=0.933$。

（三）FK506 的监测方案

C_0 作为 FK506 的监测指标已被临床所广泛接受。但从大量的临床研究结果来看，C_0 点作为 FK506 监测取血时间点预测 *AUC* 的效果各异，预测效果较好的多为一些移植后早期病情不甚稳定的患者，尤其是肝移植患者，认为可能与手术后手术初期供体的代谢功能恢复有关；而对于稳定期患者，单独的 C_0 并不能很好地反映 FK506 口服后体内的吸收、分布和排泄的特性，因此以 C_0 作为预测 FK506 体内过程的指标，调整给药方案仍未有定论。但已有大量研究显示，血中 FK506 的 *AUC* 能较好地预测其抗排斥反应和毒副作用的发生。Undre 等对移植术后早期的研究显示，*AUC* 值的高低与急性排斥反应发生有明显的相关性。Aidong 对心脏移植早期的研究也显示，发生排斥反应的患者 *AUC* 明显较未发生排斥反应患者的低（$P=0.023$）。然而，由于全程 *AUC* 的监测需要多点取血，临床难以实现。因此，简化 *AUC* 或单一取血时间点的研究引起了人们的关注。这种方法已在作用机制相似的 CsA 的研究中得以成功应用。

目前研究最佳监测方案，确定取血时间的方法有两种：一种是 LSS，另一种是灵敏度分析法。所谓 LSS 就是以较少的、特定的取样次数，应用线性回归分析或线性梯形法计算得到缩减 *AUC* 与特定时间点的血药浓度的线性方程，用该方程计算出的缩减 *AUC* 与全程 *AUC* 进行相关性比较，得到相关系数和绝对预测误差，以相关系数和绝对预测误差的大小来判断特定取样时间下的缩减 *AUC* 对全程 *AUC* 的预测程度。已有许多文献应用了 LSS 对 FK506 的 *AUC* 与临床效果方面进行研究。有的用多点法，即以缩减 *AUC* 中的两点或三点作为预测 *AUC* 的预测因子。Pisitkun 等用 C_0、C_1（或 C_2）和 C_4 这 3 个浓度预测的 *AUC* 与全程 *AUC* 的相关系数达到了 0.97，C_2 和 C_4 两个浓度预测的 *AUC* 与全程 *AUC* 的相关系数也高达 0.96。Uchida 等用 C_1 和 C_2 两个浓度计算出的 *AUC* 预测全程 *AUC*，并确定出了 *AUC* 的靶值为 150μg·h/L，用于预防排斥反应和肾毒性的发生。由于缩减 *AUC* 与全程 *AUC* 有很好的相关性，有人分别用各取血点的浓度对缩减 *AUC* 进行相关性研究，根据相关系数的大小确定监测时的单一取样点。Cantarovich 等在对肝移植患者的研究结果表明，C_2、C_3 和 C_4 分别与 *AUC* 有良好的相关性，γ 分别为 0.905、0.901 和 0.898。在对肾移植的患者的研究中，以 C_0，C_3，C_4 或 C_6 的相关性较好。而对于肝移植和肾移植稳定期的患者以 C_4 或 C_5 或的浓度与 *AUC* 的相关性最好，认为可作为监测指南。

与 LSS 法不同，灵敏度法是依赖于房室模型的一种方法。该方法用线性拟合的方法处理观测的多点或单点药-时数据，确定药物在体内处置的房室模型，再用 PPK 程序所得到的药动学参数，用残差变量评价总体 PPK 参数的变异性，计算稳态下灵敏度最高的取血时间指数，以其作为药物监测的取样点。有研究用灵敏度法分析了以 FK506 治疗的 36 例肝移植患者给药后12小时内的药-时数据，结果显示，FK506的药动学为二室模型，稳态最大灵敏度的取血时间为4.9小时，认为该时间点的血药浓度能够为预测*AUC*提供最多的信息，是作为FK506治疗中药物监测最佳取样时间点。这一结果与相应数据用LSS估算的最佳取样时间点为5小时非常一致。

（四）推荐浓度监测范围及频率

患者移植初期，推荐的血浆C_0为0.5～5μg/L，全血C_0为5～20μg/L，后期治疗全血降低至12μg/L左右。对于初始治疗或调整原有治疗方案的制定，建议需等FK506达到稳态血药浓度(一般为2天，即5个半衰期)。移植后的前1～2周，每周平均监测3～7次，以后逐渐减少，第3～4周每周2次，第5～6周每周1次，第7～12周每2周1次。特殊情况下，如肝功能改变、出现副作用、使用能改变FK506药动学的药物等时，必须增加监测频率。

（五）FK506的PPK

1. 数据采集　FK506的研究多采用TDM的数据，如张关敏等的研究中采用了C_0和C_2，Velickovic-Radovanovic等的研究则只采用了C_0。也有不少研究采用密集采样，Benkali等的研究中，分别于术后1周、2周以及1个月、3个月、6个月采集密集数据(0、0.33、0.66、1、1.5、2、3、4、6、9小时)，且在1周、2周时采集12小时血样；在另一项对FK506缓释剂型的研究中，他们采集了12个(0、0.33、0.66、1、1.5、2、3、4、6、9、12、24小时)时间点的血样，Woillard等的研究也采用了相同的采样方法。

2. 结构模型　根据FK506的C_0进行群体分析的结果多采用单室模型，张关敏等在58例肾移植患者中进行的回顾性研究显示一级吸收和一级消除的单室模型拟合效果好，其中CL/F为21.7 7L/h，k_a为$3.09h^{-1}$。通过对不同误差模型的考察，认为个体间随机效应为指数型$P_i=P_{pop}\cdot e^{\eta i}$，残留随机效应为混合型$C_{obs}=C_{pred}(1+\varepsilon_1)+\varepsilon_2$时拟合较好。国外部分研究结果也得到了类似结果，如Velickovic-Radovanovic等在63例塞尔维亚肾移植患者中进行的研究，以及Antignac等在83例肾移植患者中进行的研究中也认为一级吸收和一级消除的单室模型得到拟合较好。也有较少一部分采用二室模型，如Zhao等在50个儿童肾移植患者中进行的研究认为延迟的一级吸收的二室模型拟合较好，群体典型值CL/F为18.5L/h，V_c/F为28.5L，V_p/F为276L，Q/F为48.3L/h，k_a为0.566L/h，t_{lag}为0.351h。Woillard等的研究则用厄兰分布描述吸收过程、采用一级消除的二室模型，CL/F为24.1L/h，V_c/F为238L，V_p/F为500L，Q/F为57.6L/h，k_a为$5.47h^{-1}$。

3. 协变量　身高、年龄、性别等固定效应因素在研究中较少作为协变量被引入最终模型，在Zhao等的研究中纳入了体重这个影响因素。术后时间对FK506的*CL*影响显著，多次被引入模型。合并用药也是较强的影响因素，泼尼松的剂量以及佩尔地平和地尔硫䓬也被纳入最终模型。FK506自身的剂型和剂量也曾被纳入模型。血常规指标血细胞比容多次被纳入模型，肝功能指标AST也曾被纳入模型。此外，CYP3A4及CYP3A5的基因型可以显著影响FK506的体内代谢，CYP3A5基因型多次被纳入最终模型。

4. Bayesian反馈　FK506在临床上常只监测C_0，认为其可以较好地估算并反映药物暴露量。Benkali等研究显示，C_0对$AUC_{0\sim12h}$估算准确度较3点预测较差，偏差分别为3%和2%，相对平均方差分别为27%和11%。Woillard等对新剂型的研究结果类似，偏差和相对平均方差分别为1%和8.6%。

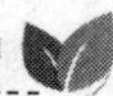

五、西罗莫司的治疗药物监测

SRL，原称雷帕霉素，是一种新型的免疫抑制剂，也存在着用药剂量小、个体吸收差异大、治疗窗窄的特性，因此开展治疗药物监测，制订个体化治疗方案在临床上也有着重要的意义。

（一）药动学

1. 吸收　SRL 胃肠道吸收很少，口服平均生物利用度约为 15%，半衰期较长，在肾移植患者平均半衰期为 62 小时。药物在体内吸收迅速，t_{max} 为 0.7～3 小时。在Ⅰ期药动学临床研究中，对肾移植患者（n=40）采用 SRL 递增给药，观测到本品 C_0（平均为 5.1～101ng/ml）与其 AUC（70.2～1428ng·h/ml）呈现线性相关，这个结果表明，SRL 的 C_0 可作为评估药物生物利用度的有效指标。SRL 药动学参数见表 3-3。

表 3-3　肾移植稳定期 SRL 稳态药动学参数

药物剂量（mg）	C_{max}（ng/ml）	t_{max}（h）	AUC（ng·h/ml）	口服清除率［mg/(h·kg)］
2	12.2±6.2	3.01±2.4	158±70	182±72
5	37.4±21	1.84±1.3	396±193	221±143

SRL 有片剂和油剂两种剂型。片剂的峰值较小而半衰期长。SRL 片剂相对于油剂来说不仅安全，患者易耐受，而且具有同样的 AUC 值。

在服用 SRL 的健康志愿者中，与禁食相比，高脂饮食可使 SRL 的 AUC 从 23%增加到 35%，为尽量减少 SRL 的血药浓度差异，应该恒定地与或不与食物同服。

2. 分布　在稳定的肾移植者体内，其 V_d 大且个体差异明显，范围为 5.6～16.7L/kg。由于与 FKBP12 有高亲和力，SRL 与红细胞结合率高，为 95%，其余分布在血浆 3%，淋巴细胞 1%，粒细胞 1%。在血浆中，SRL 与血浆蛋白广泛结合（92%），其中主要为血清蛋白（结合率为 97%），其他还包括 α_1-酸性糖蛋白和脂蛋白。SRL 在体内的分布受到体重和体表面积影响。

SRL 广泛分布在各组织中，主要分布在脑、心、肺、肝、肾、胃、肠、脂肪等组织中，给药后 0.25 小时可在各组织中测到 SRL，除胃肠组织外，其余各组织在 1 小时 SRL 含量均有升高，到 4 小时组织含量均下降。

3. 代谢和排泄　SRL 在肠和肝脏中通过 CYP3A 代谢。肠道中 P-gp 通过外排作用降低 SRL 的生物利用度。SRL 通过羟基化和去甲基化代谢生成 7 种以上的代谢产物（占 SRL 血药浓度的 55%）。鉴于难以将代谢产物分离，所以尚未充分研究代谢产物的药理学活性。然而，初步研究表明 SRL 代谢产物的免疫抑制活性约为 SRL 活性的 10%。肝功能不全者 SRL 的生物利用度增加，消除率减少，半衰期延长。

SRL 的代谢物主要经胆汁由粪便排泄，近 2.2%药物或其代谢物经肾由尿液排泄。SRL 口服清除率存在较大的个体间差异，在肾移植患者平均口服清除率为 127～240ml/(h·kg)，半衰期为 57～63 小时，与所服剂量无关。本品在儿童中的药动学研究报道较少，其清除率要高于成年人。男性 SRL 口服清除率虽然比女性慢（72.3 小时 vs 61.3 小时），但无需调整剂量。

4. 药物相互作用 CYP3A 抑制剂如抗真菌药(伊曲康唑、酮康唑),甲基红霉素、琥乙红霉素、维拉帕米可升高 SRL 的血药浓度。CYP3A 的诱导剂如卡马西平、苯巴比妥、苯妥英钠则可以降低 SRL 的血药浓度。另外同时使用 CsA 可引起 SRL 血药浓度显著升高。尽管 FK506 与 SRL 竞争同一蛋白结合位点,但在临床上应用这两种药物并不显示出显著的相互作用。

(二) SRL 的监测方法

EDTA 抗凝的全血是 SRL 的推荐检测样本。检测方法通常使用 MEIA 法或 HPLC 法。患者的标本中同时含有 SRL 及其代谢物,在采用 MEIA 等基于免疫的方法中,代谢物可能与 SRL 原形竞争抗体,从而引起交叉干扰,使浓度测定值偏大。Jones 等分别采用 HPLC-MS、HPLC 法与 MEIA 法测定了移植患者的血液混合标本,以及用 SRL 标准品配制的标本,发现在患者的混合血样中,MEIA 法所得结果较 HPLC-MS 法平均偏高 21%;而标准品配制的样本中,MEIA 法则比 HPLC-MS 法平均偏高 8%。将 HPLC 法与 MEIA 法检测结果进行回归分析,结果显示:$MEIA_{值}=1.27\times HPLC_{值}-1.6(\gamma^2=0.81)$。

(三) SRL 的监测方案

SRL 的治疗方案多种多样,且单独给药的剂量与联合 CsA 或 FK506 等药物使用的剂量区别较大,维持血药浓度也各有区别。Groth 等通过对照研究发现,SRL 口服溶液的初始剂量为 16～24mg/(m^2 · d),随后 7～10 天用量为 8～12mg/(m^2 · d),血药浓度稳定在 30μg/L,2 个月后调整 SRL 用量至血药浓度稳定在 15μg/L,均为清晨给药,一日一次,前 12 周每周监测 1 次血药浓度,之后每个月监测 1 次。Kahan 等认为,血药浓度大于 15μg/L 时,即与出现甘油三酯的升高及血红蛋白、白细胞或血小板较少有关。当 SRL 与 FK506 联合应用时,其血药浓度保持在 6～12μg/L 即有降低急性排斥率的作用,且毒性小。在一系列的肝、肾、胰腺移植患者中服用 5mg/d 的 SRL 及 0.03mg/(kg · d) 的 FK506 预防急性排斥反应,且以各自浓度水平维持在 3～7μg/L 及 6～12μg/L 为准,均取得满意的移植器官功能。

与 CsA 合用时,SRL 的用量相比单独使用时减少,建议 SRL 的血药浓度维持在 5～15μg/L,同时 CsA 用量亦可减少,但 CsA 浓度最少要维持在 50～150μg/L。

目前认为,由于 SRL 的 $t_{1/2}$ 较长,无须每天测定其血药浓度,首次测定可以在服药后 4 天,第 1 个月内每周测定 1～2 次,第 2 个月每周测定一次,之后每个月测定 1 次。

(四) SRL 的 PPK

SRL 口服生物利用度个体差异较大,近年来也有部分 PPK 研究。Djebli 等在 22 名未服用 FK506 和 CsA 的患者中进行的 PPK/PD 研究中分别于服用 SRL 后 1 周,2 周及 1 个月,3 个月采集密集(0、0.33、0.66、1、1.5、2、3、4、6、9、12、24 小时)数据,结果显示,用厄兰分布描述吸收过程,一级消除的二室模型拟合较好,其中 k_a,V_c/F,V_p/F 分别为 5.25h^{-1}、18L 和 292L;CYP3A5*3/*3 基因型患者平均口服清除率为 14.1L/h,而 CYP3A5*1/*3 和 CYP3A5*1/*1 基因型患者平均口服清除率为 28L/h;Bayesian 反馈的结果显示,服药 0 小时、1 小时、3 小时采样可以较好地进行预测。Jiao 等回顾性收集 112 名肾移植患者术后 12 个月内的数据,用一级吸收及消除的一室模型拟合较好 $AUC_{0\sim24h}$,CL/F 和 V/F 分别为 10.1L/h 和 3670L,肝功能受损患者联合应用水飞蓟素、甘草苷、总胆固醇和 CsA 时 C_0 的升高会显著影响 CL/F。

第二节　个体化给药

一、给药方案的设计及剂量调整

药物所产生的最终临床效应常常与给药剂量不是对等的，个体之间存在较大的差异性，因此理想的方案应该是实施个体化给药(individualization of drug therapy)，即根据每个患者的具体情况量身订制，借助 TDM 手段，通过测定体液中的药物浓度，计算出各种药动学参数，然后设计出针对个人的给药方案。给药个体化首先是制订方案，选定最佳药物、药物的剂型和给药途径，明确目标血药浓度范围及有关药动学参数的意义，按所期望的治疗浓度如稳态峰浓度($C_{ss,max}$)、稳态谷浓度($C_{ss,min}$)或者平均稳态浓度($\overline{C}_{ss}$)，拟定给药剂量(D)和给药间隔(τ)。在给药后，根据临床观察并按需要监测血药浓度，再根据患者药动学参数对 D 和 τ 进一步调整，使之最终达到有效血药浓度范围。给药个体化的一般步骤如下。

(1)根据诊断结果及患者的具体因素，选择合适的药物及给药途径。

(2)拟订初始给药方案(包括 D 和 τ 等)。

(3)按时给药。

(4)随时观察患者按初始方案用药的临床效果，必要时，按一定时间间隔测定血药浓度。

(5)根据血药浓度-时间数据，求出患者的个体化药动学参数。以此参数和临床药效为依据，结合临床经验和文献资料对初始给药方案进行修订调整。

(6)按调整后的方案给药，必要时重复进行步骤(4)和步骤(5)，即反复调整给药方案，直至获得理想的临床效果。

上述过程可以简化为：治疗决策→处方及初始剂量设计→调剂、投药→观察→抽血→血药浓度监测→药动学处理→按患者个体化特点调整给药方案。

(一) 初始给药方案的设计

1. 负荷剂量和维持剂量　体内经多次给药后，药物浓度达到稳态，此时摄入量等于消除量，该摄入量即为维持剂量(D_M)。初始用药时通常会增加用药剂量使之迅速达到有效血药浓度，该首次剂量即为负荷剂量(D_L)，D_L 为 D_M 与给药间隔后体内残留量之和，因而在确定 D_M 的情况下，D_L 可以用下式表示：

$$D_L = D_M \cdot \frac{1}{1-e^{-k\tau}}$$

给药方案的设计使血药浓度维持在治疗窗内。这一治疗窗范围可定义为 $C_{ss,min}$、$C_{ss,max}$)。D_L 和 D_M 可以用稳态血药浓度与分布容积(V_d)的乘积表示，

$$D_L = \frac{V_d}{F} \cdot \frac{1}{1-e^{-k\tau}}$$

$$D_{M,max} = \frac{V_d}{F} \cdot (C_{ss,max} - C_{ss,min})$$

D_M 还可以根据药物清除率(CL)和平均稳态浓度($\overline{C}_{ss}$)估计，即：

$$D_M = \frac{CL}{F} \cdot \overline{C}_{ss} \cdot \tau$$

应当注意，公式中的 V_d 指药物在体内分布达到平衡时的分布容积，如果药物符合二室

模型，则 V_d 相当于消除稳态分布容积 V_{ss}，而非中央室分布容积。

2. 给药间隔　$C_{ss,min}$ 和 $C_{ss,max}$ 的关系可以用下式表示：

$$C_{ss,min}=C_{ss,max}\cdot e^{-k_e\tau},$$

由下式可以得到最大给药间隔(τ_{max})

$$\tau_{max}=\frac{\ln(C_{ss,max}/C_{ss,min})}{k_e}=1.44\cdot t_{1/2}\cdot\ln(C_{ss,max}/C_{ss,min})$$

以上计算的 $D_{M,max}$ 和 τ_{max} 为理论上的给药方案，不方便于临床实际操作，还可以根据医疗工作和患者的实际需要选择合适的给药频率，即确定给药间隔，如每 4 小时、6 小时、8 小时、12 小时或 24 小时给药一次，而 D_M 也需作相应的调整：

$$D_M=(D_{M,max}/\tau_{max})\cdot\tau$$

根据半衰期的不同，可以参考以下原则设计给药方案：

(1)半衰期短($t_{1/2}<6$ 小时)的药物：要维持有效血药浓度的水平，对于治疗指数低的药物，如肝素等，为减少血药浓度波动，最好静脉滴注；而对于治疗指数大的药物，如青霉素，为了给药方便，可采用大剂量长间隔方法，初始剂量等于维持剂量。

(2)半衰期中等(在 $t_{1/2}$ 6～24 小时)的药物：主要考虑治疗指数和给药是否方便。治疗指数高的药物，给药间隔通常与半衰期相当，负荷剂量大约为维持剂量的 2 倍；治疗指数低的药物，则需要加大给药频率并减少维持剂量，以减少给药间隔期间的血药浓度波动。

(3)半衰期长($t_{1/2}>24$ 小时)的药物：一般每天给药一次，给药间隔小于，初始计量高于维持剂量的 2 倍。

(二)根据血药浓度调整给药方案

1. 根据有效血药浓度　采用静脉用药的给药方式，由于药物直接进入循环，不用考虑吸收速度和吸收程度的问题，药动学过程比较简单，给药方案的制订也较为容易。

例 3-1. 某成年患者伤口感染金黄色葡萄球菌，肝肾功能指标良好，假设给予万古霉素(1g，每 12 小时 1 次)，静脉滴注(1 小时内滴完)的 $C_{ss,max}$(给药后 0.5 小时)为 35mg/L，$C_{ss,min}$(下次给药前采集)为 15mg/L。

要求：(1)计算患者药动学参数；(2)根据药动学参数调整剂量使得其分别为 30mg/L 和 7.5mg/L。

$$(1)k_e=\frac{\ln C_1-\ln C_2}{t_1-t_2}=\frac{\ln 35mg/L-\ln 15mg/L}{12h-1.5h}=0.081h^{-1}$$

$$t_{1/2}=0.693/k_e=0.693/0.081h^{-1}=8.6h$$

$$V_d=-\frac{D}{C_0-C_{predose}}=\frac{1000mg}{39.5mg/L-15mg/L}=41L$$

$$(2)D=C_{ss,max}\cdot V_d\cdot(1-e^{-k_e\tau})=(30mg/L\times 41L)\times(1-e^{(0.081h^{-1})\cdot 18h})=944mg$$

$$\tau=\frac{\ln C_{ss,max}-\ln C_{ss,min}}{k_e}=\frac{\ln 30mg/L-\ln 7.5mg/L}{0.081h^{-1}}=17.1h$$

因此，建议采用 1g，每 18 小时 1 次(q18h)的用药方案。

2. 稳态一点法　药物经血管外给药后，吸收与分布都很快时，给予剂量 D_1 后，到时间时血药浓度 C_1 由下式表示：

$$C_1=\frac{FD_1}{V_d}e^{-k_e t_1}$$

对于同一位患者，药动学参数 F、V_d 及 k_e 及在一段时间内不改变，可以认为药物浓度仅由剂量决定。大多药物的 TDM 是多次用药当血药浓度达到稳态水平时，采血测定血药浓度，而且多数情况下监测谷浓度。监测通常在一次给药前采血。稳态一点法即以稳态时谷浓度为依据，若此浓度与目标浓度相差较大，可根据下式对原有的给药方案进行调整。

$$D'=D\times C'/C$$

该式中，D' 为校正剂量，D 为原剂量，C' 为目标浓度，C 为所测浓度。公式非常简单，而操作也不复杂，但使用时需要注意以下两点：

(1)用该公式的条件是：血药浓度与剂量呈线性关系；

(2)采血必须在血药浓度达到稳态后进行，即在用药达到 5～7 个 $t_{1/2}$ 以后，因此对于一些 $t_{1/2}$ 长的药物需要耗费较长的时间。

例 3-2. 某肾移植受者口服 FK506，剂量为每天 0.05mg/kg，一天两次，该受者体重为 60kg，即每次口服剂量为 1.5mg，两天后测定谷浓度为 4μg/L，如果要达到谷浓度为 8μg/L，试调整至合适的剂量。

解：因 FK506 个体间的 $t_{1/2}$ 相差较大，现假设该患者 FK506 的 $t_{1/2}$ 为 7.7 小时，因此，两天后已经达到稳态浓度，因此设 $C'=8\mu g/L$，原剂量 $D=1.5mg\times 2=3mg$，测得浓度 $C=4\mu g/L$

则：
$$D'=D\times C'/C=\frac{3mg\times 8\mu g/L}{4\mu g/L}=6mg$$

该肾移植受者可建议调整剂量为改为每次服用 3mg，每天两次。

3. 重复一点法　对于一些药动学参数偏离正常值或群体参数变异较大的患者，往往需要根据其个体参数值来设计给药方案。测定和求算患者药动学参数的系统方法是在给药后采取一系列血样，并应用计算机拟合相应的房室模型及算出数据。所得参数齐全、准确，但该法费时又费力，临床上不适合广泛应用。Ritschel 与 Thompson 等在 1978 年提出了简便的方法，即重复一点法(repeated one-point method)。利用此方法只需采两次血，即可求算出与给药方案相关的两个重要参数：消除速率常数(k_e)和表观分布容积(V_d)。

具体方法：给予患者两次试验剂量，每次给药后采血一次，采血时间须在消除相的同一时间。准确测定两次血样的浓度，按下述公式求算 k_e 和 V_d。

$$k_e=\frac{\ln[C_1/(C_2-C_1)]}{\tau}$$

$$V_d=\frac{D\cdot e^{-k_e\tau}}{C_1}$$

式中，C_1 和 C_2 分别为第一次和第二次所测血药浓度值，D 为试验剂量，τ 为给药间隔。需要注意的是：

(1)该法只适用于第一次和第二次给药后，而不能在血药浓度达到稳态时使用；

(2)当采用血管外给药时，应注意在消除相采血；

(3)血样采集时间和浓度测定一定要准确，否则计算的参数误差较大；

(4)本方法的计算中引入了两个药动学参数，及 k_e 和 V_d。当患者有肥胖、水肿、肝肾功能不全、心肌梗死和低蛋白血症等时，可有较大的变化，而肝、肾功能不全时还会引起 k_e 的变化，这些都会影响计算的结果。在 k_e 和 V_d 这两个参数中，如果其中一个参数有变化，另一个参数无变化或变化很小，本法仍然适用。

例 3-3. 某肾移植患者口服 CsA，剂量为每天 5mg/kg，一天两次，该受者的体重为 60kg，即每次口服 CsA 的剂量为 150mg，12 小时后采血，然后立即给予第二次剂量 150mg。同样，在第二次给药后 12 小时采第二个血样。测得 C_1 和 C_2 分别为 120μg/L 和 160μg/L，求 k_e 和 V_d。若 CsA 的稳态谷浓度和稳态峰浓度分别需要为 150μg/L 和 300μg/L，试制订方案。

解：$$k_e=\frac{\ln[c_1/(c_2-c_1)]}{\tau}=\frac{\ln[120\mu g/L/(160\mu g/L-120\mu g/L)]}{12h}=0.092h^{-1}$$

$$V_d=\frac{D\cdot e^{-k_e\tau}}{c_1}=\frac{150mg\cdot e^{-0.092h^{-1}\cdot 12h}}{120\mu g/L}=418.8L$$

$$\tau=\frac{\ln C_{ss,max}-\ln C_{ss,min}}{k_e}=\frac{\ln 300\mu g/L-\ln 150\mu g/L}{0.092h^{-1}}=7.5h$$

$$D=C_{ss,max}\cdot V_d\cdot(1-e^{-k_e\tau})=300\mu g/L\cdot 418.8L\cdot(1-e^{-0.092h^{-1}\cdot 12h})=79.1mg$$

因此，建议选择 80mg，每 8 小时 1 次(q8h)的给药方案。

4. Bayesian 反馈法　稳态一点法和重复一点法虽然简便，但对标本采集时间、患者的身体状况等因素有较高的要求，因此应用常受到限制。采用最大后验 Bayesian 估计法(maximum a posteriori Bayesian estimation，MAP-BE)只需少量的血药浓度数据即可以准确的预测药动学参数。MAP-BE 法需要事先建立患者人群的 PPK 模型，获得 PPK 参数，再将个体的病理、生理、生化指标作为解释个体间药动学变异的因素。Bayesian 反馈法具有取血点少、获得的个体药动学参数准确性高的优点，而且从群体获得的特征值越多，Bayesian 估计越有效。在数据库包括足够不同人群数据的情况下，该法对于药动学参数偏离群体值的个体，如老年人、婴幼儿、孕妇、心衰或肝、肾功能不全患者尤为适用。Bayesian 法的原理是应用某个患者身上 1～2 点血药浓度的信息，再结合已知的 PPK 参数，估算患者个体的药动学参数。有些情况下 Bayesian 法还可以估算维持剂量和给药间隔。

Bayesian 法基本步骤简述如下。

(1)建立群体数据库，其中包括大量患者的稀疏血药浓度数据，要求数据有代表性，包括服药后不同时段如吸收相、分布相、消除相的数据点，同时包括不同年龄、体重、心、肾、肝功能、遗传背景的患者。

(2)利用非线性混合效应模型(nonlinear mixed effects modeling，NONMEM)等 PPK 软件，建立 PPK 模型，估算 PPK 参数，并定量研究不同病理生理因素对药动学的参数影响。

(3)采集患者 1～2 个血液标本，监测血药浓度，将相应血药浓度和时间及病史生理数据输入 Bayesian 反馈程序中，即可以得到该个体患者准确的药动学参数。

(4)应用该个体的药动学参数重新调整给药剂量，如此反复，直到达到最佳剂量。

二、特殊人群个体化给药方案设计与治疗

(一) 肾功能损伤患者的给药方案设计与调整

1. 肾功能的标志　肾小球滤过率(glomerular filtration rate，GFR)及肌酐清除率(CL_{cr})是目前用于评价肾功能的常用指标。可通过 Cockroft-Gault 公式来计算。

$$成年男性：CL_{cr}=\frac{(140-AGE)\times WT}{72\times S_{cr}}$$

$$\text{成年女性}:CL_{cr}=\frac{(140-AGE)\times WT}{85\times S_{cr}}$$

上式中，AGE、WT 和 S_{cr} 分别表示年龄、体重和血清肌酐浓度。近年血清胱抑素 C（Cystatin C，Cys-C）被采用作为肾功能评价的替代指标，Cys-C 是分子量为 13kDa 的糖蛋白，在体内稳定产生并且绝大多数通过肾小球滤过排泄，血清浓度几乎完取决于 GFR。GFR 可以通过以下公式表示：

$$\text{GFR}=\left(\frac{80.35}{C_{\text{Cys-C}}}-4.32\right)\times\frac{\text{BSA}}{1.73}$$

$$\text{BSA}=0.007184\times H^{0.725}\times WT^{0.425}$$

式中，BSA、H、WT 分别表示体表面积、身高及体重。

2. 肾功能损伤时药动学参数　肾功能损伤患者使用治疗指数低的药物，目前常用的剂量调整方法是测定患者的 CL_{cr}，再结合已有肾功能损伤患者的药动学数据，推算患者的药动学参数进而计算出初始剂量。

（1）清除率是表征药物消除的最重要参数，与 CL_{cr} 相关性最为密切。

$$CL'=CL\cdot\left[\frac{CL'_{cr}}{CL_{cr}}\times fe+(1-fe)\right]$$

其中，CL 和 CL 分别为肾衰竭和正常情况下的药物清除率，CL_{cr} 和 CL_{cr} 分别为肾衰竭和正常情况下的肌酐清除率。

（2）分布容积（V_d）肾功能减退时患者 V_d 变化比较复杂，比如正常情况下经肾脏消除的内源性或外源性物质，在肾功能减退的患者体内蓄积，进一步导致药物血浆蛋白结合率的下降，从而增加 V_d。相反，如果内源性物质蓄积增大到一定程度从而取代了与组织结合的药物，则药物的 V_d 降低。

（3）消除速率常数（k_e）肾功能严重受损时 k_e 及消除半衰期 $t_{1/2}$ 显著增大，由于 k_e 由 CL 及 V_d 共同决定，因而 k_e 的变化并不完全取决于 CL 的改变。

3. 给药方案的设计　尽管肾功能损伤患者药动学改变的机制差异很大，仍可以采用统一的调整方法。目标是根据患者的肾功能，通过降低维持剂量或延长给药间隔维持适当的稳态时的游离血药浓度（$C_{\text{uss,ave}}$）：

$$C_{\text{uss,ave}}=\frac{F\cdot[D_M/\tau]}{CL_u}=\frac{F'\cdot[D_M/\tau]'}{CL'_u}$$

式中 F 及 F' 分别表示健康人及肾功能下降时的口服生物利用度，CL_u 为血浆游离型药物清除率，包括肾清除及非肾清除。D_M/τ 是肾功能正常患者的给药方案。$[D_M/\tau]'$ 则为肾功能损伤患者的给药方案。若 F 在肾功能损伤患者未改变，则清除率之比（CL'_u/CL_u）可以表示为：

$$\frac{CL'_u}{CL_u}=\frac{[D_M/\tau]'}{[D_M/\tau]}=KF\cdot fe+[1-fe]$$

式中 KF 表示肾功能，fe 表示肾功能正常的患者静注给药后以原形从尿中排泄的部分。KF 采用患者 CL_{cr} 与标准 CL_{cr} 之比（$1.73m^2$ ∶120ml/min）表示。使用上述公式需要满足以下条件：

（1）药物肾脏清除与肾功能（比如 CL_{cr}）成正比；

（2）肾功能对非肾清除（如代谢）无影响；

(3)药物的肾清除率与非肾清除率均为线性过程；

(4)肾功能损伤患者的药效学未改变。

此外，应当注意肾功能损伤也可能影响蛋白结合率，因此上述公式基于游离药物清除率。

实验给药方案的调整可以采用降低剂量或延长给药间隔，或者两者同时进行的方法，主要取决于用药习惯、药物剂型以及药效学特点。如果药物主要通过口服给药，而且剂量规格有限，常采用固定给药剂量延长给药间隔的方法。如果药物采用胃肠外给药方式，可以给予较小剂量而维持常规的给药间隔。对于治疗指数较窄的药物如氨基苷类和万古霉素，则可以同时调整剂量和给药间隔以达到目标浓度。采用给药间隔延长而剂量维持不变的方法，峰浓度增高而谷浓度降低。若降低剂量而维持给药间隔，则肾功能损伤患者的峰浓度降低而谷浓度增高。同时改变剂量及给药间隔，则峰浓度和谷浓度与正常肾功能患者采用常规方案一致。

以下以肾功能损伤患者使用新型免疫抑制剂咪唑立宾为例说明：肾功能正常患者(CL_{cr}=120ml/min)的给药方案为100mg，每天两次，fe=1.0(咪唑立宾经肾排泄，在肾功能正常情况下，$t_{1/2}$约为3小时，给药后24小时内大于95%的药物通过肾脏排出体外，故可认为fe约为1.0)。对于一个严重肾功能损伤(CL_{cr}=20ml/min)的患者，剂量应当如何调整？

根据公式：

$$\left(\frac{D_M}{\tau}\right)'=\left(\frac{D_M}{\tau}\right)\cdot\left[\frac{CL'_{cr}}{CL_{cr}}\times fe+(1-fe)\right]=\left(\frac{100mg}{12h}\right)\cdot\left[\frac{20ml/min}{100ml/min}\times 1+(1-1)\right]$$
$$=1.67mg/h$$

可以有3种剂量调整方案：

(1)调整给药间隔：0.1g，每60小时1次(q60h)。

(2)调整给药剂量：20mg，每12小时1次(q12h)。

(3)同时调整给药剂量和给药间隔：25mg，每15小时1次(q15h)。

(4)调整剂量的注意事项：肾功能损伤的影响不仅在于药物或其活性代谢物肾脏清除率降低，还可能影响其他一些重要的药动学过程，比如血浆蛋白结合率、药物在体内的分布及代谢，这些变化在严重肾功能损伤或者肾衰竭末期(End-stage renal disease，ESRD)患者中尤为明显。因此对于治疗方案的调整还需注意以下几点：

1)当fe>0.3时，对于肾功能严重损伤的患者(CL_{cr}<30ml/min)或者ESRD患者需要调整剂量；当fe接近1.0时，则对于肾功能中等损伤(CL_{cr}<50ml/min)甚至肾功能轻度损伤(50ml/min<CL_{cr}<80ml/min)的患者均可能需要进行剂量调整。

当fe<0.3时，药物从体内消除在很大程度上是通过非肾途径如代谢途径。由于近年来发现慢性肾衰竭时药物代谢变化，为了避免药物在体内蓄积，仍可能需要调整给药方案。

2)ESRD患者需要常规进行透析治疗以消除内源性毒性物质，透析可能增加药物从体内清除，在治疗时需要考虑这一因素。

3)目前根据血清肌酐水平采用Cockroft-Gault公式估算仍是用于剂量调整的主要方法，但这种方法在某些情况下存在缺陷，比如严重烧伤的患者及肝肾综合征的患者。

4)某些弱酸性药物在肾功能损伤时蛋白结合率可能降低，因此对游离药物浓度进行TDM，并根据调整给药方案可能是有意义的。

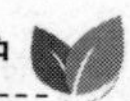

5)在患者肾功能损伤的情况下，如果给药方案不进行适当调整，药物活性代谢物可能在体内蓄积。此外，药效在肾功能损伤时也会发生改变，因此，肾功能损伤患者与肾功能正常的患者血药浓度相同时，对药物的反应并不一定一致。

上述剂量方案的估算是初始剂量，因此在实际工作中给予初始剂量后有必要开展TDM，根据监测结果进一步调整方案，达到个体化用药的目的。

(二) 肝功能损伤患者的给药方案与治疗

1. 肝脏疾病与肝脏功能　肝细胞损伤时药物无法得到有效的代谢，药物的肝脏清除率降低。药物在肝脏损伤时首关效应减少，生物利用度增加。口服给药时，肝脏清除率与肝首关代谢同时减少，稳态时血药浓度会大大增加。特别是对于肝硬化患者，由于肝细胞坏死，被非功能性的结缔组织取代，肝血流量减少，从而减少正常肝细胞的血流灌注进而减少肝脏消除。肝硬化患者白蛋白合成下降，还能导致血浆中游离型药物浓度增加。另外，通常通过肝脏消除的内源性物质如胆红素也在血液中蓄积，可以将药物从血浆蛋白结合部位取代。药物游离分数的增加可影响肝脏和肾脏药物清除，还有可能引起药物分布容积改变[$V=V_B+(f_B/f_T)V_T$]，其中V_B和V_T分别为血液和组织的生理容积，而f_B和f_T分别为药物在血液和组织的游离分数。由于肝病患者清除率下降而分布容积可能增加或无显著变化，消除速率常数通常降低。

2. 肝功能损伤对药动学的影响

(1)肝脏提取率(ER)：它是反映肝脏药物清除效率的药动学参数，可以用进入肝脏和离开肝脏药物量之差表示，进入肝脏药物量可以用稳态时肝血流量Q与进入肝脏血液中的浓度C_i乘积。而离开肝脏量可以用血流量Q与离开肝脏的血药浓度C_0乘积。肝脏提取则可以用下式表示：

$$\text{肝提取率}=Q\cdot C_i-Q\cdot C_0$$

肝清除率可以用下式表示：

$$CL_H=(Q\cdot C_i-Q\cdot C_0)/C_i=Q(C_i-C_0)/C_i$$

肝提取率与口服生物利用度F的关系可表示为：$ER=1-F$。对于高提取率的药物，口服生物利用度趋向于0。而低提取率的药物口服生物利用度增加趋向于100%。若药物被肝脏有效地清除，离开肝静脉的药物浓度C_0很低可以忽略。此时肝清除率被肝血流量限制($CL_H=Q$)。口服高提取率药物之后，肝功能的微小改变能对可进入体循环的药物产生很大影响。比如：肝提取率从0.95降到0.90，进入体循环的药物量增加了1倍(从0.05到0.10)。

(2)肝血流量：对于高提取率药物，肝清除率直接与肝门静脉血流量相关。对于肝脏清除非常高效的药物，肝清除率接近肝血流量。对于这些药物，直接改变肝血流量或通过改变心脏输出反映血浆中药物浓度的改变。许多研究显示心脏输出的改变和肝血流量的改变能间接或直接改变高提取率药物的清除率。因此，肝血流量对于肝清除率尤其是高提取药物，是首要的生理因素。

(3)固有清除率代表了肝脏对药物的代谢能力，可以用稳态时肝脏清除率与肝内总浓度或游离浓度之比表示。由于肝内药物浓度无法准确检测，目前通过体外或动物模型推算。

(4)肝脏能够清除所有到达肝脏的药物，因此即使蛋白结合改变，清除率也不会改变，消除速率取决于血液中药物总浓度。在血浆或血液清除率不变的情况下，若蛋白结合率改变，则游离型药物的清除率也随之改变，进而游离型药物浓度也发生改变。对于高提取药物，蛋白结合的改变将更多地体现在药理效应的改变。对于低提取药物，蛋白结合的改变直接影响血浆或血液清除率，而游离型药物清除率和药理效应只有短暂的改变或物改变。

(5)肝脏疾病导致的药动学改变使药物的总的及游离的稳态浓度及药物效应发生复杂的改变(表 3-4)。这些改变取决于药物的肝脏提取率。肝脏药物清除率可用公式表示为：

$$CL_{H}=\frac{LBF\cdot(f_{B}\cdot CL'_{int})}{LBF+(f_{B}\cdot CL'_{int})}$$

表 3-4　肝脏疾病对肝脏提取率不同的药物药动学参数的影响

	参数	低提取率药物			高提取率药物	
肝脏提取率	肝血流量 LBF	—	—	—	—	↓
	固有清除率 CL_{int}	↓	—	↓	—	—
	药物游离分数 f_{B}	—	↑	—	↑	—
药动-药效参数	清除率 CL	↑	↑	—	—	↓
	分布容积 V_{d}	—	↑	—	↑	—
	消除半衰期 $t_{1/2}$	↑	↑↓	—	↑	↑
	稳态浓度 C_{ss}	↑	↓	—	—	↑
	游离稳态浓度 C_{ssu}	↑	—	—	↑	↑
	药效	↑	—	—	↑	↑

其中 LBF 为肝血流量，f_{B} 为药物的游离分数，而 CL_{int} 为固有清除率。对于肝脏提取率低的药物(≪30%)，$LBF\gg f_{B}\times CL_{int}$，则 $LBF\approx LBF+f_{B}\times CL'_{int}$，进一步可以推出 $CL_{H}\approx f_{B}\times CL'_{int}$；对于肝脏提取率高的药物(≫70%)，$f_{B}\times CL_{int}\gg LBF$，则 $f_{B}\times CL_{int}\approx LBF+f_{B}\times CL'_{int}$，进一步可以推出 $CL_{H}\approx LBF$。对于肝脏提取率居两者之间的药物，估算 $CL_{H}\approx f$ 时需要考虑 3 种因素。临床药师在调整给药方案时需要特别注意的是：由于不同药物的肝提取率不同，肝清除率的决定因素有区别。

3. 肝功能评价指标　对于肝脏药物代谢能力评估，可以参照国际上通用的肝硬化贮备功能的分级标准：Child-Pugh 评分。Child 将患者 5 个指标(包括一般状况、腹水、血清胆红素、血清白蛋白浓度及凝血酶原时间)的不同状态分为 3 个层次，分别计以 1 分、2 分和 3 分，并将 5 个指标计分进行相加，总和最低分为 5 分，最高分为 15 分，从而根据该总和的多少将肝脏储备功能分为 A、B、C 三级，预示着 3 种不同严重程度的肝脏损害(分数越高，肝脏储备功能越差)。由于患者的一般状况项不易计分，随后 Pugh 提出用肝性脑病的有无及其程度代替一般状况，称为 Child-Pugh 改良分级法。例如，对于同样服用主要经肝代谢的药物，Child 评分在 8～9 的患者，则初始日剂量需稍作调整(约降低 25%)；而评分在 10 分以上的患者，则需要显著降低药物剂量(约降低 50%)(表 3-5)。

 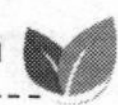

表 3-5　Child-Pugh 评分表

指标	1 分	2 分	3 分
总胆红素(μmol/L)	<34	34～51	>51
血清白蛋白(g/L)	>35	28～35	<28
凝血酶原时间(与正常值之差)	<4	4～6	>6
腹水	无	轻度	中度及以上
肝性脑病	无	中度	严重

比如，某种 95%经肝脏代谢的药物通常的剂量方案是 500mg，每 6 小时 1 次，总剂量为 2000mg/d。对于一个肝硬化的患者，其 Child-Pugh 评分为 12，则根据上述原则其剂量为 1000mg/d。给药方案可以采取 250mg，每 6 小时 1 次，或 500mg，每 12 小时 1 次。其后，仍需要密切监测患者的状况，注意药理作用及毒性作用，必要时采用 TDM 进一步调整剂量。

4. 给药方案调整　当给予肝功能损伤患者主要经肝脏消除的药物时，可以采用降低剂量而维持给药间隔或维持给药剂量而延长给药间隔，或同时改变两者。与肝功能正常患者相比，肝病患者使用正常剂量及延长给药间隔后，峰浓度增大而谷浓度相似；如果降低了给药剂量而维持给药间隔，峰浓度降低而谷浓度升高。实际应用中仍需根据给药途径和剂型规格进行考察。例如药物若只有胶囊剂，则需要采用维持剂量而改变给药间隔的方式。

例如：患者 62 岁，体重为 65kg 的肝硬化患者(体内总胆红素水平为 2.6μmol/L，血清白蛋白水平为 2.5mg/L，凝血酶原时间比正常水平长 8 秒，有轻度腹水，未发生肝性脑病)，患者同时患有慢性阻塞性肺病，患者无吸烟史，无心脏病史，请计算茶碱清除率及所需初始剂量，使稳态浓度达到 10mg/L。

根据 Child-Pugh 评分，总胆红素＝2 分，白蛋白＝3 分，凝血酶原时间＝3 分，腹水＝2 分，肝性脑病＝1 分，总分为 11 分，按前述评分原则判定为严重肝功能损伤。茶碱的清除率较低，根据前期文献报道结果为 0.35ml/(min·kg)。

因此，患者茶碱清除率：$CL=0.35\text{ml}/(\text{min}\cdot\text{kg})\times65\text{kg}=22.8\text{ml/min}=1.37\text{L/h}$。

茶碱剂量：$D_M=C_{ss}\times CL=10\text{mg/L}\times1.37\text{L/h}=13\text{mg/h}$，相当于每日 300mg。给药方案为 100mg，每日 3 次。应该注意的是，达到稳态后患者需要进行 TDM，再根据浓度调整给药剂量。

(三) 血液透析患者的给药方案与治疗

血液透析是肾功能严重损伤患者的一种重要治疗手段。透析过程中，小分子内源性或外源性物质可以按照浓度梯度通过半透膜排出体外。透析可以用于药物过量或者出现严重不良反应的解救。同时应注意的是，ESRD 患者在通过透析排除体内代谢废物的同时，体内的药物量也会减少。肾衰竭患者药物的清除机制只有非肾途径($CL=CL_{NR}$)。透析过程中，药物消除包括非肾途径和透析途径($CL=CL_{NR}+CL_D$)，使药物消除加快。

1. 体内药物透析清除效率的影响因素　对透析治疗的肾衰竭患者服用其他药物时，何时需要进行剂量调整非常关键。由于透析从体内消除了部分药物，许多药物需要在透析后补充。药物的性质决定了在透析结束后是否需要补充药物，需要考虑透析清除的量以及透析清除对总清除的贡献。如果透析清除占总清除≥30%，则认为透析清除量较为显著。

(1)药物分子大小与半透膜孔的尺寸是影响药物透析量的重要因素。多数血透采用了低流量的人工肾,半透膜孔径较小;目前也有部分患者使用高流量透析膜,这类透析膜孔径和表面积都很大,一些较大分子量的药物如万古霉素也可能被透析。在考虑人工肾消除药物能力时,应当了解其种类。

对于低流量滤膜,小分子量药物(MW<500Da,如茶碱、利多卡因、普鲁卡因胺)容易被透析清除。此时透析的能力与血液通过滤膜的速度、透析液通过滤膜的速率以及半透膜的表面积有关。血流量增加使相同时间内更多药物通过透析膜;透析液流速增加使通过半透膜的浓度梯度加大;透析膜面积增大膜孔数量增加,使药物更容易进入透析液。

药物分子量中等的药物(500Da<MW<1000Da,如氨基苷类抗生素和地高辛)在低流量透析仪中的透析能力随分子量增加而降低。然而实践证明,许多属于该分子量范围的药物透析损失量较大。需要透析后补充剂量。大分子量(MW>1000Da,如万古霉素)采用低流量透析时透析清除能力较差,但若采用高流量透析时透析清除较多,仍需补充剂量以维持治疗浓度。

(2)水溶性大的药物容易分配进水透析液,而脂溶性药物则保留在血液中。

(3)蛋白结合率较低的药物游离分数较大,容易透析清除。相反蛋白结合率高的药物则不易通过透析清除。

(4)分布容积 V_d 是血液总体积(V_B)、器官大小(V_T)、药物蛋白结合率(f_B)及组织结合率(f_T)的函数。分布容积大的药物主要集中于组织结合部分而非血液中,因此不易被透析清除。某些药物如地高辛多数与组织结合,仅少部分存在于血液中,虽然其透析清除率高,血液中的药物被有效地清除,但只占体内药物量的一小部分。当透析结束后,血液和组织中药物重新平衡,血液中药物量又会升高甚至达到透析前水平。

V_d 小的药物(<1L/kg,如氨基苷类抗生素和茶碱),透析量通常很高。中等 V_d(1~2L/kg)具有中等的透析清除率,而 V_d 很大的药物(>2L/kg,如地高辛和三环类抗抑郁药)透析率较低。

2. 初始剂量计算及剂量调整 肾衰竭患者血透时初始剂量及维持剂量的估算需要根据患者的个体药动学参数。可以根据 TDM 获得的血药浓度计算一些重要的药动学参数,如:

清除速率常数:$k_e=\frac{c_{postdialysis(1)}-c_{predialysis}}{\Delta t}$

透析消除分数:$F_{Dialysis}=\frac{c_{predialysis}-c_{postdialysis}}{c_{predialysis}}$

分布容积:$V_d=\frac{Dose}{c_{postdialysis(2)}-c_{postdialysis(1)}}$

其中,$C_{predialysis}$、$C_{postdialysis(1)}$、$c_{postdialysis(2)}$ 分别表示透析前与第一次及第二次透析后的血药浓度,Δt 表示透析时间。在难以得到个体化药动学参数时,也可以采用前期研究得到的数据估算。

3. 透析清除率的计算方法

(1)根据透析提取率计算同时采集进入透析仪和离开透析仪的血药浓度(C_{in} 及 C_{out}),则透析提取率可以表示为:$ER=(C_{in}-C_{out})/C_{in}$。而透析清除率则可以表示为:$CL_{HD}=HDBF\times$

ER,其中 HDBF 指血液通过透析仪的流速。这种方法比较简便,但由于 C_{in} 与 C_{out} 的差异往往比较小,对检测方法的要求很高。

(2)根据 AUC 计算收集透析后的所有透析液计算总体积($V_{dialysis}$),测定其中药物浓度($C_{dialysis}$),即可推算消除药物总量:$A_{dialysis}=C_{dialysis}\times V_{dialysis}$;同时采集透析期间若干点血药浓度,采用梯形法计算 $AUC_{dialysis}$,即可推算透析清除率:$CL_{HD}=A_{dialysis}/AUC_{dialysis}$。这种方法还可进一步简化,取透析进行一半时的血标本,以其浓度与透析时间的乘积代替 $AUC_{dialysis}$ 同样可以较为准确地估算 CL_{HD}。

(四)低蛋白血症患者的给药方案与治疗

1. 药物与血浆蛋白的结合机制　血液中药物主要与血清白蛋白(human serum albumin,HSA)、α_1-酸性糖蛋白(α_1-acid glycoprotein,AGP)及脂蛋白的固定位点结合,游离型药物与结合型药物呈动态平衡。

(1)HSA 是血浆中含量最多的蛋白质,分子量约为 66kDa,易与药物及酸性亲脂性内源性物质结合,包括脂肪酸、胆红素及甲状腺素等。具有结合容量小且选择性强的特点,主要与带负电的酸性芳香化合物结合。值得注意的是,脂肪酸与 HSA 结合后,改变了药物结合位点的空间结构,从而影响与 HSA 的结合。

(2)AGP 是一种急性期反应物,分子量为 40kDa,与药物结合部分具有碱性基团,且在中性环境中解离;AGP 上的多个药物结合位点并不完全分离,存在部分的重叠。AGP 主要和某些Ⅰ类抗心律失常药和局麻药等弱碱性药结合。

2. 低蛋白血症对药动学的影响　正常情况下,白蛋白的药物结合位点远远超过体内药量,因此用药剂量一般不需要调整,但在低蛋白血症的情况下,尤其是患者合并尿毒症,白蛋白含量降低并且与药物亲和力降低,使药物游离分数增加。对于高蛋白结合药物(>0%)需要特别注意。

AGP 结合位点相对较少,易发生游离分数显著变化的现象。严重肝硬化患者 AGP 浓度降低,与碱性药物结合减少,游离型药物浓度增加。另一方面,患者发生创伤或手术时 AGP 浓度显著增加,从而使奎尼丁等药物的有效血药浓度降低。

3. TDM 与剂量调整　在低蛋白血症的情况下,稳态时游离型药物浓度并未发生改变,而药物在血中的总浓度(游离型加结合型)则降低。比如:苯妥英总浓度为 10μg/ml,其中 90%与白蛋白结合而 10%为游离型。在低蛋白血症的情况下,蛋白结合下降为 45%,因而苯妥英游离分数增加了 5.5 倍(55%)。通过分布、代谢和排泄,新的稳态快速形成,这使游离苯妥英浓度回到初始值,总药物浓度降低;蛋白结合率则下降为 79%。此时若监测总浓度可能发现低于治疗窗(而游离浓度并未显著降低),若增加剂量,则游离型浓度过高并可能发现毒性反应。大部分临床实验室测的是总药物浓度,临床药师应当注意到在一个低蛋白血症或尿毒症的“低”总体药物血清浓度不应被误认为浓度达到治疗范围。

(五)心功能衰竭患者的给药方案与治疗

1. 循环系统衰竭对药动学的影响

(1)吸收:血液流速降低可使胃肠道、肌肉及皮下血液流量不足,从而使口服、皮下和肌肉内给药途径吸收速度及生物利用度不稳定,无法预测,此时对于特殊患者采用静脉给药途径更为可靠。

(2)分布:心衰患者分布容积更小,体现在因血液流量不足,引起血流重分布,更多进入到大脑和心肌，而进入肾和肌肉等的血液量显著减少，这会导致更高的血药浓度。此外，心脏疾病患者还可能出现蛋白结合异常，如心肌梗死引发感染反应，产生大量循环急性期反应物，包括 AGP，而后者可以与部分碱性药物结合。

(3)代谢：如前所述，肝脏代谢由内在代谢能力和肝血流量决定。心衰患者心脏输出下降导致高提取率药物代谢率下降。

地高辛和奎尼丁等肝脏提取率低的药物的代谢率主要由肝固有代谢能力决定。肝脏灌注减少、动脉高血氧或被动充血引起的肝细胞损伤能降低固有肝代谢能力，并降低这些药物的肝清除。

(4)清除：心排血量轻度下降时肾脏可通过自身调节维持 GFR 水平，然而更严重的心衰中 GFR 也可能下降。心衰对肾小管功能的影响目前所知甚少，地高辛的清除不仅依赖滤过也依赖小管重吸收和分泌，并且在心衰时清除率下降 50%。

2. 循环系统衰竭患者的给药原则　对于大多数药物，循环系统衰竭引起外周吸收降低，分布容积减少，代谢和肾清除减慢。推荐治疗方法是药物应通过静脉内或气管内途径给药，且首剂量和维持剂量下调。此外，患者发生不良反应的风险增加，因此对某些药物可能需要加强对血药浓度的监测。

(1)静脉内：静脉内给药是在严重循环衰竭下最可靠的途径，但仍可受到继发的交感调节的血流重新分布、肝脏代谢或肾清除降低的影响。因此首剂量通常应该降低(大约一半)且静脉推注应该缓慢，即超过 1～2 分钟，维持剂量通常也应降低一半。

(2)气管内：由于肺部具有很大的表面积和血供，通过气管内给药可以使药物吸收的速度和生物利用度明显增加。同时通过气管给药的药物作用过程可能也将延长。目前这种给药方式在心搏停止情况下都被成功使用。

(3)心肺复苏时的给药：心肺复苏时的心排血量受到很大影响。研究显示与心衰时情况类似，血流量重新分布，更多分布到脑和心脏等重要器官。此时心肺复苏时药动学的主要改变来自血流动力学的变化。药物主要通过静脉内或气管内途径给药，与严重心衰患者类似，大多数药物的首剂量需降低一半。

(六) 小儿患者的给药方案设计

与成人相比，小儿的生理病理特性有显著性不同。如小儿的肝、肾功能尚未发育完全，可导致药物经肝代谢或经肾清除的量减少，进而血药浓度偏高，容易产生蓄积毒性；小儿在 3 周岁以内尚无主诉能力，用药需慎重；某些患儿由于先天因素或生理上的变态反应，对药物特别敏感，容易发生严重的过敏反应或毒性作用，用药不当可能引起严重后果。同时，在治疗上合并用药(尤其是静脉滴注用药)的种类不宜太多，以减少可能发生的配伍禁忌和肝脏、肾脏的负担。用药剂量按体重计算是比较准确的，但同龄小儿体质不尽一样，应分别处理。现有许多药物要参照治疗窗作监护。

由于新生儿的肝肾功能尚未发育完全，因此，分布容积与体液量的关系在 1 岁以内变化较大，这种变化程度难以预测。对治疗指数狭窄的药物给予时尤其应特别慎重。对 1 岁以上小儿给药剂量可用下面公式推算：

$$小儿维持剂量=[小儿体重(kg)/70]0.7\times 成人维持剂量$$

或用体表面积计算：

$$小儿维持剂量=[小儿体表面积(m^2)/1.8m]\times 成人维持剂量$$

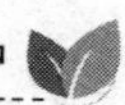

（七）老年人用药及给药方案设计

老年人生理上有明显的改变，如生理功能逐渐低下，各脏器逐步出现退行性变化，细胞组织萎缩，组织弹性降低，细胞分裂和成长能力减退，色素沉着。心脏和血液循环系统功能下降。肾功能减退，由于肾血流量下降，排泄功能比年轻人差得多。随着年龄的增长，由于血管硬化，血管运动张力的改变，老年人体循环和肺循环阻力增加，血压容易波动，机体对药物的代谢和排泄能力不断衰退，药物在体内半衰期必然延长。由于血药浓度的不正常升高而容易发生药物毒副作用。老年人的血浆电解质很容易发生紊乱而对药物耐受性降低。60岁以上的老年人，药物不良反应的发生率显著高于中、青年人。因此，老年人用药应从整体观念出发，慎重考虑，避免一些不必要的用药，即使用药也要注意下面几个问题。

1. 同时患有多种慢性疾病进行综合治疗时，造成某些药物作用的降低或增强，最好选用毒性较小、副作用较少的药物。

2. 合并用药的种类多，配伍禁忌和不良反应发生的可能性就多，故用药的种类宜少不宜多。

3. 擅自乱用药品或老年人自己管理药品、长期自己用药，容易造成差错、事故、成瘾等，因此对老年人用药要实施必要的监护。

4. 严重营养不良、维生素缺乏、体质极度虚弱，应全面考虑从整体出发的治疗用药方案。

5. 用药剂量最好能做到个体化，并以口服方法为主，尽可能避免用注射法给药。

6. 老年人病理状况十分复杂，而且病情可因各种内在、外在因素的影响和干扰而发生变化，在治疗用药过程中要密切注意观察。

三、基因多态性指导下的个体化给药

免疫抑制剂在器官移植中的应用中，患者基因型的检测还不能替代传统的TDM，但是基因多态性(gene polymorphism)的研究确实从基因水平为免疫抑制剂在临床上的合理应用提供了一种更为精准的参照和标准。通过检测患者基因型，在术前就制定免疫抑制剂的初始给药方案，不仅提高了疗效，减少了不良反应，还降低了治疗费用，是实现个体化用药的重要手段。

（一）药物代谢酶以及转运蛋白的基因多态性

1. CYP450　细胞色素P450(cytochrome P450，CYP)是一个超基因家族，包含众多亚型，研究已经发现的有21个族，21个亚族，共57个基因和58个假基因。CYP基因位点的单核苷酸多态性(single nucleotide polymorphisms，SNPs)能影响其表达和活性。CYP1、CYP2和CYP3族参与约90%的药物代谢，而其他亚型(如4、11、17、19、21)主要负责内源性物质如脂肪酸等的代谢。CYP3A4主要表达与肝脏中，已经确定有39个等位基因(包括单倍体)，CYP3A4突变频率最高的是CYP3A4*1B(392A→G)，但其在中国人中的突变频率却为0%。CYP3A5主要位于小肠和胃，也有几个等位基因已得到确定，突变频率最高且对功能影响最大的是CYP3A5*3(A6869→G)，其在中国人中的突变频率较高达到70%。CYP在人群中分为慢代谢型(PM)、中代谢型(IM)、快代谢型(EM)和超快代谢型(UM)，其中PM患者的药品不良反应较大，UM则表现为药物疗效过低，目前临床上检测较多的是CYP3A5*3(A6869→G)，尤其是用于CsA及FK506的个体化给药指导，该基因多态性的检测在某些医院已经成为常规检测项目。

2. ABCB1 和 ABCC2　ABCB1 亦称 P-糖蛋白 P-gp，作为一种外排泵，在药物吸收、分布以及消除中具有重要的作用，表现为限制药物的吸收和促进代谢物的排泄。ABCB1 转运的免疫抑制剂包括 CsA、FK506 和 SRL。ABCC2 亦称多药耐药结合蛋白-2(multidrug resistance-associated protein 2，MRP2)，是 ABCC 亚族中最多的一类，同样起到外排药物的作用，其中 MPA 是其主要的转运底物，并且 CsA 是其抑制药。ABCB1 已有超过 50 个 SNPs 被确定，其中 1236(exon12)、2677(exon21)和 3435(exon26)被证实与肾移植受者免疫抑制剂的血药浓度相关。ABCC2 也有超过 40 个 SNPs 被确定，其中突变频率较高的有 1249(exon10)、3972(exon28)和－24C>T。相比 CYP，ABCB1 和 ABCC2 的 SNP 检测用于免疫抑制剂的个体化用药指导在临床上的证据仍不充分，现阶段应用较少。

3. 巯基嘌呤甲基转移酶(thiopurine methyltransferase，TPMT)　目前已发现 8 种 TPMT 的 SNPs，研究主要集中在 TPMT G238C、G460A 和 A719G 的多态性上，但是仅有 10%左右的药品不良反应可用 TPMT 活性缺失或者 TPMT 基因多态性进行解释。近年来深入的研究发现人类 20 号染色体上某种物质也参与了某些免疫抑制剂的代谢，称之为三磷酸肌苷焦磷酸酶(inosine triphosphate pyrophosphatase，ITPA)。ITPA 基因位于染色体 20p13，具有 8 个外显子，全长 14451bp。目前研究最多的是 IVS2+21A>C、94C>A、138G>A、561G>A 和 708G>A。ITPA 活性与其基因型密切相关，其外显子 2 中的 94C>A 位点和内含子 2 中的 IVS2+21A>C 位点的突变会引起 ITPA 活性降低，分别降低为正常活性的 22.5%左右和 60%以下。当 ITPA 的活性降低时则会导致毒性代谢物在体内积聚，产生严重的骨髓抑制毒性。

4. UGT　UGTs 在体内以尿苷二磷酸葡醛酸(UDP-glucuronic acid，UDPGA)为糖基供体，催化包括免疫抑制剂在内的多种底物的葡糖醛酸结合反应，进而将内源性或者外源性物质通过胆汁或肾脏排出体外。UGTs 分为 UGT1A 和 UGT2 两个超基因家族。现已分离纯化出 19 种 UGTs 同工酶，按其基因序列差异分为 4 类：UGT1、UGT2、UGT3、UGT8，其中最重要的是 UGT1 和 UGT2，分别位于染色体 2q17 和 4q13 处。UGT1A9 能显著影响 MPA 的代谢，其突变型会导致酶活性降低，MPA 的血药浓度升高。因此，UGT 基因多态性对 MPA 代谢影响的研究越来越多，相信未来能够为临床合理用药提供科学依据。

5. 药物直接作用的靶位基因的多态性　药物的靶蛋白包括受体、酶或其他与信号转导、细胞周期控制等相关的蛋白质。编码这些靶蛋白的基因多态性也会影响药物在体内的反应，包括药效、敏感性和副作用，特别是有可能导致耐药性的产生。例如，次黄嘌呤单核苷酸脱氢酶 1 是 MPA 的药理作用靶点，其 SNPs 与肾移植后一年内排异率升高相关。鉴于目前针对免疫抑制剂靶蛋白的基因多态性研究较少，因此其指导临床个体化用药的证据仍十分有限。

6. 供体的基因型　免疫抑制剂的基因多态性研究主要集中在移植受体上，而器官移植其实是供受体之间相互影响的一个过程。供体器官可能由于其本身基因型的原因而对免疫抑制剂表现出一种特殊的处置，这将影响免疫抑制剂对受体的效应。早期针对日本人肝脏移植的研究发现，供体的 CYP3A5*3 基因型与移植受体 FK506 血药浓度谷浓度的升高密切相关，并且当供体和受体具有相同的 CYP3A5*3 基因型时，则表现出一种累积剂量效应，能够使 FK506 血药浓度进一步升高。研究还发现供体的 ABCB1 1199G>A 多态性对术后肾

功能有长期的影响。最近的研究还发现当供体的基因型为 ABCB1 T3435T 时，受者服用 CsA 后慢性肾毒性的发生率较其他基因型高，说明供体的基因型会对免疫抑制剂肾毒性的发生产生影响。

（二）常见免疫抑制药的药物基因组学研究

1. CsA 相关的基因多态性研究　CsA 是 CYP450 酶和 P-gp 的底物和竞争性抑制药，其中 CYP450 酶主要参与 CsA 的代谢，P-gp 则在 CsA 的外排转运中发挥重要的作用。目前确认的研究发现是：CYP3A5*1/*1 基因型比 CYP3A5*3/*3 基因型的 AUC 较低和 CsA 清除率较高。肾移植术后第 3、6 个月，CYP3A5-CYP3AP1 连锁基因型*1*1*1*1 的表达者比*1*3*1*3 型和*3*3*3*3 型表达者需要更高剂量的 CsA。研究还发现，CYP3A4*18B 基因突变会提高中国肾移植患者 CYP3A4 酶活性，显示*1/*1 型纯合子比*18B/*18B 突变型有更高的血药浓度。不过最近的一项研究显示给药 2 小时后的 AUC 比给药 12 小时后的 AUC 更能反映 CsA 的药动学特性，并且该研究还指出 CYP3A5 对 CsA 的药动学没有很大的影响。研究结果往往不确定，此差异可能源于研究对象的种族、性别、年龄、体质量或其他不确定因素。因此，最理想的状态是针对特定的种族、性别甚至包括年龄，进行分类研究以完善个体化用药。

P-gp 在 CsA 的转运外排中发挥重要的作用。早期研究发现 3435(exon 26)野生型 C/C 表达者的 *AUC* 显著高于 C/T，而 T/T 表达者与术后 1 个月 CsA 的用药剂量没有相关性。ABCB1 C3435T(exon 26)的多态性是患者术后 CsA 的全血谷浓度/剂量(C/D)比值的一个重要影响因素，可以此来预测术后达到目标浓度 C_2 所需要的 CsA 剂量。由于大多数的移植排斥反应在术后最初的 3 个月内，相应的研究发现术后 1～3 个月 CsA 的浓度水平在基因型 ABCB1 c.2677G>TGG 中更低，说明表达 GG 基因型的患者在相同给药剂量下其血药浓度更低。当调整剂量以达到相同的血药浓度时，TT 突变型表达者所需剂量要比 GG 野生型表达者的所需剂量低大约 50%。Singh 等利用 Kaplan-Meier 分析，发现基因型为 GG 的患者移植存活率更低。因此，识别 ABCB12677G 基因型，不仅为 CsA 的临床个体化治疗提供了遗传药理学信息，而且对移植的结果有临床预测意义。

2. MPA 相关的基因多态性研究　MMF 口服后在体内转化为 MPA，MPA 进一步被代谢为 MPAG，然后通过 UGT 代谢为 AcMPAG。其基因多态性研究主要集中在 UGT 和 ABCC2 上。其中 UGT1A8 和 UGT1A9 参与 MPAG 的编码，UGT2B7 和 UGT1A8 参与 AcMPAG 的编码。UGT1A8 和 UGT2B7 基因多态性研究，体内外结果并不一致：体外研究表明其基因多态性能影响葡糖醛酸化的活性，体内研究却发现其多态性与 MPA 的药动学无显著相关性。不过，对 UGT1A9 基因多态性的研究结果是一致的，UGT1A9 的 T-275A、C-2152T 以及-440/-331 位点的多态性与 MPA 的表达存在显著相关性，这些基因位点的突变会降低 MPA 的表达，使 *AUC* 和谷浓度均显著低下降。MPA 的代谢产物 MPAG 主要通过 MRP2 作用而排泄，MRP2 由具有多态性的 ABCC2 基因编码。ABCC2 基因多态性对 MMF 表达的影响受多种因素的影响，最主要的是药物相互作用。在合用 CsA 的肾移植受体患者中，ABCC2 基因启动区域 C-24T 位点的多态性与 MPA 的高表达无相关性，然而在合用 FK506 的患者中，该基因启动区域 C-24T 位点的多态性与 MPA 的高表达却密切相关。虽然目前的一些研究结果尚未完全应用于临床，但也预示着对 UGT 和 ABCC2 基因的多态性监测，能够为临床制定合理的 MPA 给药剂量及方案提供一个有效的参考。

3. FK506 相关的基因多态性研究　FK506 目前其基因多态性研究主要集中在 CYP3A5 和 ABCB1 的基因多态性上。其中 CYP3A5 基因多态性的研究得到了一致的结果,研究发现该基因的一种 SNP(A6986G)将会决定表达的酶是否有活性,即 CYP3A5*3/*3 表达无活性的酶,CYP3A5*1/*1 表达正常活性的酶,CYP3A5*1/*3 表达低活性的酶。中国人的 $AUC_{0\sim12h}$ 在不同 CYP3A5*3 等位基因间以及 ABCB1 G2677T/A 和 C3435T 的不同基因型间也具有显著性差异,其中 CYP3A5*3 多态性占到了 35%。因此,在中国人中检测基因型来调整 FK506 的剂量是势在必行的。Staatz 等还发现 CYP3A5*3 的基因缺失与 FK506 的血药浓度升高、清除率降低和不良反应的增加有很大的关系。酶活性的降低或失活将使 FK506 的代谢减少,故应降低给药剂量以避免不良反应。在对肝移植供者的基因型研究中,得到了同样的结论,即当供者基因型为 CYP3A5*1/*1 和 CYP3A5*1/*3,则相应受者 FK506 的 C/D 值显著低于移植供者基因型为 CYP3A5*3/*3 型的相应受者,为肝移植术后 FK506 的个体化用药提供可靠参考。在体内外 P-gp 基因多态性的研究中均证实 ABCB1 外显子 26 的 C3435T 多态性与 FK506 的 C/D 值呈显著相关性,表现为 CC 野生型表达者的 C/D 值要低于(C/T) 3435、(T/T) 3435 突变型表达者。不过最近的研究使得 CYP3A4 的基因型也备受关注,当肾移植受体 CYP3A4 的基因型为 T 突变等位基因时,达到相同血药浓度所需日平均剂量将比野生纯合子基因型减少 33%,并且其 C_0 要高出 1.6~2 倍。不过由于其突变频率太低,限制了其在临床上的应用。

4. SRL 相关的基因多态性研究　SRL 是 CYP3A 和 P-gp 共同的底物,具有药动学差异大、治疗指数低、不良反应较多的特点,传统的 TDM 已不能满足监测需求。研究表明 ABCB1(exon 12、exon 21、exon 26)和 ABCC2(−24C>T、1249G>A、3972C>T)基因多态性与 SRL 的浓度与剂量无显著相关性。基于以上结论,近年来研究主要集中在 CYP3A5 上。表达 CYP3A5*1/*1、CYP3A5*1/*3 基因型患者的 AUC、C_0、C_{max} 显著低于 CYP3A5*3/*3 型患者。因此,要达到相同的血药浓度,CYP3A5*1/*1 和*1/*3 基因型表达者比*3/*3 表达者需要更高的每日剂量。基于 CNIs 与 SRL 药动学的相互作用,在肾移植术后药物联用中发现,SRL 的血药浓度在同时接受 CsA 治疗的患者中最高,在同时接受 FK506 治疗的患者中血药浓度较高,而单独使用 SRL 的血药浓度最低,表明联合用药能减少 SRL 的用量,降低不良反应。这种结果可能是由于 CsA 和 FK506 能够影响 CYP3A5 的表达,进而影响了 CYP3A5 对 SRL 的作用,也可能是由于 CsA 的给药剂量远大于 SRL,使得吸收药物的载体被 CsA 所饱和而无法吸收 SRL 而产生影响,还可能是 CNIs 抑制了 ABCB1 介导的 SRL 的转运。

5. 环磷酰胺(cyclophosphamide,CPA)相关的基因多态性研究　CPA 是一个广泛应用的细胞毒类免疫抑制剂。CPA 在体内经肝药酶 CYP2B6、CYP2C9、CYP2C19 代谢生成活性代谢产物 4-OH-CPA 而产生效应。因此,其基因多态性研究主要集中在 CYP2 上。目前,CYP2B6 至少有 15 个等位基因突变得到确认,其中 G516T 是最常见的突变,64C>T、516G>T、777C>A、785A>G 和 1459C>T 在中国汉族人中发生突变的频率分别为 0.03、0.21、0、0.28 和 0.003。在血液疾病的研究中发现,CYP2C9 和 CYP2C19 的多态性对 CPA 及其代谢产物 4-OH-CPA 的清除率无影响,但 CYP2B6 G516T 携带者的清除率是野生型的约 2 倍。但是,当 CPA 的给药剂量 1000mg/m^2 时,在 CYP2B6、CYP2C9、CYP2C19、CYP3A5 和谷胱甘肽-S-转移酶(glutathione-S-transferase,GST)A1 中,唯一一个使不同剂

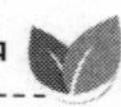

量 CPA 的药动学存在显著差异的基因是 CYP2C19 * 2，说明剂量的增高会影响肝药酶的诱导作用而影响结果。由于 CAP 具有细胞毒性，而谷胱甘肽-S-转移酶(GST)可通过内源性催化解毒反应使细胞免受其损伤，所以 GST 对 CPA 及其活性代谢产物 4-OH-CPA 具有解毒能力。GST 基因的重复、缺失或突变会改变 GST 的功能，可能造成 GST 对 CPA 及其活性代谢物 4-OH-CPA 解毒能力的改变，有增加药物滞留体内时间和毒副作用的风险。因此，对 GST 基因多态性的研究将会是未来研究的重点。

6. 硫唑嘌呤(azathioprine，AZA)相关的基因多态性研究　AZA 在体内主要经 TPMT 代谢。编码 TPMT 的基因也具有多态性，目前已有 8 组等位基因得到确认，其中 TPMP*2、TMPT*3A、TMPT*3C 的变异率合计占中等及以下活性人群的 80%～95%。人群中大约 90%的为野生纯合子*1/*1，其 TPMT 活性正常，大约有 10%为杂合子*1/*3，其 TPMT 活性较野生纯合子型低，大约有 0.3%为突变纯合子*3/*3，其 TPMT 活性表现为缺失。患者在心脏或者肾移植术后接受常规剂量 AZA 治疗时，产生的骨髓毒性与编码 TPMT 的基因突变有关，且毒性呈随剂量增高的趋势，说明了在对患者给予 AZA 治疗之前，检测患者的 TPMT 基因突变情况的重要性，针对不同的基因型给出不同的剂量方案，有助于降低不良反应。虽然 AZA 对血液系统的骨髓抑制毒性是可逆的，临床上也不建议对编码 TPMT 基因缺失的患者给予 AZA 治疗。由于编码 TPMT 基因的缺失尚未被视为移植医学领域的主要临床问题，所以对 TPMT 基因型的检测也未常规开展，目前临床仍以 AZA 代谢产物的 TDM 为主，以测定 TPMT 基因型为辅来指导个体化用药。

7. 激素类药物相关的基因多态性研究　糖皮质激素先后被用于治疗自身免疫性疾病和器官移植的抗排斥。其机制一般认为是糖皮质激素与细胞外糖皮质激素受体(glucocorticoid receptor，GR)特异结合形成激素-受体复合物，然后转运至细胞核内，对免疫有关的基因组序列产生特异性的作用来到达治疗目的。尽管这是多因素作用的结果，但遗传学因素似乎在其中扮演了关键性的角色。目前，其基因组学研究主要集中在 GR 和 GST 的基因多态性上。由于 20%～30%的移植急性排斥反应是激素耐受性的，因此，编码 GR 和 GST 的基因多态性可能影响激素的耐受能力。例如，GSTT1 的纯合删除能够使糖皮质激素反应的危险性降低 6.7 倍。另外，GR 的几种 SNP 可改变机体对糖皮质激素的敏感性。由于机体对激素的反应性也可能受到肿瘤坏死因子和白介素-10 的基因多态性影响，因此，对于糖皮质激素相关基因多态性的研究还需要更加深入，以便得到确切的结论来指导个体化用药。

第三节　药学监护

器官移植术后患者作为一个特殊的患者群体，往往术后用药复杂，而术后移植物及患者的存活率与药物治疗存在密切的关系，临床药师参与患者的术后合理用药可以明显提高移植物及患者的存活率，提高患者预后情况。

一、概述

临床药师作为器官移植医疗团队的重要成员，参与移植患者的治疗并对患者实施药学监护是保证器官移植成功的关键，有利于患者的药物治疗和预后结果。随着临床药师服务的发展，美国医院药师协会(American Society of Health-System Pharmacists，ASHP)认为药师需要一套标准化的工作步骤，因此ASHP在1996年发布了药学监护标准化步骤，在此基础上临床药师对器官移植患者的药学监护可分为以下方面。

1. 收集整理患者必要信息　收集并建立移植患者特定的用药数据库是为患者进行个体化药物治疗的重要依据，可及时预防、发现和解决患者的用药相关问题，为药物治疗提供建议。所收集的信息应包括以下方面：

(1)人口统计学信息：姓名、住址、年龄、性别、职业等；

(2)医院管理相关信息：医师及处方者、病历号、病房/病床号、同意书等；

(3)医学诊疗信息：身高、体重、既往病史、诊断及手术过程、过敏及耐药史、实验室检查结果等；

(4)药物治疗信息：既往用药史、家庭用药及保健药使用情况、处方药物、非处方药物、药物治疗方案、治疗依从性、治疗疑问等；

(5)行为及生活类型：饮食、吸烟史、饮酒史、性生活史、运动与娱乐等；

(6)社会与经济信息：家族史、经济情况、保险及健康计划等。

2. 识别与药物治疗相关问题　包括已经发生和可能发生的问题，如无指征用药、有指征而未用药、给药不对症；给药剂量、剂型、时间、给药途径不当；重复治疗；药物过敏或其他药物不良反应事件；由于患者经济因素造成的用药问题；由于患者对药物治疗缺乏理解或其他原因未能坚持治疗方案而未能获得药物治疗最佳疗效等。这些工作要求药师通过综合分析给药信息、疾病信息、实验室检查及患者的个人信息而得出结论。

3. 总结患者的健康需要　应考虑患者的全部要求、期望达到的结果及相关的健康专业评估，以确定可改善患者健康状况或预防其恶化所需要的药物相关监护要点。

4. 确定药物治疗的目标　包括全面反映药物、疾病、实验室检查及患者特定信息，且应包括伦理及生活质量方面的考虑，设计药物治疗期望达到的明确治疗结果，并提高患者的生活质量。

5. 设计药物治疗及监测方案　药物治疗方案需与药物治疗目标相一致，需反映药物、疾病、实验室检查及患者特定信息，反映伦理及生活质量方面的考虑，反映药物经济学的情况。由于器官移植患者的特殊性，药学监护中需设计免疫抑制剂的浓度监测方案，详见本章第一节。特别需要注意的是，监测CsA的TDM方案目前尚存争议，有研究结果显示传统监测CsA的C_0对预测患者排斥反应的灵敏度不如监测服药后2小时的C_2，并且监测CsA服药后2小时的血药浓度能更好地预测肝毒性。

6. 设计药物治疗方案的监测计划　目的是为监测特定患者药物治疗目标的实现情况，并检测存在的或潜在的不良反应。每个监测目标需设定可测量和可观察的参数。药物特性、患者需求及医疗卫生保健机构的政策和程序等将会影响监测计划。

7. 完善药物治疗方案及监测计划　通过与患者及其他医疗卫生保健成员协作，形成具有系统性、逻辑性的完善的治疗方案及监测计划。选定的方法应基于相应医疗机构及其政策制度和从业标准，治疗方案和监测计划都应书面记载于患者的健康记录，以保证所有卫生保健成员了解这些信息。

8. 启动药物治疗方案　根据药物治疗方案及监测计划，药师在适当时候执行所有或部分药物治疗方案，其行为应遵守卫生系统的政策制度，并与方案和计划相一致，医嘱、实验室检查及其他干预需简明扼要，所有药物执行相关的行为都应记录在患者病历中。

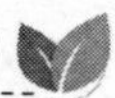

9. 监测药物治疗方案的实施效果　按照监测计划收集相应数据，以判断药物治疗方案的效果，评价药物治疗中存在的问题。常见问题包括治疗药物是否选择合理，药物配伍禁忌，药物剂型、剂量、给药途径及给药方法是否合理，识别并预防药物相关的不良反应，患者在肝、肾功能不全时给药剂量调整，避免重复用药等。药师需要识别丢失和补充的数据，并根据监测计划中的参数评估期望终点的实现情况，判断是否达到药物治疗目标，对未达到治疗目标需要调整治疗方案的需明确未实现药物治疗目标的原因。

10. 根据反馈信息对药物治疗方案进行调整或重新设计　根据患者药物治疗的结果决定药物治疗修改方案和计划，如果临床情况允许，可对治疗方案的各方面进行逐一修改和评价，对药物治疗进行修改的建议也应记录于患者病历。

11. 用药教育　对移植患者的用药教育不仅可以提高患者对药物治疗的依从性，也能提高药物的正确合理使用，尤其对于移植受者术后并发其他疾患时联合应用多种药物，能提高患者的治疗效果。主动开展用药教育是临床药师在器官移植中发挥作用的重要方面，为更好地开展用药教育工作，可以通过电话、邮件及其他数据信息传递系统向患者提供用药咨询和用药教育。

器官移植已经成为临床治疗器官功能衰竭的重要治疗手段，器官移植患者的药学监护工作能提高患者的治疗效果，增加患者药物治疗的安全性、有效性及依从性，降低患者治疗的经济压力。器官移植中的药学监护工作需要临床药师具备较高的素质，临床药师需要在实践中不断探索、总结经验，才能更好地为患者提供全方位的药学服务。

二、器官移植与药物治疗

（一）器官移植术后主要并发症

器官移植术后主要并发症包括排斥反应、感染、高血压、糖尿病及肝损害等，这些并发症与移植患者长期服用免疫抑制药物导致机体免疫力低下及药物的副作用有关，需要临床药师结合移植患者具体情况进行认真分析，并进行相应的干预。

1. 排斥反应　排斥反应大多发生在移植初期，即移植后的前3个月，也可发生在移植后任何时候。以肾移植为例，根据排斥反应的发生机制、病理、时间和进程特点，可将排斥反应分为以下几种。

（1）超急性排斥反应：多发生在移植后24小时内，也有少数发生在术后48小时，多表现为血尿、少尿后突然无尿，移植区域剧痛、血肌酐持续升高并伴高热、寒战、血压升高等。

（2）加速性排斥反应：多发生在移植后2～5天，主要表现为移植肾功能恢复过程中突然出现的尿量减少或无尿，体温升高、血压升高、移植肾肿胀、疼痛，并伴有血肌酐水平的反复升高。

（3）急性排斥反应：为临床最常见的排斥反应，表现为移植肾的肿胀、疼痛、尿量减少和血尿，血压升高、发热、乏力、关节疼痛、血肌酐升高、蛋白尿和血尿等，穿刺活检是诊断此类排斥反应的“金标准”。

排斥反应通常与免疫抑制药物的不合理使用有关，其中免疫抑制不足是导致急性排斥反应发生的主要诱因。

移植后排斥反应的药学监护要点主要有：

（1）免疫抑制剂疗效监测：不同类型器官移植后排斥反应的临床表现和处理原则均不

同，从而需加强免疫抑制剂疗效监测，体现在患者体征和症状的改善、移植器官功能恢复及相关实验室指标改善。药师应注意问诊、观察，对免疫抑制剂的疗效进行合理评估。

(2)免疫抑制剂方案调整：常用免疫抑制剂包括环孢素、FK506、SRL、MMF 等。药物抗排斥作用的效果及副作用与药物浓度密切相关，药师应注意利用血药浓度监测结果，结合患者临床疗效和副作用评估，进行给药方案调整。

(3)药物相互作用管理：常见免疫抑制剂均通过肝细胞色素 P450 酶代谢，这些药物的血药浓度要受其他药物的影响，饮食也会与药物发生相互作用。药师应注意对潜在药物-药物相互作用、食物-药物相互作用进行评估，加强药物相互作用的管理。

(4)药物不良反应监测：各种免疫抑制剂均存在一定不良反应，如环孢素常见肝脏不良反应，FK506 常见肝、肾及中枢神经系统不良反应，MMF 常见造血系统和消化系统不良反应等。药师应加强问诊，注意药物不良反应监测，对于某些不可避免的不良反应，可建议采取必要的处理措施，如部分患者使用环孢素后会出现牙龈增生，应告诉患者使用软毛牙刷刷牙，避免出血和感染。

(5)药物治疗依从性教育：患者移植后需长期坚持服用免疫抑制剂，患者可能因惧怕药物副作用、经济因素等擅自停用或减少免疫抑制剂的使用，药师应使患者明白免疫抑制过度或不足的危害，做好患者的用药教育工作，教育患者术后遵医嘱服药，不可自行改变用药方案。

2. 感染　由于移植受者长期应用免疫抑制药物，导致移植受者免疫功能低下，故感染是器官移植术后常见的并发症之一。移植受者易发生病毒、细菌和真菌感染，常见感染部位包括肺、尿路及手术切口等。其中巨细胞病毒(cytomegalovirus，CMV)感染是器官移植术后最常见的感染，活动的 CMV 感染不仅会使移植物存活率降低，并且是导致抑制受者发病和死亡的重要原因，在移植受者中有症状的 CMV 感染发生率为 20%～60%，而隐性感染发病率则高达 60%～90%。

移植受者感染的发生与治疗药物的使用有关，如使用 MMF 及过度使用免疫抑制剂等易于诱发感染，因此临床药师通过治疗药物监测为移植患者提供个体化给药方案，是避免因药物诱发感染的重要且有效的途径。

移植后 CMV 感染药学监护要点主要为：

(1)患者临床评估：了解患者的基本情况，对患者进行合理的临床评估，对于 CMV 感染的高危患者，可建议临床医生对患者进行 CMV 感染预防用药，通常在移植后 10 天内即应开始使用抗病毒药物，需要持续使用 3 个月。根据患者的临床体征及检查结果，分析医嘱用药或协助医生制订和修改治疗方案。

(2)免疫抑制药物治疗评估：CMV 感染与过度免疫有关，因此药师需对患者免疫抑制药物方案进行评估，必要时建议医生调整用药方案。对免疫抑制药物进行浓度监测，维持适度免疫抑制。

(3)药物疗效与安全性监测：对于 CMV 感染患者，需要进行抗病毒治疗，同时需要对免疫抑制药物方案进行调整。注意结合患者血药浓度监测结果和临床体征、症状改善情况进行综合评估，另外特别要注意更昔洛韦作为首选治疗药物，应注意进行耐药性监测，一旦发生耐药则需要对药物治疗作进一步评价，必要时调整用药方案。同时，药师要注意对治疗药物进行不良反应监测，如更昔洛韦常见造血系统不良反应，膦甲酸钠可能对肾脏产生毒性作

用，必要时采取干预措施。

(4)健康教育：药师应就感染风险因素与患者进行交流，教育患者注意个人卫生，加强锻炼，外出注意个人防护，避免出入公共场所，让患者充分了解感染的症状与体征，何时需要联系医生和药师。

3. 心血管并发症　移植受者术后16%～36%的移植物功能丧失是由心血管疾病所致，移植受者40%的死亡是由心血管疾病所致，可见心血管并发症是导致移植患者移植物功能丧失和受者病死率增加的主要原因。常见并发症包括高血压、缺血性心脏病、外周血管病、心力衰竭、高脂血症等。以肾移植患者为例，移植术后移植肾功能丧失是导致高血压的主要原因，也是导致这部分患者死亡的重要原因。患者自身心血管事件高危因素(如年龄、肥胖、吸烟等)和免疫抑制药物的使用会导致病情加重。

以高血压为例，移植后高血压的药学监护要点主要为：

(1)疗效监护：监测患者血压是否达标，美国移植学会推荐的降压目标是140/90mmHg或尽可能低一些。对于移植患者，监测降压药物的疗效具有一定挑战性，因为移植患者血压变化周期与正常人不同，因此最好对患者血压进行动态监护。

(2)依从性监护：高血压是移植后常见并发症，仅有少数患者在移植后随着移植器官功能恢复和免疫抑制剂的减量，血压可逐渐恢复正常而无需药物治疗外，多数患者需要长期进行药物治疗，药师应加强患者的用药教育，让患者明白长期遵医嘱用药的必要性和改变生活方式的重要性，同时需要督促并动员家属监督患者是否按时、正确服用药物。

(3)不良反应和相互作用监护：注意患者降压药物不良反应监测，尤其注意观察有无低血压的发生。抑制患者常需要使用免疫抑制药物和其他包括降压药在内的多种治疗药物，因此需要注意监测和处理潜在的药物相互作用。

4. 内分泌和代谢异常　包括移植患者内环境紊乱(如高钙血症、低磷血症等)、肾小管功能异常、糖尿病、高尿酸血症等。其中移植术后糖尿病的发生是常见的代谢异常。美国的一项回顾性研究结果显示，移植术后3个月糖尿病的发生率为9%，6个月为16%，36个月为24%。移植术后糖尿病的典型表现除糖尿病典型的“三多一少”症状外，还包括乏力、虚弱、失水、电解质紊乱等。

移植术后糖尿病的发生与大剂量使用皮质类固醇激素有关，FK506或CsA也有一定促进作用。以糖尿病为例，移植后糖尿病的药学监护要点主要为：

(1)血糖及风险因素控制：加强患者的监护，糖化血红蛋白水平＜6.5%；加强血脂控制，低密度脂蛋白＜2.59mmol/L，高密度脂蛋白＞1.3mmol/L(女性)或＞1.0mmol/L(男性)，三酰甘油＜2.6mmol/L；加强控制血压，并注意控制患者体重。

(2)免疫抑制剂方案调整：如前所述，移植术后糖尿病的发生与大剂量使用皮质类固醇激素有关，FK506或CsA也有一定促进作用，因此药师应注意临床观察，监测患者血糖是否正常，考虑免疫抑制药物及用药方案是否合理，加强药物浓度监测，必要时考虑调整免疫抑制药物或用药剂量。

(3)合理使用降糖药物：对于通过改变生活方式不能控制血糖的患者，就需要使用降糖药物进行治疗，药师应指导患者掌握正确的用药方法，注意用药时间，不能随意更改用药剂量。指导患者掌握胰岛素储存方法，选择合适的注射部位，掌握正确的注射方法。指导患者掌握常见药物不良反应观察方法及低血糖症状的识别和处理方法。

(4)用药教育：建议患者首先通过改变生活习惯控制血糖，向患者说明饮食控制和适当运动的重要性和必要性，从而使患者自觉遵守饮食规定；指导患者自我监测血糖，详细讲解降糖药物的不良反应以及一般应急处理措施；注意个人卫生，防止空腔、皮肤等感染；坚持适度的有氧运动，以增加机体对糖的消耗，逐渐减少降糖药物的用量，达到控制血糖的目的。

5. 肿瘤　肿瘤已成为移植术后最严重的并发症，包括复发和新生肿瘤。新生肿瘤最多见的是淋巴瘤，其次是肝癌、皮肤癌、胆管癌等；复发肿瘤常见于中晚期肝癌移植术后，其半年复发率达60%，1年复发率高达80%。

移植后患者长期大量使用免疫抑制剂和激素导致患者免疫功能降低是发生肿瘤的重要因素。

(二) 器官移植术后药物治疗

1. 免疫抑制药物　免疫抑制药物是移植后患者治疗的重要方面，临床药师参与患者免疫调节的治疗药物监测是提高移植后患者生存率的重要保障。移植后患者(主要指同种移植)需要终身服用免疫抑制药物，以预防移植物排异及连续性移植物失功事件发生，保证实体器官在移植后长期存活。免疫抑制不足会导致器官排异事件的发生，而过度抑制会导致器官毒性、感染及恶性肿瘤风险增加。免疫抑制治疗药物监测的总体目标是加强免疫调节并控制在最佳免疫抑制状态，使患者避免因过度免疫抑制而导致的多种问题，减少药物不良事件的发生。临床药师通过密切监测免疫抑制药物浓度进行个体化给药设计、根据移植后不同时间调整免疫抑制药物剂量、调整不同免疫抑制药物等可达到最佳免疫抑制水平。临床药师在进行移植患者临床治疗药物检测的过程中，应注意以下原则：联合用药、优势互补、避免排斥反应；个体化给药方案设计；避免药物毒性反应及不良反应；遵循循证医学证据，减少治疗过程中的误区。在临床实践中，免疫抑制药物常见的误区有以下情况：

(1)剂量过高：过高剂量的免疫抑制药物会造成患者免疫抑制水平过低，易诱发各种感染甚至死亡，亦有导致移植物肾病和发生肿瘤的风险。

(2)剂量过低：过低剂量的免疫抑制药物会导致移植患者长期处于亚临床排异状态，最终导致移植器官不可逆性损伤，降低移植物长期存活率，提高移植物长期丢失率。有研究显示，肾移植患者术后第一年内使用CsA剂量低于2mg/kg时，患者长期存活率明显降低。

(3)减量速度过快：多发生在移植物功能稳定、一般状态恢复良好的患者中，由于医务人员和患者对排斥反应认识不足造成的过快减量。

(4)盲目调整给药方案：包括盲目调整联合用药组合和不及时调整给药方案，免疫抑制药物给药方案个体化的调整和调整时机的把握在移植患者术后治疗药物监测中有重要的作用，盲目调整给药方案无疑会对移植后存活和患者预后产生重要影响，因此临床药师结合临床经验，兼顾患者个体化治疗特殊要求，随病情变化及时修正免疫治疗方案是保证移植物功能和患者预后的重要手段。

2. 多药合用与药物相互作用　多药合用在移植受者人群比较普遍，药物相互作用也较复杂，需要对移植受者进行密切的治疗药物监测，以便及时发现和处理药物不良事件。CsA、FK506和SRL等钙调磷酸酶抑制剂主要经CYP450酶代谢，因此服用钙调磷酸酶抑制剂时不能联合服用P450酶诱导剂或抑制剂。此外，临床药师还需要注意食物对药物的作用。基因指导下的个体化给药方案在长期使用免疫抑制剂的患者中也具有积极的意义，因此临床药师在具备监测条件的基础上应监测移植受者药物代谢酶基因型，并监测血液中

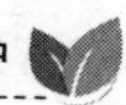

药物浓度，适时对免疫抑制药物治疗方案进行调整。

3. 药物治疗依从性　临床药师在工作中还需要解决患者药物治疗依从性的问题，患者药物治疗依从性不仅可能导致排斥反应，影响移植物正常功能，还会影响患者生活质量甚至移植术后的生存率，是移植术后治疗过程中的常见问题。据报道，1/3 的晚期移植物丧失患者可归因于药物治疗非依从，而移植患者药物治疗非依从的情况却是普遍存在的，这主要由于患者对药物治疗方案的不理解和手术后随着时间延长患者放松对药物治疗的严格要求。

药物治疗费用高、用药数量多、治疗方案复杂等是患者对药物治疗方案不理解和排斥的主要原因，因此临床药师应通过专业技能对患者进行用药教育，向患者充分说明其所使用的免疫抑制药物的性质、作用和副作用等，提高患者对药物的认识，以保证患者顺从其药物治疗方案，提高患者的药物治疗依从性，保证患者的治疗效果。

三、临床药师参与器官移植患者治疗实例

笔者作为临床药师参与过华南地区成功施行的年龄最小心脏移植手术患者的治疗，在此以该案例介绍临床药师参与器官移植患者治疗的基本情况。

青少年儿童心脏移植较多见于 11～17 岁的患者，6～10 岁患者次之，而 6 岁以下患者心脏移植手术经验不多。中山大学附属第一医院小儿心脏外科曾成功为一名年仅 4 岁的先天性心脏病患儿施行心脏移植手术，此例手术是目前为止华南地区成功施行的患者年龄最小的心脏移植手术。该患者术后面临免疫抑制剂缺乏用药经验的难题，笔者有幸参与了此患儿的药物治疗与药学监护，体现了临床药师在医疗团队中的价值。

（一）病史简介

患儿，男，4 岁，13.7kg，96cm，因"发现心脏杂音 3 年余"入院，外院诊断为"矫正性大血管转位，三尖瓣下移畸形，三尖瓣关闭不全，室间隔缺损"，择日行原位心脏移植术，术后返回重症监护室严格隔离监护治疗，免疫抑制药物治疗方案为 FK506 1.5mg q12h＋MMF 375mg q12h ＋泼尼松 15mg qd。患儿术后精神状态佳，肝、肾功能正常，血常规无特殊，尿量 1000ml/天，大便 1 次/天，血流动力学稳定。FK506 起始剂量为 1.5mg q12h，最高谷浓度为 6.7μg/ml。查体：双肺呼吸音清，心律齐，心跳有力，心音清，无杂音。否认药物、食物过敏史，既往史、个人史无特殊。

（二）主要治疗经过与药师干预

术后第 6 天，患儿日间心率为 130bpm 左右，查床边心电图提示各导联电压较前稍降低，且床边 B 超提示心内膜较前增厚 0.5mm，左室心肌以及内膜较前稍增厚，少量心包积液。考虑出现轻度免疫排斥反应，遂予以甲泼尼龙 200mg q12h，丙种球蛋白 2.5g q12h 冲击治疗，冲击治疗后心率恢复至 100～110bpm，血流动力学稳定，血压波动在（95～110mmHg）/60mmHg 左右，CVP 10cm H_2O 水平，血气分析、电解质均在正常范围，复查 B 超心内膜较前变薄，考虑冲击治疗有效。全院大会诊讨论，移植受者药物治疗主要存在以下问题：

1. 术后免疫抑制药物剂量如何调整；
2. 患儿年龄小，各项治疗依从性差，如何按时按量口服抗免疫排斥药物；
3. 术后大量的监测需要抽血检查，但患儿年龄小，不能按常规方案抽血，各项抽血检测方案是否需要调整。

会诊过程中，临床药师针对以上问题提出建议：

1. 测定 FK506 的 CYP3A5 基因型，结合 FK506 血药浓度检测结果，为该移植受体提供个体化给药方案设计；

2. 患儿以牛奶送服 FK506 胶囊，建议改为温水送服，空腹时服用；

3. 可通过检测 MPA 的 AUC，调整 MMF 的剂量；

4. 免疫抑制方案中糖皮质激素用量可梯度减量；

5. 建议在 FK506 药物剂量调整 2～3 天后检测稳态血药浓度，无须每日监测，可减少患儿抽血次数。

药学干预效果及分析：

1. FK506 浓度提高至有效治疗浓度。经药师检测患儿 FK506 代谢肝药酶 CYP3A5*3 基因型为慢代谢型，在给予移植受者 3mg/d 剂量时，谷浓度维持在较低水平，临床药师考虑为治疗剂量低或者药动学中的其他原因所致。药品说明书中对于肝肾移植儿童的推荐剂量为 0.3mg/(kg・d)，移植受者体重为 13.7kg，建议加大治疗剂量至 4mg/d。另一方面，在积极的用药教育下，移植受者不再以牛奶助 FK506 吞服，而改以温水送服，空腹时服用，干预后，移植受者 FK506 浓度得到了明显提升，并达到治疗窗 8～10μg/ml。

2. MPA 的 $AUC_{0\sim12h}$ 测算。根据肾移植常用 MPA 的 $AUC_{0\sim12h}$ 简化计算公式，测算得患儿在服用 MMF375mg q12h 时 $AUC_{0\sim12h}$ 为 20.5mg・h/L，并未达到有效治疗窗（30～60mg・h/L），建议加大剂量至 500mg q12h，同时密切监测相关不良反应，医师因考虑现国内外尚无心脏移植方面 MPA 的 AUC 治疗窗范围，且儿童的使用更加缺少治疗经验，暂不调整 MMF 剂量，该建议未被医师采纳。

3. 糖皮质激素减量，术后每 5～7 天减量 2.5mg，出院后泼尼松用量为 7.5mg/d。

4. 稳态浓度监测，在达到目标谷浓度后，每隔 3～5 天监测 FK506 浓度，较前可减少患儿抽血次数。

（三）讨论

在本案例中，主要问题在于移植受者移植术后一线免疫抑制剂 FK506 血药浓度低于目标浓度，可能是导致移植受者术后第 6 天出现心内膜增厚、心包积液等心脏排斥反应的主要原因，免疫抑制剂在有效治疗范围是器官移植术后抗排斥反应治疗的关键。临床药师通过查阅相关文献，借鉴相对成熟的肾移植免疫抑制剂应用经验，结合本例中儿童的病理生理特征，对药物的吸收、分布、代谢、排泄进行分析，通过临床治疗药物监测数据对免疫抑制方案进行调整，最终提出对临床治疗有效的指导意见，达到了良好的治疗效果。

因为儿童自身特点，药物在儿童的药动学与成人差异较大。儿童胃肠道尚处发育阶段，胃酸偏低，胃排空时间较长，肠蠕动缓慢，回肠短，且吸收面积小，因此导致药物在儿童患者体内吸收不规则，分布复杂，代谢缓慢，排泄能力弱。Wallin 等人研究报道，肝移植儿童达到和成人相同的 FK506 血药浓度，需要口服 1.5～2 倍的剂量，这可能与儿童的表观分布容积与清除率大于成人有关。在心脏移植方面，FK506 尚缺乏儿童推荐剂量说明，本例中临床药师结合儿童自身药动学特点，以及说明书中对于肝肾移植患儿推荐的 FK506 服用剂量和临床目标治疗浓度，判断该移植受者排异方案调整前 FK506 剂量偏小。

本例中临床药师从药物吸收、分布、代谢、排泄方面考虑影响药物血药浓度偏低的原因。药物吸收方面，FK506 为脂溶性药物，水溶性差，胃肠道吸收不良，本例中临床药师干预前，

医护采用牛奶送服FK506，牛奶中脂肪成分可能造成FK506延迟吸收以及体内暴露量下降，药师干预后患者采用温水送服，在空腹时服用，显著提高药物峰浓度与生物利用度，提高治疗药物效益/成本比，减少药物不良反应。药物分布及代谢方面，贫血对其在体内的分布代谢产生影响，一方面贫血使FK506进入红细胞内减少，直接引起全血药物浓度降低；另一方面贫血使血浆药物浓度及游离血浆药物浓度增加，导致肝脏对其药物代谢增加，全血浓度进一步降低。FK506吸收入血后主要经肝脏代谢，主要代谢酶为CYP3A5和CYP3A4，编码这两种酶的基因具有多态性，并影响FK506的药动学，其中CYP3A5基因的多态性是影响全血FK506谷浓度的重要因素。笔者所在医院的病例研究表明CYP3A5*3基因型差异可解释肾移植20% FK506剂量差异，并且可根据基因型预估患者术后所需剂量，这一临床研究结果目前已在院内广泛应用，效果良好。在心脏移植中，CYP3A5*3基因型差异依然具有一定的临床指导意义。药物排泄方面，胆汁是FK506的主要消除途径，少部分经肾排泄。有文献研究表明，高胆红素血症可能引起药物清除减慢，药物浓度升高。在本文案例中，患儿为CYP3A5慢代谢酶基因型，血红蛋白与红细胞，肝肾功能无殊。因此，药师考虑从药物分布、代谢和排泄三方面引起药物浓度偏低的可能性不大，药物吸收对血药浓度影响可能较大。

儿童心脏移植术后的免疫抑制方案与成人相仿，主要采用以钙调磷酸酶抑制剂为主的三联用药方案。近年来，MMF联合FK506与激素的三联免疫抑制方案明显降低了移植受者术后急性排异的发生率，成为器官移植领域里的主要用药方案之一，该免疫抑制方案因肾、心血管毒性小而逐渐受到重视。而在稳定期采用低剂量或者撤除钙调磷酸酶抑制剂或皮质类固醇的方案中，MMF更是起着核心作用。MMF药动学的个体差异较大，并受多因素影响，如移植肾功能、白蛋白水平、钙调磷酸酶抑制剂配伍等。MPA的*AUC*是监测MPA暴露的最重要的动力学参数。现国内外尚无心脏移植MPA的*AUC*治疗窗范围，但根据肾移植经验及Roan JN等报道，有效治疗窗为30～60mg・h/L，药师认为患者MPA暴露量可能过低。国外报道早期撤除激素是安全的，且相对于移植术后长期激素维持治疗的患者，早期撤除激素能降低患者肿瘤复发率、巨细胞病毒感染率、高血糖、高血脂发生率，并且不增加排斥反应发生。对于儿童，尽早的激素撤离还有利于儿童正常的生长发育。所以药师建议在移植术后保证FK506与MMF足够剂量下，尽快梯度减少泼尼松用量，尽早完全撤离。

从本例中可以看出，器官移植受者在治疗过程中因其所使用的治疗药物存在较大的个体差异，所以其TDM既是临床也是药学关注的重点之一。药师可以通过参与移植受者的治疗过程，为患者提供个体化浓度监测及给药方案设计，使患者的血药浓度维持在合适的范围，降低排斥与不良反应发生率，提高患者的治疗效果。

（陈　攀　曾嘉炜　陈　杰）

参考文献

[1] 郑克立. 临床肾移植学. 北京：科技文献出版社，2006
[2] 蔡卫民. 临床药学理论与实践. 北京：人民卫生出版社，2012
[3] 李金恒. 临床治疗药物监测和药物动力学研究的方法及应用. 北京：人民卫生出版社，2003

[4] 陈冰,蔡卫民. 群体药动学在免疫抑制剂合理用药中的应用. 中国药理学通报,2010(02):159-163
[5] Pharmacists A S O H. ASHP statement on the pharmacist's role in hospice and palliative care. . American journal of health-system pharmacy:AJHP:official journal of the American Society of Health-System Pharmacists, 2002,59(18):1770
[6] Kidney Disease: Improving Global Outcomes (KDIGO) Transplant Work Group. KDIGO clinical practice guideline for the care of kidney transplant recipients. Am J Transplant,2009; 9 Suppl 3:S1

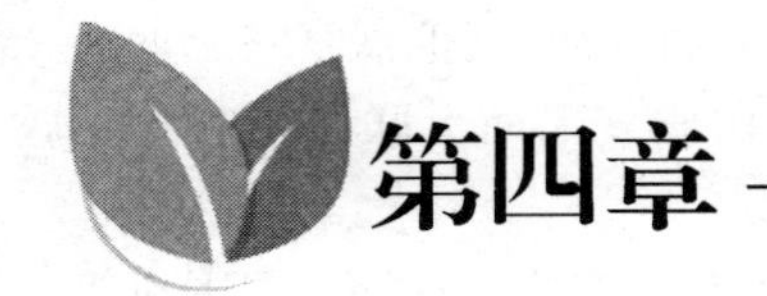

第四章

肾 移 植

第一节 指征与评估

一、适应证与禁忌证

我国现有终末期肾病(end stage renal disease,ESRD)患者超过100万,且患者数目仍以每年10万以上的速度递增。对于ESRD患者,目前两种主要治疗方式是肾移植和维持性透析治疗。肾移植是ESRD的首选治疗方式,兄弟、姐妹活体供肾3年移植肾存活率为95%,父母活体供肾为90%,其他活体供肾为86%,人类白细胞抗原(human leukocyte antigen,HLA)配型尸体供肾为80%。相比之下,透析治疗5年生存率仅为58%~87%,且存在长期并发症,包括钙磷代谢异常、肾性骨病、透析相关性淀粉样变、获得性肾囊肿性变、贫血、尿毒症性心肌病及脑病等。尽管肾移植术后存在一定的危险性,免疫抑制剂的应用也会带来相应毒性反应,但肾移植总的效果要远远优于透析疗法。

成功的肾移植是治疗ESRD的最佳方法,但如何选择适合做肾移植的ESRD患者是一项复杂且艰巨的工作,必须全面了解ESRD病因、患者全身各器官功能状况、潜在感染、免疫状态等可能影响移植肾及患者存活的相关危险因素。肾移植的适应证需有以下方面的考虑:

1. 患者年龄在5~60岁,但由于肾移植技术的发展,年龄限制可适当放宽。

2. 各种原因导致的不可逆转的肾衰竭均有肾移植指征。最常见的原发病是肾小球肾炎(包括膜性肾病、膜增生性肾小球肾炎、IgA肾病等)和慢性肾盂肾炎。此外,还包括尿路梗阻性疾病、代谢性疾病(如糖尿病、痛风、卟啉病等)、遗传性肾病(如多囊肾)、药物性肾损伤、溶血尿毒综合征、先天性肾发育不全或马蹄肾、多系统性疾病(如系统性红斑狼疮、血管炎、多发性硬化),以及不可逆转的急性肾衰竭和严重创伤等。

3. 经过血液透析或腹膜透析治疗后,不存在由于尿毒症或高血压所致的不可逆转的并发症,如慢性心功能不全、慢性呼吸衰竭等。

4. 体内无潜在的感染灶,一般情况好,能耐受肾脏移植手术。

5. 无活动性消化道溃疡、肿瘤、活动性肝炎、活动性结核病史、获得性免疫缺陷综合征、无精神和神经系统病史等。

6. 与供者组织配型良好。

需要注意的是,在选择肾移植受者时,不能照搬适应证,需要衡量利弊,评估患者是否能受益于肾移植。此外，还应充分评估患者是否存在以下禁忌证：

绝对禁忌证：广泛播散或未治愈的肿瘤、活动性结核、未控制的持续感染、药品滥用(止痛药、毒品等)、预期寿命<5年、持久性凝血功能障碍性疾病、近期心肌梗死、其他器官终末期疾病(心、肺、肝)如顽固性心力衰竭、进展性肝脏疾病、慢性呼吸功能衰竭而无联合器官移植条件。

相对禁忌证：癌前期病变、活动性肝炎、艾滋病、难控性糖尿病、严重淀粉样变、周围血管病、原肾病术后高复发率者、镰状细胞病、华氏巨球蛋白血症、精神心理状态不稳定、精神发育迟缓、酗酒、腹主动脉及髂动脉疾病、严重营养不良或者恶病质。

二、术前评估

(一) 病史和体格检查

肾移植受者术前病史记录与体格检查应当记录详细，因为术后应用免疫抑制剂，全身各个系统都会受到影响，潜在的病变还可能诱发致命的危险。应注意口腔、腹膜透析管、血透插管或动静脉瘘处有无炎症现象。成人巨大多囊肾患者，必须估计其下腹部是否有足够间隙能置入移植肾脏。心脏、腹主动脉及颈动脉听诊是否有杂音可初步了解动脉硬化的程度。触摸足背动脉搏动的力度，可估计髂血管供肾血流开放后下肢是否会缺血。直肠指检可初步排除前列腺癌和直肠肿瘤。对女性应予常规妇科检查。

(二) 精神心理状态

在术前必须告知患者，肾移植术后需长期使用免疫抑制剂，定期随诊，而且要面对各种可能导致移植肾失功的原因。受者若有吸烟、酗酒、药瘾等不良嗜好，应嘱其戒除。

(三) 实验室及特殊检查

术前肾移植受者应做的检查见表4-1。

表4-1 肾移植受者术前推荐检查项目

检查类别	检查内容
实验室检查	一般实验室检查包括血、尿、大便常规，肝、肾功能及电解质，凝血功能，血脂，空腹血糖；病原学检查包括巨细胞病毒(cytomegalovirus，CMV)(IgG、IgM，若IgM阳性需加做CMV DNA)、人类免疫缺陷病毒、肝炎系列(甲、乙、丙、丁、戊型)、血浆快速反应素试验(梅毒)、皮肤结核菌素试验(PPD)(必要时行结核感染T细胞斑点实验(T-SPOT. TB))
组织相容性检测	血型(ABO和Rh)，HLAⅠ类(A、B)、Ⅱ类(DR、DQ)，群体反应性抗体(panel reactive antibodies，PRA)，供者特异性抗体(DSA)，补体依赖的细胞毒性交叉配型试验(CDC)
辅助检查	心电图，超声心动图，泌尿系超声，肝胆胰脾超声，腹部及双髂血管彩超，胸、腹部X线
选择性专科特殊检查	心血管特殊检查、肺功能测定、各类内镜和活检；泌尿系CT检查；排尿性膀胱尿道造影、膀胱镜、尿流动力学检查可排除膀胱输尿管回流、神经性膀胱、膀胱颈阻塞或尿道狭窄
基因检测	术前可行相关代谢酶的基因型检测，以便准确调整他克莫司(tacrolimus，FK506)等免疫抑制剂剂量

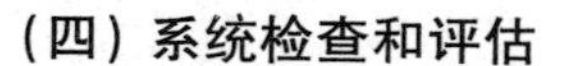

（四）系统检查和评估

1. 肺部　评估病原学检查结果，若怀疑有肺结核等感染，应在术前积极诊治。疑有肺功能不全者，应常规行肺功能测定。有严重肺气肿、反复发生肺炎或支气管扩张，应列为相对禁忌证。术前应戒烟。

2. 心血管系统　肾移植术后因心血管疾病死亡的人数占21.9%。因此，术前要全面评估患者术后发生心血管疾病的危险因素，包括冠心病史、心肌梗死史、高血压、高脂血症、糖尿病、频发心绞痛、心房纤颤、室性心律不齐、出现病理性Q波及ST-T段下降、左束支传导阻滞等，并且应积极诊治。肾移植术后应用免疫抑制剂可诱发或加重心血管疾病。冠状动脉狭窄手术宜在移植术前3个月以上完成，而且在术前应再次评估心功能是否适合手术。对于有严重心功能损害的，如出现左心衰竭及射血分数<30%等，应禁忌肾移植，经治疗改善后再考虑行移植手术。腹主动脉夹层动脉瘤者肾移植前先治疗。

因主、髂动脉硬化狭窄会影响移植肾和下肢的血供，术前需认真评估主、髂动脉情况。局限性狭窄可置支架；多处狭窄宜用人造血管行主动脉髂动脉或股动脉旁路手术。上述手术6周后，可考虑行肾移植手术，移植肾动脉可根据情况吻合在髂外动脉或人造血管上，但应尽量避免后者，因人造血管吻合口易致内膜增殖，也易形成血栓，影响移植肾血流。

3. 恶性肿瘤　肾移植术后长期使用免疫抑制剂会增加恶性肿瘤发生的风险。因此术前应通过上面提到的检查仔细评估受者是否存在恶性肿瘤，如发现应立即治疗。对于曾患恶性肿瘤者，应明确是否出现复发，但因临床往往判断困难，必须有间歇期观察，证实无复发才考虑做肾移植手术。间歇期长短因不同肿瘤而异。研究表明，恶性肿瘤治疗后2年内行肾移植手术者，肿瘤复发率为53%；25～60个月为34%；5年以上为13%。间歇期一般需要2～5年。然而，对低度恶性肿瘤，如原位癌（膀胱、子宫颈）、Duke's A结肠癌、意外发现的小肾癌、原发无转移皮肤基底细胞癌，主张切除肿瘤，证实无转移后，短期内可做肾移植。高度恶性肿瘤，如黑色素瘤，术后复发风险高，建议观察间歇期5～10年。

4. 泌尿系统　对于有排尿困难、膀胱手术史、肾盂肾炎或尿反流性疾病史的患者，应进行排尿性膀胱尿道造影和尿流动力学检查。对于高危人群（如血尿、有排尿症状、使用过中药或环磷酰胺），应进行尿液细胞学检查，甚至膀胱镜检查。目前，术前进行受者双肾切除已不作为常规建议，但除外以下情况：反复肾脏相关性尿路感染；严重的肾血管性高血压；儿童型多囊肾合并结石、反复血尿、感染或多囊肾巨大影响肾移植术手术等。

5. 消化系统　尿毒症患者消化道炎症和溃疡发生率为27%，对于有相关症状或既往病史的受者，术前应通过内镜检查充分评估。活动性的消化性溃疡应充分治疗并通过内镜检查明确缓解后才可考虑行肾移植手术。质子泵抑制剂、H_2受体拮抗剂等药物治疗多可控制溃疡，无效者术前4～12周可考虑做迷走神经切除加幽门成形术。结肠憩室反复炎症者，术前可做憩室切除。曾患胰腺炎或伴胆石症受者，肾移植术后使用的皮质类固醇、AZA等药物，均可诱导急性胰腺炎发作，加速胆石形成，术后要警惕。有症状的胆囊炎，特别是伴有胆道结石者，肾移植术前应手术治疗。单纯无症状胆囊炎可观察。

术前应评估乙型病毒性肝炎的活动情况。乙型肝炎病毒（HBV）DNA和HbeAg阳性表示病毒正在大量复制，有发展成肝硬化的危险，禁忌肾移植。HbsAg和HBV DNA阳性、转氨酶升高者应做肝活检、低度活动性肝炎者可做肾移植，术前、术后应口服拉米夫定，但因拉米夫定耐药严重，有条件者建议服用恩替卡韦，无效者可改用阿德福韦等其他抗病毒药物。

术前需筛查丙型肝炎病毒(HCV)的感染情况。若经肝活检等排除肝硬化,HCV 感染不是肾移植手术禁忌证。有 HCV 感染的受者,可接受 HCV 感染供肾,缩短等待时间。慢性活动性丙型肝炎,术前可用 α-干扰素治疗,或者根据 HCV 基因型,选择使用相应的新型抗 HCV 药物治疗,如索菲布韦、西甲匹韦等。

6. 肥胖　肥胖者常伴有糖尿病、高血压及高脂血症,术后伤口愈合差。肺部并发症发生率较非肥胖者高,移植肾 5 年存活率也下降 20%。因此,超过标准体重 30%的受者,应嘱其减肥,并帮助其制定切实可行的减肥策略。

7. HLA 配型和抗体测定　测定 HLA 的目的是寻找相匹配的受者,匹配良好者植入肾脏可望长期存活。此外,肾移植受者术前需筛查 PRA、补体依赖的细胞毒性(complement dependent cytotoxicity,CDC)交叉配型试验和(或)供体特异性抗体(donor specific antibody,DSA)。若受者有输血、妊娠或肾移植失败等经历,术前 PRA 或者 DSA 检查可能会显示阳性,提示体内存在 HLA 抗体,则需通过 HLA 配型寻找合适的供肾,术前采用免疫吸附或血浆置换等方法清除抗体,增加肾移植的成功率。CDC 试验阴性者,肾移植成功的概率更大。

8. 免疫状况评估　脾脏可产生抗体,早期提出脾切除可以减轻免疫反应。自从环孢素 A(cyclosporin A,CsA)问世以后,除非受者有脾功能亢进、白细胞和血小板减少以及脾大,并排除骨髓发育不全才考虑脾切除。术前慢性贫血需要通过促红细胞生成素纠正,考虑输血后易产生细胞毒抗体,延迟肾移植机会和增加术后发生排斥反应的风险,不主张术前输血,万不得已的情况下尽量输注洗涤红细胞或者加用白细胞滤器。

9. 甲状旁腺功能检查　ESRD 患者常伴有继发性甲状旁腺功能亢进,引起钙磷代谢紊乱、甲状旁腺激素升高,导致严重的骨质疏松。虽然药物和透析治疗可缓解继发性甲旁亢,但部分病例甲状旁腺可获得自主功能,激素分泌独立于血钙的浓度,移植后甲旁亢不能改善继而出现严重骨质疏松,伴随肾结石、肾钙化及血管钙化,术后若用皮质类固醇可加重病情发展。因此,术后应监测血钙、血磷、甲状旁腺激素、骨密度情况等,明确甲旁亢的进展,若甲旁亢未能缓解,可考虑药物保守治疗或手术治疗。甲状旁腺次全切除有助于稳定骨溶解、缓解症状。

10. 感染　活动性感染必须应用足够疗程的抗感染药物,待症状和体征消失后一段时间方可行肾移植。口腔感染病灶应予以治疗,消除潜伏病灶。腹膜透析者若出现腹膜炎,抗生素治疗正常 1 个月后方可行肾移植。有结核病史、纯化结核菌素试验阳性者,术前应予充分抗结核治疗。

11. 高危受者和老年肾移植　所谓高危受者包括年龄太小或高龄者、2 次以上移植者、曾患有恶性肿瘤者、PRA 高水平者、ABO 血型不相容者和肾小球肾炎易复发者。关于受者年龄,因显微手术的进步以及人类平均寿命的延长,年龄大小已经不是问题,但仍须注意高龄受者心血管方面的问题。至于 2 次以上移植者,这类患者容易出现肾小球肾炎复发和高 PRA 所致的急性或慢性排斥反应。对于 PRA 高水平及 ABO 血型不相容者,目前虽可以使用免疫吸附、血浆置换(plasmapheresis)、静脉注射免疫球蛋白(intravenous immune globulin,IVIG)以及清除 B 淋巴细胞的制剂,如利妥昔单抗(抗 CD20 单克隆抗体),甚至可以进行脾脏切除术来抑制排斥反应。对于曾患有恶性肿瘤的受者,原则上应在原肿瘤切除或治疗超过 2 年以上,确定无复发时方可做移植(具体参看上文第 3 点)。对于容易复发的肾小球肾炎尤其是局灶节段性肾小球硬化或膜增生性肾小球肾炎患者，建议需透析半年以上，待原病因致敏性降低后再行肾移植。

12. 手术时机选择　当慢性肾脏病患者肾小球滤过率小于 30ml/(min·1.73m^2)时可考虑进行肾移植术前评估，发现和处理相关并发症以及可能增加手术危险的因素，尽量使受者在术前处于最佳状态。如条件允许，建议不进行透析直接行肾移植手术，这种"抢先"移植的方式有助于提高移植肾和患者的存活率。对手术危险性大，无法接受肾移植的受者，建议其维持透析治疗。

第二节　免疫抑制的治疗

一、治疗方案与剂量调整

同种异体肾移植手术是当今肾移植手术的主要方式，除了同卵双生子之间的肾移植手术以外，其余同种异体肾移植手术均需要使用免疫抑制剂，以预防受体对供肾的免疫伤害，延长供肾的寿命。现在肾移植界已形成共识，为了减少因大量使用单一免疫抑制剂而产生的不良反应，免疫抑制方案需要包含多种不同作用机制的免疫抑制剂。

各种药物的分类、药动学、药效学等内容前文已有详细说明，请参看相关章节。各种免疫抑制剂如何搭配、剂量疗程如何安排才能够达到最佳的免疫抑制状态，既有效预防排斥反应而又不过度抑制免疫系统，至今移植界仍未有定论，下面只是对目前业界较为认可的治疗原则作一介绍。

肾移植免疫抑制方案通常按照肾移植术后时间长短以及针对免疫系统起反应的不同阶段，可分为诱导方案和维持方案。首先介绍成人(18～65 岁)的免疫抑制方案，再介绍儿童以及老年人(大于 65 岁)方案的特点。

(一) 诱导方案

免疫抑制的诱导方案是指术前、术中和(或)术后短期内使用的包含生物制剂(抗体)及传统免疫抑制剂在内的免疫抑制方案，主要目的是抑制移植物激活受体 T 细胞这一阶段，在短期内大大减少发生排斥反应和出现移植肾失功的风险，其效应甚至可以在诱导期以后长期维持。虽然激素也是诱导方案常用的一部分，但目前谈到诱导方案的选择主要指的是生物制剂的选择。虽然在全球内使用的生物制剂多种多样，但是中国国内目前可用的生物制剂只有兔抗人胸腺细胞免疫球蛋白(rabbit anti-human thymocyte immunogloblin, rATG)、抗人淋巴细胞免疫球蛋白(anti-human lymphocyte immunogloblin, ALG)和白介素-2(interleukin-2, IL-2)受体拮抗剂中的 CD25 单克隆抗体巴利昔单抗(basiliximab, 舒莱)。本节将以常用的 rATG 和巴利昔单抗为例叙述诱导方案的制订。

1. 药物选择　大量随机对照临床试验(randomized controlled trial, RCT)及 meta 分析表明，诱导方案中合并使用生物制剂和传统免疫抑制剂在降低移植物排斥及移植肾失功的风险上优于单独使用传统免疫抑制剂。因此，推荐诱导方案中合并使用生物制剂和传统免疫抑制剂。只有一种情况例外，HLA 全匹配的白种人亲属活体肾移植，其发生排斥的风险已经大大降低，不必使用生物制剂作为诱导。

改善全球肾脏病预后组织(Kidney disease improving global outcomes, KDIGO) 2009

指南建议，诱导方案的选择主要取决于受体的免疫风险（发生术后排斥风险）高低，并提出，具有以下一个或多个危险因素的为高免疫风险人群：

(1)HLA 不匹配位点较多；

(2)年轻受体（只是一个定性的趋势，未给出具体数值）；

(3)年老供体（只是一个定性的趋势，未给出具体数值）；

(4)非洲裔；

(5)PRA 大于 0；

(6)抗供体特异性抗体(donor-specific antibodies，DSA)存在；

(7)血型不合；

(8)延迟肾功能恢复；

(9)冷缺血时间大于 24 小时。

KDIGO 2009 指南推荐，对于高免疫风险的人群，推荐使用免疫抑制能力更强的淋巴细胞清除型抗体，其中 rATG 优于莫罗单抗(muromonab-CD3，OKT3)或阿仑单抗(alemtuzumab)，成为首选；对于非高风险受体，首选 IL-2 受体拮抗剂，但没有太多证据证明巴利昔单抗和抗 Tac 单克隆抗体达利珠单抗(daclizumab，赛尼哌)之间谁优谁劣。另有移植中心认为，大量证据表明，无论在高还是低免疫风险的人群，rATG 均优于 IL-2 受体拮抗剂，所以推荐肾移植术后患者诱导方案均选择 rATG。

使用多克隆抗体 rATG 前，需排除估计不能耐受 rATG 的患者，例如已有低血压、白细胞减少症、血小板减少症等，对于这类患者，可使用单克隆抗体 IL-2 受体拮抗剂。

亦有学者探讨 rATG 与 IL-2 受体拮抗剂联用以减少两者剂量从而降低不良反应发生率的诱导方案，虽然看到较好的结果，但由于数据有限，未能在临床广泛应用。

除了 rATG 和 IL-2 受体拮抗剂以外，还有其他一些生物制剂，例如 OKT3、阿仑单抗、间充质干细胞(mesenchymal stem cells，MSC)等，但不常用。

2. 药物调整　使用生物制剂需要根据临床反应来调整，包括是否出现过敏反应，白细胞、血小板计数等。具体调整方法见下文。

3. 剂量和用法　KDIGO 并没有提供免疫诱导方案中各药物的具体剂量和疗程，世界上不同移植中心都有适合自己中心的具体方案。

rATG：全球多个中心的具体用法综述总结，rATG 剂量范围 1～6mg/(kg・d)，使用时长 1～10 天。比较典型的方案是：如果患者就诊时白细胞计数超过 2×10^9/L，血小板计数超过 75×10^9/L，则使用 1.5mg/(kg・d)，持续 3～5 天。

多项动物实验表明，更高的起始剂量和更短的使用时间，且累积剂量达 6mg/kg 左右，更有效清除外周及中央的淋巴细胞，获得更好的移植肾存活率。提高剂量和延长使用时间都有可能增加感染风险和淋巴瘤的发生率。但累积剂量低于 3mg/kg 则认为不能有效预防急性排斥反应。有些中心对亲属活体肾移植的受体使用较低累积剂量的 rATG，对死亡供体或者其他有高免疫风险的受体采用较高累积剂量的 rATG。

每次使用 rATG 后需查血常规，如果白细胞计数降至 2×10^9/L 以下或者血小板计数降至 75×10^9/L 以下，停用 rATG，如果白细胞在$(2\sim3)\times10^9$/L，或者血小板在$(75\sim100)\times10^9$/L，rATG 可使用半量。

如果就诊时白细胞计数低于 2×10^9/L，或者血小板计数低于 75×10^9/L，则选用巴利昔单抗。

巴利昔单抗（舒莱）：说明书推荐用法，术中 20mg 静脉输注，术后第四天 20mg 静脉输注。第一剂使用后若出现过敏反应等严重不良反应，则第二剂停用。

（二）维持方案

维持方案是继诱导方案后或与诱导方案同时使用的免疫抑制方案，需要肾移植受体长期执行，以减少机体对供肾的排斥反应，延缓甚至避免移植肾失功。经典的三联维持方案能够使一年内移植肾存活率达 90%以上，急性排斥发生率低于 20%。

维持方案主要包括以下药物种类：

(1)钙调磷酸酶抑制剂（calcineurin inhibitors，CNIs），如 FK506、CsA；

(2)抗代谢药物，如霉酚酸（mycophenolic acid，MPA）类的吗替麦考酚酯（mycophenolate mofetil，MMF）和麦考酚钠（mycophenolate sodium）、硫唑嘌呤（azathioprine，AZA）；

(3)糖皮质激素，如泼尼松（prednisone），甲泼尼龙（methylprednisolone）；

(4)哺乳动物类雷帕霉素靶蛋白抑制剂（mammalian target of rapamycin inhibitor，mTORi），如西罗莫司（sirolimus，又名雷帕霉素，rapamycin）、依维莫司（everolimus）。

经典的三联免疫抑制维持方案包含 CNIs、抗代谢药以及糖皮质激素。mTORi 可替代 CNIs 或者抗代谢药。

维持方案需要根据每位患者的情况制订，制订前需综合考虑以下因素：

(1)是否预致敏？

(2)初次还是再次肾移植？

(3)曾经发生过多少次急性排斥反应？

(4)HLA 配型程度如何？

(5)原发肾病是否容易复发？

(6)是否接受淋巴细胞清除型抗体作诱导？

(7)患者的其他临床特点：年龄、肥胖程度、高血压、糖尿病、高血脂、人种、肾功能延迟恢复等。

例如，对于 HLA 配型完全一致的活体亲属肾移植患者，急性排斥风险大大降低，可以只选择激素和 MPA，或者激素和 FK506 维持，但如果患者是黑种人，其急性排斥反应风险又显著增高，则需要使用三联免疫抑制方案。具体的选择方式见下文。免疫抑制剂的剂量调整有以下原则：

(1)由于移植后早期（前 3 个月）发生排斥的风险较大，所以维持方案中各药物剂量也相应较大，但随着时间的推移，如果患者没有发生排斥反应，各免疫抑制剂的用量可在 6～12 个月逐渐减少至长期维持剂量，以减少药物毒性，同时降低感染和肿瘤的风险。

(2)由于 MPA、CNIs 和 mTORi 的治疗窗狭窄，使用起始剂量后还需要通过监测血药浓度来调整药物的剂量，以达到目标浓度，从而实现毒副作用和治疗作用的平衡。影响血药浓度的因素在相关章节已有详述，而在临床实践中，尤其要注意其他药物对这些免疫抑制剂的影响。

下面综述各种免疫抑制剂的初始选择和药物调整，然后进一步给出剂量和用法。

1. CNIs

(1)初始选择：首选 FK506，研究表明 FK506 比 CsA 更有利于降低急性排斥反应发生率,提高移植肾存活率。另外,与 CsA 相比而言,FK506 不会降低 MPA 的血药浓度,因此合并使用 MPA 时其剂量可以降低。这与 KDIGO 2009 指南推荐一致。

但在下列情况我们可以考虑选择 CsA 作为初始用药:糖尿病患者、低免疫风险人群。

然而,考虑到目前生物制剂诱导方案的广泛应用,首选 FK506 的观点受到挑战,有移植专家提出在使用生物制剂作为诱导的情况下,根据患者的疾病状况个体化选择应用 CsA 或者 FK506 作为维持方案的初始用药。

(2)药物调整:FK506 的不良反应类型与 CsA 不同,详见相关章节。对于剂量相关的不良反应,可以通过调整剂量和控制血药浓度来缓解。对于非剂量相关的不良反应不能耐受的,则需要考虑换药。

FK506 可能会增加肾移植后新发糖尿病的风险,因此针对血糖升高的患者,使用 CsA 可能有帮助。

FK506 可能增加患多瘤病毒(例如 BK 病毒)感染的风险,对于确认 BK 病毒感染的患者,转换 CsA 可能有帮助。BK 病毒感染者改用 CsA 也可能有助于恢复。

此外,使用 FK506 可能会出现明显神经系统副作用如震颤、头痛,更频繁的胃肠道反应如腹泻、呕吐、消化不良,更多其他不良反应如秃头、儿童的肥大性心肌病、严重的中性粒细胞缺乏症等。

与 CsA 相比,FK506 出现多毛症、牙龈增生和高血压的风险则会降低。

遇到上述情况不能耐受 FK506 的患者,可以考虑转换 CsA,反之亦然。如果更换 CNIs 种类也无法排除不良反应,则考虑改用 mTORi。

(3)剂量和用法:对于 FK506,药物说明书推荐是 0.2mg/(kg・d),分 2 次使用。本中心依据大量临床观察,为尽量减少药物肾毒性作用,促进移植肾功能恢复,故推荐初始剂量采用 0.1mg/(kg・d),分 2 次使用。之后根据 FK506 血药谷浓度(C_0)监测来调整剂量。目标谷浓度范围基于患者是否使用生物制剂诱导治疗,如果使用了生物制剂诱导治疗,肾移植前 3 个月范围一般控制在 6～10ng/ml,之后可以逐渐减量并维持在 3～7ng/ml。若未使用生物制剂作诱导治疗,目标谷浓度范围需相应增加。

对于 CsA,以原研药口服微乳剂(新山地明)来举例,本中心推荐的初始剂量一般 5mg/(kg・d),每天 2 次,之后根据 CsA 血药谷浓度(C_0)监测来调整剂量。前 3 个月血药浓度范围控制在 150～250ng/ml,之后可以减量,并维持在 75～150ng/ml。虽然 C_0 监测方便实用,但有文献报道认为,C_0 与药物暴露量和临床预后相关性不强,建议使用服药后 2 小时血药浓度(C_2)作为监测点,有学者认为,术后前 6 个月,C_2 浓度控制在 1000～1500ng/ml,术后 6～12 个月,C_2 控制在 800～900ng/ml,能降低术后一年内的急性排斥反应发生率。但根据本中心的经验,不同患者间,甚至同一个患者的不同时期 C_2 波动较大,且检测时间选取是否准确对结果影响较大,大多数移植中心也基于此因而没有常规使用 C_2 来监测 CsA 药物浓度。

CNIs 与其他药物的相互作用对 CNIs 的剂量控制极其重要。CNIs 受两种主要存于肝内的酶 CYP3A4 或 CYP3A5 代谢,CsA 主要受前者代谢,FK506 主要受后者代谢。一切影响这两个酶活性的药物都会影响 CNIs 的药物代谢,从而影响血药浓度,详见相关章节。

增加 CNIs 血药浓度的药物主要有:

1)钙通道阻滞剂,如维拉帕米,地尔硫䓬,尼卡地平和氨氯地平。

2)抗真菌药,如酮康唑、氟康唑。

3)抗生素,如红霉素和克拉霉素等大环内酯类。

4)其他,如五酯片、西柚汁。

减少 CNIs 血药浓度的药物主要有:

1)抗惊厥药物,如苯巴比妥,苯妥英钠,卡马西平。

2)抗结核药物,如异烟肼和利福平。

此外,其他会加重 CNIs 肾毒性的药物要慎用,如非甾体类抗炎药(NSAIDs),氨基苷类抗生素,两性霉素 B。

单核苷酸基因多态性(SNP)会影响 CYP3A4 或 CYP3A5 的表达水平和活性,从而影响 CsA 或者 FK506 的药物代谢。在中国人中,已明确一个 SNP(intron 3 或 6986A>G)会显著影响 CYP3A5 的活性,同样剂量的 FK506,突变型纯合子患者的血药浓度显著高于野生型纯合子和突变型杂合子,通过 CYP3A5 基因分型检测,可以把患者分为 FK506 的快代谢型和慢代谢型,从而给出合理的初始剂量,减少 FK506 术后早期的波动性。在中国人中,尚未发现影响 CYP3A4 的 SNP。

2. 抗代谢药

(1)初始选择:首选 MPA,研究表明 MPA 没有肾毒性,而且比 AZA 更有利于降低急性排斥反应的发生率,有利于提高移植肾存活率,还有研究表明 MPA 可能有助于阻止慢性排斥反应。但相对来说,MPA 价格较贵,在部分发展中国家,AZA 仍然是重要的免疫抑制剂。MPA 的两种口服制剂,MMF 片/胶囊和麦考酚钠肠溶片,没有证据证明两者疗效和安全性存在差异,初始时可以根据移植中心情况选择。但是因为麦考酚钠肠溶片的胃肠道副作用发生率往往低于 MMF,更易于被患者接受,所以其作为初始用药的比例也越来越高。

对于高免疫风险的患者,尤其是 PRA 阳性,二次肾移植,免疫性肾病如系统性红斑狼疮或急性肾小球肾炎等,更倾向于选择 MPA;对于低免疫风险的患者,MPA 和 AZA 可以二选一;对于痛风或者高尿酸患者需要服用别嘌醇或者非布司他的,首选 MPA,因为这两种药禁止与 AZA 合并使用,一旦共用,很可能会引发严重的白细胞减少症;对于准备生育的男性或女性而言,考虑到 MPA 的致畸作用,应首选 AZA 或是 MPA 减量。然而,根据本中心的临床观察,使用 MPA 的父母生育的后代先天性畸形的发生率不高。

(2)药物调整:MPA 最常见的不良反应是持续性的腹泻,不能耐受的患者可以从 MMF 改为麦考酚钠,如果依旧没有缓解,可以考虑减药,或者改用 AZA 或者 mTORi,或者新型免疫抑制剂如咪唑立宾(mizoribine,MZR)。

出现中性粒细胞减少症时,应暂时减药,等中性粒细胞计数恢复正常后再上调剂量

出现其他药物相关不良反应时,首先考虑减药,如果没有缓解,则尝试改用 AZA 或者 mTORi,或者新型免疫抑制剂如 MZR。

(3)剂量和用法:MPA 的初始剂量,对于成人,MMF 为每次 1g,每 12 小时 1 次,麦考酚钠为每次 720mg,每 12 小时 1 次。建议通过血药浓度监测调整剂量,最常用且准确的监测方法是曲线下面积(AUC),主要有全点 AUC 和有限取样法 AUC。MPA AUC 控制在 30～60mg·h/L(高效液相色谱法测定)或者 37～70mg·h/L(酶放大免疫分析法测定)比较合理。但经本中心临床发现,对于中国人,MMF 按照说明书的用法,MPA AUC 一般过高,所以初始剂量推荐调整为 MMF 每次 0.5～0.75g,每 12 小时 1 次。

药物相互作用影响 MPA 血药浓度，因此需注意不同药物配伍时 MPA 剂量的调整。例如，合并 CNIs 种类不同会影响 MPA（包括麦考酚钠和 MMF）血药浓度，使用 CsA 会降低 MPA 血药浓度，从 CsA 转为 FK506 时，MPA 剂量一般减少 50%。又如，使用质子泵抑制剂可能会降低使用 MMF 患者的 MPA 血药浓度，但不会影响使用麦考酚钠的患者。

MPA 是否需要通过常规血药浓度监测来调整至今仍存在争议。但业界认为，在 MPA 血药浓度影响因素发生改变的时候，建议进行血药浓度监测。移植协会在 2010 年总结了 MPA 血药浓度监测的适应证。

至少在以下情况出现时，应该进行血药浓度监测：

1）移植肾功能急速或者缓慢下降时。

2）肝、胃肠道功能发生改变时，例如感染性腹泻。

3）血浆白蛋白发生明显变化时。

4）临床需要 CNI 种类和剂量发生改变时。

5）MMF 作为初始用药或者只使用 MMF 作为维持方案时。

6）在其他会与 MPA 发生相互作用的药物使用发生改变时。

MMF250mg 使用上等同于麦考酚钠 180mg，研究也表明 MMF1000mg、每 12 小时 1 次的疗效和安全性等同于麦考酚钠 720mg 每 12 小时 1 次，转换时需要注意。

3. 糖皮质激素　糖皮质激素对免疫系统的影响是多方面的，以前一直被认为是不可替代的部分。经典的用法是早期使用较大量激素，然后逐步减量至最小维持剂量。本中心推荐用法是术中及术后使用 2 天甲泼尼龙（甲强龙）5～10mg/(kg · d)，60kg 左右的成人一般 500mg 每天 1 次，然后口服泼尼松每天 0.5～1mg/kg，60kg 左右的成人一般 30mg 每天 1 次，每周减 5mg/d，减至每天 20mg 每天 1 次后可减慢激素减量的速度，每周减 2.5mg/d，尤其是当患者的原发病为 IgA 肾病（IgA nephropathy）、局灶性节段性肾小球硬化（fcoal segmental glomerulosclerosis，FSGS）、系膜增生性肾炎（mesangial proliferative nephritis）等易复发的疾病时，减量更应谨慎，速度更应减慢，最后以 5mg 每天 1 次或者 2.5mg 每天 1 次维持。然而，即使是低剂量维持，激素的不良反应依然不可忽视，主要是难以控制的高血压、高血糖、高血脂、肥胖、骨质疏松等，详见相关章节。于是，就有中心尝试术后逐渐撤离激素或者完全不用激素。

按激素撤离时间，一般分早期撤离和晚期撤离，但国际上没有统一标准。早期撤离往往是指术后数周到数个月内逐渐减量并最终撤离激素。晚期撤离一般是指激素使用数个月到数年后逐渐减量并最终撤离。肾移植术后早期排斥风险较高，早期撤离可能会增加发生急性排斥反应的风险和降低移植肾存活率。而晚期撤离如何影响排斥风险和移植肾存活率依然存在争议。无论是早期还是晚期，激素撤离可能对于低免疫风险、且有明确获益（例如难控制的高血压、高血糖等）的患者有帮助，实际操作时还需要以抗体作免疫诱导，同时需要调整维持方案的其他药物达到足够的免疫抑制效果。激素撤离带来的实际获益和风险并未十分明确，因此并未在全球广泛使用。

相对于减量或者撤离，完全不用激素显得更有吸引力。有移植中心在低免疫风险的患者中使用了清除淋巴细胞的抗体作为诱导，成功实施了无激素方案，明显降低了激素相关不良反应的发生率。但也有研究表明，完全不用激素会增加肾小球肾炎复发的风险。在中国，终末期肾病的原发病以各种急慢性肾小球肾炎为主，使用此方案必须慎重。

4. 哺乳动物类雷帕霉素靶蛋白抑制剂(mTORi)

(1)初始选择及调整用药:SRL和依维莫司一般不作为三联抗排斥治疗的首选。首先,研究表明,无论是替代CNIs还是抗代谢药,mTORi都可能增加急性排斥风险和降低移植肾存活率;其次,mTORi会增加肾移植术后早期并发症发生的风险,如移植肾功能延迟恢复、伤口愈合不良和淋巴囊肿等。

有研究认为,在术后几个月把CNIs转换为mTORi,在低至中度免疫风险患者能够达到满意的免疫抑制效果。而把抗代谢药改为mTORi的临床研究比较少,结论不统一,未能在临床上推广,相关文献认为可能有助于减少CNIs的用量,以减少其毒性,又不至于明显减弱免疫抑制效果。

在以下情况出现时,把CNIs改成mTORi可能对患者有帮助:

1)低水平CNIs依然对移植肾产生明显毒性作用,且得到病理活检证实。

2)恶性肿瘤患者。

3)肾移植术后淋巴细胞增殖性疾病(PTLD)患者。

(2)剂量和用法:本节以SRL为例,依维莫司可参考相关文献。

有文献报道,若联合CsA和激素使用,SRL需使用一次负荷剂量6～15mg、每天1次(3倍于维持剂量),然后使用维持剂量,每天2～5mg,每天1次。一般用药5～7天后血药浓度会达到稳定,根据血药浓度调整剂量,一般控制在5～15ng/ml,过高会导致高血脂、血小板及白细胞减少,过低会增加急性排斥反应风险。另有文献报道,若联合抗代谢药和激素使用,SRL的剂量需要偏大,血药浓度在术后2个月内控制在30ng/ml左右,之后减至15ng/ml左右。

在CNIs转换mTORi的情况,药物说明书只提供了CsA转SRL的用药建议,术后2～4个月在低至中度免疫风险患者可以考虑转换,CsA在4～8周内逐步撤离,SRL逐步增加剂量,血药浓度在术后第一年内控制在16～24ng/ml,之后控制在12～20ng/ml(HPLC法)。因为撤离了CNIs,原则上mTORi血药浓度应该处于较高水平,才能保证有足够的免疫抑制效果。

在抗代谢药物转换mTORi的情况,有文献报道,根据CNIs是标准用法或是减量用法,SRL逐步增加剂量至血药浓度达7～15ng/ml,由于有CNIs的使用,mTORi血药浓度不需太高。

至此,本节对肾移植术后免疫维持方案中各种药物的初始选择、用药调整和剂量用法已经一一介绍。最后谈谈制订初始维持方案的基本思路。

初始维持方案的制订按照从宽到窄的思路,首先选择大类,一般选择三联方案,就是CNIs、抗代谢药以及糖皮质激素;第二,大类下的小类选择,CNIs是选择FK506还是CsA,抗代谢药是选择MPA还是AZA;第三,品牌和剂型,MPA有吗替麦考酚酸酯(mycophenolate mofetil,MMF)片/胶囊(骁悉)和麦考酚钠肠溶片(米芙),FK506有普通剂型和缓释剂,CsA有片剂和微乳剂;第四,初始剂量;最后,长期随访观察,并根据患者血药浓度、临床疗效、不良反应以及出现的术后并发症等不断调整方案。每一项选择都需要依赖循证医学证据和医师经验。

(三)儿童免疫抑制方案

由于儿童肾移植的临床试验数据有限,其免疫抑制方案制订的主要依据还是成人的临床试验结果。业界依然没有找到最适合儿童的免疫抑制方案，每个中心都有自己的考虑和选择。

与成人一样，儿童（<18岁）肾移植免疫抑制方案包含两部分，诱导方案和维持方案。

诱导方案推荐使用抗体，主要包括抗胸腺细胞球蛋白（anti-thymocyte globulin，ATG）和IL-2受体拮抗剂。选择原则基于免疫风险的高低。初始剂量根据体重或者体表面积计算，使用后密切观察患者反应，以作出适当的调整。

维持方案首选三联用药方案，包括CNIs、抗代谢药和糖皮质激素。药物选择和剂量调整基本同成人。值得重视的是长期使用免疫抑制剂对儿童生长发育的影响。相对于透析治疗，肾移植能够改善儿童的生长发育，但CNIs和激素的使用又一定程度地阻碍了这一过程。业界一直寻求能够减少甚至撤离CNIs和（或）激素的方案。最近在儿童肾移植术后激素撤离方面有了可喜的进展。数篇随机对照临床试验研究了完全不用激素、早期撤离激素和晚期撤离激素3种方案，与激素维持方案对儿童术后急性排斥反应和生长发育情况影响的比较，提示这几种方案联合抗体诱导方案以及CNI和抗代谢药维持方案，不会增加术后急性排斥的风险，却能够促进术后的生长，尤其是术后1年的追赶性生长。但值得注意的是，入选的患者主要是非免疫疾病所致的终末期肾病，但在中国，终末期肾病的原发病主要是各种病理类型的肾小球肾炎，激素撤离可能会导致肾炎的复发，降低移植肾寿命。本中心尝试对原发病不是免疫性疾病的儿童肾移植患者，如多囊肾、先天肾发育不良的患者，采取激素晚期撤离方案，随访结果令人满意。

（四）老年人免疫抑制方案

老年人（>65岁）的免疫抑制方案制订原则基本和成人一样，不过需要注意老年人的三个特点。

首先，老年人免疫力下降，导致发生排斥风险降低，而感染风险增加。需注意，死亡是老年人移植肾失功的主要原因，而感染是老年人死亡的重要原因。因此，制订免疫抑制方案时需要在预防排斥反应的同时尽量减少感染的发生率。

第二，在老年人中，免疫抑制剂的药动学和药效学与年轻成人有所不同。由于老年人细胞色素P450酶系（CYP450）的活性下降，同样剂量的CNIs会使血药浓度比年轻成人高，所以CNIs用药剂量可以适当降低。

第三，由于老年人的供体年龄往往也较大，这类供肾容易受到CNIs等免疫抑制剂毒性的作用的伤害。

二、不同免疫抑制剂使用方案的评价及疗效的影响因素

现在随着临床上可使用的免疫抑制剂种类不断增加，根据每位患者自身的情况，不同组合的免疫抑制方案被用于预防排斥反应。国内外有许多评价免疫抑制剂方案的有效性和安全性的临床研究，他们主要研究终点关注于活检证实的排斥反应发生率、移植肾存活率和肾移植受者的生存率方面。而次要研究终点则主要针对免疫抑制剂相关副作用及对肾移植受者生存质量的影响，这些次要指标通常包括各种急慢性感染发生率、粒细胞减少症、肿瘤发生率、免疫抑制剂相关的肾毒性、糖尿病、高血压和代谢综合征，骨质疏松发生率，以及对受者精神和心理方面的影响等。

根据大量相关免疫抑制剂方案的有效性和安全性的临床研究报道，大致可将不同免疫

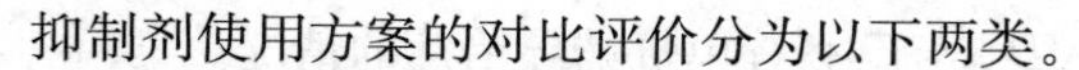

抑制剂使用方案的对比评价分为以下两类。

（一）免疫诱导方案的对比评价

免疫诱导治疗方案的最大不同包括：①术后早期是否使用 CNI，例如 CsA 或 FK506；②是否在引入 CNI 进入早期维持阶段之前的一个确定时期使用 T 细胞单克隆抗体或多克隆抗体。抗体免疫诱导方法的发展起源于对于 CNI 肾毒性的认识，其肾毒性可能损害早期移植肾功能。连续免疫诱导的途径，是为了避免 CNI 过早的使用，早期使用 T 细胞抗体能够非常有效的预先抑制急性排斥。

1. 是否使用免疫诱导治疗方案的对比评价　Cai J 等分析来自 UNOS（美国器官分配网络）的注册数据，他们的研究表明使用任何一种免疫诱导治疗比不使用免疫诱导治疗对于移植物的长期存活及患者预后情况具有更好的效果。Webster AC 等根据一项包括 2410 位患者来自 14 个试验的临床数据进行了 meta 分析，将使用巴利昔单抗（IL-2RAs，白介素 2 受体抑制剂）和不使用免疫诱导治疗（使用安慰剂）进行对比，发现使用巴利昔单抗的患者 1 年内发生急性排斥的比率降低（*RR* 0.67，*CI* 0.60～0.75），但是移植物丢失率没有统计学差异。根据两个短期的尸体受者随机试验表明，使用 rATG 对比不使用免疫诱导治疗，能明显降低排斥反应的发生率。在术后的前 6 个月当中，使用 rATG-FK506 组具有最低的活检证实的排斥反应（biopsy-proven acute rejection，BPAR）发生率（15.1% vs. 21.2% rATG-CsA 组，$P=0.177$；vs. 25.4% FK506-无免疫诱导治疗组，$P=0.004$）。这两个试验都表明了使用 ATG 进行免疫诱导治疗能够明显减少早期急性排斥反应的发生，但是白细胞减少症、血小板减少症、感染尤其是巨细胞病毒（CMV）的感染概率增加。此外，尽管使用 ATG 诱导治疗能够改善排斥反应的发生率，但是患者生存率、移植物生存率和移植肾功能与不使用免疫诱导治疗没有明显差异。根据这些相关的研究及本中心的经验认为任何一种免疫诱导剂的使用对于急性排斥反应的预防是十分有效的，并且可以推迟 CNI 药物的使用时间或者适当降低早期 CNI 药物的剂量，由此减少 CNI 药物的肾毒性对移植肾功能恢复的影响，特别是对于接受边缘供肾或者扩大标准化供肾的患者可带来明显益处。使用抗 T 淋巴细胞抗体进行免疫诱导确实存在增加白细胞减少症、血小板减少症及感染等的风险，尽管如此，考虑到高免疫风险人群及供肾条件相对较差的情况下，抗 T 淋巴细胞抗体的使用是明显有益的，有效减少早期急性排斥反应和移植肾功能延迟恢复（delayed graft function，DGF）的发生，对于长期人肾存活率也有促进作用。

2. 不同免疫诱导治疗方案的对比评价　Goggins 等做的一项前瞻性、随机临床试验表明，手术期间使用 ATG 对比手术后使用 ATG 能够明显降低 DGF 的发生（14.8 vs. 35.5%，$P<0.05$）。但急性排斥反应的发生率并没有显著性差异（3.6 vs. 16%，术中 vs. 术后；$P=0.11$）。

Liu Y 等将包括 863 名患者来自 6 个随机试验的数据进行了 meta 分析，将使用 ATG 与使用巴利昔单抗进行了对比，结果显示 BPAR、DGF、移植肾丢失及患者死亡率在使用 ATG 诱导组和巴利昔单抗诱导组之间没有统计学差异。但这篇 meta 分析的局限性在于作者将所有不同种类的 ATG 制剂纳入了分析当中。之前还有一些临床试验表明使用 ATG 诱导和使用巴利昔单抗诱导在预防排斥反应的发生以及人肾存活率方面无明显差异，但用 ATG 诱导组白细胞减少症、血小板减少症、CMV 感染等不良事件的发生率明显增高。这些研究并不能有力地证明两者之间有效性的对比，因为在这些研究中排除了高免疫风险的患者，所以只能说明在低免疫风险患者中使用ATG与巴利昔单抗诱导治疗的情况。

不同于以上meta分析，Brennan DC等人所做的两项大型的、纳入中到高免疫风险受者的临床试验说明，使用rATG免疫诱导治疗相比使用巴利昔单抗诱导治疗，能有效改善急性排斥反应的发生率、移植肾丢失率和患者死亡率。将这些作为复合终点具有明显的统计学差异(19.1% vs. 31.6%；$P=0.01$)。所有患者都是用相同的维持治疗方案及CMV预防治疗，在平均10个月的随访期间，急性排斥反应的发生率为(14.2% rATG vs. 25% 巴利昔单抗；$P=0.013$)，这也是让复合终点具有统计学差异的关键因素。同时，rATG组白细胞减少症的发生率较高(42.6% vs. 6.6%；$P<0.0001$)，这个结果与之前的研究类似。但是，CMV感染的发生率却没有统计学差异(7.1% rATG vs. 13.2% 巴利昔单抗；$P=0.09$)。长达5年的随访也证实rATG组需抗体治疗的急性排斥反应发生率较低。

Sampaio等人用移植网络/美国器官分配网络(OPTN/ UNOS)的数据，对比分析了美国2003—2006年活体肾移植使用阿仑单抗和白介素-2受体抗体的预后情况。1913名患者接受了阿仑单抗的治疗，7011名患者接受了白介素-2受体抗体的治疗。阿仑单抗组的出院时急性排斥反应发生率明显低于白介素-2受体抗体组(0.8% vs. 4.4%，$P<0.001$)，术后一年的急性排斥发生率结果也是相似的(9.8% vs. 11%)。然而，在4年随访期间，阿仑单抗组的移植肾存活率是76.7%，而白介素-2受体抗体组是84.8%($P=0.012$)，同时患者生存率在阿仑单抗组和白介素2受体抗体组分别是89.9%和91.9%($P=0.98$)。

Hanaway MJ等人做了一项关于阿仑单抗免疫诱导治疗的大型、多中心、随机的3年临床对比研究，将患者分为高免疫风险组和低免疫风险组，高免疫风险组将阿仑单抗与rATG进行对比，低免疫风险组用阿仑单抗与巴利昔单抗进行比较。所有患者在免疫诱导治疗后都使用相同的维持治疗方案(FK506＋MMF＋早期激素撤离)，阿仑单抗组与rATG组加巴利昔单抗组综合比较，BPAR的发生率明显降低(13% vs. 20%，$P=0.03$)，然而这些益处并没有体现到改善移植物生存率和移植肾功能上。进一步分析发现，阿仑单抗在低风险组显示出了明显的优势，而在高风险组阿仑单抗与rATG的有效性几乎相当。最近Zhang X等人发表了一篇关于阿仑单抗的meta分析，涵盖了6个临床RCT，包括808名患者。其分析显示，与传统的免疫诱导治疗(巴利昔单抗或ATG)相比，阿仑单抗具有较低的BPAR发生率(*RR* 0.63，*CI* 0.45～0.87，$P=0.005$)，但在高免疫风险患者中没有显著优势(*RR* 0.86，*CI* 0.48～1.55，$P=0.62$)。同样较低的排斥反应发生率并没有使得移植物和患者的生存率提高。

Peddi等人在2010年的美国移植峰会上发表了一项36个月的随机试验的结果，该随机试验对比了分别使用阿仑单抗、兔抗人胸腺细胞免疫球蛋白(即复宁)、巴利昔单抗联合FK506、MMF和快速激素撤离免疫维持治疗方案。根据排斥危险因素随机分组，高风险患者接受阿仑单抗或者即复宁的治疗，低风险患者接受阿仑单抗或者巴利昔单抗的治疗。高风险组，活检证实的排斥反应发生率在阿仑单抗组和即复宁组没有明显差异(18.5% vs. 15.0%)。但在低风险组，对比阿仑单抗，巴利昔单抗的预防排斥反应的效果明显不佳(10.2% vs. 22.3%)。生存率和感染发生率在各个组之间都是相当的。同样也是在2010年美国移植峰会上，LaMattina等人提出他们中心于2002—2007年所做的一项包括1687名患者的回顾性研究。他们将阿仑单抗组632名患者的预后情况与734名分别用巴利昔单抗治疗($n=609$，低免疫风险)或者用即复宁治疗($n=125$，高免疫风险)的患者预后情况进行多因素分析后发现，阿仑单抗是移植物丢失（HR=2.0，P=0.0042）、机会感染（HR=1.3，P=0.013）、CMV 感染（HR=1.6，P=0.0011）以及抗体介导的排斥反应（HR=1.5，P=0.0017）的独立危险因素。这两项研究对于阿仑单抗的诱导治疗结果观点是截然不同的，阿仑单抗作为一种新的免疫诱导治疗的药物，其疗效的评价还需要进一步经大型、多中心、随机对照研究去验证。

由于国内缺乏阿仑单抗的使用经验，仅能根据文献描述情况进行评价，阿仑单抗在预防术后早期急性排斥及早期移植肾存活率的疗效是肯定的，但在预防抗体介导的排斥反应效果较差且长期移植物生存率也较差。巴利昔单抗和抗淋巴细胞制剂（如 ATG、即复宁）的使用，国内多个中心的认识趋于一致，对于低免疫风险人群，两者急性排斥反应的发生率相当，但高免疫风险人群中，抗淋巴细胞制剂则具有明显优势，在降低抗体介导的排斥反应发生率上，抗淋巴细胞制剂也是有益的。然而，抗淋巴细胞制剂会带来更高的感染风险。

总而言之，使用抗体免疫诱导治疗预防急性排斥反应非常有效，但是在长期的移植肾功能、感染发生率、癌症发生率等方面的影响仍然有争议，特别是低免疫风险的患者当中。根据 KDIGO 2009 指南，巴利昔单抗被建议为首选的免疫诱导治疗方案，而抗淋巴细胞药物（如 ATG、即复宁）被建议用于高免疫风险的患者中。急性排斥的免疫高风险因素在图 4-1 列出，是评估供受体免疫风险的可用证据。

诱导制剂

不诱导 < 巴利昔单抗 < 阿伦单抗 < ATG

低风险	高风险
HLA零错配	HLA错配数增加
活体供体	年轻受者和老年供者
高加索族	非裔美国人
低群体反应性抗体	高群体反应性抗体
无DSA（供体特异性抗体）	有DSA
血型相符	血型不符
移植物功能立即恢复	移植物功能延迟恢复
冷缺血时间短	冷缺血时间长
首次移植	再次移植

图 4-1　基于风险评估的免疫诱导治疗选择

（二）免疫维持方案的对比评价

1. 不同 CNI 药物治疗方案及 mTORi 药物治疗方案的对比评价　Webster AC 等人做的一项包括 123 篇报告来自 30 个试验的 meta 分析显示，使用 FK506 对比使用 CsA 具有更低的急性排斥反应发生率及更好的移植肾存活率。

Ekberg 等人报道的一项大型、多中心、随机对照的首次肾移植患者试验（n=1645；the symphony study）发现，使用达利珠单抗免疫诱导和低剂量 FK506（C_0 3～7ng/ml）的患者，术后 12 个月具有更好的移植肾功能、更佳的急性排斥预防效果（12.3%）及更好的移植肾存活率。对照组包括低剂量的 CsA 组、低剂量的 SRL 组（都使用达利珠单抗免疫诱导治疗）以及未使用免疫诱导治疗的标准剂量的 CsA 组。所有的患者均使用 MMF（2g/d）和激素治疗（表 4-2）。

表4-2 Symphony study的结果(Ekberg等,2007)

组别	移植肾功能	急性排斥	移植肾存活率
低剂量FK506组	65.4ml/min	12.3%	94.2%
低剂量CsA组	59.4ml/min	24%	93.1%
低剂量SRL组	56.7ml/min	37.2%	89.3%
标准剂量CsA组	57.1ml/min	25.8%	89.3%

Flechner SM等人的一个小样本的SRL联合MMF的对比研究中,显示完全无CNI的治疗方案是可行的。在SRL组,排斥事件的发生率不高并且第二年的肌酐清除率明显更好。Flechner SM等人的研究结果对之前symphony study的结果提出了挑战,symphony study的结果显示SRL组活检证实的排斥反应发生率高于低剂量FK506组3倍。同时还有一些其他的报道同样也是关于尝试研究无CNI方案的安全性和有效性,由于SRL组较高的排斥反应发生率而不得不提前终止。还有其他一些研究,关注点主要在于肾移植术后早期SRL组出现淋巴囊肿及伤口延迟愈合的情况。

以SRL为基础、完全无CNI的免疫维持方案需要进一步研究。在此推荐一个CNI联合SRL的四联方案,目的是在术后3~6个月的时间逐渐实现CNI的撤离。通过这个途径,CNI对于急性排斥的预防能够得到利用,同时有益于移植肾功能长时间维持。有两项试验支持了这个观点:Lebranchu在术后3个月行CNI的撤离,Schena在术后6至12个月将CNI转换为SRL。他们的研究结果都表明,对比继续使用CNI组,SRL组肾功能有明显改善而同时急性排斥反应发生率没有明显的提高。

根据KDIGO指南及临床经验,推荐CNI作为一线维持免疫治疗用药,FK506比CsA拥有更好的预防急性排斥的效果,但糖尿病患者及术后肾功能恢复良好却有顽固性高血钾的患者建议使用CsA维持免疫治疗。如果没有发生急性排斥反应,术后3~6个月可以维持低剂量的CNI及足量的MMF药物或者考虑改用SRL。

2. 激素避免或撤离药物方案治疗的对比评价　Knight和Morri发表的meta分析讨论了关于避免使用激素和撤离激素的试验,他们分析了来自34项研究的119篇公开发表文章,总共包括5637名患者。他们定义了激素方案的4个分组:避免使用激素组、激素诱导组(<7天)、早期撤离组(术后使用8天至12个月)和晚期撤离组(术后12个月后的任何时间)。急性排斥的相关风险在前三组是增加的,而第四组没有增加;但这些实验组的心血管危险因素是明显降低的。患者及移植物的存活率并没有受到不用激素和撤离激素的影响。

Pascual等人评估了包括1820名患者的9项随机对照试验,对术后3~6个月激素撤离进行了评价。他们发现,使用CsA的患者急性排斥反应发生率升高而使用FK506的患者没有明显差异。同样的,患者及移植物的生存率并没有受到很大的影响。

Grenda R等人的一项大型的、随机对照试验对比了儿童术后一周撤离激素和持续使用激素的情况,其他的治疗方案均是巴利昔单抗免疫诱导治疗及FK506和MMF维持治疗,结果表明一周后激素撤离的方案对儿童的生长发育情况有明显的改善,特别是处于青春期前的儿童。同时移植肾存活率是相当的,急性排斥反应事件的发生率也没有提高。

 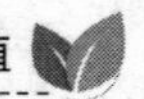

在所有激素撤离研究方案中,心血管不良事件能得到明显减轻,脂类和糖类的代谢也能得到明显改善。所有的相关研究都表明,激素撤离对于急性排斥反应的发生率没有影响。激素的避免与撤离在国外很多中心得到广泛应用,KDIGO指南建议低免疫风险的患者和接受过诱导治疗的患者,在移植术后1周内可停止使用糖皮质激素,如果移植后一周仍在使用激素治疗,建议继续使用而不是停药。国内的绝大部分中心仍然常规使用低剂量激素进行免疫维持治疗,其原因在于考虑到排斥反应的发生,或者是原发性肾病的复发以及新发移植肾病的出现。我中心尝试对儿童肾移植术后进行激素撤离,与文献报道的结果相符合,与未行激素撤离的儿童相比,生长激素、骨代谢等生长发育情况的指标得到了明显改善,急性排斥反应没有增加。

现在,CNI被认为是最有效的维持治疗方案的药物,用来防止急性排斥反应的发生,特别是在再次移植的患者当中。但是肾毒性仍然是最值得大家关注的事情。联合CNI、MPA和SRL能够减少CNI的剂量并减小肾毒性。尝试完全避免使用CNI在首次移植的患者中排斥反应的发生率有明显升高。移植数个月后,在使用足量MPA的情况下,行CNI剂量降低、CNI剂量降低联合SRL或者直接转用SRL也许是更好的减小CNI肾毒性的途径。根据我们的经验,儿童移植术后行激素撤离是安全的,成人激素避免或撤离在我国还有待大型的、多中心的、随机对照研究去证实。

(三)影响免疫抑制剂疗效的因素

理论上,影响免疫抑制剂疗效的因素包括以下几方面。

1. 与免疫抑制剂代谢相关的基因多态性　已知与目前常用的两种CNIs(CsA和FK506)相关的基因多态性是影响药物代谢及其血药浓度的最主要因素。

2. 患者的依从性　相关调查显示,肾移植术后患者对服用免疫抑制剂的依从性会影响免疫抑制剂的疗效,进而会威胁移植物和受者的生存。长效制剂能减少每日服药次数,从而改善患者对免疫抑制剂的依从性,如FK506缓释胶囊(普乐可复)。

3. 药物间或药物与食物间的相互作用　相互作用是影响免疫抑制剂疗效的重要因素。通过教育使患者了解这些相互作用,有助于提高免疫抑制剂疗效和避免药物不良反应。

4. 患者本人身体状态对免疫抑制剂的影响　较为突出的例子是长期尿毒症的患者都有轻度甚至重度贫血,血红蛋白处于一个较低的水平,肾移植手术后初期,移植肾功能尚未完全恢复,患者自身的血红蛋白仍然处于较低的水平,这时候可能会出现CNI药物大剂量使用的情况下,血药浓度达不到治疗目标水平,从而影响免疫抑制剂的疗效。

三、药学监护

(一)药学监护的总体目标

自从开展器官移植以来,免疫抑制治疗发生了巨大变化。目前,排斥反应发生率逐渐降低,而与免疫抑制相关的并发症发生率逐渐升高,应用免疫抑制剂的长期并发症已逐渐成为改善肾移植患者生存质量的挑战。长期使用免疫抑制剂使移植受者发生感染和病毒相关恶性肿瘤的风险加大。虽然减少免疫抑制剂的剂量可以减少免疫抑制并发症,但过度减少免疫抑制剂的剂量又容易导致排斥反应的发生,因此,完善的临床药学监护刻不容缓。近年来在肾移植术后免疫耐受方面的研究也取得了一些进展,但到目前为止,也只有极少数肾移植受者能够达到临床免疫耐受,完全撤除免疫抑制剂,但其具体免疫机制尚不完全清楚。所以绝大多数受者仍然需要持续接受免疫抑制治疗,并且在部分肾移植受者中存在免疫抑制治疗过度的情况。目前常规使用的免疫抑制剂大都可进行血药浓度监测,但药物临床疗效并非只与血药浓度相关,治疗药物监测(therapeutic drug monitoring,TDM)并不理想,在实际临床治疗中免疫抑制剂过量或过少不可避免,且在治疗时难以发现,尤其是在 CNIs 免疫诱导治疗和抗代谢药物综合使用增加的情况下。

各器官移植中心对于免疫抑制剂的联合给药方案、使用时间、初始剂量、维持治疗方案、药物调整方案、减量及撤药方式等的选择不尽相同。通常免疫抑制方案会针对移植患者的基础疾病及免疫状态,并随着移植术后的影响因素而变化。鉴于肾移植患者的个体化免疫抑制策略以及主要的免疫抑制剂大多治疗窗比较窄,安全合理用药极为重要,药师直接参与患者术后合理用药可以提高器官移植患者的健康水平。

肾移植受者免疫抑制剂治疗的药学监护总体目标:

根据肾移植受者的原发病、病理生理状态、术前免疫状态及免疫抑制剂的药物特点,选择个体化的给药方案并制订监护计划,减少药物因素造成的不良反应,使肾移植受者免疫抑制剂治疗达到最优化状态。

肾移植患者住院时间较长,服用的药品价格昂贵,患者的经济负担较重,因此采用药品经济学的方法,设计对比不同药物治疗方案所产生的经济效果,将最合理的方案提供给临床,从而合理分配和使用有限的医疗资源,保证安全、有效、经济地使用药物。

减少或杜绝药物的不合理应用,降低药源性疾病的发生、节约药物资源,从而降低药物或其他治疗的费用、缩短住院时间,提高肾移植受者的生存质量并减少其经济负担。

根据不同种类肾移植患者的特点:如原发性肾病类型、术前免疫状态、儿童肾移植患者、糖尿病肾病肾移植患者、并发药物性肝损害肾移植患者等,制订特殊人群的药学监护路径,使药学监护的工作覆盖肾移植受者的不同人群。

(二)药学监护要点

1. 免疫抑制剂的治疗药物监测　免疫抑制剂治疗指数低,使用起来是一把双刃剑,且血药浓度在个体内和个体间都存在较大差异,经验性的用药和剂量调整不足以解决临床问题。只有合理的血药浓度才能在保证有效预防排斥反应的同时不增加药物毒性。因此,治疗药物监测是药物监护中相当重要的一环。现在国内进行常规监测的免疫抑制剂包括 CNIs(CsA、FK506)、MPA、mTORi(SRL)。表 4-3 对肾移植术后常用免疫抑制剂的 TDM 情况作一汇总。免疫抑制剂的监测方法详见相关章节。

表 4-3　肾移植术后常用免疫抑制剂的 TDM 情况

药物种类	药物名称	首选监测指标	目标血药浓度范围	监测频度
CNIs	CsA	C_0	基于患者是否使用生物制剂诱导决定: 使用生物制剂诱导,术后前 3 个月 C_0 150～250ng/ml,之后 C_0 75～150ng/ml; 未使用生物制剂诱导,目标谷浓度范围需相应增加	术后早期每周 2～3 次,待血药浓度稳定后可以每周 1 次过渡到每个月 1 次。或者必要时随时监测

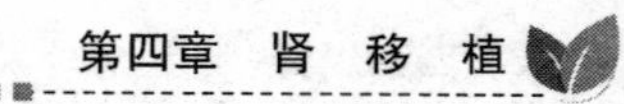

续表

药物种类	药物名称	首选监测指标	目标血药浓度范围	监测频度
	FK506	C_0	基于患者是否使用生物制剂诱导决定： 使用生物制剂诱导，术后前3个月 C_0 6～10ng/ml，之后 C_0 3～7ng/ml； 未使用生物制剂诱导，目标谷浓度范围需相应增加	
抗代谢药	MPA	$AUC_{0\sim12h}$	一般认为 $AUC_{0\sim12h}$ 30～60mg・h/L合适	术后常规监测，建议至少每3个月一次，有条件者可增加频次，也可在出现病情变化如发生排斥、严重腹泻等情况时进行监测
mTORi	西罗莫司	C_0	若联合CNIs和激素使用，一般控制在5～15ng/ml； 若由CNIs转mTORi，术后第一年内控制在16～24ng/ml，之后控制在12～20ng/ml	术后早期每周1次，待血药浓度稳定后可以过渡到每个月1次。或者必要时随时监测

TDM是保证血药浓度稳定的重要工具，但具体的药物目标浓度范围需根据患者的免疫抑制状态以及并发症发生情况来决定，调整的原则请参照本章第一节治疗方案与剂量调整。

2. 影响免疫抑制剂血药浓度的因素　上文说到免疫抑制剂的目标浓度范围需根据患者的免疫抑制状态以及并发症发生情况来决定。但恰到好处地调整到目标浓度不是一件容易的事，因为影响免疫抑制剂血药浓度的因素非常多，其中包括基因多态性导致的药动学差异，胃肠道、肝、肾代谢异常等病理生理因素，药物相互作用，以及其他诸如原研药还是仿制药、服药间隔、检测采血时间、检测误差等因素。因此，临床药师需要与临床医生充分沟通，根据患者的上述因素变化正确解读血药浓度结果，进而对药物剂量和治疗方案进行适当的调整。具体影响各种免疫抑制剂血药浓度的因素请参看相关章节。

3. 药物不良反应　免疫抑制剂长期应用或使用不当，可能导致严重的不良反应。

(1)免疫诱导方案的不良反应：免疫诱导方案通常使用的是生物免疫抑制剂，包括多克隆抗体和单克隆抗体。多克隆抗体是异种血清产品，具强烈抗原性，可能引起严重的过敏反应，除此之外还有血小板减少和白细胞减少、血清病、感染等不良反应。相比多克隆抗体，单克隆抗体引起的不良反应明显较少，但是偶尔也可能会出现过敏反应。在第二章中已经有相关篇幅介绍了免疫诱导剂的不良反应，细节这里也就不再赘述。进行免疫诱导方案治疗时应对患者进行密切的监测，一旦出现不良反应，应及时进行相应处理，如抗过敏治疗、停止使用免疫诱导制剂等，同时应监测并维持患者的生命体征。

(2)免疫维持方案的不良反应：免疫维持方案通常是使用钙调磷酸酶抑制剂与雷帕霉素

靶点抑制剂类、抗代谢类及糖皮质激素等这几类药物。由于免疫抑制剂相对缺乏选择性和特异性，不但抑制异常的免疫反应，同时也会抑制机体正常的免疫能力，故长期应用或使用不当，可能导致感染、肿瘤等严重的不良反应。此外，还可能发生药物的肝、肾、胃肠道和神经毒性作用，骨髓抑制等，在第二章中已经有相关篇幅进行了详细介绍，这里也就不再赘述。处于免疫维持方案治疗阶段的患者出现相关不良反应及时就诊，在首次手术出院时及之后的定期门诊复查时应做好相应的教育工作。针对不良反应，应及时作出相应处理，调整甚至停用免疫抑制剂用药方案，并密切监测移植肾功能情况。

4. 用药教育　目前肾移植患者仍需终身服用免疫抑制剂，其作用强度大、毒副作用严重，因此有必要在患者用药前和服药时向其进行有关药品知识的宣传，对出院及门诊随访患者应向其详细交代用药时间、适应证、用法用量，药物联合应用、配伍禁忌、食物对药物的影响及可能的药物不良反应、药物的保管知识。发放药品使用说明书，并解答患者的用药疑问。在指导患者安全用药的前提下，提高患者药品使用的依从性，尽量避免由于患者人为因素造成用药失误(如停服药物和不合理的合并用药等)。并在患者住院期间加强药学查房，核对医嘱、对处方的合理性提出建议。

四、临床案例分析

案例一

1. 病史摘要：陈××，中国汉族女性，36 岁，体重 47kg，主诉为“发现蛋白尿及肌酐升高 7 年”。患者 7 年前于外院体检时发现尿蛋白(+++)，肌酐>300μmol/L，血压在正常范围，诊断为“慢性肾功能不全，慢性肾小球肾炎”，未行肾穿刺活检术，予护肾等对症治疗。6 年半前复查血肌酐>400μmol/L，开始腹透治疗。现患者肌酐>800μmol/L，尿量 100～200ml/d，血红蛋白 97g/L，白细胞 8.06×10^9/L，血小板 225×10^9/L，血巨细胞病毒 DNA 阴性，乙肝表面抗原阴性，未发现 HIV 及梅毒相关抗体。目前诊断为“慢性肾功能不全尿毒症期”，为行亲属活体肾移植术入院。供体为其母亲，中国汉族女性，60 岁，血型相合，HLA 错配 2 点，群体反应性抗体 PRA 及淋巴细胞毒性试验 CDC 均为阴性，无供体特异性抗体 DSA，肾图评估供肾(单侧)GFR 为 57ml/min。

2. 药物治疗过程中存在的药学问题

问题一：对于亲属活体肾移植术后患者，如何制订初始免疫抑制方案？

问题二：如何根据患者临床情况和术后检查结果作出适当的药物调整？

3. 针对药学问题的分析与解决方法

针对问题一：初始免疫抑制方案的制订：①免疫风险评估：供受体均为中国汉族女性，血型相合，抗 HLA 抗体阴性，HLA 错配数目不多，亲属活体肾移植供肾冷缺血时间短。虽然供体年龄较大，但整体来看，患者属于低免疫风险人群。②诱导方案选择：使用巴利昔单抗+甲泼尼龙，KDIGO 2009 推荐，对于非高风险受体，首选 IL-2 受体拮抗剂。术中先用甲泼尼龙 500mg 静脉滴注，然后巴利昔单抗 20mg 静脉推注，术后第 1、2 天甲泼尼龙 500mg/d 静滴，第一剂巴利昔单抗后未出现过敏等不良反应，术后第 4 天，给予第二剂巴利昔单抗 20mg 静推。③维持方案选择：麦考酚钠肠溶片+CsA+激素三联免疫抑制。长期随访观察，术后早期监测血药浓度每周 2～3 次监测血药浓度，待血药浓度稳定后可以每周 1 次过渡到每个

月1次。并根据患者血药浓度、临床疗效、不良反应以及出现的术后并发症等不断调整方案。

针对问题二:考虑到术后早期胃肠道功能未恢复,麦考酚钠吸收不佳,故采用较大剂量1.08g每12小时1次,术后当天开始;CsA使用5mg/(kg·d),根据体重,为125mg每12小时1次,如术后当天尿量超过2000ml,于术后第一天始;口服泼尼松,30mg每天1次,术后第3天始。术后第3天测CsA谷浓度为111.10ng/ml,患者术后使用生物制剂诱导,术后前3个月CsA浓度应达到150~250ng/ml,依据血药浓度调整剂量时不宜增减过快,宜根据和目标浓度的差异缓慢调整剂量。该患者经过多次调整后,术后第20天出院时测CsA谷浓度为196ng/ml,CsA剂量为75mg每12小时1次。术后第9天测MPA AUC 26.71mg·h/L,但考虑到胃肠道功能逐渐恢复,药物吸收增加,故减少麦考酚钠剂量至0.72g,每12小时1次。泼尼松每1周半减5mg,出院时减至20mg每天1次。

4. 药学问题解决后的临床效果:术后第20天出院,出院时患者肌酐为91μmol/L。患者出院后随访半年,移植肾功能稳定,肌酐波动在80~90μmol/L,无蛋白尿,CsA谷浓度维持在180~250ng/ml,术后3个月复查MPA AUC为37.45mg·h/L。

案例二

1. 病史摘要:患者郭××,男性,47岁,71kg,发现血肌酐升高11个月余,诊断慢性肾功能不全尿毒症期2个月余,术前肌酐为857μmol/L,尚未行透析治疗,术前检查PRA阴性,器官来源为心死亡后捐献(DCD)供肾,HLA错配3个位点。

2. 药物治疗过程中存在的药学问题

问题一:如何制订初始免疫抑制方案?

问题二:如何作出适当的药物调整?

3. 针对药学问题的分析与解决方法

针对问题一:考虑到DCD供肾及HLA 3个位点的错配,予以抗免疫抑制作用更强的淋巴细胞清除型抗体,ATG诱导,既可预防DGF的发生,又可降低急性排斥反应的发生,患者能够得到明显受益。使用前需排除估计不能耐受ATG的患者,例如已有低血压、白细胞减少症、血小板减少症等。免疫诱导方案为术中及术后第一天、第二天连续使用rATG 50mg+甲泼尼龙500mg免疫诱导治疗。维持方案为CNI+抗代谢药物+激素三联免疫抑制,术后第一天开始使用麦考酚钠肠溶片1.08g每12小时1次,术后第二天开始使用FK506 3mg每12小时1次,术后第三天开始使用泼尼松30mg每天1次。根据患者血药浓度、肾功能情况以及不良反应等不断调整用药方案。

针对问题二:患者术后前3个月FK506的目标浓度应达到6~10ng/ml,术后第五天检测FK506谷浓度为3.6ng/ml,是偏低的,将FK506加至4mg每12小时1次,术后第7天麦考酚钠肠溶片改为0.72g每12小时1次,泼尼松改为25mg每天1次。术后第9天检测FK506谷浓度为3.9ng/L,结果仍然是较低的,予以调整FK506剂量为5mg每12小时1次。考虑增加用药剂量后浓度没有明显升高,抽血查该患者FK506代谢的基因型,其结果为快代谢型。术后第9天测得MPA AUC结果为59.45mg·h/L,在目标治疗范围内,不予以调整。术后第14天复测FK506谷浓度为5.4ng/ml,接近目标浓度,未行FK506剂量调整。术后第14天泼尼松改为20mg每天1次。

4. 药学问题解决后的临床效果：患者术前肌酐为857μmol/L，术后12小时尿量为4590ml，肌酐为518μmol/L，术后第二天尿量为4970ml，肌酐为233μmol/L，术后第三天尿量为4125ml，肌酐为158μmol/L，此后每日尿量波动在4000～8000ml，出入量维持平衡，肌酐水平波动在130～160μmol/L，移植肾功能趋于平稳。术后16天伤口愈合情况良好，出院。患者术后随访2年，未出现过排斥反应发生的情况。

第三节 排斥反应治疗

排斥反应是在遗传背景不同的供、受者之间进行器官、组织和细胞移植时，受者针对供者不同的组织相容性抗原产生免疫应答，从而导致移植物功能丧失或受者机体损害的过程。肾移植是容易发生排斥反应的移植类型，迄今排斥反应的大多数试验和研究都是基于肾移植。排斥反应目前仍然是肾移植领域最核心的问题，是影响移植物和患者存活的主要原因。

排斥反应有不同的分类方法。目前临床上常用的是根据其发生时间、机制、临床特点和组织学特征的分类，可分为4种形式：超急性排斥反应（hyperacute rejection，HAR）、加速性排斥反应（accelerated rejection，AccAR）、急性排斥反应（acute rejection，AR）和慢性排斥反应（chronic rejection，CR）。根据其发生机制的不同，又可分为细胞性排斥反应和体液性排斥反应。不同类型排斥反应的临床表现和预后均不同，治疗方法和预后方面均存在明显的差异。

一、超急性与加速性排斥反应

（一）超急性排斥反应

1. 定义与诊断　超急性排斥反应（hyperacute rejection，HAR）是指移植器官在血管重建并循环开放后数分钟至数小时内发生的排斥反应。其特点是不可逆转的体液性排斥反应，也是临床上最为强烈和严重的排斥反应，发生机制是受者体内预先存有抗供者组织抗原的特异性抗体。

超急性排斥反应多发生在术中移植肾血管开放恢复血液循环后，移植肾最初充盈饱满、色泽红润、有张力，输尿管见蠕动，可见尿液泌出，数分钟后移植肾色泽突然转暗，逐渐转为花斑色状、出现紫纹、进而呈暗红色乃至呈暗褐色并失去光泽，移植肾因肿胀而体积增大，质地由硬逐渐变软，进而体积缩小，输尿管停止蠕动，泌尿停止。部分受者可表现有创面大量渗血或渗液、血压下降难以控制、烦躁不安及精神症状甚至中毒性休克。若在术后24～72小时内突然发生血尿、少尿或无尿，移植肾区剧痛，血压升高，血肌酐持续升高并伴有发热、寒战等全身反应，也应该考虑超急性排斥反应的可能。根据超急性排斥反应特征性的临床表现可对其进行诊断。注意需要与以下外科因素如急性肾小管坏死，吻合口狭窄、血栓形成、血管扭曲、血压过低等导致移植肾血流障碍，以及输尿管阻塞等情况进行鉴别诊断。行彩色多普勒超声检查、同位素扫描或磁共振尿路水成像可提示移植肾供血情况及是否存在梗阻情况以辅助诊断。移植肾病理穿刺活检显示广泛出血、血栓形成、小动脉炎、小球炎、大范围皮质和髓质梗死。实验室检查显示PRA或抗供者抗体阳性。

2. 治疗方案　迄今为止，超急性排斥反应尚无有效治疗方法，一旦确诊应尽早行移植肾切除，以避免强烈的排斥反应危及受者生命。控制超急性排斥反应，关键在于预防。移植

 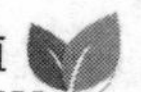

术前要对供受者进行良好配型，除ABO血型和HLA配型外，交叉配型和PRA检测可检出受者体内预存的抗体，预测受者体内HLA抗体水平及致敏状态，从而使绝大多数患者避免超急性排斥反应发生。近年来随着配型技术的改进，超急性排斥反应发生率显著下降。近年来很多报道指出，通过全身淋巴组织照射、血浆置换、免疫吸附及供肾体外循环等方法可以消耗受者体内的预存抗体，使抗体滴度降低乃至消失，从而避免超急性排斥反应的发生。或可配合降低受者体内预存抗体的措施，使用大剂量丙种球蛋白和利妥昔单抗（rituximab，美罗华）清除B淋巴细胞，进一步防止超急性排斥反应的发生和发展。

（二）加速性排斥反应

1. 定义与诊断　加速性排斥反应（accelerated rejection，AccAR）多发生在肾移植术后的3～5天内，其反应程度剧烈、病程进展快、移植肾功能常迅速丧失、严重时甚至可出现移植肾破裂出血。临床表现主要是患者移植肾功能逐渐恢复，术后3～5天突然出现尿量减少或无尿，或出现明显的血尿，体温上升，高血压，移植肾区疼痛，移植肾肿胀、质硬、压痛，甚至出现移植肾破裂。肾功能很快减退至丧失，原已下降的血肌酐水平又迅速升高，病情严重，进展迅速。出现以上情况时，应高度怀疑加速性排斥反应，并迅速采用各种手段以明确诊断。彩色多普勒超声检查提示移植肾体积明显增大，血供不良，血管阻力指数明显升高（>0.8）；同位素扫描检查可见移植肾血供差，灌注相移植肾区最大放射性/主动脉区最大放射性比值（K/A比值）明显降低，排泄缓慢；实验室检查显示尿纤维蛋白降解产物（FDP）持续阳性。需与急性肾小管坏死、肾动脉栓塞和急性药物性肾损害相鉴别，确诊需要进行移植肾穿刺活检。病理表现与超急性排斥反应的组织学病变相似，淋巴细胞穿透至血管壁内，血管内有纤维素样坏死，广泛血栓形成，皮质坏死，间质出血以及局灶性淋巴细胞浸润，免疫荧光可见栓塞形成处纤维蛋白和纤维蛋白原染色阳性，移植肾管周毛细血管C4d阳性。

2. 治疗方案　加速性排斥反应治疗困难，预后不良。治疗可选用：大剂量甲泼尼龙500mg，静脉滴注，连续冲击治疗3天。如果疗效不佳，应尽早使用ATG 2.0～2.5mg/(kg·d)、ALG 15mg/(kg·d)，静脉滴注，疗程可持续7～14天；或抗CD3单抗OKT3 5mg/d，静脉滴注，疗程10～14天。上述治疗的同时可采用血浆置换或免疫吸附治疗，清除循环淋巴细胞毒抗体、免疫复合物、细胞因子或其他介质，可能取得一定疗效。大剂量静脉注射免疫球蛋白（2g/kg），蛋白酶抑制剂硼替佐米（bortezomib，velcade，万珂），补体C5单克隆抗体艾库组单抗（eculizumab，soliris）等治疗药物及时早期运用，有部分病例可以逆转。

3. 药学监护　需要注意的是，大剂量免疫抑制剂易引起感染、充血性心力衰竭以及消化道出血等并发症而危及患者生命，因此若处理无效，应尽早停用免抑制剂并切除移植肾。

二、急性排斥反应

1. 定义与诊断　急性排斥反应（acute rejection，AR）是肾移植术后最常见的一种排斥反应，是造成移植肾损伤的主要免疫性因素。急性排斥反应可发生在移植术后的任何时间，多发生在移植后1周至3个月内，尤其在移植后第1个月内最常见。随着移植后时间的延长，其发生率逐渐降低。由于新型免疫抑制药物的不断推出，急性排斥反应的发生率明显下降，多数表现不典型，或是表现为亚临床排斥反应。急性排斥反应根据发生机制的不同，可分为细胞介导的急性细胞性排斥反应（acute cellular rejection，ACR）和抗体介导的急性体液性排斥反应（acute humoral rejection，AHR）。前者与T细胞的活化增殖有关，而后者主要是B细胞起主要作用。二者在发生机制、病理表现、免疫检测和治疗方法上均存在较大差异。

典型的AR表现为尿量减少、发热、血压升高、体重增加，移植肾胀痛、肿大、变硬，同时伴有乏力、肌肉关节酸痛、腹胀、食欲缺乏、心动过速甚至精神异常等全身症状。不典型的急性排斥反应可能只表现为肾功能减退。部分亚临床急性排斥反应，早期甚至没有血肌酐的升高，仅靠程序性穿刺活检才能诊断。实验室检查可发现血肌酐和尿素氮升高、肌酐清除率下降、蛋白尿和血尿、尿比重下降；尿脱落细胞检查发现集合小管、核残余细胞碎片及纤维蛋白沉着增多；血中性粒细胞升高伴毒性颗粒、淋巴细胞增多、嗜酸性粒细胞增多、嗜碱性粒细胞出现及无原因的贫血和血小板减少等。彩超显示移植肾体积增大、血流减少，肾实质增厚、回声减弱，皮髓分界模糊，血管阻力指数增加(＞0.8)等。同位素检查显示肾脏灌注降低，延迟显像，排泄段延缓等。另外MRI检查显示肾皮髓质对比度(corticomedullary differentiation，CMD)模糊或消失，肾内仅见0～1级血管。移植肾穿刺活检的结果可以明确诊断，同时与急性肾小管坏死，吻合口狭窄、血栓形成、血管扭曲、血压过低等导致移植肾血流障碍，以及输尿管阻塞等情况进行鉴别诊断。

2. 治疗方案　根据病理表现，可以区分两种不同的排斥反应类型，因免疫学机制不同，其治疗方式也有所差异。

急性细胞性排斥反应的病理表现为肾间质水肿，炎症细胞多灶性或弥漫性浸润，多聚集在毛细血管和肾小管周围，可见肾小管上皮细胞肿胀、坏死。有的患者间质可见嗜酸性粒细胞浸润，但占浸润细胞的量很少，常与动脉内膜炎伴随出现。外周血$CD3^+$淋巴细胞数量增多。

治疗措施主要包括：

(1)糖皮质激素冲击治疗(pulse steroids)：是治疗AR首选和最常用的方法，其作用机制主要包括干扰IL-1 mRNA的产生、减少HLA Ⅱ类抗原表达和调节淋巴细胞再分布而中断排斥反应过程。常用方法为甲泼尼龙0.25～1.0 g静脉滴注，连用3～5天，可根据排斥反应的程度适当增减剂量。一个疗程的总冲击剂量一般不超过3g。

(2)抗体治疗：对皮质类固醇冲击治疗无效的AR称为耐激素性急性排斥反应(steroid resistance acute rejection)，可以使用抗淋巴细胞抗体治疗，抗淋巴细胞抗体主要是选择性对抗人体T细胞，减少甚至清除受者体内已经活化的淋巴细胞，是治疗耐激素性排斥反应的有效方法。如果病理明确诊断为急性细胞性排斥反应，病情较重，推荐直接使用抗体治疗。目前常用的抗体主要有ALG、ATG和单克隆抗体OKT3。ATG 1.0～2.5mg/(kg·d)、ALG 15mg/(kg·d)，静脉滴注，疗程可持续7～14天；抗CD3单抗OKT3 5mg/d，静脉滴注，疗程10～14天。

急性体液性排斥反应的病理表现以血管炎为主，动脉血管管壁纤维素样坏死，肾小球炎，肾小管周毛细血管内中性粒细胞瘀积，急性肾小管损伤，实质组织梗死。免疫荧光还能发现受损血管壁上含有多种免疫球蛋白、补体和纤维蛋白沉积物。管周毛细血管C4d阳性，呈连续的线性分布，弥漫分布较局灶分布意义明显。管周毛细血管C4d阳性的患者预后较阴性者差。外周血可检测到同种异型抗体，$CD19^+$淋巴细胞数量增多。

治疗措施主要包括：

(1)清除循环中的同种异型抗体。方法有：①血浆置换(plasma exchange，PE or plasmapheresis，PPH）是将血浆中分子量大的蛋白除去，留下分子量小的蛋白，加上补充液（白蛋白溶液）输回人体的治疗方法，可有效地清除血液中的致病大分子物质，达到血液净化的目的。通过PE清除受者血液中同种异型抗体和其他血浆因子，如白介素、趋化因子、炎症因子、免疫复合物等，减少其与相应受体作用，从而减缓或逆转移植肾的损伤，使肾功能得以维持和逆转，是一种有效治疗体液性排斥反应的方法。②免疫吸附是在血浆置换的基础上发展而来的，是通过免疫手段高度选择性地吸附某种物质的血浆置换方式。在肾移植受者中，IA是一种体外特异性清除受者外周血中同种异型抗体的方法。③静脉注射大剂量免疫球蛋白（intraveneous immunoglobulins，IVIG）1～2g/kg，能迅速降低肾移植受者外周血中同种异型抗体水平，其抑制体液性排斥反应的作用机制包括：阻断巨噬细胞表面的Fc受体；通过IgG与C3b和C4b结合，抑制补体介导的移植物血管内皮的损伤；调节细胞因子及细胞因子拮抗剂的产生；IVIG中的抗体可中和循环自身抗体；选择性刺激某些表达抗原受体的B细胞克隆或T细胞，对免疫系统进行整体上的调节；通过阻断T淋巴细胞受体/抗原提呈细胞（antigen presenting cell，APC）的相互作用而抑制T淋巴细胞激活。

（2）抑制免疫细胞及相关因子的免疫应答：几乎各种免疫抑制药物均有抑制或清除B细胞的作用。常用的免疫抑制药物，如糖皮质激素、CsA、FK506等，通过干扰T细胞信号通路发挥强大的免疫抑制作用，而同种异型抗原的产生和发挥作用需要T细胞的辅助，因此，抑制T细胞同时也能抑制B细胞增殖、分化和产生抗体。

（3）清除产生同种异型抗体的免疫细胞：①抗淋巴细胞单克隆抗体通过结合淋巴细胞表面受体清除特定的淋巴细胞亚群和抑制淋巴细胞功能。利妥昔单抗（rituximab，美罗华）是目前唯一特异性靶向作用于B细胞表面CD20分子的单克隆抗体。利妥昔单抗的标准剂量为375mg/m^2，1个疗程用1剂，静脉给药，效果可持续6个月以上。②蛋白酶抑制剂硼替佐米清除浆细胞，可以阻止抗体的生成。硼替佐米的标准剂量是单次注射1.3mg/ m^2，每周注射2次，连续注射2周（即在第1、4、8、11天注射）为1个疗程。③补体C5单克隆抗体艾库组单抗通过阻断补体介导的抗体依赖的细胞介导的细胞毒性作用（antibody dependent cell mediated cytotoxicity，ADCC）来达到治疗急性体液性排斥反应的目的。④脾切除：脾脏是最主要的淋巴器官。理论上，移植前切除受者脾脏能清除大量淋巴细胞，包括产生同种异型抗体的B细胞。⑤局部浅表X线照射：每次照射剂量为150～160cGy，隔天1次，一般可照射3～6次，总照射剂量为6～8Gy，对部分耐皮质类固醇或抗体治疗效果不佳的排斥反应起到补充治疗的作用，通常能取得较好的治疗效果，而且对全身免疫状态的影响较小，发生感染的机会降低。

3. 药学监护

（1）在急性细胞性排斥反应使用甲泼尼龙治疗期间，受者的血清肌酐（Scr）可能会有小幅升高，如果Scr升高幅度小于基础值的10%，则说明AR得到控制；如大于10%，则说明激素冲击治疗的效果较差。对于反复发作的AR，是否再次使用皮质类固醇冲击治疗，应根据情况而定。如果排斥反应程度较轻，或者是首次AR数周后再次发生AR，可以考虑再次皮质类固醇冲击治疗。如果发生耐激素的排斥反应，或在使用皮质类固醇治疗的同时肾功能急剧恶化，建议及早改用抗胸腺/淋巴细胞抗体治疗。由于抗胸腺/淋巴细胞抗体含有异体蛋白，临床常见过敏反应及寒战、发热等药物反应，应用此类药物前最好做皮肤过敏试验，使用时应静脉缓慢滴注，给予地塞米松5mg或苯海拉明50mg或异丙嗪25mg可预防和治疗“细胞因子释放综合征(cytokine release syndrome)”引起的体温升高、寒战、皮疹、粒细胞及血小板减少、呼吸困难和其他过敏反应。对存在水钠潴留的患者,用药前应予透析或利尿药脱水治疗,以避免发生肺水肿。同时,在抗体治疗期间,为避免过度免疫抑制,应将 CNIs 减量 1/3 或 1/2 或停止使用,同时应用免疫球蛋白、抗生素及抗病毒药物以预防感染。此类抗体药物在停药后可能产生抗体,再次使用时疗效降低,并易出现过敏反应,所以重复使用需谨慎。如果患者体内未出现对抗 OKT3 或 ATG 的抗体,也可考虑再次使用抗体治疗。但再次抗体治疗将会大大增加患者感染的发生率,造成致命的感染。对于长期存活的患者,也会显著增加恶性肿瘤的发生率。因此,是否再次使用抗体治疗要根据患者的具体情况,估计逆转的可能性以及移植肾功能可能恢复的程度,权衡利弊,必要时及时切除移植肾以保全患者的生命。

(2)急性体液性排斥反应的治疗措施中,最直接的方式是清除抗体,血浆置换在清除抗体的同时也会清除其他大分子的血浆蛋白和凝血因子,导致蛋白丢失和凝血功能异常;血浆吸附相对能特异性地清除抗体,但是需要特异性的吸附柱,这些特异性的吸附柱难以获得;而大剂量的丙种球蛋白不仅价格昂贵,而且有引起深静脉血栓和血清病的个案报道。利妥昔单抗能有效清除未成熟的 B 淋巴细胞,在正常人群的药物试验中观察到半年后 B 淋巴细胞才开始逐渐恢复,在器官移植受者长期口服免疫抑制剂的情况下,超过半年以上才能恢复。因此,使用利妥昔单抗的患者必须长期注意防治严重感染。蛋白酶抑制剂硼替佐米清除浆细胞,因浆细胞的寿命为 2~3 天,因此药效持续时间短,但是有报道血小板减少的不良反应,因此使用硼替佐米的患者应注意血小板的情况。脾脏切除对患者免疫系统的抑制最强,更需注意防治感染,临床上通常不将其作为首选治疗措施。

三、慢性排斥反应

1. 定义与诊断　慢性排斥反应(chronic rejection,CR)大多数发生于移植后数个月至数年,移植肾纤维化,功能进行性减退,直至完全丧失。导致慢性排斥反应的发生有免疫性和非免疫性因素,体液性免疫和细胞性免疫共同作用,发病机制尚不完全清楚。其典型的临床表现为移植数个月或数年后,患者出现缓慢的、进行性的肾功能减退,常常伴有蛋白尿和高血压。血清中抗 HLA 或其他抗供者抗体阳性或阴性。彩色多普勒超声检查可发现移植肾体积减小,皮质变薄、回声增强,血管阻力指数早期无变化,晚期逐步升高,移植肾血流变得稀疏直至减少到无血流。同位素显像表现为移植肾灌注降低,肾图表现为峰左移,排泄缓慢。病理表现为闭塞性血管炎,动脉内膜纤维性增厚,肾小球基底膜增厚,管周毛细血管分层,间质纤维化和小管萎缩。需要排除已知的原因如复发或新发肾小球肾炎、病毒感染(如多瘤病毒肾病)和药物肾毒性损伤。

2. 治疗方案　慢性排斥反应目前尚无有效的治疗方法,无法逆转,预后差。可以从免疫性和非免疫性两方面进行干预:良好的供、受者配型,足量的免疫抑制药物可以有效地预防排斥反应的发生。目前无足够的证据证实加大免疫抑制药物的用量可以改变已经发生慢性排斥反应的过程。可以在加用 MPA 类药物的同时进行 CNIs 减量或撤除,转换为 mTOR 抑制剂 SRL 治疗。对于伴随蛋白尿的受者,采用含雷公藤多苷的中成药(昆明山海棠片,昆仙胶囊)每次 2 粒,每天 3 次,有一定的效果。非免疫抑制药物的治疗包括:前列环素类似物和血栓烷素类似物、抗血小板药物、不饱和脂肪酸和他汀类药物,调节前列环素与

前列腺素的比例，抑制血小板的聚集，改善高脂血症，降低血小板聚集，减轻炎症反应，抑制平滑肌细胞增殖和迁移，扩张血管等；血管紧张素转化酶抑制剂和血管紧张素受体阻断剂因能够降低肾小球血管内压力并减少蛋白尿；骨化三醇除了具有调节人体钙磷代谢的作用，还具有阻断 T 细胞活化信号通道、抑制肾脏纤维化和减少蛋白尿的作用；冬虫夏草制剂（如百令胶囊和金水宝胶囊）可以明显减少蛋白尿，延缓肾功能的进行性减退。

四、临床案例分析

案例一

1. 病史摘要：苏××，女，54 岁，IgA 肾病，慢性肾衰竭尿毒症期，行规律血液透析治疗 2 年。术前检查群体反应性抗体 PRA 为阴性，接受异体肾移植手术，器官来源为 DCD 供肾，HLA 错配 3 个位点。手术当天予以抗胸腺细胞球蛋白（ATG）50mg 和甲泼尼龙 500mg 诱导，术后两天常规予以 ATG 50mg 和甲泼尼龙 500mg，之后采用 FK506＋MMF＋泼尼松三联口服免疫抑制剂。术后移植肾缓慢恢复，术后 1 个月时移植肾功能正常，血肌酐 158μmol/L，予以出院。术后前 3 个月每周复查移植肾功能无异常，FK506 血药浓度维持在 5.0～6.1ng/L，MMF750mg q12h，泼尼松逐渐减量至 5mg/d。因术后 5 个月余出现白细胞计数降低至 2.6×10^9/L，予 MMF 减量至 250mg q12h。术后 6 个月时复查发现血肌酐升高到 277μmol/L，入院治疗。患者诉移植肾区胀痛，血压升高，复查 PRA 结果为阴性，移植肾穿刺病理诊断为急性细胞性排斥反应。

2. 药物治疗过程中存在的药学问题：急性细胞性排斥反应如何选择免疫治疗方案？

3. 针对药学问题的分析与解决方法：急性排斥反应是唯一对药物治疗敏感的排斥反应类型，以大剂量皮质激素作为一线药物。该患者静脉给予甲泼尼龙 250mg 每天 1 次 共 3 天后血肌酐值逐渐下降至 150～170μmol/L。考虑患者白细胞降低与 MMF 的使用有关，减量至 250mg q12h，并同时予以重组人粒细胞刺激因子注射液治疗，3 天后复查白细胞计数升高至 8.5×10^9/L。2 周后血肌酐再次反弹到 180～200μmol/L。再次行移植肾穿刺病理检查发现急性细胞性排斥反应无明显改善。对皮质类固醇冲击治疗无效的急性排斥反应，可以使用抗淋巴细胞抗体治疗。因患者粒细胞减少症已改善，予以 ATG 冲击治疗 50mg 每天 1 次，共 3 天。

4. 药学问题解决后的临床效果：ATG 冲击治疗后移植肾逐渐恢复至正常，术后 7 个月时血肌酐 132μmol/L。白细胞计数为 5.4×10^9/L，FK506 血药浓度 5.8ng/ml，予以出院。出院 1 个月后复查情况稳定，未再出现白细胞计数降低，故将 MMF 加至 500mg q12h。随访至术后 1 年半，没有再出现白细胞计数降低和排斥反应的表现。

案例二

1. 病史摘要：马××，女，42 岁，尿毒症，有妊娠史，无输血史。肾移植术前检查群体反应性抗体（PRA）检测结果为阴性。准备行异体肾移植手术，器官来源为 DCD 供肾。受者与供者 HLA 有 2 个点错配，交叉配型阴性。手术当天予以巴利昔单抗 20mg 和甲泼尼龙 500mg 诱导，术后两天常规予以甲泼尼龙 500mg/d，第 4 天予以巴利昔单抗第二剂 20mg。采用 FK506＋MMF＋激素三联口服免疫抑制剂，FK506 血药浓度 7.0～9.0ng/L，

MMF750mg 每 12 小时 1 次。肾移植术后早期移植肾功能恢复良好，术后第 10 天出现尿量减少，腹胀，血肌酐升高，血压升高，移植肾区胀痛。PRA 检测阳性，移植肾彩色多普勒检查显示移植肾增大，血管阻力指数增高，穿刺病理确诊为急性体液性排斥反应。

2. 药物治疗过程中存在的药学问题：发生急性体液性排斥反应后如何选择免疫治疗方案？

3. 针对药学问题的分析与解决方法：确诊为急性体液性排斥反应后，首先考虑的是给予抗淋巴细胞抗体冲击治疗，抑制急性排斥反应，同时血浆置换清除受者血液中同种异型抗体，还可应用大剂量免疫球蛋白降低肾移植受者外周血中抗体水平来治疗。根据治疗效果决定是否需要使用利妥昔单抗和蛋白酶抑制剂，甚至脾切除。如果不能有效控制排斥反应，移植肾失功或者移植肾破裂出血，需行手术切除。此患者给予 ATG 50mg/d×3 天，同时予以血浆置换治疗 2 次后，尿量进一步减少，血肌酐持续上升。因出现粒细胞减少，B 超显示移植肾周血肿，遂停止 ATG 和血浆置换治疗，给予 IVIG 2g/kg 冲击治疗。移植肾情况仍无好转，尿量减少至 300ml/d，血肌酐最高升至 537μmol/L。遂予以蛋白酶抑制剂硼替佐米 1.3mg/m^2 静脉注射，每周两次治疗。硼替佐米可以清除浆细胞，阻止抗体的生成，但有血小板减少的不良反应的报道，因此应注意检测患者血小板的情况。后又使用目前唯一特异性靶向作用于 B 细胞表面 CD20 分子的单克隆抗体——利妥昔单抗 500mg 一次静脉滴注治疗。患者尿量增加，血肌酐下降，病情开始得以控制。

4. 药学问题解决后的临床效果：第 1 剂硼替佐米使用后，患者尿量当即开始增加，血肌酐逐渐下降。第 4、8、11 天继续注射硼替佐米，1 个疗程治疗结束时，移植肾功能也随之逐渐恢复正常，血肌酐降至 130～150μmol/L。再予以利妥昔单抗 500mg 一次静脉滴注后，血肌酐逐步降至 70～90μmol/L。术后 6 个月移植肾穿刺活检结果显示移植肾急性体液性排斥反应的组织学表现已基本消失。术后随访近 1 年，患者情况稳定，未再出现排斥反应的表现。

第四节　移植肾功能延迟恢复

由于免疫抑制药物的应用及外科技术的进步，肾移植术后移植肾功能可很快恢复正常。但是由于各种危险因素的存在会对术后移植肾的功能恢复造成一定影响，一部分患者移植后会发生移植肾功能延迟恢复(delayed graft function，DGF)。不同类型的供体，其移植后 DGF 的发生率不同。活体供肾 DGF 发生率最低，为 4%～10%。尸体供肾中，报道的 DGF 发生率似乎有逐年上升的趋势。美国登记的 DGF 发生率在 1985—1992 年间为 14.7%，1998—2004 年为 23%，而 2008 年美国移植的 2409 例患者中，DGF 的发生率为 21.3%。DGF 发生率的升高，与边缘供体(expanded criteria donors，ECD)和心脏死亡供体(donation after cardiac death，DCD)的应用有关。随着我国器官捐献工作的全面展开，尸体供肾，包括脑死亡供体(donation after brain death，DBD)、DCD 和脑-心双死亡供体(donation after brain and cardiac death，DBCD)将会成为我国供肾的主要来源，而因此导致的 DGF 发生率的增加也是目前我国肾移植专家面临的一个重要问题。在这种情况下，DGF 的发生率增加是否会影响移植物的长期存活也需要进一步的研究证实。

一、定义与诊断

（一）定义

DGF的定义在不同国家，不同地区，不同移植中心其采用的标准会不一样。根据目前发表的文献来看，DGF的定义超过10种，诊断标准仍未统一。目前较为常见的有以下几种定义和诊断标准：①移植术后1周内至少需要进行一次透析治疗。在1984—2007年发表的文献中，有69%的报道采用了这个标准。但是该标准需要排除术后因为高钾或者因为受体体内液体过多而进行的透析，因为以上这些情况并非因为移植肾脏的损伤而行透析治疗，不能定义为DGF。尽管该定义有其不足之处，但是因为方便简单，多数移植中心采用该定义，有利于不同移植中心移植效果的比较。②有的移植中心采用患者术后尿量＜1200ml/24h作为DGF的诊断标准。但是该标准的不足之处是有的患者术前有尿，需要进行鉴别诊断，否则会出现漏诊。③部分移植中心认为术后前3天血肌酐浓度下降少于两天前肌酐水平的10%即为DGF。④另有研究认为以血肌酐水平作为诊断指标更为敏感，即术后一周血肌酐未下降至400μmol/L即可诊断为DGF。

（二）诊断

造成DGF的原因很多，包括供体原因和受体原因。在一个供体的两个供肾均应用且缺血时间相同的情况下，如果两个受体均发生DGF，那么其原因可能是供肾的因素；如果术后一个受体恢复顺利而另一个受体发生DGF，那么DGF可能是受体因素所造成的。

1. 供肾因素　供体类型及缺血时间是影响DGF发生率的重要因素。导致肾移植术后DGF的供体特异性的风险因素包括免疫学因素（如未用T细胞抗体诱导，女性供体等）和非免疫学因素（如年龄，体重，冷缺血/热缺血时间等）。接受DCD供肾的患者，其DGF的发生率最高。其中，在诸多影响DGF发生的因素中，热缺血时间长是其最重要的一个原因。热缺血时间定义可以有多种，而最常用的定义为撤除呼吸及心脏支持后到冷灌注开始的时间。但是最近英国的一些移植中心常用功能性热缺血时间的定义，即供体收缩压≤50mmHg至冷灌注开始，这个定义的提出增加了对供肾有效血供的合理定义，似乎更加符合实际。缺血过程使得肾脏必须要进行无氧代谢，导致病理检查表现为急性肾小管坏死（acute tubular necrosis，ATN）的病理变化。当肾皮质被灌注时，皮髓质交界处的毛细血管周围的水肿因为缺血的原因而持续存在。髓质热缺血将会导致“微血管循环无血流”。如果热缺血持续存在时间较长，那么移植后原发性无功能的危险就会大大增加。有文献报道，如果DCD供体器官获取时，控制热缺血时间小于45分钟，那么其移植后DGF发生率及长期功能均与DBD供体无明显差别。但是，即使控制热缺血时间，原发性无功能仍时有发生。

高龄供体是DGF发生的一个因素，因此，边缘供体（extended criteria donor，ECD）比标准供体（standard criteria donor，SCD）发生DGF并发症的风险要高。如果应用机械灌注，则ECD供体跟SCD供体效果一样。回顾性的研究发现，即使供体年龄大于75岁，如果没有冠心病等并发症的时候，其DGF和原发性无功能的发生风险也会降低。为了帮助确定ECD器官的风险因素，移植前活检评估血管病变和肾小球硬化的病理程度，如果病理活检提示肾小球硬化＞20%，则应避免应用。

2. 肾前性因素　移植后由于肾前性原因导致DGF的原因多为术后严重血容量不足或各种原因引起的低血压状态，包括出血、过敏性休克等。应充分了解术前及术中液体平衡情况，监测中心静脉压、心脏功能、血压、引流管引流的情况等，及时准确地掌握容量状况。若为过敏性休克，可以通过查体发现皮肤红疹等体征，或有喉头水肿引起呼吸困难导致血氧下降等情况。

肾前性因素导致DGF的药物因素包括术后应用钙神经蛋白抑制剂FK506，导致肾小球动脉收缩，引起小球前性肾无功能。另外，血管紧张素转化酶抑制剂、两性霉素B、非甾体类抗炎药等可引起肾无功能。

3. 肾性因素　肾性因素造成肾脏损伤的原因包括ATN、感染、急性排斥、血栓性微血管病、复发性肾小球病等。其中，ATN是术后DGF最常见的原因。移植后缺血再灌注损伤、免疫性损伤、药物对肾脏的毒性等均可引起ATN。

4. 肾后性因素　肾后性因素造成术后少尿或者无尿的原因包括输尿管梗阻（如血凝块、输尿管缺血坏死、外科手术损伤、外部压迫、输尿管扭曲成角等）、导尿管堵塞、血肿压迫等。

5. 血管性因素　由于移植肾血管并发症导致术后无尿，常见的为动脉或静脉血栓形成和肾动脉狭窄。若确诊，常需手术切除移植肾。

对术后无尿或少尿的患者，如何鉴别其原因，对临床处理至关重要。其处理流程如下：术后常规检查受体血流动力学，若患者为低血容量，通过快速输注生理盐水250～500ml，如果患者尿量增加，则诊断为容量不足，应维持输液以保证血容量。若患者为正常血容量或高血容量，则在排除导尿管堵塞等情况下，注射呋塞米注射液后观察尿量情况，如果尿量排出增加，则继续维持观察；若尿量仍少，则行彩色多普勒检查以明确肾脏血供情况。彩超检查若发现肾脏无血流，则建议考虑手术探查移植肾；如果肾脏血流良好，则考虑诊断为DGF，继续观察。应注意彩超检查会有误诊。彩超发现肾脏某个部分无血流的情况下应注意是否是真性无血流还是由于超声检查的切面影响造成血流方向不同而引起；同时应注意，检查肾实质血流时，应避免背景调频过高，以免造成假性血供情况，延误诊治。磁共振弥散成像在肾脏实质血供改变上有较好的效果。

二、治疗方案

如果发生DGF，其透析治疗方案同普通透析患者，高血钾可以暂时用药物处理。透析通常需脱水，以维持患者液体平衡，减轻患者心脏负荷。若单纯脱水时可选择超滤透析。一般不建议行腹膜透析，一方面因为术后早期手术伤口尚未愈合，腹透有可能会因腹透液渗漏而使伤口愈合延迟；另外腹透增加腹压，影响移植肾血供，不利于DGF的恢复。

在免疫抑制剂方案上，总的原则是预防排斥反应的发生，同时减少或避免肾脏的进一步损害。

一些移植中心在预计发生或已经发生DGF时，使用抗体诱导治疗显示有效，可能是因为抗体的应用抑制了细胞的黏附分子和共刺激分子的表达。抗体的应用可有效地预防急性排斥反应的发生。有些移植中心会避免使用钙神经蛋白抑制剂或减少其用量，从而降低肾毒性。在降低CNI类药物用量的同时，可以相应提高MMF的浓度，以防止排斥反应的发生。钙通道阻滞剂可以防止CNI类药物的副作用，同时可以调节免疫系统，从而减少急性排斥反应的发生。有研究提示SRL可以抑制肾小管上皮细胞的正反馈反应而延迟ATN的恢复，因此建议避免应用SRL。而氧自由基清除剂、前列腺素E类似物等未显示出临床

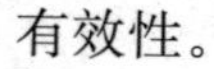

有效性。

三、药学监护

DGF 期间，需要监测机体内液体平衡、电解质及酸碱紊乱的情况。对血肌酐较高、有明显水钠潴留影响呼吸或心脏功能、电解质及酸碱代谢紊乱的情况下，需要进行血液透析。免疫抑制剂的浓度监测，常规监测 CNI 类药物 FK506 和 CsA 的浓度，同时可以监测 MPA 的暴露量，根据浓度及时调整免疫抑制剂的用量。

四、临床案例分析

1. 病史摘要：患者吴某，男，26 岁，因“发现血肌酐升高 2 年，规律血透半年”入院，并行尸体供肾肾移植术。患者术前无尿，血肌酐 1187μmol/L。免疫诱导方案为术中及术后前 4 天每天静脉应用兔抗人胸腺细胞免疫球蛋白（ATG）50mg 共 5 天，术中及术后前 2 天每天静脉应用甲泼尼龙 500mg，此后改为口服泼尼松片 30mg 每天 1 次，每周递减 5mg，至 10mg 每天 1 次维持。术后第 1 天尿量 1120ml，血肌酐 1234μmol/L，给予呋塞米（速尿）注射液 20mg 静脉注射。术后第 2 天尿量 427ml，血肌酐 1424μmol/L，给予呋塞米注射液 20mg 及托拉塞米 20mg 静脉注射。术后第 3 天尿量 234ml，血肌酐 1000μmol/L。给予复查 PRA，结果阴性。术后第 4 天超声检查提示移植肾血供：Ⅳ-Ⅴ级。移植肾门动脉峰值流速：87cm/s，RI＝0.85；肾段动脉峰值流速：41cm/s，RI＝0.81；叶间动脉峰值流速：31.5cm/s，RI＝0.82；弓形动脉峰值流速：22.1cm/s，RI＝0.82。超声造影：移植肾动脉血流通畅，未见明显狭窄。移植肾实质增强均匀，未见异常增强灶，提示：移植肾动脉 RI 增高。移植肾形态超声检查未见异常。患者血肌酐 1235μmol/L，考虑诊断为 DGF。

2. 药物治疗过程中存在的药学问题：出现移植肾功能延迟应如何调整免疫抑制方案？

3. 针对药学问题的分析与解决方法：术后第 1 天开始即给予麦考酚钠肠溶片 0.72g 每 12 小时 1 次。术后第 4 天时加用 FK506 4mg，每 12 小时 1 次；同时麦考酚钠肠溶片减量至 0.54g，每 12 小时 1 次。术后第 5 天患者出现腹泻，考虑与服用麦考酚钠肠溶片有关，递减量至 0.36g，每 12 小时 1 次。患者仍少尿，血肌酐 1430μmol/L，血钾离子浓度 5.8mmol/L，超声造影示移植肾动脉血流通畅，未见明显狭窄，考虑诊断为 DGF，遂给予床旁 CRRT 治疗，并每周 2、4、6 规律进行。CRRT 期间，应注意监测机体内液体平衡、电解质及酸碱紊乱、心脏功能的情况。术后第 10 天，移植肾彩超检查提示移植肾血供：Ⅳ-Ⅴ级；肾门动脉峰值流速：89cm/s，RI＝0.82；段动脉峰值流速：62cm/s，RI＝0.80；叶间动脉峰值流速：27cm/s，RI＝0.83。移植肾动脉 RI 稍高。给予移植肾穿刺，病理检查结果提示移植肾急性轻度小管损伤伴轻度间质炎，未见明显排斥征象。此时患者腹泻症状已经消失，麦考酚钠肠溶片给予增加剂量至 0.54g，每 12 小时 1 次。患者维持规律血透，由于 FK506 和麦考酚钠蛋白结合率高，不被血透清除，故不用进行剂量调整，只需定期进行血药浓度监测。监测患者 FK506 浓度波动在 5.5～9.2ng/ml。术后 1 个月，患者 FK506 浓度为 11.3ng/ml，给予减量至 3mg，每 12 小时 1 次，并监测浓度在 5.2～9.7ng/ml。

在移植术后，药师应能认识到 DGF 发生的可能性，及时给予肾脏替代治疗，同时监测血钾以防高钾血症，监测免疫抑制剂浓度，以防排斥反应和肾毒性。

4. 药学问题解决后的临床效果：术后 33 天，患者 24 小时尿量开始逐日增加。术后 38

天时恢复至约 1000ml，血肌酐水平逐步下降至 215μmol/L，电解质正常，遂停止血透。患者复查移植肾彩超，提示移植肾血供：V 级。肾门动脉峰值流速：123.5cm/s，RI＝0.75；段动脉峰值流速：69.4cm/s，RI＝0.77；叶间动脉峰值流速：26.2cm/s，RI＝0.81；弓形动脉峰值流速：19.6cm/s，RI＝0.75。移植肾及动脉超声检查未见异常。给予出院，继续维持以上免疫抑制治疗方案，定期监测血药浓度。

第五节　肾移植术后感染

一、细菌感染

（一）常见感染病菌诊断

细菌感染常见于肾移植术后早期，感染的部位常见是伤口、肺部和泌尿道。常见的病原菌有大肠埃希杆菌、铜绿假单胞菌、肺炎克雷伯杆菌、屎肠球菌、金黄色葡萄球菌等细菌。近年来鲍曼不动杆菌、耐药大肠埃希菌发生率也有增多趋势，治疗困难。临床药敏分析结果显示，目前对单纯青霉素类、第三代头孢菌素和喹诺酮类耐药率较高，但对添加酶抑制剂的β-内酰胺类抗生素、亚胺培南/美罗培南、万古霉素仍然保持较高的敏感性。

肾移植术后细菌感染的诊断如下。

1. 由于抗排斥药物对免疫系统的抑制，临床表现不典型，症状常被掩盖，早期容易漏诊。

2. 早期最常见的症状是发热。持续低热、新出现的咳嗽或气促往往提示严重感染可能。体征包括肺部干湿啰音，实验室检查白细胞计数升高、中性粒细胞计数升高、急性炎症反应指标（PCT、CRP、血沉）升高。

3. 相应的感染部位局部表现：肺部感染早期常见咳嗽、咳脓痰或黏痰、胸痛和中毒症状，早期即出现胸片改变（肺纹理增多增粗、渗出性改变、片状或絮状阴影）。伤口感染除局部红肿热痛外还有脓性分泌物或引流液增多。泌尿系除尿频尿急尿痛等典型症状外，严重时还可能出现血尿和尿色浑浊。

4. 对于不明原因发热患者，除考虑排斥反应外，一定要进行感染方面的全面检查，包括伤口、泌尿道、肺部、腹腔的影像学检查，分泌物、渗出液、尿液、痰液的病原学检查、纤维支气管镜检查等。

（二）治疗方案

1. 移植前对供者感染情况进行详细评估，避免供者来源性感染。对受者术前存在的感染情况进行全面评估和积极治疗，急性感染期避免进行移植。

2. 术后早期预防性使用抗感染药物，针对常见病原菌选择广谱抗生素短期预防。术后预防治疗首选肾毒性较小的青霉素类或头孢类抗生素，疗程 3～5 天。如果过敏可选用喹诺酮类。

3. 抗生素选择优先考虑肾毒性小的抗菌药物，如青霉素类或头孢类抗生素，药物的剂量需根据 GFR 情况进行调整。

4. 适当减少免疫抑制剂用量，除非重症感染，否则不主张完全停用免疫抑制剂。

5. 加强支持治疗，改善营养状况。

6. 所有的感染用药都要以病原学(培养)为依据,病原学检查要选择在使用抗生素之前,并要反复多次进行,根据药敏结果相应选用敏感抗生素。

7. 经验性治疗　在药敏结果未出或未培养出阳性结果的情况下,除需反复留取标本,需要同时进行经验性治疗。肺部革兰阴性菌感染首选广谱青霉素类或第二、三代头孢菌素类。如果有效,3~5天即会出现体温控制、症状体征好转、影像学改善,停药要等到血象完全恢复正常、影像学恢复正常、发热及症状体征消失后3~5天。伤口革兰阳性菌感染首选要充分引流,选用针对革兰阳性菌的抗生素如莫西沙星、克林霉素、万古霉素或替考拉宁,但要注意这四种药物均具有一定的肝、肾毒性,虽然在我们的临床应用经验中移植肾功能良好的患者中应用尚未发现肾功能损害的病例,但对于移植肾功能不全的患者需进行剂量调整。目前新型的抗革兰阳性球菌的药物利奈唑胺肾毒性低,可以应用于耐万古霉素的葡萄球菌感染,因此在肾移植患者中应用越来越广泛,疗效良好。泌尿系感染首选喹诺酮类如左氧氟沙星,0.5g/d,口服或静脉滴注。疗程一般需维持到症状消失、尿常规正常后5~7天。尿培养阴性。

8. 免疫抑制药物的调整　对于急性细菌性感染的患者,除急性感染期需对免疫抑制药物进行适当减量外,一般无需对免疫抑制维持治疗方案进行调整。但反复感染的患者往往提示其机体免疫功能过度抑制,因此在治疗感染的同时,对其免疫抑制药物要进行减量,实行个体化的免疫治疗方案。

二、真菌感染

(一) 常见感染病菌诊断

真菌感染最常见于术后6个月以内,亦可发生于术后多年,发生率在3%~10%。其中以深部真菌感染最为严重,治疗较困难,死亡率较高。常见类别有:①白念珠菌:常见于浅部感染,如口腔和皮肤。②曲霉菌:常见于深部感染如肺部和中枢神经系统,治疗较困难,容易复发,死亡率高。③毛霉菌:常由供者污染导致,最常见伤口内感染,尤其是血管吻合口感染引起大出血,后果严重。④隐球菌:属于条件致病菌,较少见。主要见于肺部。

真菌感染的诊断:

1. 由于抗排斥药物对免疫系统的抑制,临床表现不典型,症状常被掩盖。早期容易漏诊。

2. 早期症状最常见仍然是发热。

3. 继发于细菌或病毒感染,形成混合感染,导致临床诊断和治疗更加复杂和困难。

4. 诊断主要依靠反复的真菌涂片和培养(包括痰液、伤口引流液、纤维支气管镜肺泡灌洗液和病灶标本)。

(二) 治疗方案

1. 抗真菌治疗

氟康唑:属三唑类广谱抗真菌药。对白念珠菌和新型隐球菌效果最好,对光滑念珠菌效果差,对曲霉菌和毛霉菌无效。

伊曲康唑:属三唑类广谱抗真菌药。对白念珠菌、新型隐球菌、曲霉菌和光滑念珠菌均有效。

伏立康唑:属第二代三唑类广谱抗真菌药,是氟康唑的衍生物,抗菌谱广于伊曲康唑。

对念珠菌属、曲霉菌属抗菌活性强。但要注意肝、肾毒性。

卡泊芬净/米卡芬净：属于半合成脂肽类化合物，能竞争性抑制真菌细胞壁1,3-β-D-葡聚糖的合成，对念珠菌属、曲霉菌属具有广谱抗真菌活性，同时对卡氏肺孢子虫亦有抗菌作用，肝肾毒性小。

两性霉素B脂质体：抗菌谱广，对绝大多数真菌都有较强的抗菌作用，尤其对于其他抗真菌药物治疗无效的难治性和危重患者。但肝肾毒性较大，一般不作为一线用药。

2. 适当降低免疫抑制强度。降低免疫抑制剂用量，严重深部真菌感染时可停用免疫抑制剂。

3. 适当提高机体免疫功能　常规使用免疫球蛋白。免疫力严重低下的可以使用淋巴细胞集落刺激因子。

4. 激素的使用　甲泼尼龙40～80mg/d。

5. 如存在合并感染，相应使用针对性抗感染治疗。

（三）药学监护

1. 使用抗真菌药物需要病原学依据并注意致病菌对药物的敏感性。对于无病原学依据的可以选择诊断性治疗，但需要注意的是，诊断性治疗要选择标准化用药方案，剂量要充足，疗程要够长，至少要维持7～10天。这样才能尽可能排除或明确某一种类型的特殊病原菌（尤其是结核和真菌）感染。在使用唑类药物时要注意其对CNI类药物FK506和CsA浓度的影响，及时根据浓度监测结果调整药物剂量。同时肝、肾毒性作用也是需要兼顾的内容。

2. 移植患者在真菌感染的同时可能存在或继发细菌性感染，需注意其特点。

3. 对于淋巴细胞集落刺激因子的使用需谨慎，仅在淋巴细胞低于正常并持续性降低的患者中推荐使用，当淋巴细胞计数回升后及时停用。

4. 激素的使用目前尚存在争议，但大多数倾向于支持使用小剂量激素持续冲击治疗。其作用为：①减少炎症渗出，减轻呼吸困难症状；②预防后期的肺纤维化；③降低体温，减少氧消耗；④维持基本的免疫抑制治疗。但需在明确感染性质并针对性使用有效抗感染治疗药物的情况下使用。

三、病毒感染

（一）CMV病毒感染

1. 定义与诊断　巨细胞病毒（cytomegalovirus，CMV）为疱疹病毒科β属的双螺旋DNA病毒。CMV感染是肾移植受者中最常见和严重的病毒感染，分为原发性感染和继发性感染。原发感染非常常见，可以通过母婴或出生后感染获得，多数为无症状性感染，在免疫功能正常的个体中，机体首次感染CMV后可发生正常的抗体反应，产生CMV抗体，随后CMV在体内潜伏，终身存在，这时在血中能检测到CMV抗体（血清学阳性），在一定条件下病毒会再次激活感染（继发性感染）。中国正常人群中60%以上为无症状CMV携带者（血清学阳性）。移植受者可以有多种因素刺激CMV病毒激活：抗淋巴细胞抗体或细胞毒性药物治疗、感染或炎症、同种异体移植物反应。再感染通常发生于移植后1～4个月内，也可以延迟到6个月。

根据感染途径，器官移植患者CMV感染可分为3种类型，即：①原发性感染：指器官移植术前血清学阴性（从未感染过CMV）的受体接受CMV血清学阳性供体的器官，主要由移植器官本身引起的CMV传染，风险最高，60%的患者术后可出现症状性CMV感染，尤其是重症CMV肺炎，死亡率高；②复发性感染（又称继发性感染，再发性感染）：指血清学阳性的患者，术后自身隐藏的CMV病毒被激活导致CMV感染复发。约20%复发性感染的患者出现临床症状的CMV感染；③叠加性CMV感染：指血清学阳性的患者接受血清学阳性的供体，激活的病毒主要来源于供体的病毒。

根据CMV对机体造成的影响，可以分为：①直接影响：指病毒直接造成的器官或组织损伤，包括：肺炎、移植物损伤（心脏、肝脏、肾脏）以及自体组织（视网膜、胃肠道、胰腺等），其中以肺炎最为常见，后果也最为严重。②间接影响：包括诱导排斥风险、双重机会性感染风险、EB病毒相关性移植术后淋巴组织增生性疾病（post-transplantation lymphoproliferative disorder，PTLD）。

CMV感染的诊断：

（1）活动性感染（Productive infection）：病毒在宿主细胞内复制，从受染细胞内释放入血，再感染其他易感细胞，严重时在细胞内产生包涵体，引起细胞病变，受染细胞溶解死亡。活动性感染根据有无临床表现又可分为：①症状性感染（symptomatic infection）：有临床症状和体征，组织损害的表现，实验室检查结果阳性；②无症状性感染（asymptomatic infection）：虽有活动性感染的表现（病毒复制），却无临床症状和体征。

（2）根据感染的不同程度，可以分为：①病毒血症/尿症：外周血/尿内可以检测到病毒，但没有器官/组织损害的表现；②CMV病：存在器官/组织损害的表现。

（3）实验室检测手段：①病毒抗原（病毒血症）：外周血PP65抗原检测，是病毒表达于白细胞表面的特异性抗原，是CMV活动存在的直接证据，特异性和敏感性均较高。但对血标本处理时限要求较高，需在1小时内处理，否则白细胞裂解后抗原即难以检测，容易造成假阴性；②抗体检测（血清学检测）：CMV-IgM滴度增高表明为活动性感染。IgM的出现具有延迟性，往往在发病1周后才能升高，因此其特异性高，但敏感性较低。但动态监测IgM滴度变化可以对患者预后进行判断；③CMV-DNA检测：采用Real-Time PCR方法检测血/尿CMV-DNA，是一种定量检测手段，敏感性高，可用于早期CMV感染的筛查，也可用于预后的判断。同样对收集血标本的处理时限有一定要求。目前较好的监测手段仍然是病毒抗原和CMV-DNA检测。

（4）病毒血症：血CMV-PP65抗原检测或血/尿CMV-DNA阳性但没有临床症状。

（5）急性CMV感染综合征：有发热、乏力、肌痛等全身症状，同时存在上述检测异常。

（6）CMV肺炎

1）临床症状：典型的CMV肺炎症状包括：气促、进行性呼吸困难、发热（间歇热，热型较规律），往往没有咳嗽或仅有干咳。

2）影像学检查：肺部感染典型的影像学特点为间质性肺炎表现（双肺呈毛玻璃样透亮度降低）。应该注意早期症状和影像学改变往往不符（呼吸困难严重但胸部影像学没有明显改变）。CT检查可以提高诊断敏感性，应为首选。

3）支气管显微镜检：纤维支气管镜下肺泡灌洗或活检是确诊的重要手段，有条件者应尽早进行。

4）实验室检查：①血常规：白细胞计数正常或偏低，尤其是淋巴细胞计数（绝对值）随病情发展呈进行性下降趋势，需高度怀疑免疫抑制宿主肺炎的可能。②病原学检测：抗原检测

(PP65 抗原);抗体检测(活动期 IgM 阳性);CMV-DNA 检测。

2. 治疗方案

(1)预防治疗

1)序贯治疗:更昔洛韦 5mg/(kg · d),静脉滴注。术后早期维持 7～14 天后改为更昔洛韦 1.5～3g/d,分 3 次口服。

2)缬更昔洛韦 450～900mg/d,口服。

(2)CMV 肺炎

1)抗病毒药物:缬更昔洛韦 900mg 静滴,每天一次;或更昔洛韦每次 5mg/kg,静脉滴注,每日 2 次。

2)免疫功能调节:在急性 CMV 肺炎确诊后,免疫抑制剂需迅速减量,必要时要果断停用。如果患者淋巴细胞计数持续下降,必要时甚至要加用淋巴细胞集落刺激因子。丙种球蛋白推荐尽早开始持续使用。

3)激素:既往在激素的使用上存在一定争议,但目前大多数中心认为激素的使用利大于弊,关键在于剂量的控制。激素在 CMV 肺炎肾移植患者中的作用至少包括:减少肺部渗出、降低体温以减少氧耗和预防排斥反应。笔者认为,在充分抗感染保护和监测的情况下,激素的使用是安全的。推荐使用小剂量甲泼尼龙(40～120mg/d)持续静脉维持治疗。

4)辅助抗感染治疗:在 CMV 肺炎过程中常常伴随或继发普通细菌感染,因此作为保护,建议常规使用抗菌药物预防感染(细菌、真菌等),同时加强监测,根据相应的病原学结果调整抗菌药物。

5)无创辅助通气装置:根据既往的报道和经验,CMV 肺炎患者一旦需要插管使用呼吸机往往预示预后不良。侵入性的气管导管相关性感染和呼吸机相关并发症极大增加了患者的风险。无创辅助通气装置的使用使相当一部分呼吸困难的 CMV 肺炎患者得以安全渡过进展期而无需插管。

6)其他治疗:营养支持治疗等。

3. 药学监护 目前对于肾移植术后 CMV 的预防策略主要有两种:普遍预防策略和抢先治疗策略。目前多数中心倾向于第一种策略。但不论采用哪种预防治疗策略,均需强调 3 点:①在强化免疫抑制治疗导致病毒感染风险增加时(比如抗淋巴细胞抗体或甲泼尼龙冲击)需要采用 CMV 预防治疗;②预防治疗要在 CMV 再激活前进行,术后至少维持 3 个月;③对于高危受者的预防治疗策略至少要维持到术后 6 个月。

发生 CMV 肺炎时,抗病毒药物治疗剂量需持续到症状缓解如肺部影像学改变消失、CMV 病原学检测阴性后两周。必要时后续口服抗 CMV 药物预防治疗维持到术后 6 个月。抗病毒药物常见粒细胞减少的不良反应,应注意监测患者情况。免疫功能调节的药物应用需及时、适当,同时予以足够的营养支持。待病情得到控制,注意及时停用免疫增强药物、逐步加回免疫抑制剂。

(二) BK 病毒感染

BK 病毒(BK virus,BKV)是目前已知的能引起人类感染的多瘤病毒(Polyomaviruses)的一种。原发性 BKV 感染发生在 4～5 岁时,BKV 血清阳性率在 5～9 岁时达 91%。原发性感染后,BKV 在肾脏、外周血细胞和脑中潜伏感染,当免疫力受到抑制如器官或骨髓移植、肿瘤、HIV 感染时,病毒可激活致病。

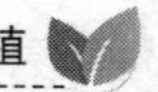

肾移植术后持续性BKV感染是引起同种移植肾失功的重要诱发因素。BKV肾损害即BK病毒相关性肾病(BK virus associated nephritis,BKVAN),临床表现为血肌酐升高、间质性肾炎等。BKVAN在肾移植受者人群中发病率为5%~8%,在这些发病人群中有50%~70%发生移植肾功能丢失。伴有血清肌酐水平升高时常被误诊为排斥反应和药物毒性。因此,常在抗排斥治疗失败、移植物功能不断减退时回顾性诊断才发现是BKVAN。

1. 诊断

(1)临床表现:BKV感染的临床表现常不典型,对于无症状性病毒血症和病毒尿症,仅能通过实验室检查作出诊断,临床上无其他生化指标异常。发生BKVN往往表现为血清肌酐值持续上升,移植肾功能进行性减退。病毒激活后,对肾移植术后患者机体的损害主要表现为出血性膀胱炎、输尿管狭窄和间质性肾炎3种。

(2)少数患者可有低热、抑郁、肌痛、白细胞减少、贫血、血小板减少以及其他的非特异性表现。

辅助检查:BKV感染的诊断较为简单,细胞学或PCR血、尿标本检出阳性即可明确诊断。Decoy细胞阳性表明体内存在感染.当血液检测BKV载量$>1\times10^4$ copies/ml或尿液检测$>1\times10^7$ copies/ml时,进一步发展为BKVAN的危险性较高。确诊需移植肾穿刺活检。

(3)鉴别诊断:需与单纯疱疹病毒、腺病毒和巨细胞病毒感染进行鉴别;也需与肾移植急性、慢性排斥反应及各种原因导致的移植肾功能障碍相鉴别。

目前BKV感染时,根据感染的时间和病毒活动状态不同,临床上所能检测到的指标包括:血清学抗体阳性、尿路decoy细胞、尿中BKV-DNA、血浆中BKV-DNA、尿中VP1蛋白转录RNA、移植肾穿刺活检病理报告等,以上检查依次进行,用于BKVAN的诊断。

2. 治疗方案　控制BKV感染的基本措施是降低免疫抑制药物的剂量。另外,目前认为西多福韦和来氟米特治疗BKV感染有效,但其副作用和具体给药方案尚需大样本的临床随机对照研究的确定。

3. 药学监护　一般先将MMF从三联免疫抑制方案中减量或撤除,同时降低CNIs的血药浓度(CsA的谷值浓度降到100~150ng/ml或以下,FK506的谷值浓度降到6ng/ml以下),也可将FK506更换为CsA或SRL,达到降低机体免疫抑制状态的效果。近年来笔者所在中心的经验是将FK506更换为CsA,谷值浓度控制到100~150ng/ml或以下,同时密切监测急性排斥反应及病毒感染水平,对于BKV感染及BKVAN的早期患者取得了良好的效果。

人们已认识到BKVAN已成为影响肾移植患者远期疗效和移植肾远期功能的重要因素。一旦BKVAN得到确诊,目前移植界比较公认的处理方案是:谨慎切换免疫抑制方案、降低免疫抑制程度或者停用免疫抑制方案(与抗排斥反应的治疗相反),并同时监测排斥反应发生和血浆中BKV-DNA负荷量,以评估治疗效果。抗病毒药物,如西多福韦,在体外有很高的抗病毒活性,但存在一定肾毒性,应用上受到一定的限制。目前来说,BKVAN治疗的成败除了取决于临床移植医生权衡好免疫抑制与降低免疫抑制外,另一个关键性的因素就是BKVAN的早期诊断。较早期地干预BKVAN能明显提高其治疗成功率。我们的经验是对于肾移植受者可通过术后定期检测BKV活动情况,早期发现BKVAN,早期调整免疫抑制方案进行治疗,效果较好。治疗过程中需密切监测患者肾功能、药物浓度、急性排斥反应及BKV的活动情况,及时调整免疫抑制剂剂量以避免急性排斥反应的发生,同时通过监测肾功能、病毒复制情况了解治疗的效果。

四、临床案例分析

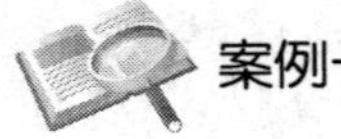

案例一

1. 病史摘要：患者×××，女，23岁，体重52kg，行母亲供肾亲属活体肾移植术后2年，因血清肌酐升高复诊，血清肌酐由90μmol/L左右升高至125μmol/L。尿量正常，无发热，无明显排尿不适症状。血常规正常，尿常规提示白细胞（++），粒细胞脂酶（++），尿蛋白（+/-）。患者术后有反复尿路感染病史，尿常规白细胞一直维持在-～+，均在门诊治疗，曾行尿培养为大肠埃希菌感染，予左氧氟沙星治疗有效。采用的免疫抑制方案为FK506（浓度维持在5～9ng/ml），MMF（250mg，每12小时1次），泼尼松（5mg，每天1次）。收入院进一步治疗，移植肾彩超检查未发现异常，PRA检查阴性，病理穿刺结果报告为肾间质单核细胞浸润，间质轻度纤维化（约10%）。尿培养结果为大肠埃希菌（产ESBL），对喹诺酮类、青霉素类和头孢菌素类耐药，对亚胺培南和美罗培南敏感。临床诊断为慢性肾盂肾炎。

2. 药物治疗过程中存在的药学问题：发生尿路感染时抗生素和免疫抑制剂应该如何使用？

3. 针对药学问题的分析与解决方法：患者为活体亲属肾移植，老年供肾，配型良好，PRA阴性，有反复尿路感染病史，没有排斥病史，移植肾彩超未见异常，排除了外科因素导致。肾性因素导致肌酐升高的常见原因有排斥、药物毒性和肾炎复发，该患者无明显的尿路感染临床表现，但结合该患者反复尿路感染的病史及病理结果，确诊为慢性肾盂肾炎。尿培养结果为产ESBL的大肠埃希菌，根据药敏结果选择亚胺培南/西司他汀抗感染治疗。患者肌酐轻度升高，根据肌酐清除率给予亚胺培南/西司他汀0.5g q8h iv. drip治疗，同时适当调整免疫抑制剂用量，将FK506维持浓度调整为3～5ng/ml，用药过程监测患者肾功能。

4. 药学问题解决后的临床效果：用抗菌药物3天后复查尿常规，尿液中白细胞已消失。5天后复查尿培养，第7天结果回报为阴性，停用抗菌药物。患者肌酐下降至100μmol/L左右，此后随访1年余，未再出现尿路感染，肾功能稳定。

案例二

1. 病史摘要：患者××，女，45岁，体重49kg，活体肾移植术后3个月。规律采用三联免疫抑制方案治疗：FK506 3.5mg，每12小时1次，血药浓度维持在6～8ng/ml；MMF 500mg，每12小时1次；泼尼松5mg，每天1次。主因“干咳以及自觉发热7天”到门诊复诊。患者自诉无力、活动后气促、厌食及夜间轻度出汗，无流涕、咽痛、恶心、呕吐、腹泻或全身酸痛等症状。患者移植术后出院在家曾接触较多亲友。入院时查体T 38.1℃，HR 96次/分，BP132/90mmHg，RR 24次/分，SaO_2 94%。心肺叩诊和听诊均无明显异常。实验室检查结果回报，血常规白细胞计数10.2×10^9/L，中性粒细胞比例65%；肝功能和移植肾功能无异常。急诊胸片提示双上肺结节状渗出病灶。纤维支气管镜肺泡灌洗液培养结果回报曲霉菌。临床诊断为曲霉菌性肺炎。

2. 药物治疗过程中存在的药学问题：根据肺部真菌感染的病原学诊断如何制订治疗方案？

3. 针对药学问题的分析与解决方法：结合患者的胸片结果、临床表现、使用免疫抑制剂

的治疗史，及纤维支气管镜肺泡灌洗液培养结果，本病例可确诊为侵袭性曲霉菌感染。对于曲霉菌感染，伏立康唑初始治疗患者的存活率和有效率明显优于两性霉素B，综合考虑两性霉素B的肾毒性，因此选择伏立康唑进行抗感染治疗。患者肝、肾功能正常，首日给予注射用伏立康唑6mg/kg每12小时1次，即300mg每12小时1次，第二日起给予维持剂量4mg/kg每12小时1次，即200mg每12小时1次。另为控制肺部感染，适当减少FK506的用量，使FK506浓度维持在6ng/ml以下。此外，还需注意伏立康唑与FK506之间的相互作用，伏立康唑可抑制CYP3A4酶活性，而FK506主要经CYP3A4酶代谢，因此使用伏立康唑可能造成FK506在体内的蓄积，血药浓度升高。用药过程应密切监测FK506的血药浓度，及时调整剂量，并监测患者的肝、肾功能。

4. 药学问题解决后的临床效果：静脉给予伏立康唑3天后患者不再发热。复查FK506血药浓度8.5～10ng/ml，因此将FK506剂量减至0.5mg每12小时1次，调整FK506用量后复查其血药浓度维持在5～6ng/ml。1周后伏立康唑改为口服200mg每12小时1次，复查肝功能未出现异常，移植肾功能良好，血肌酐90～110μmol/L。2周后复查胸部CT，显示肺部渗出明显减少，予以出院继续口服伏立康唑片3个月。复查肺部感染痊愈，肝、肾功能稳定，伏立康唑停药后FK506服用剂量改回3.5mg每12小时1次。

案例三

1. 病史摘要：患者××，男，23岁，接受活体母亲捐献亲属肾移植。术前CMV血清学状态为R(－)/D(＋)，术后肾功能恢复顺利。常规给予口服更昔洛韦0.5g tid预防治疗4个月(因为术前血清学状态延长1个月)，随访过程中监测血CMV-DNA均为阴性。术后6个月余因“发热伴气促5天”就诊，发热呈规律性间歇热，每日上午出现，最高39℃，持续3～5小时可自行下降至正常。起病即有气促，发热时加重，自觉乏力，食欲缺乏，无咳嗽咳痰。患者在门诊就诊时听诊肺部呼吸音呈清音，无干湿啰音。胸部X线片未发现异常。血象显示白细胞计数5.4×10^9/L，淋巴细胞计数0.8×10^9/L，血氧饱和度92%。肝功能和移植肾功能无异常。为进一步诊疗收治入院。

患者入院后肺部CT显示双肺毛玻璃样改变，拟诊间质性肺炎，考虑免疫抑制宿主肺炎。血CMV-DNA 1×10^7 copies/L，CMV-IgG转为阳性(血清学转换)，纤维支气管镜检查行肺泡灌洗及活检排除真菌和卡氏肺孢子菌感染，临床诊断为CMV肺炎。患者病情进展迅速，淋巴细胞进行性下降，血氧下降明显，入院3天床边胸片(因缺氧症状无法行CT检查)显示双肺广泛透亮度下降。

2. 治疗过程中存在的药学问题：CMV肺炎怎样制订治疗措施和进行免疫抑制剂的调整？

3. 针对药学问题的分析与解决方法：结合患者临床表现、实验室指标和影像学检查结果，诊断为CMV肺炎。患者入院时病程已有1周，病情进展迅速，胸片表现为广泛性弥漫性间质性炎症，病情较重，因此患者入院后即停用所有免疫抑制剂，并开始使用更昔洛韦250mg每12小时1次，静脉滴注抗病毒治疗。更昔洛韦主要以原形通过肾小球滤过和肾小管分泌排出，检查患者的肾功能在正常范围，未予以调整剂量。常见更昔洛韦容易引起粒细胞减少的不良反应，应监测患者肾功能及血常规。患者为免疫抑制宿主，有感染风险，所以需同时使用广谱抗生素预防细菌感染。

免疫抑制剂调整方面，先停用抗排斥药物(CNIs，MMF)，使用丙种球蛋白5～10g/d，甲泼尼龙40～80mg/d维持治疗，针对淋巴细胞进行性下降可使用淋巴细胞集落刺激因子。一周余后当患者普通面罩加鼻导管双重吸氧无法维持良好的血氧浓度，使用无创辅助通气呼吸机维持血氧，未转ICU。

4. 药学问题解决后的临床效果：经上述处理措施，患者起病3周后缺氧情况开始改善，体温逐渐下降，复查肺部情况改善，复查CMV-DNA转阴，淋巴细胞计数等情况逐步改善。逐步停用激素和淋巴细胞集落刺激因子，加用抗排斥反应药物。最终患者痊愈出院。

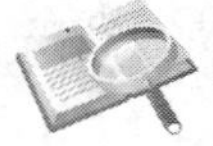

案例四

1. 病史摘要：患者女性，32岁，因慢性肾小球肾炎、慢性肾衰竭接受同种异体肾移植。术后采用免疫抑制方案为FK506＋MMF＋泼尼松，肾移植术后无急性排斥反应。术后14个月出现肾功能减退，血肌酐由正常升高至121μmol/L。患者因血肌酐升高入院，入院时查FK506浓度为5.9ng/ml。移植肾彩超示血流丰满Ⅳ-Ⅴ级，阻力指数不高。尿常规：除尿比重偏低(1.006)外无异常。检测尿沉渣Decoy细胞26个/10HPF，尿液BKV含量5.3×10^{7} copies/ml，血浆BKV含量4.32×10^{4} copies/ml。移植肾穿刺病理示局灶性肾小管上皮细胞核BK-T抗原染色阳性，受感染的肾小管上皮细胞核大深染，核内包涵体的出现，肾间质轻度炎症细胞浸润，小动脉未见血管炎及玻璃样变性。肾小管上皮细胞核内可见晶格状排列整齐的直径为40nm的病毒颗粒，见图4-2。临床诊断为BK病毒相关性肾病，根据Hirsch病理分期，该患者属BKVAN A期。

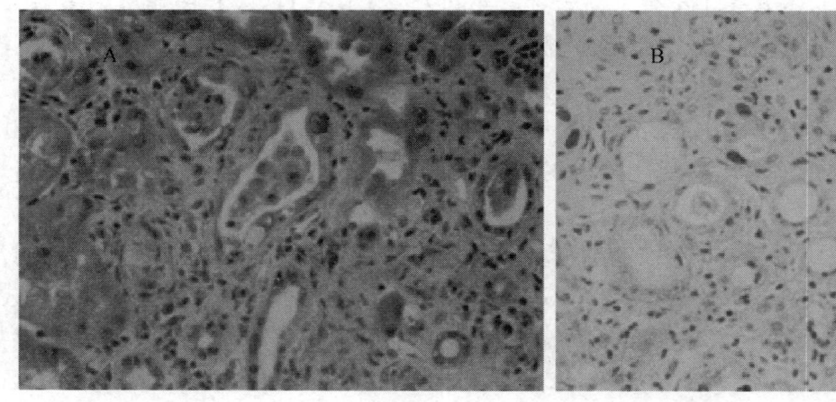

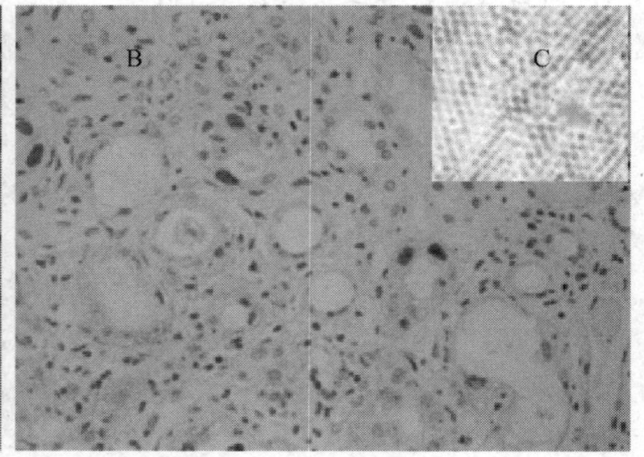

图4-2 BKVAN的肾脏病理表现

(A)受感染的肾小管上皮细胞核大深染，核内包涵体为无定形嗜碱性毛玻璃样物，外周有一不完整的晕间质，轻度单核细胞浸润(HE染色，×100倍)；(B)局灶性肾小管上皮细胞核免疫组化染色阳性(anti-SV40 T antigen，×100倍)；(C)病毒感染的肾小管上皮细胞核内可见晶格状排列整齐的直径为40nm的病毒颗粒(电镜，×28 500倍)

2. 药物治疗过程中存在的药学问题

问题一：如何调整该患者的免疫抑制剂方案？浓度控制在什么范围？

问题二：该例患者在治疗过程中如何权衡免疫抑制剂的剂量与抗排斥反应和病毒感染之间的关系？

3. 针对药学问题的分析与解决方法：针对问题一：将FK506转换为CsA治疗并将其浓度控制在100ng/ml以下，MMF的剂量≤1g/d，门诊随诊密切监测患者肾功能、药物浓度、急性排斥反应及BKV的活动情况。对没有伴发急性排斥反应的BKVAN肾移植患者主要治疗，目前国际上建议是减少或停止免疫抑制药物。虽然没有随机对照研究，大量的观察性研究报道表明减少或停止免疫抑制药物可使BKV血症清除率＞85％。更加复杂的疾病需要更多的干预措施、更长的时间康复，最终有可能导致永久的肾衰竭。FK506谷浓度一般要＜6ng/ml，CsA谷浓度一般要＜150ng/ml，SRL为＜6ng/ml，MMF每日剂量为≤1000mg。进一步减少用量可能在更复杂疾病适用或适用于某些个体。最近的研究提示更低的CNIs水平，即目标剂量FK506稳态全血谷浓度为＜3ng/ml，CsA谷浓度为＜100ng/ml比较适合。

针对问题二：治疗过程中需密切(每1～4周)监测患者肾功能、药物浓度、急性排斥反应及BKV的活动情况，及时调整免疫抑制剂剂量，避免急性排斥反应的发生，同时通过监测肾功能、病毒复制情况了解治疗的效果。目前BKV感染时，根据感染的时间和病毒活动状态不同，临床上所能检测到的指标包括：血清学抗体阳性、尿路decoy细胞，尿中BKV-DNA、血浆中BKV-DNA、尿中VP1蛋白转录RNA、移植肾穿刺活检病理报告等。以上检查依次进行用于BKVAN的诊断。BKVAN的早期诊断是除了权衡好抗排斥与降低免疫抑制外影响BKVAN治疗成败的另一关键因素，早期发现BKVAN，早期调整，效果较好。抗病毒药物，如西多福韦，因存在一定的肾毒性，应用有所限制。

4. 药学问题解决后的临床效果：治疗后，患者的血肌酐、尿Decoy细胞计数、尿液BKV含量、血浆BKV含量均逐渐下降(图4-3)。

2012年9月26日随访尿液BKV含量1.2×10^4copies/ml，血浆BKV转阴性，血肌酐115μmol/L。

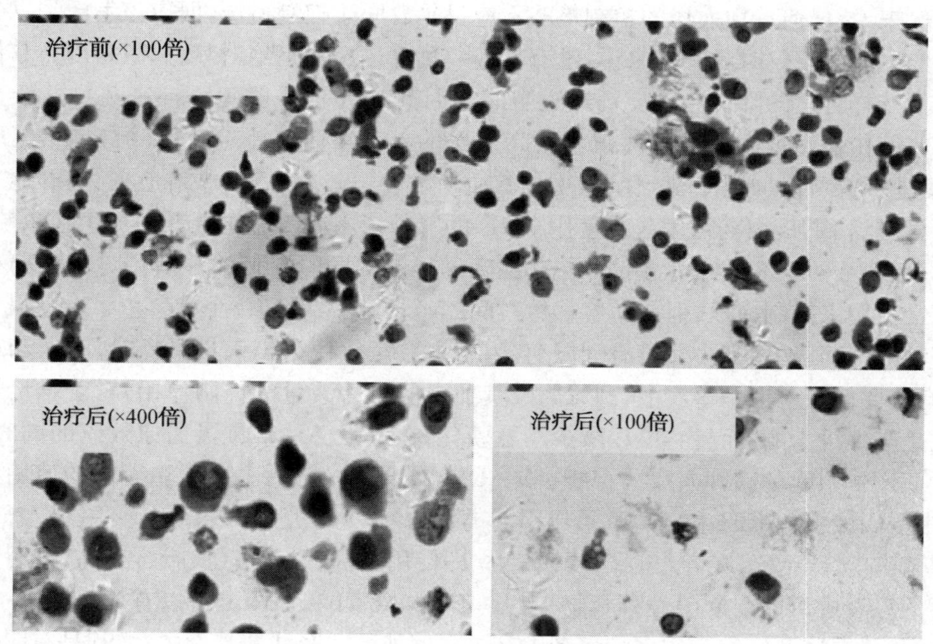

图4-3　治疗前后尿Decoy细胞(Papanicolaou染色)

第六节 肾移植术后心血管疾病

一、高血压

(一) 临床表现与诊断要点

高血压定义为收缩压≥140mmHg或者舒张压≥90mmHg,一般缺乏特殊的临床表现,约20%的患者无症状,仅在测量血压时被发现,常见症状有头晕、头痛、疲劳、心悸等,呈轻度持续性,多数可自行缓解,紧张或劳累后加重,也可出现视物模糊等,少数患者病情急骤,进展迅速,可有剧烈头痛、眼底出血渗出等,如处理不及时,预后差,可死于心力衰竭或脑卒中。

(二) 治疗原则

肾移植术后高血压的发生率为40%~100%,而且随着移植时间的延长,高血压发生率在增加,而高血压不仅会引起一系列心血管事件,而且影响移植物的长期存活,多数意见认为应该对肾移植术后高血压进行治疗。美国国家联合委员会(Joint national committee,JNC)认为糖尿病或者慢性肾病患者的血压应低于130/80mmHg,多数肾移植受者估算的肾小球滤过率<60ml/(min·m^2),应该积极控制血压达这一目标。美国国家肾脏病基金会特别小组(National Kidney Foundation Task Force)建议对心血管疾病(cardiovascular disease,CVD)患者应进行降压治疗,使血压<130/85mmHg,蛋白尿患者应<120/75mmHg。肾脏疾病预后质量初步指南建议24小时蛋白尿大于1g的肾移植受者血压控制在125/75mmHg以下,没有蛋白尿者血压控制于130/80mmHg以下。

(三) 药学监护

一般来说,任何一项血压的控制策略不应只是着眼于控制血压,而应该考虑到发生心血管疾病的风险。仅仅对肾移植来说,没有任何一种降压药物是绝对禁忌,只是因为其他疾病的存在而选择合适的降压药物。钙通道阻滞剂因其对抗CNI类免疫抑制药物的全身和肾性血管收缩作用而被认为是肾移植术后高血压的首选用药。地尔硫䓬、维拉帕米、尼卡地平、氨氯地平等可以抑制CNIs代谢,增加其血药浓度。硝苯地平、非洛地平、尼群地平等则不会明显影响CNIs血药浓度。在使用CNIs的肾移植术后高血压患者中加用地尔硫䓬等,可以减少30%~40%的CNIs用量,在达到降压目的的同时降低治疗费用。利尿药在术后早期也常被用来控制血压,但是随着移植时间的延长,经常看到一个肾移植术后高血压患者服用多种降压药物,而其中并没有利尿药,因为多数医生认为出入量平衡时,利尿药可能有害,没有必要使用。但是事实上,利尿药因其独立的对体液量的控制作用,对于难治性高血压往往是必不可少的,而且它可以减少动脉硬化,在增强ARBs抗蛋白尿效应的同时,还可以减少ARBs引起的高钾血症。ACEI和ARBs在肾移植术后高血压患者中的使用也并不多,其中原因较多:ACEI和ARBs可以引起高钾血症,尤其是和CNIs及某些抗生素如复方磺胺甲噁唑或者甲氧苄啶合用时;如果术后立即使用,可能引起贫血、肌酐升高,在明显肾动脉狭窄的患者中可能引起急性移植物失功。但是,ACEI和ARBs可以有效降压,在合并有心力衰竭、蛋白尿及红细胞增多症患者中有更多好处。在肾移植受者中,尤其是有明确适应证的情况下,使用ACEI和ARBs是合理的。β受体阻断剂如美托洛尔等、α受体阻断剂如哌唑嗪等也是有效的降压药物。达到降压的目的、减少心血管事件的发生是最重要的，在充分考虑个体的禁忌证和评估患者的风险后，任何类型的降压药物的使用都是合适的。

二、高脂血症

(一) 临床表现与诊断要点

高脂血症是肾移植术后另一常见且棘手的并发症，它可以明显影响移植肾的存活率。高脂血症的临床表现主要是脂质在真皮内沉积所引起的黄色瘤和脂质在血管内皮沉积所引起的动脉硬化。尽管高脂血症可引起黄色瘤，但其发生率并不高；而动脉粥样硬化的发生和发展又是一种缓慢渐进的过程。因此在通常情况下，多数患者并无明显症状和异常体征。不少人是由于其他原因进行血液生化检验时才发现有总胆固醇、甘油三酯和（或）低密度脂蛋白（LDL）升高和高密度脂蛋白（HDL）降低。

(二) 治疗方案

建议根据《KDOQI 血脂异常指南》对血脂进行检查和治疗。

对于所有成年（≥18 岁）及青少年（青春期 13～18 岁）肾移植受者，可按以下频率监测血脂：移植术后 2～3 个月内；改变治疗方案或其他可导致血脂异常的因素 2～3 个月后；之后至少每年 1 次。

评估肾移植受者血脂异常的继发因素

对于空腹甘油三酯≥500mg/dl（≥5.65mmol/L），且消除一项潜在原因后不能得到纠正者，按照以下方案治疗：成年人，治疗性的生活方式干预和降甘油三酯药物；青少年，治疗性的生活方式干预。

对于 LDL-C 升高的肾移植受者，按照以下方案治疗：成年人，若 LDL≥100mg/dl（≥2.59mmol/L），通过治疗将 LDL-C 降至小于 100mg/dl（<2.59mmol/L）；青少年，若 LDL-C≥130mg/dl（≥3.36mmol/L），通过治疗将 LDL-C 降至小于 130mg/dl（<3.36mmol/L）。

对于 LDL-C 正常、甘油三酯及非 HDL-C 升高者：成年人，若 LDL-C<100mg/dl（<2.59mmol/L）、空腹甘油三酯≥200mg/dl（≥2.26mmol/L）、非 HDL-C≥130mg/dl（≥3.36mmol/L），通过治疗将非 HDL-C 降至小于 130mg/dl（<3.36mmol/L）；青少年，若 LDL-C<130mg/dl（<3.36mmol/L）、空腹甘油三酯≥200mg/dl（≥2.26mmol/L）、非 HDL-C≥160mg/dl（≥4.14mmol/L），通过治疗将非 HDL-C 降至小于 160mg/dl（<4.14mmol/L）。

(三) 药学监护

多种 HMG-CoA 抑制剂（他汀类药物）被成功用于肾移植术后控制血胆固醇浓度。但是他汀类药物有潜在的肝毒性，所以在肾移植术后使用他汀类药物时应该密切监测肝功能。也有报道移植患者使用他汀类药物引起严重的横纹肌溶解并导致急性肾衰竭，这是因为 CsA 抑制了洛伐他汀（lovastatin）的代谢，在大剂量使用洛伐他汀（>40mg/d）或者联合应用纤维酸衍生物（吉非贝齐）时可能发生此副作用。但是小剂量的洛伐他汀（10～20mg/d）对移植患者也是安全可靠的，阿托伐他汀（atorvastatin）、辛伐他汀（simvastatin）和普伐他汀（pravastatin）是移植患者最常用的降脂药物。在肾移植术后使用降脂类药物尤其是较大剂量的时候要特别注意，很多他汀类药物在体内代谢依靠与 CNIs 和 SRL 相同的 P450 同工酶，这会引起他汀类药物在体内浓度过高，增加肌病风险。而普伐他汀不依靠这种酶，所以往往被首选用来治疗肾移植术后高脂血症。其他的降脂药物在移植术后使用存在一些问题,考来烯胺和降胆宁阻止 CNIs 和 MPA 的吸收,烟酸加重高尿酸血症,吉非贝齐和非诺贝特可致肌炎,因此,肾移植术后高脂血症的药物治疗应选择他汀类药物,而普伐他汀应该作为首选。

三、糖尿病

(一) 临床表现与诊断要点

新生糖尿病(new-onset diabetes mellitus after transplantation,NODAT)是肾移植术后常见的和严重的并发症,被报道发生于 2%～53%的肾移植受者中。肾移植受者 NODAT 的并发症与普通人群 2 型糖尿病(type 2 diabetes mellitus,T2DM)相似,可表现为典型的口渴、多饮、多尿、多食和消瘦,常被描述为“三多一少”,还可伴有疲乏无力、虚弱、失水和电解质紊乱,但是相当一部分患者早期无任何症状,仅因各种并发症或伴发症就诊或者定期随访检查时被检出,而肾移植术后糖尿病进展速度更快,大约是普通人群的 9 倍,因此肾移植受者需要更加严格的控制血糖。

2003 年发表的 NODAT 国际共识指南,建议 NODAT 的诊断应该基于 2003 年美国糖尿病协会(The American Diabetes Association,ADA)公布的 T2DM 标准。NODAT 指南推荐空腹血糖(fasting plasma glucose,FPG)是其首选诊断标准,但是研究发现 OGTT 后 2 小时血糖对确诊 NODAT 更敏感。我国和美国糖尿病学会指南推荐糖尿病的定义是至少 2 次糖耐量实验(oral glucose tolerance test,OGTT)空腹血糖≥7.0mmol/L(126mg/dl)和(或)餐后 2 小时血糖≥11.1mmol/L(200mg/dl)。后来国际专家委员会基于流行病学的预测数据将空腹血糖上限由 126mg/dl 修订为 110mg/dl,这更符合糖耐量降低。同时,国际专家委员会建议用标准化的糖化血红蛋白测定(≥6.5%)来诊断糖尿病,并已于 2010 年得到 ADA 的认可。

(二) 治疗方案

血糖的控制是多方面的,医学营养治疗、运动疗法、血糖监测、药物治疗和糖尿病教育往往是缺一不可的,强调须早期、长期、积极而理性以及治疗措施个体化的原则:①要对糖尿病患者进行健康教育,使其认识到糖尿病是终身疾病,治疗需要持之以恒;②医学营养治疗是治疗糖尿病的基础措施,计算总热量、注意营养物质含量、合理分配;③应进行有规律的运动,适当运动利于减轻体重,提高胰岛素的敏感性;④定期监测血糖;⑤药物治疗:主要分为促胰岛素分泌剂、双胍类、噻唑烷二酮类、α-葡萄糖苷酶抑制剂,根据适应证,合理应用降糖药物;⑥胰岛素治疗:短效、中长效、长效胰岛素的适当使用,根据患者的血糖情况和依从性制订个体化方案;⑦胰腺或者胰岛细胞移植,对于糖尿病肾病尿毒症患者,无论是 1 型还是 2 型糖尿病,在外科技术和内科处理过硬的前提下,患者的长期存活率,胰肾联合移植的效果优于先做肾移植后做胰腺移植,也优于单纯肾移植。

(三) 药学监护

免疫抑制剂的使用是新生糖尿病的重要危险因素。FK506、CsA 和激素都可以通过多种机制诱发糖尿病。CNIs 对胰岛 B 细胞直接的毒性作用,导致胰岛素合成和分泌减少,这种作用可能是剂量依赖性的,多数可以恢复。目前存在的主要争议是 FK506 和 CsA 到底哪一个更容易引起移植术后新生糖尿病,一些研究发现 FK506 导致的移植后糖尿病(post-

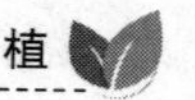

transplantation diabetes mellitus，PTDM)更多，但是在另外一些研究中则发现二者并无差异。也有研究发现将 FK506 转换为 CsA 可对 PTDM 的患者起到治疗作用。另一方法是，在不影响移植器官功能的前提下，尽可能减少或者停用那些可以诱发糖尿病的免疫抑制药物，如撤除激素或者将 CNI 类药物减量而采用“CsA/FK506＋SRL/依维莫司＋MPA＋激素”的四联免疫抑制方案或者将 CNI 类药物直接转换为 m-TOR 抑制剂 SRL 或者依维莫司。

四、高尿酸血症

(一) 临床表现与诊断要点

高尿酸血症在肾移植人群中比较普遍，尤其是在以 CsA 为基础的免疫抑制方案受者中，其发病率高达 30%～84%，女性、血脂异常、移植肾功能受损、CNIs 和利尿药的应用是高尿酸血症的危险因素。

高尿酸血症被定义为至少连续 2 次测量尿酸水平男性≥416.4μmol/L（女性≥345.0μmol/L）。单纯的高尿酸血症往往没有明显的临床表现，而当发生痛风时，除高尿酸血症外，可表现为急性关节炎、痛风石、慢性关节炎、关节畸形、慢性间质性肾炎和尿酸性尿路结石。

(二) 治疗方案

虽然目前对于高尿酸血症是否影响移植肾功能及人肾长期存活仍存在争议，但是肾移植受者高尿酸血症与心血管疾病关系密切，需要得到重视，并早期进行规范化治疗。

1. 非药物治疗　管住嘴、迈开腿、控体重、多饮水，体内 20%的血尿酸来源于食物，控制饮食可在一定程度上起到降尿酸和预防痛风发作的作用，选用低嘌呤食物，避免高嘌呤食物，如动物内脏、海鲜、浓汤、肉汁等，多吃新鲜蔬菜、水果，避免酒精饮料，适量补充牛奶、鸡蛋、精肉等优质蛋白；坚持适当运动，运动量适中并循序渐进；控制体重并每天多饮水，促进尿酸排泄。

2. 碱化尿液　可使尿酸结石溶解。当尿液 pH＜5.5 时，尿酸呈过饱和状态，不利于尿酸减少；pH＞6.5 时，大部分尿酸以阴离子尿酸盐形式存在，尿酸结石最容易溶解并随尿液排出。因此，pH 维持在 6.5 左右较合适，常用碱化尿液的药物为碳酸氢钠，但其对胃刺激大，不建议长期连续服用，可间断性服用。

3. 积极治疗与血尿酸升高相关的代谢性危险因素　控制高血压、高血糖、肥胖和戒烟。

4. 尽可能避免使用导致血尿酸升高的药物　对于合并高尿酸血症的患者，如需服用利尿药，避免使用噻嗪类利尿药，并碱化尿液、多饮水。氯沙坦钾片是目前经过验证的既能降压又能降低尿酸的降压药，可作为优先考虑。

5. 使用合适的药物控制尿酸达到目标值　首先，用药治疗应满足以下至少 1 个条件：高尿酸血症（血尿酸超过 530μmol/L)；急性痛风发作 1 次以上；痛风石形成；慢性持续性痛风关节炎；尿酸性肾石病并肾功能受损；发作时关节液中 MSUM 微结晶。用药要谨慎，边治疗边观察，发现异常及时停药。尿酸理想目标值 1：血尿酸＜360μmol/L 能有效防止痛风发生及复发；尿酸理想目标值 2：血尿酸＜300μmol/L 可以减少痛风石，可预防关节破坏和肾损害。

(三) 药学监护

降低尿酸的常用药物：①抑制尿酸生成药：别嘌醇，抑制黄嘌呤氧化酶，阻止次黄嘌呤和黄嘌呤代谢为尿酸，从而减少尿酸生成，适用于尿酸生成过多(尿酸≥1000mg/24h)、肾功能受损、泌尿系结石史、促尿酸排泄药无效者。别嘌醇口服，推荐成人初始剂量50mg，1～2次/天，每周可递增50～100mg至200～300mg/d，分2～3次服用，一日最大剂量不应超过600mg。②促尿酸排泄药(苯溴马隆)：抑制近端肾小管对尿酸盐重吸收。适合肾功能良好者，内生肌酐清除率＜30ml/min时无效，尿尿酸＞600mmol/d时不宜使用，用药期间多饮水，并服用碳酸氢钠3～6g/d。苯溴马隆成人初始剂量50mg，每天1次，早餐后服用。1～3周根据血尿酸水平调整剂量为每天50～100mg，肾功能不全时(Ccr＜60ml/min)推荐50mg，每天1次。血尿酸达标后的长期维持治疗：在血尿酸达标后可尝试减少剂量，如血尿酸还在目标范围值内，可再次尝试减少剂量，直到找到适合自己的最小维持剂量。

五、临床案例分析

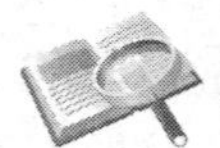

案例一

1. 病史摘要：患者杨××，男性，60岁，体重70kg，身高172cm，因“发现多囊肾30余年，血肌酐升高6年”拟行同种异体肾移植术入院。入院查体：血压170/108mmHg，心率90次/分，呼吸20次/分。慢性肾病病容，双肺呼吸音清，心脏各听诊区未及杂音。生化检查：肌酐1070μmol/L，谷丙转氨酶(ALT)20U/L，谷草转氨酶(AST)18U/L；血常规：血红蛋白(Hb)90g/L，血细胞比容(HCT)33%，出凝血常规无异常，乙肝、丙肝、艾滋病病毒、梅毒血清学均阴性，胸片和心电图检查均未见异常。

排除手术禁忌后，患者于入院当晚急诊行同种异体肾移植术。手术中采用甲泼尼龙联合兔抗人胸腺细胞免疫球蛋白(即复宁)的免疫诱导方案，手术过程顺利。术后患者安返病房，血氧饱和度波动在96%～98%，测血压高达195/120mmHg，予静脉使用尼卡地平注射液控制血压于150/90mmHg左右，同时口服硝苯地平控释片30mg每天1次、特拉唑嗪片2mg睡前1次和美托洛尔缓释片47.5mg每天1次。

2. 药物治疗过程中存在的药学问题：患者在尿毒症期间肾素大量分泌、RAAS系统激活，造成顽固性高血压，术后早期肾功能尚未恢复，如何选择降压药物有效控制血压，减少肾脏的高灌注损伤?

3. 针对药学问题的分析与解决方法：患者术后前三天一般在监护病房，在心电监护存在的前提下，静脉降压比较平稳且可长时间维持，静脉尼卡地平、乌拉地尔、硝酸甘油都是不错的选择。硝苯地平控释片(拜新同)，可在一天内达到有效浓度，起效快，降压力度大；特拉唑嗪和美托洛尔的半衰期都是12小时，需要2～3天达到稳定有效血药浓度。第三天撤除静脉降压药物，此时口服药物已达有效降压浓度，患者血压控制在(130～140)/(80～90)mmHg。此后继续严密监测血压，因为随着患者肾功能的恢复，肾素、血管紧张素被清除和分泌减少，一周左右患者血压可能会明显下降，要及时减量或者撤除降压药物。

ACEIs和ARBs可以引起高血钾，尤其是和CNIs及某些药物合用时，如果术后立即使用，可能引起贫血、肌酐升高，在明显肾动脉狭窄的患者中可能引起急性移植物失功。本例患者中未使用此类药物，建议确实可排除移植肾动脉狭窄且移植肾功能恢复、贫血纠正后，

如果血压控制不理想或者合并有心力衰竭、蛋白尿及红细胞增多症时使用。

4. 药学问题解决后的临床效果：患者血压控制在(130～140)/(80～90)mmHg，使移植肾脏既得到充分血流灌注，又尽可能减少了高灌注可能引起的损伤。患者肾功能恢复顺利，术后1周左右血肌酐降至正常，逐渐减少降压药物，至出院时停用降压药物，血压稳定在(120～130)/(70～80)mmHg。

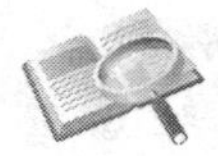

案例二

1. 病史摘要：患者张××，男性，46岁，身高175cm，体重80kg，因“慢性肾功能不全尿毒症期”行同种异体肾移植术，术后予“FK506胶囊＋MMF胶囊＋泼尼松片”三联维持免疫抑制治疗。肾移植术后4个月门诊复查血脂组合时发现LDL3.5mmol/L，总胆固醇7.5mmol/L。查体：血压130/85mmHg，心率85次/分，呼吸18次/分。诊断为“肾移植术后高脂血症”。血脂异常可以引起动脉粥样硬化及冠脉疾病，在急性和慢性排斥反应中也起到一定作用，肾移植术后血脂异常会影响人、肾的长期存活，因此肾移植术后高脂血症应该受到重视并进行适当的治疗。对于此例患者，在治疗上我们采用控制体重、加强锻炼、合理饮食和药物治疗相结合的办法。

(1)控制理想体重：肥胖人群的平均血浆胆固醇和甘油三酯水平显著高于同龄的非肥胖者，体质指数(BMI)与血脂水平呈明显正相关，一般来说，肥胖者的体重减轻后，血脂紊乱亦可恢复正常。

(2)运动锻炼：体育运动不仅可以增强心肺功能、改善胰岛素抵抗和葡萄糖耐量，而且还可减轻体重、降低血浆甘油三酯和胆固醇水平，升高HDL胆固醇水平。

(3)饮食治疗：血浆脂质主要来源于食物，通过控制饮食，可使血浆胆固醇水平降低5%～10%，同时有助于减肥，并使降脂药物发挥出最佳的效果。

(4)药物治疗：我们选用以降低血清总胆固醇和LDL胆固醇为主的他汀类——阿托伐他汀，从10mg每日1次起，逐渐调整剂量至20mg每日1次。

2. 药物治疗过程中存在的药学问题

问题一：他汀类药物有潜在的肝毒性，如何避免其可能造成的肝功能损伤？

问题二：很多他汀类药物在体内代谢依靠与CNIs和SRL相同的P450同工酶，这会引起他汀类药物在体内浓度过高，增加肌病风险，如何避免这种风险？

3. 针对药学问题的分析与解决方法

针对问题一：临床有报道他汀可引起罕见特异性肝损伤，目前认为他汀类药物都可能引发肝酶增高，在所有接受他汀类治疗的患者中，1%～2%出现肝酶升高超过正常水平上限3倍，停药后肝酶可下降。临床上不能仅靠肝酶指标来反映他汀类的肝毒性，为准确评价肝功能指标，还需其他指标如白蛋白、凝血酶原时间以及直接胆红素等结果。在肾移植术后患者往往使用多种药物，包括免疫抑制剂及一些唑类抗真菌药，其中三唑类抗真菌药、FK506、CsA、糖皮质激素等为CYP3A4酶抑制剂，可使主要通过该酶代谢的他汀类药物如阿托伐他汀、辛伐他汀、洛伐他汀等浓度增高；三唑类抗真菌药同时也是CYP2C9酶抑制剂，可影响通过该酶代谢的氟伐他汀和瑞舒伐他汀的血药浓度。因此使用他汀类药物时应该密切监测肝功能，若发生他汀类药物导致的肝毒性，如AST或ALT超过3倍正常上限值，应暂停给药，且每周复查肝功能，直至恢复正常。

针对问题二:他汀类药物主要经过肝脏细胞色素 P450 酶系代谢,能抑制 CYP3A4/CYP2C9 酶活性的药物可阻碍他汀代谢,提高他汀的血药浓度,增加肌病发生的风险。普伐他汀不依靠 P450 酶代谢,可以作为治疗肾移植术后高脂血症的首选药物。临床研究和 meta 分析结果显示,他汀诱发横纹肌溶解症呈剂量依赖性。如果使用其他他汀类降脂药物,需从小剂量开始,血脂控制到理想范围后及时停用降脂药物。

4. 药学问题解决后的临床效果:通过上述治疗方法,两周后复查血脂组合:LDL3.0mmol/L,总胆固醇 6.3mmol/L,一个月后复查:LDL2.4mmol/L,总胆固醇 5.1mmol/L。

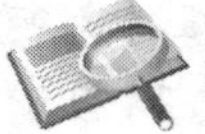

案例三

1. 病史摘要:患者张××,男性,50 岁,因“慢性肾功能不全尿毒症期”同种异体肾移植术,术后予“FK506 胶囊+麦考酚钠肠溶片+泼尼松片”三联抗排斥治疗,术后 10 个月在门诊连续 2 次复查生化均提示空腹血糖升高,遂入院检查,糖化血红蛋白 6.8%,连续 2 次行 OGTT 实验,空腹血糖高于 7.0mmol/L、餐后 2 小时血糖高于 11.1mmol/L,患者“肾移植术后新生糖尿病”诊断成立,将 FK506 调整为 CsA,并对患者进行健康教育,嘱其养成良好的饮食习惯,并适当运动,并口服二甲双胍肠溶片,最大剂量至 0.5g 每日 3 次,患者血糖有所下降,但仍不能达到正常水平,于是停用降糖药物,使用胰岛素治疗,住院期间予门冬胰岛素注射液(早、中、晚各一次,每次 6U)+甘精胰岛素 8U 睡前 1 次控制血糖,出院前调整为中效胰岛素(早、晚各一次,每次 12U),空腹血糖控制在 5~6mmol/L,餐后血糖 9~10mmol/L。

2. 药物治疗过程中存在的药学问题:免疫抑制剂如 FK506、CsA 和激素均可以导致肾移植术后糖尿病,术后的免疫抑制方案该如何选择?肾移植术后出现新生糖尿病,免疫抑制药物可做如何调整?

3. 针对药学问题的分析与解决方法:CNIs 类药物包括 CsA 和 FK506,可能通过对胰岛 B 细胞产生直接的毒性作用,导致胰岛素合成和分泌减少,这种作用被认为是剂量依赖性的,通常可恢复。FK506 比 CsA 更容易引起 PTDM,而一些合并 PTDM 的患者从 FK506 转为 CsA 后可提高治疗作用。激素主要通过改变糖在体内的非氧化代谢途径,使糖的利用减少而脂肪酸的利用增加,表现为胰岛素抵抗。

术前评估患者术后罹患新生糖尿病的风险和患者的免疫风险,根据评估结果选择 CNI 类免疫抑制剂中的 FK506 或 CsA,糖尿病高风险且免疫低风险的患者建议选择 CsA 作为维持免疫抑制药物,糖尿病低风险且免疫高风险的患者建议选择 FK506 维持,糖尿病和免疫均低风险的患者则二者均可选择,糖尿病高风险且免疫高风险的患者,建议选择 FK506。术后早期出现新生糖尿病可用胰岛素控制,并根据患者的原发疾病情况决定糖皮质激素是长期维持还是早期撤除,如果原发疾病为慢性肾炎,则建议激素长期维持,如原发疾病为高血压肾病等非慢性肾炎性疾病的糖尿病高风险患者,可早期撤除激素。案例中患者使用二甲双胍,在肾移植患者身上极易诱发严重的不良反应如乳酸性酸中毒,因此,肾移植患者不宜使用此类药物。

4. 药学问题解决后的临床效果:经上述治疗后,患者血糖控制良好,多次测空腹及餐后血糖均控制在理想范围。

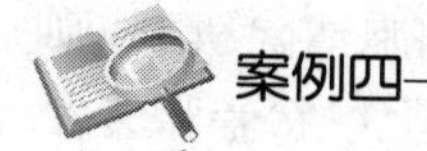

案例四

1. 病史摘要：患者谢××，男性，31岁，因"慢性肾功能不全尿毒症期"行同种异体肾移植术，术后予"FK506胶囊＋麦考酚钠肠溶片＋泼尼松片"三联维持免疫抑制治疗。肾移植术后2年余，门诊复查发现血尿酸升高达550μmol/L，同时患者患有高血压并长期口服缬沙坦胶囊80mg每天1次控制血压，将降压药缬沙坦调整为氯沙坦50mg每天1次，服用一周后患者尿酸降至460μmol/L，行尿生化检查：尿酸500mmol/d，尿常规提示：尿pH5.5，患者肾功能良好，肌酐清除率在40ml/min以上，遂予苯溴马隆50mg每天1次，并予碳酸氢钠片1g每天3次碱化尿液。再治疗一周后，患者血尿酸降至300μmol/L以下，一周后复查尿酸仍在目标值范围，停用苯溴马隆和碳酸氢钠，患者目前尿酸在目标范围。

2. 药物治疗过程中存在的药学问题

问题一：如何选择降尿酸的药物？苯溴马隆还是别嘌醇？

问题二：多数患者服用降尿酸药物后可控制在理想范围，但停用后尿酸再次升高，降尿酸的药物应服用多久？

3. 针对药学问题的分析与解决方法

针对问题一：建议行尿生化检查确定尿酸排泄情况，如高尿酸因尿酸生成过多导致，口服别嘌醇效果较好，需密切监测别嘌醇的超敏反应，通常发生在使用的最初几个月，最常见剥脱性皮炎，肾移植术后患者肾功能不全和使用噻嗪类利尿药是超敏反应的危险因素。因别嘌醇的严重不良反应与所用剂量相关，尽可能使用最小有效剂量使血尿酸达标。如高尿酸因尿酸排泄不足引起，则服用苯溴马隆并碱化尿液至pH在6.5～6.8效果佳，治疗初期饮水量不得少于1500～2000ml以促进尿酸排泄。这两种药都需要根据肾功能调整用量，治疗过程定期复查患者的肾功能。

针对问题二：尿酸降至正常后需长期维持治疗，但血尿酸达标后可尝试减少药量，如血尿酸还在目标范围值内，可再次尝试减少药量，直到找到适合自己的最小维持剂量。

4. 药学问题解决后的临床效果：经上述治疗后，患者多次门诊复查血尿酸均在360μmol/L以下，随访期间未出现痛风。

第七节　肾移植术后血液系统与代谢性疾病

一、甲状旁腺功能亢进症

（一）临床表现与诊断要点

肾移植术后甲状旁腺功能亢进症（hyperparathyroidism）是肾衰竭甲状旁腺肥大引起的后遗症，发生率为21%～50%，表现为高钙血症（hypercalcemia）、出现不明原因的全身酸痛、感情淡漠或烦躁易怒、不明原因的便秘。常发生于移植后的第1周，也可延迟至移植后6个月或更长时间出现。尿毒症患者因肾滤过率降低，肾转化骨化三醇减少，肠吸收钙减少，磷酸盐潴留和高磷血症等引起血钙降低，不断地刺激甲状旁腺素（parathyroid hormone，PTH）的合成和分泌，导致甲状旁腺的肥大和增生。成功的肾移植使肾小球灌注和肾小管功能恢复，纠正了继发性甲状旁腺功能亢进症的诱发因素，大多数患者腺体开始缩小，增多的细胞不再分泌激素。但如果腺体很大，而甲状旁腺细胞代谢率低，缺乏细胞清除机制，则腺体缩小至正常大小需几个月或几年时间。如果在长期继发性亢进的基础上甲状旁腺又发生了瘤性变，称之为再发性甲状旁腺功能亢进。高钙血症与甲状旁腺腺体大小或是否形成腺瘤相关。

短暂高钙血症通常在肾移植后 1 年内缓解，血钙浓度一般为 2.6～3.0mmol/L。一些患者可持续较长时间。大多数情况下高钙血症和低磷血症无并发症，自行缓解率高。在罕见情况下，高钙血症超过 3.2mmol/L 并出现症状，表现在消化、运动、神经、泌尿等系统，表现为厌食、恶心、呕吐、便秘、乏力、肌肉疲劳、肌张力减低、烦渴、多尿；嗜睡、神志不清，甚至惊厥和昏迷；高血压及各种心律失常。高钙血症的危害有全身性特点，可导致血糖、血脂代谢异常和血压调节紊乱等。长期高钙血症还可导致关节、肌腱、脑组织和角膜等处钙盐的沉积，引起异位软组织钙化及肾结石，以及激活凝血因子致广泛血栓形成。高钙血症的临床表现与血钙升高幅度和速度有关，但也与个体敏感性、病史长短等有关。诊断时需要与其他引起高钙血症的有关疾病鉴别：恶性肿瘤性高钙血症、多发性骨髓瘤、结节病、维生素 A 或维生素 D 中毒、甲状腺功能亢进和钙受体病等。

甲状旁腺功能亢进时，骨吸收加剧，使骨质疏松发生更早、更快、更严重，基本上都有不同程度的骨痛症状，尤其是腰腿部更明显，轻者容易劳累，重者行走困难，甚至不能站立。X 线检查或 CT 检查常可见明显的骨质疏松，甚至有明显的骨质破坏。长期存在甲状旁腺功能亢进时不仅加重骨质疏松，还可致纤维性骨炎，这类患者常有明显身体变矮、肢体畸形等，容易发生病理性骨折。

除外以上临床表现，检测血液甲状旁腺激素是诊断甲状旁腺功能亢进的必需手段。辅助检查手段可以选用颈部 B 型超声检查，在甲状旁腺的常见部位出现占位性改变，该检查具有无创、经济、易重复的特点，是目前首选的影像学检查方法；颈部 CT 或 MRI 对于发现纵隔内异位甲状旁腺有较大意义；另外还有 ^{99m}TcMIBI 甲状旁腺显像。

（二）治疗方案

肾移植术后甲状旁腺功能亢进多是可逐渐消退的，短暂高钙血症通常在肾移植后 1 年内缓解，多数无需手术切除甲状旁腺。出现高钙血症时，应根据血钙升高的程度采取不同的治疗对策。

对轻度甲状旁腺功能亢进症者（血钙 2.6～3.0mmol/L），如无威胁生命的高钙血症，骨密度正常者可进行监测，观察血清钙、肾功能、骨密度和尿钙排泄。可采用钙受体协同剂 R-568，抑制 PTH 分泌，抑制的程度与剂量相关。

中度高钙血症指血钙浓度在 3.0～3.7mmol/L，可采取以下治疗措施：①扩充血容量：静脉滴注生理盐水，使患者“水化”，血钙稀释，增加尿钙排泄；②增加尿钙排泄：可用袢利尿药，呋塞米 20～40mg 静脉注射；③减少骨的重吸收：口服双膦酸盐；④降钙素：可以抑制骨吸收，增加尿钙排出，皮下肌内注射每天或隔天 50/100U。

急性高钙血症发作或血钙超出 3.0mmol/L，可采用：①静脉滴注膦酸盐治疗：唑来膦酸 4～5mg，静脉缓慢滴注，使钙与膦酸盐螯合，形成膦酸钙结合物，并沉积在软组织中。②降钙素及肾上腺皮质激素：降钙素可以抑制骨吸收，增加尿钙排出，但使用后有些患者很快失效，有些患者则效果不佳；皮质激素可以抑制肠钙吸收，并可以增强降钙素的作用。③细胞毒性药物：如光辉霉素（mithramycin），可使正在发生吸收的骨组织受到药物的直接毒性作

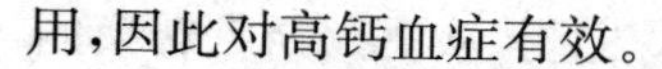

用，因此对高钙血症有效。

重度高钙血症指血钙在 3.75mmol/L(13.5mg/dl)以上，即高钙危象。无论有无症状均应紧急处理，治疗方法除上述内容外，还可以行血液透析和血液滤过。

持续高钙血症或血钙无法降至 3.0mmol/L 以下者，可考虑切除甲状旁腺，出现骨质脱钙、骨痛和移植肾功能丧失时，应行甲状旁腺切除术；手术后早期严重的症状性高钙血症对保守治疗无反应时，亦应考虑甲状旁腺切除术。

（三）药学监护

肾移植术后，患者发生继发性甲状旁腺功能亢进症后进行的药学监护，主要包括患者的临床评估、药物疗效的评估、安全性监测及用药教育等方面。

1. 患者的临床评估　药师应注意了解患者的基本情况，对患者进行合理的临床评估，对于高钙血症，应建议医生术后立即开始监测患者的血钙、磷和全段甲状旁腺激素（immunoreactive parathyroid hormone，iPTH）的水平，及时纠正钙、磷代谢紊乱，预防继发性甲状旁腺功能亢进症，评估不同程度血钙水平分类，采取对应措施。

2. 药物疗效的评估与安全性监测　对轻度高钙血症患者（血钙 2.6～3.0mmol/L）可不处理，但需观察血清钙、肾功能、骨密度和尿钙排泄情况。但应避免使用所有的利尿药，因利尿药虽可增加尿钙排泄，但也使细胞外液缩减而增加钙从肾小管重吸收，从而使血钙浓度升高。双膦酸盐对甲状旁腺功能亢进症引起的轻度高钙血症降血钙作用不大，故不需采用。

中度以上高钙血症的处理方法主要有扩充血容量增加钙排泄、利尿增加尿钙排泄、应用双膦酸盐减少骨的重吸收、降钙素抑制骨吸收等。针对不同患者采用个性的药物治疗，定期监测患者的血钙、磷和 iPTH 的水平，每周测定一次 iPTH，每 2 周一次测定血钙、磷水平，根据结果进一步调整治疗方案，直至 iPTH 达到目标范围。

值得药师注意的是，扩充血容量可使血钙稀释，增加尿钙排泄，但对肾功能不全、充血性心力衰竭的患者为禁忌；用袢利尿药可增加尿钙排泄，如有肾功能不全，袢利尿药剂量需适量加大；静脉滴注生理盐水加用袢利尿药可使血钙在 1～2 天内下降 0.25～0.75mmol/L；噻嗪类利尿药应禁用，此类利尿药可减少尿钙排泄；细胞毒性药物可导致血小板减少、出血及肾衰竭，应慎用。

二、骨质疏松

（一）临床表现与诊断要点

肾移植术后骨质疏松（osteoporosis）是移植后的代谢性骨病，指骨密度（bone mineral density，BMD）降低，骨骼微细结构的破坏以及骨质量的下降，这些导致骨的脆性增加，临床表现为骨痛和易发骨折。

世界卫生组织应用双能 X 线吸收仪测定患者腰椎或者股骨颈骨的 BMD，以低于正常年轻人 BMD 的标准差多少来判断骨量减少和骨质疏松的程度。骨量减少定义为 T 值低于正常年轻人 BMD1.0～2.5 个标准差，骨质疏松定义为 T 值低于正常年轻人 BMD2.5 个标准差。T 值每低于平均值一个标准差，患者发生骨折的相对危险度几乎增加 2 倍。骨是一个动态的组织，骨的重建和修复是通过破骨细胞重吸收和成骨细胞成骨这个过程来实现的，如果骨的重吸收多于成骨，可能导致骨矿物质的丢失。骨转换标志物是骨吸收（脱氧吡啶啉，Ⅰ型胶原 N 和 C-末端前肽）和骨形成（骨钙素，骨特异性碱性磷酸酶和与骨基质合成相关的Ⅰ型原胶原N-端前肽)的代谢产物，它们可以通过尿液或血清检测，从而判断骨转换的高低状态。骨转换标志物升高，表明骨转换处于高水平状态，骨折发生的风险较大。骨转换标志物已经在骨质疏松症治疗的临床试验中被用来检测人群对治疗的反应。

移植后骨质疏松多数属于继发性骨质疏松症，其危险因素包括移植前血透时间长、移植时间长、男性低睾酮、应用糖皮质激素、绝经期妇女、维生素D不足、糖尿病、年龄大于45岁，以及移植前骨密度低和骨折既往史等。肾移植患者因术前慢性肾脏病而继发性甲状旁腺亢进，术后一段时间内iPTH分泌异常持续存在，钙磷代谢异常对骨的矿物质沉积也会产生不良影响。

糖皮质激素是移植后传统的三联免疫抑制方案中不可缺少的一部分，激素引起的骨质疏松和其后的变化是移植受者远期骨病发病的重要危险因素。激素通过抑制肠道钙的吸收，影响成骨细胞生成骨胶原。受影响骨的组织学表现包括骨小梁壁厚度减少、骨小梁形成时间延长以及骨再吸收活性增强，其严重程度与使用激素的剂量和持续时间直接相关。CNIs和MPA类免疫抑制剂对骨代谢的影响未见明确的相关报道。

(二) 治疗方案

对于肾移植术后并发骨质疏松的治疗，首先应在移植术前和术后采取预防措施，包括养成良好的生活习惯、加强营养支持、增加钙和维生素D的摄入与吸收、进行适当的体育运动和防止跌倒等。治疗应在移植前就开始，包括高磷血症和高iPTH的控制。术后治疗措施包括以下方面。

1. 避免应用或早期撤减激素的免疫抑制方案，可以加速骨量恢复，明显改善骨密度，减少骨折风险。

2. 对骨密度降低的患者可以给予口服钙剂和维生素D治疗，骨化三醇可以防止糖皮质激素对胃肠钙吸收的抑制，直接或间接抑制PTH水平。具体用法用量为口服碳酸钙(含钙600mg)1～2粒/天，口服骨化三醇推荐剂量为0.25μg，每天2次。

3. 降钙素是一种抗骨吸收药物，具有抑制破骨细胞活性、减弱溶骨、增强成骨、降低血钙等作用；与维生素D配合使用，能增强其成骨作用，降低高血钙以及由此带来的高尿钙，减少对移植肾功能损害的可能性。鲑鱼降钙素可采用喷鼻剂100/200U，每日1次或隔日1次，以及皮下、肌内注射50/100U，每天1次或隔日1次；依降钙素肌内注射，20U，1周1次。副作用包括皮下注射引起的面部潮红、恶心和喷鼻剂引起的局部刺激。

双膦酸盐能特异性聚集在破骨细胞表面，破坏其细胞膜，抑制破骨活性，从而抑制骨吸收、减缓骨更新，可被用来治疗移植后骨质疏松。双膦酸盐不适合用于有低转运性骨病的患者。低转运只能通过骨活检证实。双膦酸盐类治疗时应当考虑停药期，因为延长治疗可能会增加不良反应，例如下颌骨坏死和非典型股骨骨折。治疗后骨折风险评估很重要：低、中危骨折风险患者，服用双膦酸盐类3～5年后可考虑停药；高危患者需仔细考虑双膦酸盐类停药的时间和期限。在美国，被批准的4种双膦酸盐制剂包括：阿仑膦酸盐(福善美)、利塞膦酸盐(安妥良)、伊班膦酸盐和唑来膦酸盐(密固达)。推荐剂量为阿仑膦酸盐(福善美)10mg/d或70mg/周口服，利塞膦酸盐(安妥良)35mg/周口服，唑来膦酸盐(密固达)5mg/年静脉注射。

地舒单抗(denosumab)是首个用于治疗骨质疏松症的生物制剂，是一种核因子-κB配体的受体活化因子的单克隆抗体。作为配体结合到破骨细胞表面的核因子-κB的受体活化因子，从而促进破骨细胞的增殖和分化。抗体却阻断了他们之间的相互作用，降低了骨质的吸收，增加了骨密度。地舒单抗每 6 个月皮下注射一次。在临床试验中发现使用地舒单抗治疗有较高的感染发生率，需要住院进一步治疗。然而关于地舒单抗具有免疫系统抑制作用从而导致癌症的发生率增加还没有得到证实。

选择性雌激素受体调节剂雷洛昔芬(raloxifene)在骨组织中具有选择性雌激素受体激动活性，推荐 60mg/d 口服。对绝经后的女性患者可以考虑雌激素替代治疗。激素治疗应尽可能低剂量和短期使用，以减少应用性激素带来的不良反应。

重组人 PTH 1-34(特立帕肽)和 PTH 1-84 是刺激成骨细胞活性的骨合成代谢药物，后者在欧洲被批准用于治疗骨质疏松，但是没有被美国批准。甲状旁腺激素增加了骨小梁的大小和连接，从而改善骨微结构和几何结构。特立帕肽的给药途径是皮下注射，20μg/d。

(三) 药学监护

肾移植术后，骨质疏松症治疗的药学监护要点主要包括药物疗效的监测、安全性监测及用药教育等方面。

1. 药物疗效的监测　每年或每两年用骨密度仪测量骨密度变化，以监测药物治疗效果，但要注意骨密度测试法的精度误差对结果的影响，也可以每年采用骨转换生化指标进行监测，以监测疾病进展和治疗反应。

2. 安全性监测　接受骨质疏松症治疗时，应注意结合患者的病情及药物特点制订药学监护计划。如双膦酸盐用药后 3 天内，可能出现发热、肌痛、流感样症状、关节痛、乏力、头痛，恶心、呕吐等胃肠道症状，在给予本品前，应对患者的血清肌酐水平进行评估，必须对患者进行适当补水，对于老年患者和接受利尿药治疗的患者尤为重要，按此来制订监护要点，用药前评估肾功能，用药期间注意水化，3 天内注意监护可能出现的发热、肌痛、流感样症状等不良反应，并积极采取相应的处理措施。

3. 用药教育　骨质疏松症需要长期甚至终身治疗，要求患者有良好的用药依从性，对患者进行生活方式教育外，告知患者治疗的目标和意义，教育患者服药的正确时间和方法。例如叮嘱患者服用阿仑膦酸钠片(福善美)必须在每周固定的一天晨起时用一满杯水送服，并且在服药后至少 30 分钟之内和当天第一次进食前应避免躺卧。

三、贫血

贫血(anemia)是肾移植术后常见的并发症之一。贫血按病因可以分为以下几类：①红细胞生成减少性贫血；②溶血性贫血；③失血性贫血。在肾移植术后最常见的贫血是红细胞生成减少性贫血和失血性贫血，少数患者出现药物引起的自身免疫性溶血。肾移植术后红细胞生成减少主要的病因包括：①移植肾功能不全导致的促红细胞生成素(erythropoietin, EPO)分泌不足；②铁、叶酸和维生素 B_{12} 缺乏导致的造血原料不足或利用障碍；③造血干细胞异常：如遗传性地中海贫血。肾移植术后失血性贫血的病因主要包括：移植肾动脉吻合口破裂、急性排斥导致移植肾破裂出血、消化道溃疡导致消化道出血。

(一) 临床表现与诊断要点

贫血的临床表现主要有以下几方面：①神经系统：头晕、耳鸣、头痛、失眠、多梦、记忆减退、注意力不集中等，乃是贫血缺氧导致神经组织损害所致的常见症状。小儿贫血时可哭闹不安、躁动甚至影响智力发育。②皮肤黏膜：苍白是贫血时皮肤、黏膜的主要表现。贫血时机体通过神经体液调节进行有效血容量的重新分配，相对次要脏器如皮肤、黏膜则供血减少;另外,由于单位容积血液内红细胞和血红蛋白含量减少,也会引起皮肤、黏膜颜色变淡。粗糙、缺少光泽甚至形成溃疡是贫血时皮肤、黏膜的另一类表现,可能还与贫血的原发病有关。溶血性贫血,特别是血管外溶血性贫血,可引起皮肤、黏膜黄染。③呼吸循环系统:贫血时红细胞内合成较多的2,3-二磷酸甘油酸(2,3-DPG),以降低血红蛋白对氧的亲和力,使氧解离曲线右移,组织获得更多的氧。气急或呼吸困难,大都是由于呼吸中枢低氧或高碳酸血症所致。故轻度贫血无明显表现,仅活动后引起呼吸加快加深并有心悸、心率加快。贫血愈重,活动量愈大,症状愈明显。重度贫血时,即使平静状态也可能有气短甚至端坐呼吸。长期贫血,心脏超负荷工作且供氧不足,会导致贫血性心脏病,此时不仅有心率变化,还可有心律失常和心功能不全。④消化系统:贫血时消化腺分泌减少甚至腺体萎缩,进而导致消化功能降低、消化不良,出现腹部胀满、食欲降低、大便规律和性状的改变等。长期慢性溶血可合并胆道结石和脾大。缺铁性贫血可有吞咽异物感或异嗜症。巨幼细胞贫血或恶性贫血可引起舌炎、舌萎缩、牛肉舌、镜面舌等。⑤泌尿生殖内分泌系统:血管外溶血出现无胆红素的高尿胆原尿;血管内溶血出现血红蛋白尿和含铁血黄素尿,重者甚至可发生游离血红蛋白堵塞肾小管,进而引起少尿、无尿、急性肾衰竭。长期贫血影响睾酮的分泌,减弱男性特征;对女性,因影响女性激素的分泌而导致月经异常。在男女两性中性欲减退均多见。长期贫血会影响各内分泌腺体的功能和红细胞生成素的分泌。

贫血的诊断应包括两方面:了解贫血的程度和类型;查明贫血的原因或原发病。成年男性血红蛋白(hemoglobin,Hb)<120g/L,成年女性(非妊娠)Hb<110g/L,孕妇Hb<100g/L即可诊断为贫血。贫血的严重程度分类:血红蛋白低至90g/L为轻度,60~90g/L为中度,30~60g/L为重度,低于30g/L为极重度贫血。贫血的病因诊断是最重要的,明确贫血的原因是合理和有效治疗的基础。祛除病因对治愈贫血、防止复发及做好预防工作都有重要意义。在病因诊断未明确时不应乱投药物,否则会增加诊断上的困难,反而延误病情。

贫血的诊断步骤如下。

(1)详细询问病史:详细询问有无出血史、黑便、深色尿;妇女有无月经异常及妊娠、生育和哺乳情况;饮食方面有无营养缺乏或偏食;有无服药及化学毒物或放射性物质接触史;有无慢性病史以及家族遗传病史等。

(2)体格检查:全面体检以衡量贫血对机体的影响并寻找与病因有关的征象。检查时除一般贫血征象外,要特别注意有无黄疸、淋巴结及肝、脾大、骨骼压痛等。

(3)实验室检查

1)周围血细胞检查除血细胞计数外,最基本的血液学检查应包括:①红细胞平均体积(erythrocyte mean corpuscular volume,MCV)和红细胞平均血红蛋白浓度(mean corpuscular hemoglobin contentration,MCHC)的测定;②网织红细胞计数;③外周血涂片检查,仔细观察红细胞、白细胞和血小板形态方面的改变,注意有无异常细胞。

2)骨髓检查:骨髓检查对贫血的诊断往往是不可缺少的。通常采用骨髓穿刺物涂片检查,必要时需作骨髓活检。骨髓检查必须包括铁染色,以确诊或排除缺铁性贫血和铁粒幼细胞贫血等。

3)其他检查:如各种溶血性贫血试验(抗人球蛋白试验、酸溶血试验、血红蛋白电泳等)、血清铁和铁蛋白测定等,应根据个别病例的具体情况而决定。另外,尿液检查、肝肾功能测定、大便隐血试验及寄生虫虫卵检查以及肺部X线检查等对贫血的病因诊断均很重要。

（二）治疗方案

1. 对症治疗　静脉输注浓缩红细胞或洗涤红细胞，可以快速纠正贫血。一般适用于血红蛋白低于 60g/L 的重度和极重度贫血患者，以及肾移植术后由于各种原因导致的急性或慢性失血，血红蛋白持续较快下降者。根据贫血情况，每次输注浓缩红细胞或洗涤红细胞 2～4U，一般血红蛋白纠正到 80g/L 以上即可。

2. 纠正贫血的病因

(1)促红细胞生成素注射液：促红细胞生成素是对红细胞的生成有增强作用的体液性因子，促红细胞生成素注射液一般用于肾移植术后移植肾功能不全、促红细胞生成素分泌不足的患者，静脉或皮下注射，开始应用较低剂量 50～100U/kg，每周 1～3 次，如果在 4 周内，网织红细胞计数、血细胞比容和血红蛋白水平未见明显增加，本品的剂量可递增，如果在任何 2 周中血细胞比容的增加大于 4%，本品的剂量应减少，建议以血细胞比容达 30%～33%或血红蛋白水平达 100～120g/L 为指标，调节维持剂量，同时应个别测定最佳血细胞比容的水平。

(2)纠正铁缺乏：常用的有多糖铁复合物，适用于肾移植术后由于铁元素缺乏引起的贫血。口服：预防贫血，成人 150mg/d；6 岁以上儿童 100～150mg/d，6 岁以下儿童 50mg/d，以上均 1 次服用。

(3)补充叶酸：用于治疗叶酸缺乏导致的巨幼细胞贫血。口服：成人每次 5～10mg，1 日 3 次；儿童，每次 5mg，1 日 3 次。

(4)补充维生素 B_{12}：用于治疗维生素 B_{12} 缺乏导致的巨幼细胞贫血。口服：成人每日 25～100μg，分 2～3 次服用。

（三）药学监护

肾移植术后，治疗贫血的药学监护要点主要包括药物疗效的监测、安全性监测及用药教育等方面。

1. 药物疗效的监护

(1)制定贫血的治疗目标：血细胞比容达 30%～33%或血红蛋白水平达 100～120g/L 为指标，结合患者实际情况，选择血红蛋白或血细胞比容作为监护点。

(2)制订监护计划：接受 EPO 前，需检测血清铁蛋白、转铁蛋白饱和度，以评价患者铁指标的基础值，如果不足需补充铁剂；开始治疗时，每 1～2 周监测一次血红蛋白或血细胞比容，如果血红蛋白或血细胞比容上升快，1～2 周内血红蛋白上升大于 10g/L、血细胞比容大于 3%～4%，红细胞生成素剂量就要减少 25%，如果不足，1～2 周内血红蛋白上升小于 10g/L、血细胞比容小于 2%～3%，红细胞生成素剂量就要增加 50%。达到稳态时，每 2～4 周监测一次。

如果进行了剂量调整而依然没有达到理想的治疗状态，就要评价反应不佳的可能原因，如缺铁、出血、铝中毒、甲状旁腺功能亢进、感染等因素。

2. 安全性监测　接受贫血的治疗时，应注意结合患者的病情特点及药物制订药学监护计划，如注意评估促红细胞生成素对血压的影响，但未控制的重度高血压患者需禁用 EPO；随着血细胞比容增高，血液黏度可明显增高，因此还需注意防止血栓形成及静脉铁制剂的使用方法等。

3. 用药教育　贫血的治疗需要长期甚至终身治疗，要求患者有良好的用药依从性，对患者进行生活方式教育，告知患者治疗的目标和意义，教育患者服药的正确时间和方法，如铁剂应空腹口服，这样可以达到最大的吸收率，必要时同服维生素 C 促进铁的吸收。同时应注意潜在的药物相互作用（如抗酸剂、喹诺酮类）。

四、白细胞减少症

肾移植术后白细胞减少症（leukopenia）指外周血白细胞总数$<4\times10^9$/L，主要原因包括 T 细胞减少和中性粒细胞减少。

肾移植术后早期由于免疫诱导治疗能够清除 T 细胞，钙调神经素类免疫抑制剂能够抑制 T 细胞增殖，T 细胞计数往往显著低于正常人群。一般而言，早期 T 细胞减少可以降低急性排斥反应的风险，但会增加 CMV 和卡氏肺孢子菌等机会性感染的风险。合理的预防性应用抗巨细胞病毒和卡氏肺孢子菌药物，可以减少机会性感染的风险，并不需要使用促进 T 细胞增殖的药物，因为这类药物容易引起急性排斥反应。

抗代谢类的免疫抑制剂（如 MMF 和 AZA），可以抑制中性粒细胞增殖，导致中性粒细胞减少。中性粒细胞减少容易引起各种细菌和真菌感染，需要积极予以纠正，并合理使用抗细菌和真菌药物预防细菌与真菌感染。下面着重介绍中性粒细胞减少症的诊断和治疗。

（一）临床表现与诊断要点

中性粒细胞减少症表现为外周血中性粒细胞绝对值计数，在<10 岁的儿童低于 1.5×10^9/L，10～14 岁儿童低于 1.8×10^9/L，成人低于 2.0×10^9/L。当粒细胞严重减少，低于 0.5×10^9/L 时，称粒细胞缺乏症。

中性粒细胞减少症是一种血液学异常，如未合并感染，则往往无临床表现。如长期粒细胞减少，部分患者可主诉乏力、困倦。一旦合并感染，则依感染部位不同，出现相应的症状和体征，如发热等。

（二）治疗方案

1. 粒细胞集落刺激因子　适用于成人外周血白细胞总数$<4.0\times10^9$/L，或中性粒细胞计数低于 2.0×10^9/L。皮下注射或静脉滴注，100～300μg/d。

2. 减少或停用抗代谢类免疫抑制剂　MMF 和 AZA 等抗代谢类免疫抑制剂是导致肾移植术后中性粒细胞缺乏的主要原因，如出现中性粒细胞低于 2.0×10^9/L，或白细胞总数低于 4.0×10^9/L，可考虑减少或停用抗代谢类免疫抑制剂。

3. 应用抗生素和抗真菌药物　如患者出现细菌和真菌感染的临床表现，如发热和局部症状，可考虑使用相应的抗生素和抗真菌药物。由于肾移植术后患者长期处于免疫抑制状态，出现中性粒细胞缺乏合并细菌和真菌感染，往往病情严重，进展迅速，因此需及时经验性应用广谱抗生素，再需根据血培养的药敏结果调整使用敏感的抗生素和抗真菌药物。

（三）药学监护

肾移植术后中性粒细胞减少症药学监护要点主要包括药物疗效的监测、安全性监测等方面。

1. 药物疗效的监测　每 3 天监护白细胞的变化，及时调整治疗方案，在感染治疗过程中，要及时进行病原体送检，并根据细菌或真菌培养结果，及时更换敏感的抗生素和抗真菌药物。

注意减少或停用抗代谢类免疫抑制剂，在抗代谢类药物如 MMF 等减量前后，要监测 MPA 的浓度并计算 AUC，将 MPA 的 AUC 控制在合理范围，MPA 的 AUC 正常范围在 30～60mg・h/L，对中性粒细胞减少症的患者，AUC 可控制在 20～30mg・h/L。如果出现严重粒细胞缺乏可停用抗代谢类药物。在治疗过程中要监测中性粒细胞的变化情况，中性粒细胞计数恢复正常后，MMF 剂量可重新加量，达到正常 AUC 范围，以减少急性排斥反应的风险。

在使用唑类抗真菌药物时，需要注意其可能显著升高 CNIs 的药物浓度，要密切监测药物浓度和及时调整免疫抑制剂用量。

2. 安全性监测　患者入院后即开始进行安全性监测，观察患者有无所用药品的不良反应出现，如监测患者肝肾功能，每 3 天复查肾功能等。

五、临床案例分析

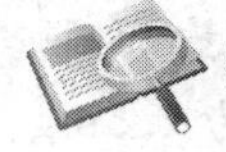

案例一

1. 病史摘要：患者，马××，男，48 岁。因尿毒症行规律血液透析 3 年，接受异体肾移植术后 1 个月，移植肾功能已恢复正常。手术后 1 个月时复查肝功能正常，移植肾功能正常，血肌酐 107μmol/L。血钙持续升高，最高达 3.61mmol/L，iPTH 值为 643.2pg/ml，临床表现为厌食、恶心、便秘，肌无力和嗜睡。颈部 B 超显示甲状旁腺肥大。诊断为继发性甲状旁腺功能亢进，中度高钙血症。

2. 药物治疗过程中存在的药学问题：对于肾移植术后甲旁亢导致的高钙血症应采取怎样的治疗措施？

3. 针对药学问题的分析与解决方法：患者因慢性肾功能不全继发甲旁亢，术后短期内出现高钙血症，有可能逐渐恢复，暂不考虑手术治疗。患者已出现厌食、恶心、便秘，肌无力和嗜睡等表现，属于中度高钙血症(血钙浓度在 3.0～3.7mmol/L)，须对高钙血症进行处理。药师应告知患者避免进食含钙高的食物。因患者心功能情况允许，首先予以大量生理盐水补液、呋塞米利尿，同时应用鲑降钙素 50U 每天 1 次皮下注射。连续治疗 14 天后血钙波动在 3.59mmol/L 左右，无明显下降，遂改用唑来膦酸 4mg 静脉滴注。

4. 药学问题解决后的临床效果：使用第 1 剂唑来膦酸之后血钙迅速下降，3 天后降至 2.89mmol/L。患者临床症状改善，肌力和精神恢复，仍有便秘。再之后血钙逐步缓慢下降，2 个月后达到正常 2.45mmol/L，同时 iPTH 也降至正常 45.4pg/ml。病情稳定无反复，预后良好。

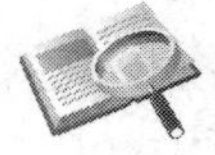

案例二

1. 病史摘要：患者，段××，女，65 岁。肾移植术后 8 年，移植肾功能正常。长期规律服用 FK506 1mg 每 12 小时 1 次、MMF 500mg 和泼尼松 5mg 每天 1 次。主诉髋关节和膝关节疼痛，行动受限。检查各项风湿指标均无异常，甲状旁腺素全段(iPTH)值为 119.7pg/ml，血 25-羟维生素 D(Vit-D_3)10ng/ml，骨钙素 N 端分子片段 N-MID 10.2ng/ml，Ⅰ型原骨胶原 N-端肽 P1NP 17.25ng/ml，B 胶联降解产物 B-Cross 0.15ng/ml。行骨密度检查显示骨质疏松，BMD 值低于正常值 3.5SD。

2. 药物治疗过程中存在的药学问题：针对骨质疏松症的药物治疗，应如何进行选择？

3. 药学问题的分析与解决方法：患者的25-羟维生素D(Vit-D_3)检查结果显示低下，因此予以碳酸钙咀嚼片600U/d和骨化三醇0.25μg/d长期口服。双膦酸盐类药物通常被认为是一线治疗药物，有胃肠道问题或服用口服制剂致胃肠道不良反应的患者，使用肠外双膦酸酯可能会更适合。考虑到患者的依从性问题，每年注射唑来膦酸可能是首选。地舒单抗对于有骨折高风险的女性也是一个不错的选择，每6个月皮下注射一次可能会吸引部分患者。特立帕肽通常用于有严重的骨质疏松症和有骨折病史的患者，需要考虑的就是它每天一次的皮下注射和成本问题，特立帕肽治疗的期限是24个月。降钙素是经过批准的药物治疗，但较其他可选择的药物数据资料少。当其他药物不能耐受时，降钙素可用于不是很严重的骨质疏松症患者。一般不推荐联合治疗。尽管在一定程度上可以增加骨密度，但目前无降低骨折的数据资料。使用两个药物治疗骨质疏松症的风险、副作用和成本均比使用一种药物高。此患者选择了每年静脉滴注唑来膦酸(密固达)5mg一剂。同时泼尼松减量，因服用泼尼松时间长达8年，不能突然撤除，故减量至3.75mg每天1次，1年后再减量为2.5mg每天1次。

4. 药学问题解决后的临床效果：治疗2年后复查，肝、肾功能正常。患者主诉骨痛症状明显减轻，行动不再受限。甲状旁腺素全段(iPTH)值为42.8pg/ml，血25-羟维生素D(Vit-D_3)25ng/ml，骨钙素N端分子片段N-MID 7.76ng/ml，Ⅰ型原骨胶原N-端肽P1NP 14.73ng/ml，B胶联降解产物B-Cross 0.15ng/ml。行骨密度检查显示骨密度值有改善，BMD值低于正常值3.0SD。

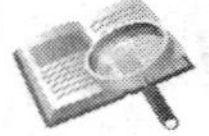

案例三

1. 病史摘要：患者张××，女，26岁。因确诊“尿毒症”行同种异体肾移植术，术后3个月“头晕，乏力，面色苍白2周”入院。入院检查患者肾功能正常，血肌酐80μmol/L；查血常规RBC 2.95×10^{12}/L，血红蛋白85g/L，MCV 75fl，MCH 24pg，MCHC 290g/L，为典型的小细胞低色素贫血。血清促红素水平230mu/ml。行遗传基因学检查，排除地中海贫血；同时检测血清铁蛋白降低至12μg/L，血清铁也降低至7.54μmol/L，诊断为缺铁性贫血。

2. 药物治疗过程中存在的药学问题：肾移植术后贫血如何选择治疗药物？

3. 针对药学问题的分析与解决方法：此患者为肾移植术后，移植肾功能恢复良好。血清促红细胞生成素水平正常，诊断明确为缺铁性贫血。遂予多糖铁复合物胶囊150mg/d口服。

4. 药学问题解决后的临床效果：2周后复查血清铁蛋白15μg/L，血清铁9.2μmol/L，已恢复正常，同时血常规示红细胞计数明显增加，达4×10^{12}/L；血红蛋白100g/L，MCV85fl，MCH 29pg，MCHC 340g/L。服药过程中，患者无不良反应。服药一个月后，患者血红蛋白恢复至115g/L。

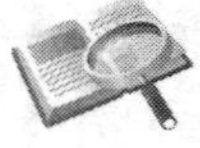

案例四

1. 病史摘要：患者罗××，男，47岁。“肾移植术后10年，反复头晕、乏力3个月”入院，入院后查体贫血貌，下肢轻度水肿，实验室检查血肌酐 369μmol/L，血常规 RBC 2.45×10^{12}/L，血红蛋白 55g/L，MCV 85fl，MCH 28pg，MCHC 340g/L。血清铁和铁蛋白正常，地中海贫血基因筛查阴性，G-6-PD 监测阴性，血清促红素水平 56mu/ml。移植肾病理穿刺示移植肾慢性排斥。本例诊断为“肾移植术后慢性排斥，重度肾性贫血”。

2. 药物治疗过程中存在的药学问题：肾性贫血如何制订治疗措施？

3. 针对药学问题的分析与解决方法：患者移植肾功能减退，分泌促红素的量不足，已导致重度肾性贫血。入院后予输洗涤红细胞 3U 纠正贫血，同时每周予 EPO 10000U 皮下注射，同时补充铁剂等造血原料，注意监测血红蛋白等指标。

4. 药学问题解决后的临床效果：输血后患者血红蛋白升高至 70g/L。2 个月后患者血红蛋白升高至 95g/L，头晕和乏力症状明显改善，血肌酐稳定在 350μmol/L 左右。

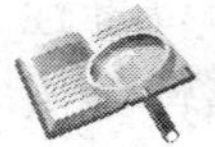

案例五

1. 病史摘要：患者马××，男，49 岁。因“尿毒症，糖尿病肾病”行同种异体肾移植术。免疫抑制剂方案为 FK506 3mg 每 12 小时 1 次 MMF 750mg 每 12 小时 1 次和泼尼松 15mg 每天 1 次。术后 1 个月，患者出现发热、尿频和尿急 3 天就诊，查血常规 WBC 1.7×10^9/L，中性粒细胞 0.9×10^9/L；尿常规 WBC(＋＋＋＋)，RBC(＋＋)，诊断为“中性粒细胞减少症，尿路感染”。

2. 药物治疗过程中存在的药学问题：移植后免疫治疗导致的粒细胞减少应如何调整治疗方案？

3. 针对药学问题的分析与解决方法：该患者经过不良反应相关性判断，考虑为 MMF 引起的白细胞减少，药师建议对 MMF 进行剂量的调整，同时对尿路感染进行相应的处理。入院后即行血培养和尿培养，并行 MPA AUC 检测，开始应用头孢哌酮/舒巴坦 3g 每 12 小时 1 次静脉滴注，并用粒细胞集落刺激因子 300μg/d 皮下注射。MPA *AUC* 结果为 65mg·h/L，即将 MMF 剂量减至 250mg 每 12 小时 1 次，复查 *AUC* 降至 25mg·h/L。血培养和尿培养结果均为大肠埃希菌(ESBL)，即根据药敏结果改用更敏感的抗生素亚胺培南-西司他汀 0.5g q8h 治疗。

4. 药学问题解决后的临床效果：治疗 2 天后患者 WBC 上升至 8×10^9/L，中性粒细胞升至 7.2×10^9/L，停用粒细胞集落刺激因子。3 天后患者体温恢复正常，尿频症状明显缓解。7 天后复查尿常规已正常，停用亚胺培南-西司他汀，MMF 加量至 500mg 每 12 小时 1 次。随访 3 年，患者未再出现中性粒细胞缺乏。

第八节　药物性肾毒性

药物性肾毒性(drug induced nephrotoxicity)，是指肾脏对治疗剂量药物的不良反应和因药物过量或不合理应用而出现的毒性反应。CNIs 通过与淋巴细胞内亲环素结合后再与钙神经磷酸酶结合来发挥免疫抑制作用，因其能显著降低器官移植的排斥反应，提高移植物的存活率，而被临床广泛应用。但 CNI 同时能对肾造成毒性作用。在各种免疫抑制剂中，CNI 的肾毒性作用比较显著，其代表药物有 CsA 和 FK506。由于器官移植术后的患者需要长期服用 CNI 类药物，它引起的肾毒性应引起重视，做到早期预防与治疗。药物肾毒性可以分为急性肾毒性和慢性肾毒性两类，本节主要论述CNI类药物引起的急、慢性肾毒性。

一、急性肾毒性

急性肾毒性(acute nephrotoxicity)，由于血管舒张因子与收缩因子失衡导致入球小动脉收缩，肾血流量减少，肾阻力增加导致肾脏可逆的功能性病变，此外，氧自由基增加，肾小管因素也参与其中。

由于肾移植术后患者通常需要同时应用多种药物，包括免疫抑制剂、抗菌药物、抗病毒药物及各种营养制剂等，诸多药物需要经肾代谢。同时，移植肾可能正在经历缺血再灌注损伤、保存损伤、感染、应激等不稳定状态，极易发生药物相关的肾损伤，同时还有急性排斥反应的可能性。但在临床上，由于众多因素混杂存在，作出药物肾毒性的诊断是很困难的。而停止或减少使用“肇事药物”又是治疗和逆转药物肾毒性的决定性要素。

急性肾毒性的临床症状不具有特异性，常表现为少尿或无尿、血尿、不明原因水肿、肾区胀痛、不明原因高血压等。检验提示：尿检异常，肾功能减退，肾脏影像学异常(如超声检查示肾血流减少，肾阻力增加等)，肾脏病理学异常。

药物性肾毒性早期实验检查内容包括：尿β_2-微球蛋白、微量白蛋白、转铁蛋白、NAG酶、蛋白/肌酐比值、内生肌酐清除率、血清cystatin C、NGAL、肾脏损伤分子-1(KIM-1)。

诊断要点集中在以下几方面：肾损害发生与可疑药物应用之间的时间联系；可疑药物的服药史、血药浓度、相关影响因素等药学证据；需要鉴别并排除其他原因所致的肾损害。

二、慢性肾毒性

慢性肾毒性(chronic nephrotoxicity)指长期反复持续的肾内微动脉收缩的影响和血管内皮细胞损害及促进肾间质纤维化，伴随血管收缩出现的肾间质纤维化的进展与骨桥蛋白、各种趋化因子及转化生长因子-β(transforming growth factor-β，TGF-β)过多表达有关。特别是TGF-β可使局部血管紧张素Ⅱ浓度升高，一氧化氮生成减少。

慢性纤维化会导致肾脏缩小，临床表现为浓缩功能障碍、无菌性脓尿或者少量蛋白尿，25%～50%的患者会出现肾乳头坏死脱落，出现血尿和侧腹痛。这种损害通常不可逆，且逐渐进展至肾衰竭。长期服用CNI导致的肾衰竭，肾脏特征性病理改变为慢性纤维化伴小动脉闭塞和小管塌陷，并逐渐进展为斑片状间质纤维化，这种特征性的肾脏病理改变使之与移植排斥反应不同。

由于肾移植术后患者通常需要同时应用多种药物，包括免疫抑制剂、抗菌药物、抗病毒药物及各种营养制剂等，诸多药物需要经肾代谢。同时，移植肾可能正在经历缺血再灌注损伤、保存损伤、感染、应激等不稳定状态，极易发生药物相关的肾损伤，加上急性排斥反应的可能性。但在临床上，由于众多因素混杂存在，作出药物肾毒性的诊断是很困难的。而停止或减少使用“肇事药物”又是治疗和逆转药物肾毒性的决定性要素。

药物性肾毒性早期实验检查内容包括：尿β_2-微球蛋白，微量白蛋白，转铁蛋白，

NAG 酶，蛋白/肌酐比值，内生肌酐清除率，血清 cystatin C，NGAL，肾脏损伤分子-1（KIM-1）。

诊断要点集中在以下几方面：肾损害发生与可疑药物应用之间的时间联系；可疑药物的服药史、血药浓度、相关影响因素等药学证据；需要鉴别并排除其他原因所致的肾损害。

三、治疗方法分类与特点

急性肾毒性的治疗，关键是停用或减少引起肾毒性药物的使用。

（一）转换免疫抑制方案

1. CsA 与 FK506 互换。
2. CsA 或 FK506 减量或停用，增加 MMF 用量。
3. 停用 CsA 或 FK506，改用 SRL＋MMF/MZR＋泼尼松三联方案。

（二）保护肾功能

治疗原则为选择不同作用机制的药物改善微循环、扩张肾动脉及利尿。

1. 钙拮抗剂 钙拮抗剂防护 CsA 毒性的作用机制可能是改善 CsA 引起的肾血流动力学紊乱，还可抑制肾脏内皮素的合成。钙拮抗剂是一种比较理想的 CsA 肾毒性预防药物，一般认为钙拮抗剂对急、慢性肾毒性均有预防作用，不仅能防治 CsA 的肾毒性，同时可以提高 CsA 的血药浓度，减少 CsA 的用量。

2. 肾素-血管紧张素系统（RAS）抑制剂 CsA 能直接刺激肾小球旁细胞，使肾素-血管紧张素系统活化。活化的肾素-血管紧张素系统通过增加血管紧张素Ⅱ的作用，使肾脏的血流量减少。血管紧张素Ⅱ是肾素-血管紧张素系统中的主要生物活性成分，而且更是一种重要的生长因子，具有促进多细胞增生的作用，导致组织结构重塑。血管紧张素转移酶抑制剂（ACEI）可以减轻因为使用 CsA 而导致的 CNI 肾毒性，并且能明显改善肾移植患者的心血管系统功能。

3. 具有血管舒张作用的类前列腺素药物 对于应用类前列腺素药物进行 CNI 肾毒性的防治，可能原因是减少了 CsA 的吸收。

4. 其他治疗药物 抗氧化剂、他汀类药物和镁补充给药法都是潜在的预防和治疗 CNI 肾毒性的有效方法。

四、临床案例分析

1. 病史摘要：患者胡××，男，年龄 45 岁，活体亲属肾移植术后常规使用 CsA＋麦考酚钠肠溶片＋泼尼松三联基础免疫抑制剂抗排斥治疗，出现排斥反应用甲泼尼龙 500mg/d，连用 3 天，血肌酐在术后 4 天即恢复正常，血肌酐 125μmol/L。术后 2 个月复查时发现，无明显原因血肌酐升高，升高幅度在 20～30mmol/L，尿量正常，伴有高血压。移植肾彩超示移植肾血流减少，血流阻力指数 0.6。术后早期每周 1 次检测 CsA 血药浓度（C_0），术后维持在 200～250ng/ml。

移植肾穿刺病理检查主要表现在肾小管的毒性损害，可见肾小管上皮细胞轻度颗粒变性，部分出现小圆形空泡变性，肾小管上皮细胞刷状缘脱落。

2. 药物治疗过程中存在的药学问题：免疫抑制药物导致的肾毒性应如何进行药物

调整?

3. 针对药学问题的分析与解决方法:由于肾移植术后强有力免疫抑制剂的使用,使得排斥反应症状临床表现不典型。早期CsA肾损害的临床表现很难与排斥反应鉴别,给治疗上带来困难。以移植肾功能损害为首发症状,很难与排斥反应鉴别,因而在治疗上对疑有环孢素肾中毒时,在减少环孢素剂量的前提下应用甲泼尼龙500mg,连用3天,将CsA血药浓度调至低值。移植肾穿刺病理诊断结果显示为药物肾毒性表现,即予停用CsA,转换为SRL,浓度维持在5.0～8.0ng/ml。

4. 药学问题解决后的临床效果:药物转换治疗后患者移植肾功能恢复,血肌酐下降至120μmol/L左右。

第九节 肾移植术后恶性肿瘤

一、定义与诊断

(一) 定义

肾移植术后恶性肿瘤包括肾移植术后新发生恶性肿瘤、既往恶性肿瘤在肾移植术后复发以及从供者转移至受者体内的恶性肿瘤,其中以肾移植术后新发生恶性肿瘤最为常见。

(二) 肾移植术后恶性肿瘤流行病学特征

肾移植术后恶性肿瘤是肾移植术后一种严重的远期并发症,进展快、治愈率低、预后较差,是影响肾移植患者生存的重要因素之一,已成为继心血管疾病、感染后的第3位最常见死因。美国一项多中心研究结果显示肾移植术后非皮肤恶性肿瘤患者10年生存率仅为71.3%。由于各中心随访时间长短、受者年龄分布以及免疫抑制方案使用情况存在差异,其肾移植术后恶性肿瘤的发病率也有所不同,但随着全球接受肾移植的患者数量不断增加,肾移植术后恶性肿瘤发病率呈现上升趋势。一般肾移植术后患者发生恶性肿瘤的危险性较同年龄、同性别的一般人群高出3～5倍,某些肿瘤甚至高达100倍以上,如卡波西肉瘤(Kaposi肉瘤)和非霍奇金淋巴瘤(non-Hodgkin lymphoma,NHL)。国外文献报道肾移植术后5年恶性肿瘤累积发病率4.7%,10年累积发病率16.4%。意大利一项对国内15个移植中心7217名肾移植患者的研究报道显示,肾移植术后10年超过10%的患者发生恶性肿瘤,发病率约为9.98/1000人年。我国学者彭明强等对国内公开发表的15篇肾移植术后恶性肿瘤相关文献进行总结报道,肾移植术后恶性肿瘤的发病率为0.56%～4.2%,总发生率为1.5%,明显低于国外水平,其原因可能是国内大多数移植中心开展肾移植时间较晚、随访时间短,而国外因肾移植术后排斥率较高,往往采用较大剂量的免疫抑制剂,特别是一些西方国家在肾移植术后常规采用抗胸腺细胞球蛋白(antithymocyte globulin,ATG)、抗淋巴细胞球蛋白(antilymphocyte globulin,ALG)和单克隆抗体(monoclonal antibody)进行免疫抑制治疗,从而造成恶性肿瘤发生率高于我国的现象。

肾移植术后常见恶性肿瘤病理类型及发病率与非移植的普通人群相比,存在明显差异。肾移植术后常见恶性肿瘤包括:泌尿系统肿瘤、消化系统肿瘤、皮肤癌、淋巴瘤、卡波西肉瘤、黑色素瘤、宫颈癌、唇癌、肺癌、舌癌等(表4-3)。欧美等西方国家以皮肤癌和淋巴瘤多见,

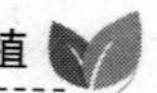

韩国、日本等亚洲国家以消化道肿瘤居多。我国北方以泌尿系统恶性肿瘤为主，占肾移植术后恶性肿瘤的33.3%～43.5%，其中又以尿路上皮肿瘤居多，最常见的是膀胱移行细胞癌，其次为肾盂移行细胞癌和肾细胞癌。田野等报告一组3000例次肾移植术后发生恶性肿瘤的患者，60例发生恶性肿瘤，占2%；其中泌尿系恶性肿瘤44例，占肾移植术后恶性肿瘤患者的73.3%。而我国南方则以消化系统肿瘤居多，本中心总结的2017例肾移植患者中，术后发生恶性肿瘤33例，发生率为1.64%，其中消化系统肿瘤占33.3%，而泌尿系恶性肿瘤仅占9.1%。肾移植术后恶性肿瘤发病类型在各地区存在如此大的差别，主要与种族、地理环境、生活习惯以及术后不同免疫抑制方案有关。

表4-3 各地区肾移植术后常见恶性肿瘤类型

地区	肿瘤类型
美国	皮肤癌、淋巴瘤
中国	膀胱癌、肝癌、结直肠癌
欧洲	非霍奇金淋巴瘤、卡波西肉瘤
韩国、日本	胃癌、肝癌
澳大利亚、新西兰	非黑色素瘤皮肤癌

（三）肾移植术后发生恶性肿瘤的危险因素

目前认为肾移植术后发生恶性肿瘤是诸多因素共同作用的结果，主要危险因素包括：

1. 免疫监视功能受损　肾移植术后长期服用免疫抑制剂，导致患者长期处于免疫抑制状态，免疫监视功能低下。一方面，机体对肿瘤细胞的识别和清除能力下降，导致肿瘤细胞得以迅速增长并转移；另一方面，免疫缺陷易增加机体感染风险。目前已公认多种病原体感染与肾移植术后恶性肿瘤的发生密切相关。其中爱泼斯坦-巴尔病毒（Epstein-Barr virus，EBV）与移植后淋巴增殖性疾病（post-transplant lymphoproliferative disorders，PTLD）密切相关。文献报道，在90%长期使用免疫抑制剂的器官移植患者中可以检测到EB病毒。此外，EB病毒还可能增加肾移植术后发生鼻咽癌及卡波西肉瘤的风险。肾移植患者体内BK病毒（BK polyomavirus，BKV）感染率较正常人明显升高，当患者免疫功能低下时，BK病毒将重新激活，导致肾移植患者发生间质性肾炎和出血性膀胱炎，并增加膀胱尿路上皮癌的发病率。此外，还有报道称人乳头瘤病毒（human papilloma virus，HPV）与宫颈癌和皮肤癌、乙型肝炎病毒和丙型肝炎病毒与肝癌、巨细胞病毒与非霍奇金淋巴瘤和结肠癌、人类疱疹病毒-8（human herpesvirus-8，HHV-8）与卡波西肉瘤和淋巴瘤等密切相关（表4-4）。

表4-4 常见病毒感染与肾移植术后恶性肿瘤的关系

病毒类型	肿瘤类型
EB病毒	PTLD、鼻咽癌、卡波西肉瘤
BK病毒	膀胱尿路上皮癌
人乳头瘤病毒（HPV）	宫颈癌、皮肤癌
乙型、丙型肝炎病毒（HBV、HCV）	肝癌
巨细胞病毒（CMV）	非霍奇金淋巴瘤、结肠癌
人疱疹病毒-8（HHV-8）	卡波西肉瘤、淋巴瘤

2. 某些免疫抑制剂本身具有致突变和致癌作用 器官移植术后需要长期服用多种免疫抑制剂，以CsA和FK506为代表的CNIs可以导致B淋巴细胞、T淋巴细胞和自然杀伤细胞减少，促进体内转化生长因子(TGF-β)表达增加，阻碍断裂的DNA修复，增加肿瘤发病率。其他免疫抑制剂如抗白细胞介素-2单克隆抗体、ATG/ALG、OKT3、贝拉西普、AZA等均存在促进恶性肿瘤发生的潜在风险，这些药物促进恶性肿瘤发生发展的机制可能与提高各种生长因子如TGF-β、白细胞介素-6、血管内皮生长因子(vascular endothelial growth factor，VEGF)等的表达水平，从而促进肿瘤细胞的浸润、转移及复发有关。

3. 肾移植患者术前长期服用含有马兜铃酸(aristolochic acids，AAs)成分的中草药 马兜铃酸是一种植物萃取物，具有镇痛、消炎、利尿等作用，广泛用于治疗尿路结石、尿路感染、妇科感染等。含有马兜铃酸成分的中成药和方剂主要包括龙胆泻肝丸、导赤丸、妇科分清丸、排石颗粒和冠心苏合丸等，尤其以龙胆泻肝丸在我国肾病患者中的使用率最高。研究显示马兜铃酸不仅有明显的肾毒性，而且具有致癌作用，尤其易诱发泌尿系统肿瘤，这可是我国肾移植术后泌尿系恶性肿瘤发病率较高的原因之一。有学者在服用马兜铃酸的肾病患者尿路上皮细胞中找到了马兜铃酸-DNA(AA-DNA)复合物，马兜铃酸致癌机制可能是通过形成AA-DNA复合物促使ras基因发生A-T颠换突变而活化，并使抑癌基因p53突变失去正常功能，引起促增殖信号的增强和细胞分化异常，诱发肿瘤的发生。

4. 遗传因素也是影响肾移植术后发生恶性肿瘤的一个重要因素。在部分肾移植术后肿瘤患者体内可检测到c-myc基因表达升高、ras基因活化、抑癌基因p53下调以及Klotho表达下调，这些基因的异常表达可能参与术后恶性肿瘤的发生发展。

5. 其他可能诱发肾移植术后发生恶性肿瘤的因素还包括：高龄受者、既往肿瘤病史、血液/腹膜透析史、反复尿路感染、长期服用化学类止痛药物等。

(四) 肾移植术后常见恶性肿瘤的诊断和鉴别诊断

肾移植术后消化系统肿瘤患者常以腹痛、便血及黄疸为主要临床表现，对随诊发现大便潜血阳性、黑便的患者，建议及时行胃镜、结肠镜检查以排除消化道肿瘤的可能性。初始表现为血胆红素异常的患者易被误诊为免疫抑制剂导致的肝毒性，故当肾移植患者出现黄疸时，即使无明显腹部症状或体征，亦应行腹部B超或CT检查，以排除潜在肿瘤的可能。肾移植术后消化系统并发症较为常见，胃溃疡、肠息肉、肠系膜淋巴结结核以及药物引起的消化系统不良反应等容易与消化系统肿瘤相混淆，应注意鉴别。

肾移植术后泌尿系统恶性肿瘤常以无痛性肉眼血尿、反复泌尿系感染为主要表现，临床症状缺乏特异性，容易被误诊为排斥反应、单纯尿路感染、尿路结石而导致部分患者失去行根治手术的最佳时机。分析其可能原因包括：①过度关注移植肾的功能和护理，忽视了对原上尿路的检查，肾移植术后出现的无痛性血尿多考虑为移植肾排斥所致，忽视了原泌尿系肿瘤的可能；②肾移植患者原有肾脏多为终末期肾脏，移植术后原肾逐渐萎缩，CT增强扫描、静脉尿路造影均无法对原肾和输尿管进行显影，腹部彩色超声常仅能发现肾积水，对发现肾盂或输尿管内的占位病变能力有限。③肾移植患者术后原肾无尿液分泌，其发生肿瘤后的症状极不典型。因此，在术后随诊中，一旦出现镜下血尿或肉眼血尿，尤其是合并原肾积水的患者，必须对原泌尿系统及移植肾和输尿管进行全面系统的检查，以排除泌尿系肿瘤的可能。确诊为膀胱肿瘤的患者，应在膀胱镜检查时常规行双侧上尿路逆行造影，必要时行输尿管镜检查,以免漏诊合并存在的上尿路肿瘤。

Kaposi 肉瘤又称多发性特发性出血性肉瘤,是一种多中心起源的由血管和梭形细胞混合组成的恶性肿瘤。在普通人群中十分罕见,但器官移植患者 Kaposi 肉瘤的发生率是普通人群的 20 倍。肾移植后 Kaposi 肉瘤以侵犯皮肤为主,典型表现为最初在肢体远端出现红紫色或深蓝色的斑丘疹,最终累及全身。少数以外周淋巴结肿大为首发症状,这类患者一般无明显不适,易延误诊治,内镜检查有助于确定有无累及胃肠道,本病易与恶性黑色素瘤、假性 Kaposi 肉瘤和其他各种肉瘤相混淆,需结合组织病理检查以明确诊断。

非霍奇金淋巴瘤(NHL)是肾移植术后最为常见也是最为严重的一种 PTLD,在肾移植患者中主要累及淋巴结以外部位,首发症状/体征无特异性,早期发病的 NHL 常表现为类似败血症样的全身症状和淋巴组织快速增大,病情进展迅速,晚期发病的 NHL 多以发病部位局部异常为临床特点。NHL 的临床诊断较困难,主要依靠临床表现,纵隔镜、CT、磁共振和骨髓穿刺活检等,病理诊断是唯一的确诊手段。以浅表淋巴结肿大者,需与慢性淋巴结炎、淋巴结结核、转移瘤、淋巴细胞白血病、嗜酸性淋巴细胞肉芽肿等相鉴别;以深部纵隔淋巴结起病者,需与肺癌、结节病、巨大淋巴结增生等相鉴别;以发热为主要表现者,需与结核病、败血症、风湿热、结缔组织病等相鉴别。

肾移植术后发生肿瘤可严重影响患者的长期生存率,在随访时,临床医生一定要提高警惕,除重点检查移植肾功能、肝功能、血常规、药物浓度等,还应每年对患者进行至少一次腹部 B 超及胸部透视检查,以早期发现肿瘤,尽早进行以根治性手术为主的综合治疗。

二、常用药物分类与特点

2009 年,KDIGO 临床实践指南推荐对肾移植术后发生恶性肿瘤的患者,应在密切监视移植肾功能以及抗肿瘤治疗的基础上予以免疫抑制剂减量、停用或转换等处理。目前,对于肾移植术后发生恶性肿瘤的患者如何调整免疫抑制剂,尚缺乏统一定论,总体原则是既要维护移植肾功能,避免撤药引起的排斥反应;也要兼顾抗肿瘤治疗,防止其复发,有效延长患者的生存时间。国内多数中心使用的策略是将免疫抑制剂调整为原剂量的 1/3～1/2,有文献报道,对于低免疫风险,移植肾功能良好的患者可以减至 1/4,这可能与个体因素及术后起始剂量较高有关。也有学者对免疫风险高、移植肾功能欠佳的患者,将免疫抑制剂量调整为原剂量的 2/3,亦足以控制肿瘤的发展。国内有学者建议根据肿瘤病理分级和分期调整免疫抑制剂。对病理分级为 G1-G2,分期为Ⅰ-Ⅱ期的肿瘤患者,一般减少 1/3 免疫抑制剂剂量,对病理分级为 G2 以上、分期为Ⅱ期以上的患者减少 1/2 免疫抑制剂剂量,在肾功能正常情况下尽量避免使用 AZA、白细胞介素及干扰素等药物。除了调整免疫抑制剂用量,也可将基础免疫治疗方案中的 CNIs 更换为 SRL,并逐步撤除激素,或将 CNIs 调整为小剂量 FK506 并联合 SRL。FK506 是预防肾移植后急性排斥反应的一线用药,不宜轻易停用。在免疫抑制剂撤减过程要注意监测免疫抑制剂的血药浓度,防止免疫抑制剂用量严重不足导致移植肾排斥。当肾移植肿瘤患者通过手术治疗或放化疗进入临床无瘤期后,可逐步增加免疫抑制剂,从而更好地维护移植肾功能,延长患者的生存时间。总之,对于不同的肾移植术后肿瘤患者,各种免疫抑制剂的调整不能一概而论,应根据肿瘤的类型、移植肾功能以及免疫抑制剂的特点进行调整，力求在抗肿瘤治疗和保护移植物功能之间寻找平衡点。

Kauffman 等将器官移植后肿瘤的发病分为 AZA 时期、CNIs 时期和 SRL 时期，分别强调这 3 个阶段所代表的免疫抑制剂对器官移植后肿瘤的重要性。目前，国内外研究均表明：AZA 与恶性肿瘤的发生密切相关，其致癌性主要表现为抑制 DNA 自我修复、更正密码误读以及增加微卫星 DNA 的不稳定性。因此，服用 AZA 的肾移植患者一旦发生恶性肿瘤，需立即停用 AZA。美国器官分配联合网络（United Network of Organ Sharing）的数据表明，CsA 和 FK506 均与移植后恶性肿瘤发生率升高相关，而且这两种免疫抑制剂的致癌效应均呈剂量依赖性。但是，服用 FK506 的患者发生恶性肿瘤的概率略低于服用 CsA 者，而且 FK506 凭借强效的免疫抑制效应，可允许使用相对较低剂量的免疫抑制剂以保护移植肾功能，因此，对于肾移植术后恶性肿瘤患者，优先考虑使用较小剂量的 FK506。

SRL 是一种新型的 mTOR 抑制剂，国内外已有大量研究证明其不仅具有免疫抑制作用，同时还能有效抑制肿瘤的发生和转移，尤其是 Kaposi 肉瘤和非黑色素皮肤癌。2009 年 KDIGO 临床实践指南推荐将全部免疫抑制剂减量并联合 mTOR 抑制剂用于治疗 Kaposi 肉瘤。Stallone 等将 15 例肾移植术后发生皮肤 Kaposi 肉瘤患者的免疫抑制剂 CsA 替换为 SRL，3 个月后所有患者的皮肤 Kaposi 肉瘤皮损全部消失，且随访期间移植肾功能稳定。随机对照试验进一步证实肾移植术后早期将 CsA 替换为 SRL 可以有效降低肿瘤发生率。SRL 抗肿瘤机制可能包括以下方面：①SRL 与 FK506 结合蛋白结合，其复合体可抑制 mTOR，特异性阻断 mTOR 的功能，导致核糖体 S6K1 失活，以及通过 4E-BP1/eIF4E 通路抑制 CAP-依赖性翻译启动，下调细胞从 G_0 到 G_1 期共刺激信号及 G_1 到 S 期第三信号系统，阻断细胞由 G_1 向 S 期的转化。②SRL 可提高钙粘连素表达，增强细胞周期依赖性激酶抑制因子 P27kip1 的表达，P27kip1 表达增强可阻断细胞由 G_1 向 S 期转化。③SRL 可抑制血管内皮细胞生长因子和转化生长因子-β 的表达，并可通过阻断胰岛素样生长因子介导的细胞生长，从而抑制肿瘤的生长和转移。④SRL 可以通过调节凋亡信号调节酶和 C-JunN 端粒酶等诱导某些肿瘤细胞凋亡，通过抑制肿瘤细胞利用葡萄糖产生能量，阻止肿瘤细胞利用氨基酸形成新的蛋白质等作用抑制肿瘤生长。⑤SRL 可以抑制 $P70^{S6K}$ 和 AKT 的磷酸化，从而抑制细胞的生长、增殖和黏附能力。目前，国内外许多移植中心已将 SRL 确定为治疗肾移植术后恶性肿瘤的首选免疫抑制剂。但是，SRL 的抗排斥效能比 CNIs 类免疫抑制剂低，肾移植术后早期应用 SRL 可能增加急性排斥的风险。SRL 的副作用主要包括：血红蛋白及血小板降低、血脂异常、腹泻、低钾血症、大量蛋白尿等。对于有条件的移植中心，可通过监测 SRL 血药浓度指导临床用药，以达到良好的治疗效果。对于存在大量蛋白尿、严重高脂血症、外科手术切口愈合不良以及无法耐受 SRL 的患者，则不宜使用 SRL，建议采用最低剂量的 FK506＋MMF 作为主要的免疫抑制剂。

依维莫司（Everolimus）是 SRL 的衍生物，又称 40-O-(2-羟乙基)-雷帕霉素，或 40-O-(2-羟乙基)-SRL，其水溶性较 SRL 好，在体外免疫抑制活性较 SRL 低 3 倍。依维莫司与 SRL 一样，不仅可以通过抑制 mTOR 减少移植肾排斥，同时在治疗肾癌、乳腺癌、肺癌、神经内分泌肿瘤时也显示出一定疗效。

MMF 在体内和体外试验中均表现出对白血病以及淋巴瘤具有抗增殖活性，对结肠癌以及前列腺癌也具有一定抑制作用。与其他免疫抑制剂联合使用时，MMF 的累积剂量可能会抑制恶性肿瘤的发展。因此，对于移植后新发结肠癌和前列腺癌的患者，可考虑将 CNIs 类药物尽量控制在较低水平，并联合 MMF 进行治疗。

目前，关于激素与肾移植后恶性肿瘤的相关性证据较少，而且大部分患者在确诊肿瘤时已经停用激素或者仅以小剂量(4～5mg/d)维持治疗。因此，暂不认为激素的使用会增加肾移植后恶性肿瘤的发生率，对于确诊肿瘤的患者可在 2 年内逐步撤除激素。

三、治疗原则与预后

肾移植术后恶性肿瘤的治疗不同于普通肿瘤患者，肾移植术后恶性肿瘤患者往往需要调整免疫抑制剂方案，但免疫抑制剂的撤除又容易造成移植肾排斥，影响移植肾功能。目前对于大多数肾移植术后实体肿瘤，在患者病情允许的情况下，建议及早行外科手术治疗切除肿瘤病灶，而且首选根治性手术切除，术后辅以化学药物治疗或放射治疗等综合治疗手段，争取达到临床缓解的目的。对失去手术机会而移植肾功能良好或淋巴系统来源的肿瘤患者，可优先选用化疗为主，放疗为辅的治疗方案，但要注意强烈的放化疗可能会导致感染、移植肾失功等严重副作用。由于免疫功能低下与肿瘤发生密切相关，所有恶性肿瘤一经确诊，均应在密切监视移植肾功能的前提下酌情减少、停用或更换部分免疫抑制剂，特别是血液系统肿瘤及 Kaposi 肉瘤，减少免疫抑制剂可以达到良好的治疗效果。当肿瘤病情进展迅速时，建议以维护患者生命为主，尽早停用免疫抑制剂，放弃挽救移植肾而转向血液或腹膜透析维持治疗，这样有利于恢复机体免疫功能，控制肿瘤进展，延长患者生命。但对于晚期肿瘤或肿瘤广泛转移而无法治愈者，则应以维持现有移植肾功能、提高患者生活质量为主要治疗目标。此外，由于肾移植术后病毒感染率明显升高，且部分病毒感染与肿瘤的发生密切相关，因此在进行抗肿瘤治疗的同时还应注意加强抗病毒治疗。

肾移植术后恶性肿瘤的治疗需要多学科共同协作，根据恶性肿瘤类型及分期、免疫抑制剂方案、既往肿瘤病史等对患者进行个体化治疗，以提高肾移植术后恶性肿瘤的治愈成功率。

四、治疗方案

(一) 免疫抑制剂对肾移植术后肿瘤的作用

1. CNIs　以 CsA 和 FK506 为代表的 CNIs 具有促进肿瘤作用，其主要通过抑制 B 淋巴细胞、T 淋巴细胞和自然杀伤细胞，促进体内转化生长因子(TGF-β)表达增加，阻碍断裂的 DNA 修复来增加肿瘤发生率。对于肾移植术后发生恶性肿瘤的患者，建议尽早减少 CNIs 用药剂量，国内多数中心使用的策略是将原 CNIs 剂量调整为原剂量的 1/3～1/2，减药之后需严密监测 CNIs 血药浓度，以防发生排斥反应。

2. MMF　MMF 在体内和体外试验中均表现出对白血病以及淋巴瘤具有抗增殖活性，对结肠癌以及前列腺癌也具有一定的抑制作用。与其他免疫抑制剂联合使用时，MMF 的积累剂量可能会抑制恶性肿瘤的发展。对于移植后新发结肠癌和前列腺癌的患者，可考虑将 CNIs 类药物尽量控制在较低水平，并联合 MMF 进行治疗。

3. SRL　SRL 是一种新型的 mTOR 抑制剂，国内外已有大量研究证明其不仅具有免疫抑制作用，同时还能有效抑制肿瘤的发生和转移，尤其是 Kaposi 肉瘤和非黑色素皮肤癌。（SRL 抗肿瘤机制详见“常用药物分类与特点”部分）。目前，国内外许多移植中心已将 SRL 确定为治疗肾移植术后恶性肿瘤的首选免疫抑制剂。但是，SRL 的抗排斥效能比 CNIs 类免疫抑制剂低，肾移植术后早期应用 SRL 可能增加急性排斥风险。对于有条件的移植中心，可通过监测 SRL 血药浓度指导临床用药。

4. 依维莫司　依维莫司与 SRL 一样，不仅可以通过抑制 mTOR 减少移植肾排斥，同时在治疗肾癌、乳腺癌、肺癌、神经内分泌肿瘤时也显示出一定疗效，对于不能耐受 SRL 的患者，建议使用依维莫司进行治疗。

5. AZA　AZA 与恶性肿瘤的发生密切相关，其致癌性主要表现为抑制 DNA 自我修复、更正密码误读以及增加微卫星 DNA 的不稳定性。因此，服用 AZA 的肾移植患者一旦发生恶性肿瘤，需立即停用 AZA。

6. MZR　MZR 是一种咪唑核苷。MZR 在机体内形成活性物质 MZR-5’-单磷酸化物（MZR-5’-P），它可以竞争性地抑制单磷酸次黄苷脱氢酶（IMPDH）和 GMP 合成酶，使细胞内的 GMP 减少，核酸的合成减少，降低肿瘤细胞的黏附，从而进一步抑制细胞的增殖，但由于其免疫效应较低，建议在低排斥风险的肿瘤患者中使用。

7. 糖皮质激素　目前，关于激素与肾移植后恶性肿瘤的相关性证据较少，肾移植术后皮质激素通常是与其他免疫抑制剂联用。而且大部分患者在确诊肿瘤时已经停用激素或者仅以小剂量（4～5mg/d）维持治疗。因此，暂无证据表明激素的使用会直接增加肾移植后恶性肿瘤的发生率，对于确诊肿瘤的患者可在 2 年内逐步撤除激素。

8. 来氟米特　来氟米特（leflunomide）是一种结构简单的新型免疫抑制剂，与当今使用的抗排斥反应的药物在化学结构上无任何相似性。来氟米特在体内迅速转化成活性代谢产物 A771726，后者抑制蛋白酪氨酸激酶的活性，从而干扰一系列细胞增殖刺激信号的转导，抑制 T 淋巴细胞、B 淋巴细胞和平滑肌细胞的增殖；A771726 还可抑制二氢乳清酸脱氢酶（DHODH）的活性，干扰细胞增殖期的嘧啶合成，从而抑制肿瘤细胞的增殖。目前关于来氟米特对肾移植术后肿瘤患者的确切抗肿瘤效应尚未完全明确。

9. 其他免疫抑制剂　如抗白细胞介素-2（Interleukin-2，IL-2）单克隆抗体、ATG/ALG、OKT3、贝拉西普等均存在促进恶性肿瘤发生的潜在风险，这些药物促进恶性肿瘤发生发展的机制可能与提高各种生长因子如转化生长因子-β、白细胞介素-6、血管内皮生长因子的表达水平，从而促进肿瘤细胞的浸润、转移及复发有关，对于肾移植术后发生恶性肿瘤的患者应尽早避免使用上述药物。

（二）临床药师参与肾移植术后抗肿瘤药物治疗的作用和意义

恶性肿瘤是肾移植远期严重并发症之一，肾移植术后使用不同免疫抑制剂可能对肿瘤产生不同的抑制或者促进作用。对于肾移植术后肿瘤患者的治疗需要同时兼顾到抗排斥及抗肿瘤的双重作用，其治疗方案的制定需要临床药师在诊疗过程中根据患者肾功能情况、免疫功能状态以及各种免疫抑制剂的特性及时调整患者用药方案。合理的免疫抑制剂方案可以有效延缓肿瘤的进展，同时避免发生排斥反应。临床药师和移植科医生共同商讨制订用药方案，可发挥药学专业优势，提高合理用药水平，这也是临床药师运用药学专业知识参与临床诊疗工作的重要切入点。

五、临床案例分析

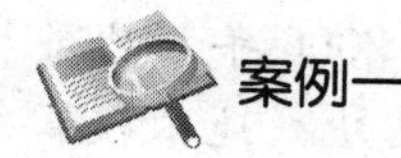

案例一

1. 病史摘要：患者，王××，男，45岁，人类免疫缺陷病毒(HIV)阴性。2001年9月30日因"尿毒症"入院行同种异体肾移植术，术后3天开始FK506＋MMF＋泼尼松免疫抑制治疗。术后4个月发生急性排斥反应，先后予甲泼尼龙、OKT3治疗后，尿量增加，免疫方案更改为CsA＋MMF＋泼尼松。1周后患者出现高热、巨细胞病毒(CMV)阴性，Ag阳性，予抗生素、更昔洛韦及大剂量丙种球蛋白治疗后逐渐缓解。随后在四肢远端及耳垂部位等多处皮肤出现绿豆大小、暗红色、表面光滑的肿物，无伴疼痛或瘙痒，未予处理。术后6个月再次出现急性排斥反应，行甲泼尼龙冲击治疗并增加CsA和MMF用量，血肌酐降至正常。15天后皮肤结节增大至蚕豆样大小，在外院就诊，病理活检提示：真皮内见大小不等血管腔，腔内可见成纤维细胞增生及少量含铁血黄素，符合Kaposi肉瘤诊断。胸部CT示：两肺散在斑点状结节影，部分边缘欠清晰并融合，密度均匀，考虑Kaposi肉瘤累及肺部。遂予阿霉素＋博来霉素＋长春新碱化疗，化疗两次后皮肤病损缩小、数量减少。但患者一般情况转差，白细胞计数降至0.98×10^9/L，遂转入中山大学附属第一医院，停止化疗。术后9个月出现第3次急性排斥反应，改MMF为SRL1.0 mg/d(最大剂量为1.2mg/d)，并逐渐减少CsA用量至25.0 mg bid。患者血肌酐迅速降至正常，皮肤病损逐渐消散，胸片示肺部病灶完全消失。随访至今，Kaposi肉瘤无再复发，移植肾功能正常，肌酐波动在60～85μmol/L。

2. 药物治疗过程中存在的药学问题：肾移植术后不同系统肿瘤的治疗各不相同，针对肾移植术后发生的Kaposi肉瘤应如何选择免疫抑制剂？

3. 针对药学问题的分析与解决方法：Kaposi肉瘤是肾移植术后常见恶性肿瘤，多以侵犯皮肤及淋巴结为主要临床表现，缺乏特异性，易延误诊治，累及内脏者预后较差。多数文献报道减少或停用免疫抑制剂是首要治疗措施，但使用上述方案，50%以上的患者将发生移植肾失功。SRL不仅具有良好的免疫抑制效应，且在预防和治疗肾移植后恶性肿瘤方面显具有明显优势，同时国内外已有许多成功使用SRL治疗肾移植后Kaposi肉瘤的案例。SRL联合低剂量CNI免疫抑制剂可有效治疗肾移植术后发生的Kaposi肉瘤。

4. 药学问题解决后的临床效果：本例患者将MMF更换为SRL并减少CsA用量后成功治愈Kaposi肉瘤，胸片示肺部病灶完全消失。长期随访，Kaposi肉瘤无再复发，移植肾功能正常，肌酐波动在60～85μmol/L。SRL兼备免疫抑制效应和抗肿瘤能力，在治疗肾移植术后肿瘤患者尤其是Kaposi肉瘤患者中得到广泛推荐。

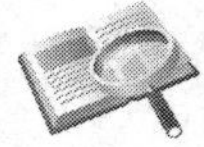

案例二

1. 病史摘要：患者，谢某，女，78岁。患者于1991年9月诊断为膀胱癌，行膀胱切开肿瘤切除术＋电灼术，术后病理提示：膀胱移行上皮癌Ⅱ级，术后予卡介苗(BCG)膀胱灌洗，每月一次，总疗程2年，规律复诊，肿瘤无复发。1993年12年开始出现反复肉眼及镜下血尿，伴腰痛，尿频、尿痛、消瘦、乏力，1995年11月诊断为左肾盂移行细胞癌，行左肾＋左侧输尿管切除术，术后上述症状逐渐消失。1998年9月，因双下肢及颜面水肿10年，肌酐升高至1018μmol/L，诊断为慢性肾功能不全尿毒症期，行右肾穿刺活检术，病理结果提示慢性肾小球肾炎，开始规律血液透析，3年后因反复血管堵塞改为腹膜透析维持，并于2006年4月同种异体肾移植术，术程顺利，术后予泼尼松(10mg)、FK506(3mg每12小时1次)、地尔硫䓬(30mg每天1次)、MMF(0.5g每12小时1次)抗排斥，术后血肌酐缓慢降至正常水平。2006年5月因肺部感染，免疫抑制方案调整为FK506+泼尼松。2007年7月无明显诱因出现乏力，食欲缺乏，查腹部CT提示：原发性肝癌(S2S8段)，行肝癌切除术，病理提示：肝透明细胞癌，Ⅱ级，术后免疫抑制方案调整为FK506(1mg每天1次；0.5mg睡前1次)+SRL(1mg每天1次)+泼尼松(10mg)，2010年3月、2011年4月及2013年7月分别因肝癌复发行射频消融术，2011年4月，胸部CT提示双肺多发转移瘤，予索拉非尼(多吉美)抗肿瘤治疗后肺部肿瘤病灶明显缩小。免疫抑制剂调整为FK506(0.5mg每12小时1次)+SRL(0.5mg每天1次)。2013年7月出现左侧鼻翼肿物，予手术切除，术后病理提示：基底细胞癌，术后免疫抑制方案以FK506(0.5mg每天1次，0.5mg睡前1次)+SRL(0.5mg每天1次)维持，规律随访至今，肿瘤无再复发，移植肾功能正常。

2. 药物治疗过程中存在的药学问题：肝癌在肾移植术后患者中具有较高的发病率，中晚期肝癌治愈率低，加上肾移植受者长期服用免疫抑制剂，机体长期处于免疫抑制状态，肝癌侵袭性及转移风险明显增加。对于肾移植术后肝癌患者，如何合理选择抗排斥药？

3. 针对药学问题的分析与解决方法：消化系统肿瘤是我国肾移植术后多发肿瘤，且以肝癌居多，但早期肝癌临床表现比较隐匿，仅有少数患者可出现食欲减退、上腹胀痛、乏力、纳差等非典型症状，部分患者可出现轻度的肝大、黄疸和皮肤瘙痒等。结合腹部增强CT可早期发现肿瘤。对于肾移植术后并发肝癌患者，一经诊断，可停用MPA类抗排斥药，并加用SRL或FK506，其引起恶性肿瘤的风险并不高于CsA及MPA，且FK506凭借较强的免疫抑制效应，低剂量(确诊肿瘤前常规剂量的1/3～2/3)，有效延长患者的生存时间。

4. 药学问题解决后的临床效果：本例患者行肾移植术前已有膀胱癌及肾癌等肿瘤病史，不宜行肾移植术，但患者及其家属强烈要求手术，经充分术前评估及多学科会诊后予行同种异体肾移植术，术后予MMF+FK506+泼尼松抗排斥治疗，移植肾功能可恢复正常，但术后3年即出现肝癌且多次复发并肺转移，肝癌经诊断明确后即减少FK506剂量并将MMF更换为SRL，肿瘤得以有效控制，血肌酐稳定在70～90μmol/L，FK506控制在5～6ng/ml，并能长期维持较好的移植肾功能。

(李 军 邱 江 王长希)

参考文献

[1] Kidney Disease: Improving Global Outcomes(KDIGO) Transplant Work Group. KDIGO clinical practice guideline for the care of kidney transplant recipients. Am J Transplant, 2009; 9 Suppl 3: S1

[2] Brennan DC, Daller JA, Lake KD, et al. Rabbit antithymocyte globulin versus basiliximab in renal transplantation. N Engl J Med, 2006, 355: 1967

[3] Gaston RS. Maintenance immunosuppression in the renal transplant recipient: an overview. Am J Kidney Dis ,2001,38:S25
[4] 陈实. 移植学. 北京:人民卫生出版社,2011
[5] Hartono C,Muthukumar T,Suthanthiran M. Immunosuppressive drug therapy. Cold Spring Harb Perspect Med,2013,3(9):a015487
[6] 黎磊石. 中国肾移植手册. 第 2 版. 香港:华夏科学出版社,2009
[7] 王祥慧. 肾移植急性排斥反应预防与治疗手册. 香港:华夏科学出版社,2008
[8] 朱有华,石炳毅. 肾脏移植手册. 北京:人民卫生出版社,2010

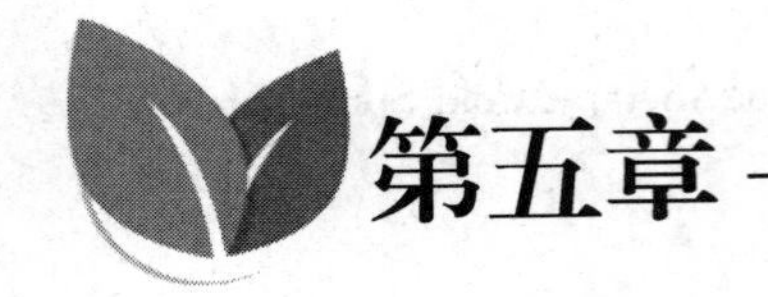

第五章

肝 移 植

第一节 指征和评估

一、适应证与禁忌证

肝移植(liver transplantation)目前在多数情况下是指同种异体原位肝移植,更广义的肝移植还包括异种肝移植、辅助肝移植等多种形式。肝移植的基本原则是应用吻合技术,重建供肝与受者之间的血液循环及主要功能结构,使移植肝得以保持其生物活力。

迄今肝移植已用于数十种肝脏疾病的治疗,主要适应证见以下几类。

1. 良性终末期肝病 包括肝炎后肝硬化失代偿期、慢性重型肝炎(乙肝,丙肝等)、原发胆汁性肝硬化、原发性硬化性胆管炎、酒精性肝硬化、自身免疫性肝炎;

2. 肝脏肿瘤 包括肝脏恶性肿瘤、多发性肝腺瘤、巨大肝血管瘤、局限于肝内的转移性神经内分泌肿瘤;

3. 急性肝衰竭 包括急性重型肝炎、肝衰竭、急性药物性肝炎。

4. 先天性代谢性疾病 包括先天性胆道闭锁、肝豆状核变性、肝内胆管囊状扩张症、糖原累积症、血色病、多囊肝、遗传性高草酸盐尿症;

5. 其他 包括隐源性肝硬化、肝功能失代偿、Budd-Chiari 综合征、肝内胆管结石、药物性肝病、肝外伤。

肝移植禁忌证的概念是基于对肝移植临床疗效不佳或失败相关情况的概括。随着医学科技进步,肝移植的禁忌证也在改变。目前,世界各肝移植中心对肝移植绝对禁忌证有所共识,但相对禁忌证因各移植中心技术水平的差异而不尽相同。

肝移植绝对禁忌证包括:

1. 肝外存在难以根治的恶性肿瘤。
2. 存在难以控制的全身性感染。
3. 难以戒除的酗酒和吸毒者。
4. 伴有严重心、肺、脑、肾等重要脏器器质性病变,但不能通过器官联合移植纠正者。
5. 未控制的 HIV 感染。
6. 难以控制的精神或心理疾病。
7. 拒绝肝移植治疗,或对肝移植治疗依从性差。

二、术前评估

(一)受者评估

在明确患者符合肝移植适应证,并排除禁忌证的基础上,对受者进行术前评估,目的是确认供体器官适合受者利用的条件或要求,包括血型匹配、供肝重量和形状体积、手术相关的解剖学特征、可供容纳供肝的适宜空间、受体疾病病因与机体状态等。

在肝移植供求比例严重失衡的情况下,肝癌患者是否适合接受肝移植治疗的问题始终是肝移植领域争论的焦点之一。1996 年发表的米兰标准是迄今最广泛采用的标准。标准规定,单发肿瘤直径≤5cm,或多发肿瘤少于 3 个、最大直径≤3cm(米兰标准的优点是疗效肯定)符合米兰标准的肝癌患者接受肝移植手术治疗,其彻底性明显优于肝癌切除手术,同时可解除肝硬化等并存的背景性疾病。米兰标准的优势在于疗效肯定,5 年生存率在 75%以上,肿瘤复发率<10%。缺点是该标准过于严格,可能会将一部分恶性程度较低、可能治愈的患者排除在外。2008 年,我国发布的杭州标准纳入了肿瘤生物学特性和病理学特征的评价。最新发布的《中国肝癌肝移植临床实践指南(2014 年版)》,重点阐述了肝癌肝移植受者的选择标准(表 5-1),提出了术前降期治疗、受者抗病毒治疗、受者免疫抑制剂应用、监控术后肿瘤复发等综合措施,旨在进一步提高受者远期生存率。

表 5-1 肝癌肝移植受者选择标准

序号	建议	证据级别	推荐强度
1	米兰标准是肝癌肝移植受者选择的参考标准	Ⅱ	强
2	杭州标准是可靠的肝癌肝移植受者选择标准,符合杭州标准者接受肝移植可获得满意的术后生存率	Ⅱ	强
3	某项肝移植标准如经多中心大样本研究证实,能取得与米兰标准相似的效果,则可应用于临床	Ⅱ	弱
4	肝癌切除术后肝内肿瘤复发且无法再次手术切除者,如无肝外播散及大血管侵犯,可行挽救性肝移植	Ⅱ	弱
5	符合肝癌肝移植选择标准的患者可接受活体肝移植,术前须严格评估供者与受者的社会心理学状态	Ⅲ	弱
6	对于符合肝癌肝移植选择标准的患者,实施活体肝移植后,如出现移植物失功能,可行尸肝肝移植	Ⅲ	弱
7	对于超越肝癌肝移植选择标准的患者,实施活体肝移植后如出现肝癌复发导致的移植物失功能,不建议行尸肝肝移植	Ⅴ	强
8	为了最小化供者风险及最优化受者预后,活体肝移植的开展仅限于具有成熟肝移植技术的医疗单位	Ⅴ	强

注:证据级别和推荐强度是《中国肝癌肝移植临床实践指南(2014 版)》中的要求,证据分级主要参考 2001 牛津大学循证医学中心证据分级标准,推荐意见强度主要参考 GRADE 系统推荐分级

(二)供者评估

供者评估总体包括病史和可能影响肝移植预后的因素两方面。在病史评估中,应注意供者既往病史,特别是肝炎病史,手术史、个人史中特别需要评估酗酒和不良嗜好或行为史。

在可能影响肝移植效果的供体因素中，供者的死亡原因、治疗经过、是否经历过心肺复苏、是否存在活动性感染等方面。虽然在某些特定情况下，超出通常标准的供肝也会被谨慎地用在临床肝移植中，然而目前各肝移植中心明确的供肝的一般标准有：

1. 自愿捐献肝脏器官。
2. 年龄＞18岁，＜60岁。
3. 除无转移的皮肤和脑肿瘤外，无未治愈的恶性肿瘤。
4. 无腹腔感染和全身性感染。
5. 无传染病，如获得性免疫缺陷综合征、肝炎等。
6. 个人史可追溯，无不良个人史。
7. 肝功能正常。
8. 供肝血流灌注和氧合状况良好。

在一定程度上超出通常标准的供肝，主要是高龄者供肝、一定程度的脂肪肝等，这些供肝统称为“边缘供体”。“边缘供体”的应用无疑扩大了供肝来源，但应用“边缘供体”会增加肝移植围术期和远期预后的不确定性和风险，需要各移植中心结合具体情况，谨慎选择。

三、临床案例分析

1. 病史摘要：邢先生，65岁，体重63kg，身高172cm，血型A型RH阴性。20年前查体时发现血清抗丙型肝炎抗体(抗HCV抗体)呈阳性，患者此前无外伤、手术及输血史。20年间也未针对丙型肝炎病毒进行任何监测和治疗。11年前查体时经超声诊断肝硬化，当时不伴乏力、食欲减退、腹胀、消化道出血及神经精神改变等，未予特殊治疗。1年前自觉腹胀、乏力、间断发作意识淡漠就诊，经超声、胃镜和CT诊断为肝硬化伴有食管胃底静脉曲张、腹水。在整个疾病过程中，患者无发热、恶心、呕吐、皮肤黄染、消化道出血等。给予药物治疗，病情无明显改善，进而要求行肝移植治疗。

既往史，硅沉着病病史23年；15年前曾患下壁心肌梗死。否认糖尿病、高血压病史，否认药物及食物过敏史。

入院查体：体温36℃，脉搏59次/分，呼吸22次/分，血压128/75mmHg。发育正常，神志清楚，对答准确，查体合作。除腹部呈蛙状腹、腹壁可见曲张静脉、移动性浊音阳性外，无其他阳性发现。

辅助检查。

肝功能：谷丙转氨酶41U/L，谷草转氨酶111U/L，碱性磷酸酶213.8U/L，谷氨酰转肽酶68.3U/L，乳酸脱氢酶189U/L，肌酸激酶56.5U/L，羟丁酸脱氢酶172.3U/L；血总蛋白65.4g/L，血白蛋白28.8g/L，血球蛋白36.6g/L；血清总胆红素24.49μmol/L，直接胆红素10.89μmol/L，间接胆红素13.60μmol/L，血清总胆汁酸153.95μmol/L，血氨39μmol/L。

肾功能：尿素氮9.88mmol/L，血肌酐122.9μmol/L，血尿酸374.5μmol/L。

电解质：血清钠134.2mmol/L，血清钾4.71mmol/L，血氯化物100.0mmol/L，血清总钙2.55mmol/L，血无机磷1.10mmol/L，血清镁0.49mmol/L。

血脂：血甘油三酯0.99mmol/L，血总胆固醇3.33mmol/L。

出凝血功能：凝血酶原时间13.7秒，INR 1.20，凝血酶原活动度63%，部分凝血活酶时间46.5秒，纤维蛋白原1.10g/L。

血常规：白细胞2.52×10^9/L，血红蛋白95g/L，血细胞比容27%，血小板39×10^9/L。

乙肝：乙型肝炎表面抗原(HBsAg)0.607U/L，乙型肝炎表面抗体(HBsAb)>1000U/L，乙型肝炎e抗原(HBeAg)0.110U/L，乙型肝炎e抗体(HBeAb)1.18U/L，乙型肝炎核心抗体(HBcAb)0.006U/L；HBV-DNA<500 copies/ml。

丙肝：丙型肝炎抗体103.7U/L，HCV-RNA<100copies/ml。

其他嗜肝病毒抗体检测均阴性。

其他类型病毒：血巨细胞病毒DNA(CMV-DNA)<400copies/ml，EB病毒DNA(EBV-DNA)<400copies/ml。

肝癌标记物：甲胎蛋白(AFP)271.9ng/ml，糖蛋白抗原199(CA199)305.7U/ml。

腹部超声：肝实质性损害，肝左叶可见单发低回声病灶，脾大，大量腹腔积液。

腹部CT：肝硬化、腹水，肝左叶S4段可见直径1cm低密度病灶，在动脉期呈结节状强化；

诊断：慢性丙型肝炎，肝硬化，肝癌。

患者入院后给予乳果糖20ml每2～4小时1次、门冬氨酸鸟氨酸10g每12小时1次、限制经口摄取蛋白质等降血氨治疗，并间断给予白蛋白10g静脉滴注+呋塞米40mg静脉滴注及腹腔穿刺引流腹水等治疗。患者入院后第10天始，逐渐出现意识淡漠、尿量减少、食欲降低，进而出现昏迷和无尿(36小时总尿量120ml)。

检查结果提示：

肝功能：谷丙转氨酶188U/L，谷草转氨酶1166U/L，乳酸脱氢酶777.7U/L，肌酸激酶13440U/L，羟丁酸脱氢酶663.5U/L，血总蛋白52.8g/L，血白蛋白26.8g/L，血球蛋白26g/L，血清总胆红素44.39μmol/L，直接胆红素19.27μmol/L，间接胆红素25.12μmol/L，血氨44μmol/L；

生化：血清钠111mmol/L，血清钾3.76mmol/L，血氯化物77.6mmol/L；

肾功能：尿素氮6.94mmol/L，血肌酐62μmol/L；

凝血功能：凝血酶原时间15秒，INR1.36，凝血酶原活动度52%，部分凝血活酶时间53.7秒，纤维蛋白原1.25g/L，D-二聚体1158μg/L；

血气分析：pH7.51，二氧化碳分压30mmHg，氧分压136mmHg，实际碳酸氢盐23.9mmol/L，细胞外液碱剩余0.9mmol/L，全血碱剩余1.4mmol/L，血乳酸1.0mmol/L。

患者的肝功能持续恶化、营养不良加剧，并出现严重低钠血症。患者转入ICU病房，接受血液净化治疗和高渗盐水治疗，同时应用厄他培南1g每天1次静脉滴注预防感染。

患者共在ICU内接受治疗11天，神志逐渐好转，可以正确应答，并能少量经口进食，24小时尿量在1500～2200ml。复查结果提示肝功能：谷丙转氨酶46.7U/L，谷草转氨酶78.3U/L，碱性磷酸酶71.3U/L，血总蛋白58.9g/L，血白蛋白38.6g/L，血球蛋白20.3g/L，血清总胆红素57.81μmol/L，直接胆红素20.92μmol/L，间接胆红素36.89μmol/L，血氨46μmol/L。电解质：血清钠149mmol/L，血清钾3.4mmol/L。凝血功能：凝血酶原时间23.40秒，INR2.02，凝血酶原活动度31%，部分凝血活酶时间71.6秒，纤维蛋白原0.93g/L，D-二聚体1160μg/L。血气分析显示：pH7.39，二氧化碳分压44mmHg，氧分压84mmHg，实际碳酸氢盐 23.9mmol/L，细胞外液碱剩余 1.2mmol/L，全血碱剩余 1.6mmol/L，血乳酸 1.6mmol/L。患者一般情况可，接受肝移植手术治疗。

上述经过提示，该患者在ICU接受治疗，有助于维持患者的机体内环境稳定、维护肾功能及防治感染。但虽经支持治疗肝功能仍缓慢恶化，这从另一角度说明患者应接受肝移植治疗。

2. 药物治疗过程中存在的药学问题

问题一：如何评价此例患者肝移植的指征与禁忌证？

问题二：针对原发病为丙型肝炎的肝移植患者在术后丙型肝炎防治中需要注意的问题？

问题三：丙型肝炎肝移植患者的免疫抑制策略是否需要有变化？

3. 针对药学问题的分析与解决方法

问题一：邢先生罹患丙型肝炎后肝硬化，近一年来反复发作肝性脑病，同时伴有大量腹水，属于终末期肝病，肝功能失代偿阶段，Child-Pugh C 级。在此基础上，影像学检查发现位于肝左叶 S4 段单发的直径<1cm 的结节状病灶，该病灶在动脉期强化，在其余各期均显示低密度，结合患者慢性丙型肝炎肝硬化病史及血 AFP 值升高，而高度怀疑合并肝细胞癌。从肝移植受体评估的角度评价，患者肝癌符合米兰标准，有望通过肝移植治疗达到根治肝癌、治愈肝硬化及恢复肝功能的最佳疗效。因此邢先生具备肝移植治疗的良好适应证。

在肝移植治疗的禁忌证方面，邢先生并没有明确的禁忌证。在患者被纳入肝移植手术等待名单后，对患者各器官功能和内环境进行良好的调整，是优化肝移植预后的重要环节之一。一方面需要继续维护和支持肝脏功能，同时预防相关并发症，这些并发症主要包括：肝性脑病、肝肾综合征、门脉高压性消化道出血和感染等。一般情况和营养状况差、肝功能持续恶化、有合并症的患者，应及时进入 ICU 救治。

问题二：该患者的原发疾病是慢性丙型肝炎、肝硬化，同时伴发符合米兰标准的“小肝癌”。虽然肝移植术后肝癌复发风险较低，但从远期生存角度看，邢先生将面临丙型肝炎复发的风险，与肝移植术后防治乙型肝炎复发策略不同，由于防治丙型肝炎的经典方案包括利巴韦林和 γ-干扰素，实施丙型肝炎防治通常被推迟到肝移植术后 6 个月后。针对丙肝复发，治疗时间分为：①移植前预防，抑制病毒复制，减少术后复发的危险；②移植后早期预防，阻止丙型肝炎的复发；③丙肝复发后的治疗。

问题三：在肝移植术后应用免疫抑制剂的情况下，出现 HCV 高复制，进而发生急性重型肝炎和纤维淤胆型肝炎的概率很低，但仍是一种客观存在的风险。在所有影响因素中，免疫抑制剂是影响肝移植后丙肝复发患者病情严重程度和进展速度的重要因素之一。有研究发现，激素在预防和治疗急性排斥反应时，可增加 HCV-RNA 的滴度并加重丙肝的病情，故目前激素早期撤退甚至不使用激素的免疫抑制方案受到越来越多的关注。该例患者肝移植术前 HCV-RNA<100copies/ml，术后通过合理控制免疫抑制水平及抗 HCV 治疗，其获得良好预后的可能性较高。

4. 药学问题解决后的临床效果：为了平衡患者肝癌复发和丙型肝炎复发的风险，该患者丙型肝炎的防治被推迟到肝移植术后 6 个月采用经典的防治丙型肝炎方案，另外针对丙型肝炎复发的问题在术后早期采用了无激素的免疫抑制方案，初始治疗用他克莫司(tacrolimus，FK506)随后针对患者原发肝癌采用了有抑制细胞增殖作用的 SRL，平衡了肿瘤复发和丙肝复发的两种状态，患者预后良好。

第二节　免疫抑制治疗

免疫抑制剂的应用是肝移植领域药物治疗中的重要问题之一，是改善移植物生存率和受者生存率的关键因素。糖皮质激素联合硫唑嘌呤(azathioprine，AZA)较单纯应用糖皮质激素，明显提高了防治肝移植围术期急性排斥反应的效果；霉酚酸(mycophenolic acid，MPA)类药物替代AZA，成为肝移植术后标准三联免疫抑制剂方案中的重要一员；肝移植术后以钙调磷酸酶抑制剂(calcineurin inhibitors，CNIs)为基础的标准三联免疫抑制剂方案，即甲泼尼龙＋CNIs＋吗替麦考酚酯(mycophenolate mofetil，MMF)已在很长时期内为全球各器官移植中心所接受，其明显降低了肝移植术后急性排斥反应的发生率，有效提高了肝移植术后移植物和受者的生存率。

随着肝移植技术的不断进步和对免疫抑制剂的熟练应用，肝移植术后免疫抑制剂应用的重点，逐渐从防治肝移植术后的早中期急性排斥反应，向着以提高肝移植术后移植物长期存活和改善肝移植受者长期生活质量的目标转移。这种观念上的转变，促进了更新型的免疫抑制剂的研发，也为临床应用更多的免疫抑制剂组合方案及实现个体化免疫抑制治疗提供了可能。

各种抗体包括抗IL-2受体抗体(巴利昔单抗、达昔单抗)、抗CD3单克隆抗体(莫罗单抗，OKT3)、抗胸腺免疫球蛋白多克隆抗体(ATG，ALG)等被用于肝移植的免疫诱导治疗和严重的急性排斥反应或移植物抗宿主病(graft versus host disease，GVHD)的治疗。免疫诱导方案在不增加肝移植术后早期急性排斥反应发生率的前提下，允许实施术后免激素的方案，或推迟CNIs使用时间，为肝移植术后肾功能恢复赢得时间。

哺乳动物类雷帕霉素靶蛋白抑制剂(mammalian target of rapamycin inhibitor，mTORi)西罗莫司(sirolimus，SRL)与抗体、FK506和MMF联合应用有很好的抗排斥效果，也用于传统免疫抑制剂治疗无效时的补救治疗。SRL具有抑制血管再生和细胞增殖的作用，因此也被推测可能具有潜在的抗肿瘤和抗病毒作用。

一、治疗方案与剂量调整

肝移植术的标准免疫抑制剂方案，是在肝移植术中，于供肝恢复血流灌注前，按10～15mg/kg剂量静脉给予甲泼尼龙，术后给予甲泼尼龙100～200mg/d，分次给药，并顺序递减20～40mg/d，至术后第6天口服4～8mg/d；同时加用CNIs和MMF联合治疗。术后根据临床情况，个体化调节CNIs的剂量，将CNIs的谷值浓度维持在合理范围内。在CNIs中，首选FK506，一般在肝移植术后按0.08～0.1mg/(kg·d)给药，分两次服用，在术后1～3个月内将FK506谷值浓度维持在8～10ng/ml，随移植术后时间的推移，其维持的谷值浓度逐渐降低。对于不能耐受FK506的患者，可换环孢素A(cyclosporin，CsA)，一般按照0.8～1mg/(kg·d)剂量分两次给药，肝移植术后早期一般将其谷浓度维持在250～300ng/ml，以后随时间推移可逐步降低。但值得一提的是，目前不同的器官移植中心所采用的免疫抑制方案和血药浓度范围可能也有所不同(表5-2)。

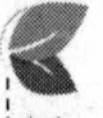

表 5-2 肝移植术后常用免疫抑制剂方案举例

免疫抑制剂方案	术中免疫诱导		术后3个月内				术后3个月以上
	糖皮质激素	抗 IL-2 受体抗体	糖皮质激素	CNIs	MPA 类	抗 IL-2 受体抗体	
经典免疫抑制剂方案	甲泼尼龙 0.5～1.0g	/	甲泼尼龙术后第一天 100～200mg；逐日递减 20～40mg；至术后第 6 日改为口服 4～8mg	术后 24～36h 给药：FK5060.08～0.1mg/(kg・d)，维持血药谷浓度 8～10ng/ml；CsA 0.8～1mg/(kg・d)，维持血药谷浓度 250～350ng/ml	MMF 1.0～2.0g/d，分 2 次口服；或麦考酚钠肠溶片 0.36～0.72g 每 12 小时 1 次	/	CNIs± MPA 类
激素联合抗 IL-2 受体抗体诱导＋推迟 CNIs 方案	甲泼尼龙 0.5～1.0g	巴利昔单抗 20mg	甲泼尼龙术后第一天 100mg；逐日递减 20mg；至术后第 6 日改为口服 4～8mg	术后 3～7 天给药：给药剂量及血药谷浓度要求同上。	MMF 1.0～2.0g/d，分 2 次口服；或麦考酚钠肠溶片 0.36～0.72g 每 12 小时 1 次	术后第 4 天给药：巴利昔单抗 20mg	CNIs± MPA 类
	甲泼尼龙 0.5～1.0g	达昔单抗 1mg/kg	同上	同上	同上	术后第 14 天给药：达昔单抗 1mg/kg	CNIs± MPA 类
激素联合抗 IL-2 受体抗体诱导＋术后免激素方案	甲泼尼龙 0.5～1.0g	巴利昔单抗 20mg	免激素	术后 24～36 小时给药：FK506 0.08～0.1mg/(kg・d)，维持血药谷浓度 8～10ng/ml；CsA 0.8～1mg/(kg・d)，维持血药谷浓度 250～350ng/ml	MMF 1.0～2.0g/d，分 2 次口服；或麦考酚钠肠溶片 0.36～0.72g 每 12 小时 1 次	术后第 4 天给药：巴利昔单抗 20mg	CNIs± MPA 类

续表

免疫抑制剂方案	术中免疫诱导		术后3个月内				术后3个月以上
	糖皮质激素	抗IL-2受体抗体	糖皮质激素	CNIs	MPA类	抗IL-2受体抗体	
	甲泼尼龙 0.5～1.0g	达昔单抗 1mg/kg	免激素	同上	同上	术后第14天给药：达昔单抗 1mg/kg	CNIs±MPA类
术后以SRL替换CNIs方案（SRL以1～2mg/d剂量给药，维持血药谷浓度8～10ng/ml）	经典免疫抑制剂方案						SRL±MPA类
	激素联合抗IL-2受体抗体诱导＋推迟CNIs方案						SRL±MPA类
	激素联合抗IL-2受体抗体诱导＋术后免激素方案						SRL±MPA类

使用抗体诱导治疗的肝移植患者，根据临床需要可采用免激素的免疫抑制方案，术后仅联合使用 CNIs 和 MMF。对于有肾损伤或肾损伤危险因素的肝移植受者，使用抗体诱导治疗，即在移植物复流后 6 小时内静脉给予首剂巴利昔单抗 20mg，术后第 4 天重复给药。使用抗体诱导治疗后可以适当推迟 CNIs 应用 5～10 天，该方案可以使部分肝移植术后肾损伤的患者免于血液透析治疗。目前在肝移植术中，通常联合使用抗 CD25 单克隆抗体和甲泼尼龙进行免疫诱导治疗，术后则根据受者情况应用免激素方案，或推迟 CNIs 使用。

SRL 主要用于肝移植术后确诊或疑似 CNIs 相关性肾病患者和对传统免疫抑制剂治疗无效而反复发生排斥反应患者的补救治疗。通常口服 1～2mg/d，将其稳态血药谷浓度维持在 8～10ng/ml。SRL 可能具有的潜在抗肿瘤作用，使其在肝癌肝移植中有广泛应用。

回到上一节的病例分析，在制订邢先生的免疫抑制剂方案时，首先关注的是肝移植术后的近期恢复(预后)，该患者 65 岁，无糖尿病和高血压病史，但考虑到术前曾经历少尿，且血清肌酐水平进行性升高至正常高限水平；术前虽在 ICU 住院时间长达 11 天，但无明确感染。为了维护邢先生的肾功能，采用激素联合巴利昔单抗进行免疫诱导、术后适当推迟 FK506 应用的免疫抑制剂方案。

肝移植术后第一天，患者仍需要 1～1.5μg/(kg・h)去甲肾上腺素维持血压在 90～100/50～45mmHg，平均动脉压 50～65mmHg，尿量 10～30ml/h，血肌酐 202μmol/L。免疫抑制剂给予甲泼尼龙 25mg 静脉注射每 6 小时 1 次，继之逐日递减剂量 20mg。患者术后 20 小时，停用去甲肾上腺素，平均动脉压保持在 65～80mmHg，尿量达到 70～120ml/h。至术后第 3 天血肌酐开始下降，术后第 5 天血肌酐 115μmol/L，实测患者体重为 61.2kg，开始加用 FK506 2mg 每 12 小时 1 次，联合 MMF 750mg 每 12 小时 1 次。

《中国肝癌肝移植临床实践指南(2014 版)》提出了肝癌肝移植受者免疫抑制剂应用的指导意见(表 5-3)。针对肝癌肝移植受者的免疫抑制剂应用，该指南特别指出，肿瘤复发风险与肿瘤生物学特征和机体免疫功能有关。如受者的免疫抑制过度，则其免疫监视功能受损，会促进肿瘤复发和转移；而免疫抑制不足则容易引发排斥反应。是否应用糖皮质激素早期撤除、免糖皮质激素或使用对肿瘤有潜在抑制作用的 mTOR 抑制剂，需要个体化考虑；但在肝癌肝移植受者术后免疫抑制剂应用中，坚持低剂量 CNIs 是一种共识。

表 5-3 肝癌肝移植受者免疫抑制剂应用的推荐意见

序号	建议	证据级别	推荐强度
1	CNI 的应用是肝移植术后肝癌复发的独立危险因素	Ⅰ	强
2	对合并肝肾综合征或肾功能不全者应避免应用 CNI，采用 IL-2 受体阻断剂、MMF 和 SRL 治疗	Ⅰ	强
3	肝癌肝移植受者，应采用低剂量 CNI 及糖皮质激素早期撤除方案	Ⅱ	强
4	肝癌肝移植受者应用 mTOR 抑制剂(SRL 为代表)可减少术后肿瘤复发和转移	Ⅱ	强
5	肝癌肝移植受者，采用无糖皮质激素免疫抑制方案	Ⅱ	弱

该病例中，邢先生从肝移植术后第 6 天起，免疫抑制剂方案为：甲泼尼龙片 8mg qd＋FK506 2mg q12h＋MMF 750mg q12h。患者 FK506 血液谷浓度稳定在 4.5～6.5ng/ml。肝功能恢复顺

利，血肌酐逐渐降至正常。术后1个月时，复查肝肾功能正常：ALT 37U/L，AST 21U/L，ALP 56.8U/L，GGT 34.3U/L，TP 70.5g/L，ALB 48.8g/L，TBIL 21.49μmol/L，DBIL 10.89μmol/L，IBIL 10.60μmol/L；BUN 4.48mmol/L，Scr 97.2μmol/L。血象正常：WBC 5.52×10^9/L，Hb 115g/L，Hct 38%，PLT 172×10^9/L。HCV-RNA＜100copies/ml。甲胎蛋白（AFP）12ng/ml。停用糖皮质激素和MMF，并将FK506更换为SRL，即采用SRL单药治疗。SRL起始剂量为2mg/d，一周后查SRL血药浓度达到9ng/ml。遂将SRL减量为1mg/d，血药浓度稳定在4.9～6.7ng/ml。

二、不同免疫抑制剂使用方案的评价及疗效的影响因素

随着免疫抑制剂种类的增加，不同组合的免疫抑制方案在不同临床情况下被应用。许多评价免疫抑制方案有效性和安全性的临床研究，将主要指标锚定急性排斥反应发生率、移植肝存活率和移植受者生存率；次要指标主要针对各类免疫抑制剂相关副作用的发生率及其对受者生存质量的影响。这些次要指标通常包括各种急慢性感染发生率、肿瘤发生率、免疫抑制剂相关的肾损伤、糖尿病、高血压和代谢综合征，骨质疏松发生率，以及对受者精神和心理的影响等。

理论上，影响免疫抑制剂疗效的因素包括以下几方面。

1. 与免疫抑制剂代谢相关的基因多态性　已知与目前常用的两种CNIs（CsA和FK506）相关的基因多态性是影响药物代谢及其血药浓度的最主要因素。

2. 患者的依从性　相关调查显示，肝移植术后患者对服用免疫抑制剂的依从性会影响其疗效，进而会威胁移植物和受者的生存。长效制剂能改善患者对免疫抑制剂的依从性。

3. 药物间或药物与食物间的相互作用　这也是影响免疫抑制剂疗效的重要因素，通过用药指导使患者了解这些相互作用，有助于提高免疫抑制剂疗效和避免药物不良反应。

4. 其他医疗干预手段对免疫抑制剂的影响　较为突出的例子是肝移植手术中用达昔单抗（赛尼哌）进行免疫诱导治疗后，免疫抑制剂的血药浓度和疗效与在肾移植术中应用时有差异。特别是在肝移植术中大量失血、大量输血或大量腹水的患者，这种差异更明显。

5. 对于CNIs类药物，移植肝功能状况对其血药浓度的影响不容忽视。

临床实践中，移植医生调整免疫抑制剂多数是由于以下情况：

1. CNIs血药浓度持续偏低时，由于担心发生排斥反应的风险而提高CNIs的应用剂量。

2. 临床出现肝功能波动，而CNIs血药浓度又恰好偏低时，移植医生多愿意提高CNIs的剂量。

3. 当患者合并感染时，CNIs的剂量需要调整。

4. 当出现CNIs相关的不良反应时。

CNIs，特别是FK506的问世，在很大程度上降低了急性排斥反应的发生率，提高了实体器官移植中移植物和受者的存活率。但是CNIs类药物不仅药动学个体差异大，同一个体的体内代谢情况也会受许多因素影响而表现出很大变化。已知CNIs类药物的代谢受肝脏和小肠细胞色素P450的影响，细胞色素P450的基因多态性是引起CNIs药动学个体差异的重要原因之一。供体肝脏来源的细胞色素P450与受者小肠（来源）的细胞色素P450及药物转运体共同作用于肝移植受者，更增加了CNIs的代谢不确定和不稳定性。所以在

为患者确定免疫抑制剂方案时，最好能获得受者CYP3A4、CYP3A5等相关药物基因组学和药物吸收代谢曲线（AUC）等更多信息，才能达到最大限度优化免疫抑制剂效果和避免其不良反应的目的。

但当临床上出现肝功能波动，伴CNIs血药浓度偏低，而这时CNIs的服用剂量又大大超出推荐剂量时，鉴别排斥反应与感染或药物相关性肝损伤有一定困难，但又十分重要。此时不应仅依据临床证据作出决策，应施行肝活检获得病理学诊断。

三、药学监护

自从开展器官移植以来，免疫抑制治疗发生了巨大变化。目前，排斥反应发生率逐渐降低，而与免疫抑制相关的并发症发生率逐渐升高，应用免疫抑制剂的长期并发症已取代排斥反应成为移植治疗的主要挑战。长期使用免疫抑制剂使移植受者发生感染和病毒相关恶性肿瘤的风险加大。研究显示，肝移植受者中80%有肾功能不全，75%有高血压，50%有高脂血症，20%～25%有糖尿病，皮肤癌发病率接近40%。虽然减少免疫抑制剂的剂量可以减少免疫抑制并发症，近年来在肝移植术后免疫耐受方面的研究也取得一些进展，但到目前为止，只有少数肝移植受者能够完全撤除免疫抑制剂。大多数受者需要持续接受免疫抑制治疗，并在部分受者存在免疫抑制治疗过度的情况。由于目前只有少数免疫抑制剂可进行治疗药物监测（therapeutic drug monitoring，TDM），并且药物临床疗效并非只与血药浓度相关，在实际临床治疗中免疫抑制剂过量或过少不可避免，且在治疗时难以发现，尤其是在CNI免疫诱导治疗和抗代谢药物综合使用增加的情况下。

各器官移植中心对于免疫抑制剂的联合给药方案、使用时间、初始剂量、调整方案、减量及撤药方式等的选择不尽相同。通常免疫抑制方案会针对移植患者的基础疾病及免疫状态，并随着移植术后的影响因素而变化。鉴于器官移植患者的个体化免疫抑制策略，以及主要的免疫抑制剂（immunosuppressive drug，ISD）大多治疗窗比较窄，安全合理用药极为重要，药师直接参与患者术后合理用药可以提高器官移植患者的健康水平。

（一）肝移植受者ISD治疗的药学监护总体目标

1. 根据肝移植受者的原发病、病理生理状态及ISD的药物特点选择个体化的给药方案并制订监护计划，减少由于药物因素造成的不良反应，使肝移植受者ISD治疗达到最优化状态。

2. 器官移植患者住院时间长，服用的药品价格昂贵，患者的经济负担较重，因此采用药品经济学的方法，设计对比不同药物治疗方案，所产生的经济效果进行比较，将最合理的方案提供给临床，从而合理分配和使用有限的医疗资源，使药物安全、有效、经济。

3. 减少或杜绝药物的不合理应用，降低药源性疾病的发生、节约药物资源，从而降低药物或其他治疗的费用、缩短住院时间，提高肝移植受者的生存质量及经济负担。

4. 根据不同种类肝移植患者的特点，如肝功能受损、肾功能受损、儿童肝移植、良性肝病肝移植、并发糖尿病肝移植患者等，制订特殊人群的药学监护路径，使药学监护的工作覆盖肝移植受者的不同人群。

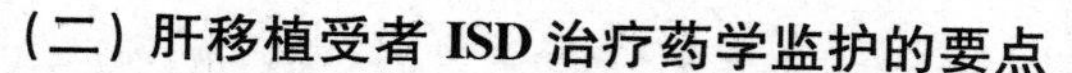

（二）肝移植受者ISD治疗药学监护的要点

1. ISD的分类及选择　目前很多中心肝脏移植标准的免疫抑制方案通常采用一种CNI联合一种脱氧核糖核酸或核糖核酸合成抑制剂类和糖皮质激素（静脉用糖皮质激素诱导和随后逐渐减量的口服激素），共有三种：

(1)CsA＋AZA＋泼尼松的三联免疫抑制方案；

(2)FK506＋MPA＋糖皮质激素；

(3)抗IL-2R抗体＋FK506＋MPA＋糖皮质激素。

数据表明，接受类似标准化免疫抑制治疗的首次抑制剂的肝脏移植物1年累计生存率为85%以上。单用激素和FK506的二联方案表现出与三联免疫抑制方案同样的疗效，但是血小板减少症和白细胞减少症发生率更低。然而，最初接受三联免疫抑制方案治疗并逐渐停药接受单一CNI治疗的患者也不少见。同种异体肝脏移植的免疫抑制治疗在最近一些年来已经有了显著变化，虽然没有很好的大宗前瞻性研究证据表明这些改变与改善治疗效果和降低毒性有相关性。目前大多数肝移植受者采用FK506替代CsA，MMF替代AZA，抗IL-2R抗体替代抗T细胞抗体治疗。

免疫抑制剂的分类及作用特点见表5-4和图5-1。

表5-4　目前常用的ISD

免疫抑制剂的分类	药品或药物名称
糖皮质激素	泼尼松、甲泼尼龙
CNIs	CsA、FK506
脱氧核糖核酸或核糖核酸合成抑制剂类	MMF及其不同剂型、咪唑立宾（mizoribine，MZR）、AZA等
mTOR抑制剂	SRL、EVR
生物制剂	兔抗人胸腺细胞免疫球蛋白（即复宁）、巴利昔单抗、马抗人胸腺免疫球蛋白、抗人T细胞CD3鼠单抗、阿仑单抗、利妥昔单抗等
二氢乳清酸脱氢酶抑制剂	来氟米特
中药及其有效成分	雷公藤多苷
新型免疫抑制剂	FTY720、FK778、FK779

ISD的选择除了根据药理作用以外，还要根据患者的原发病状态采用不同的给药方案以抑制原发病在肝移植术后的复发，尤其是乙型肝炎、丙型肝炎、肝癌等。因此在选择ISD时要兼顾这两方面的监护特点。由于本书的相关章节已经进行了详细介绍，在此不再赘述。

2. ISD的TDM

(1)需进行监测的ISD药物通常具有以下特点：①治疗窗窄，不良反应大；②个体间血药浓度变化大；③线性动力学特征；④肾功能不全患者使用经肝肾代谢、排泄的药物；⑤长期使用；⑥合并用药会影响疗效的。

(2)免疫抑制剂中需要TDM的品种见表5-5。

血药浓度的影响因素很多，主要有：服药时间与采血时间，遗传因素，药物相互作用，剂

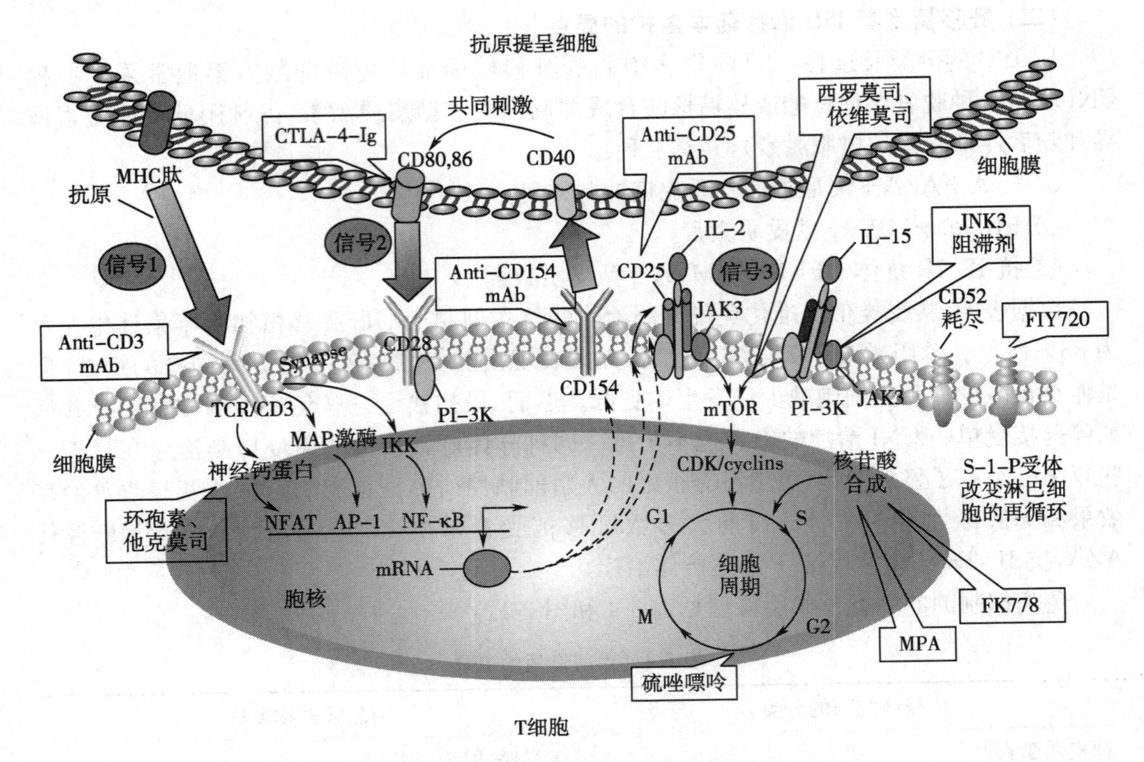

图 5-1 免疫抑制剂的分类及作用特点

注：Anti-CD154 mAb：抗 CD154 单抗；Anti-CD25 mAb：抗 CD25 单抗；Anti-CD3 mAb：抗 CD3 单抗；Anti-CD52 mAb：抗 CD52 单抗；AP-1：核转录因子激活蛋白-1；CDK/Cyclins：细胞周期蛋白依赖激酶/细胞周期蛋白；CTLA-4-Ig：细胞毒性 T 淋巴细胞相关抗原 4Ig 融合蛋白；IKK：IκB 激酶；JAK3：蛋白酪氨酸激酶 3；MAP 激酶：促分裂素原活化蛋白激酶；MHC：主要组织相容性复合体；霉酚酸：MPA；mTOR：哺乳动物雷帕霉素靶蛋白；NFAT：活化 T 细胞核因子；NF-κB：核因子 κB；PI-3K：脂酰肌醇-3 激酶；S-1-P 受体：鞘氨醇-1-磷酸盐受体

型与制剂质量，患者依从性，患者病理生理因素，如肝、肾功能不全对药物代谢的影响等。因此在对血药浓度的数据进行解读时，应由药师和临床医生配合、综合分析肝移植受者的用药及病理生理因素等方面后决定 ISD 给药方案的调整，并根据受者的状态及时调整监测频率。

3. 免疫抑制药物的个体化治疗　目前应用的 ISD 的有效血药浓度范围狭窄、药物剂量小、毒性大，有的还具有非线性药动学特性，移植受者血药浓度高低与肝、肾毒性损害和排斥反应密切相关，对 CNI 免疫抑制作用的系列研究结果提示：不同的肝移植或肾移植受者在口服相同剂量的 CsA 或 FK506 后，相同时间点监测的血药浓度差异很大，其口服药物的生物利用度差异可达 4%～89%，其口服药物生物利用度的差异与其体内代谢速度差异密切相关。针对每位器官移植受体在服用免疫抑制剂的同时进行动态的血药浓度监测具有非常重要的临床价值。坚持动态监测不同个体治疗性药物的血药浓度，计算药动学参数，结合个体药动学与药效学特征设计或调整给药方案，是器官移植受体最佳的个体化治疗合理用药的核心治疗流程。

表 5-5 免疫抑制剂中需要 TDM 的品种

项目	CNI		代谢拮抗剂	TOR 抑制剂	
药品名称	CsA	FK506	MMF	SRL	EVR
测定样本	全血	全血	血清	全血	全血
监测方式	C_0、C_2、pK	C_0、pK	$AUC_{0\sim12h}$*	C_0	C_0
有效浓度	C_0 3 个月内 350～500ng/ml；6 个月内 300～400ng/ml；1 年内 200～300ng/ml；1 年后维持 150～200ng/ml；中国人的 C_2 目标水平参考范围：0～3 个月为 1000～1500ng/ml	C_0 3 个月内 12～15ng/ml；6 个月内 10～12ng/ml；1 年内 8～10ng/ml；1 年后维持 5～8ng/ml	MPA-C_0：1～3.5ng/ml 或 $AUC_{0\text{-}12h}$<60(mg·h)/L	单药时 1～20ng/ml，联合 FK506 时 6～12ng/ml	单药：5～10ng/ml，联合 FK506 时 EVR 的 C_0 为 3～8ng/ml，FK506 的 C_0 为 3～5ng/ml
监测频度	术后早期每周 3 次，待血药浓度稳定后可以每周 1 次过度到每个月 1 次，或者必要时随时监测		可以作为术后常规监测，也可在辨别 ADR 时进行监测	前 12 周每周监测 1 次血药浓度，之后每个月监测 1 次，或者必要时随时监测	

注：* $AUC_{0\sim12h}=6.03+0.89C_1+1.94C_2+2.24C_6+4.64C_8$

已有研究认为 CYP3A5 与中国人群 CsA 服药后血药浓度相关。国外学者研究在以 CsA 为基础抗排斥药物的移植患者中发现，CYP3A4 * 22 多态性同移植肾功能延迟恢复(delayed graft function，DGF)和较差的肌酐清除相关，因而移植前对 CYP3A4 * 22 多态性基因型的测定有助于帮助临床医生对患者移植后服用 CsA 预后的判断。CNI 类药物主要是通过 CYP450 家族和药物转运体 MDR 代谢，进入移植受者体内，通过抑制 IL-2 细胞因子，而抑制 T 淋巴细胞的活化。最近研究显示位于 CYP3A4 内含子 6 的突变位点(rs35599367C>T)，在高加索人群中与 FK506 的药物浓度以及所需剂量有显著的相关性。但其在中国汉族人群中的基因分布尚需大量临床试验资料证实。对 CYP450 家族 CYP3A5 和 CYP3A4 基因在影响 FK506 药物代谢的作用显示，CYP3A5 * 3(6986A>G)基因型表达无活性 CYP3A5，无活性 CYP3A5 导致 FK506 代谢活性降低而使体内 FK506 药物浓度增高；CYP3A5 * 1/ * 3(6986A>G)能够有效地预测移植受者的药物代谢状态，携带 CYP3A5 * 3 基因型的肝移植受者较携带 CYP3A5 * 1 的受者体内 FK506 的药物浓度剂量比更高，所需 FK506 的剂量更低，而且更容易发生移植后肾损伤。

肝移植受者对于免疫抑制剂的反应个体差异性大，而且免疫抑制剂的血药浓度与免疫抑制效力之间并无线性相关性，术后免疫抑制方案的个体化调整缺乏有效的参考。量化评估肝移植受者的免疫功能是指导免疫抑制剂个体化应用的基础。如 2002 年以来，美国 FDA 批准体外检测 $CD4^+$ T 细胞活化后细胞内腺苷三磷酸(adenosine triphosphate，ATP)浓度的方法(ImmuKnow TM)，被用于移植后量化评估 $CD4^+$ T 细胞免疫功能。国外研究认为 ATP 值低于 225ng/ml 为低免疫状态，感染的风险增加，225～524ng/ml 是适合的免疫状态，高于 525ng/ml 为高免疫状态，排斥的风险增加。对于术后由于长期使用 CNI 类药物导致的慢性肾功能损害，则应根据免疫功能定量监测、并采取 CNI 类药物剂量最小化策略；对于免疫功能低下的受者，可以逐渐减少 CNI 类药物剂量，根据免疫功能的动态变化，如果出现细胞免疫功能增加，有可能出现排斥反应的趋势时，加用 MMF 或转换为 SRL；对于免疫功能正常或偏高的受者，则在逐渐减少 CNI 类药物的同时加用 MMF，或逐渐转换为 SRL，或 MMF 与 SRL 联合应用。对于 ISD 免疫抑制方面的生物标志物的研究尽管在国内外都有相应的探索，但目前尚无统一的结论。

对于 ISD 的个体化用药，除了要根据药物基因组学和药动学特点在术后不同时期选择合适的 ISD 以及给予相当的剂量以外，如果有条件还应该以患者的免疫功能作为参考制订最优化的给药方案。尽管实现供体特异性的免疫耐受是最终目标，但在 20 世纪最初的15～20 年甚至更长的时间，器官移植领域依然是以免疫抑制剂为主的时代。通过个体化可以使免疫抑制剂在疗效和毒副作用二者之间取得动态平衡，这无疑是一个巨大的挑战。

4. 药物相互作用或不良反应　由于多种药物如免疫抑制剂、抗菌药物、抗病毒药、保肝药等同时交叉使用，不可避免地会存在药物相互作用或药物不良反应。在第二章中已经有相关篇幅介绍了 ISD 的相互作用，细节就不再赘述。ISD 的相互作用主要涉及中药、西药、食物等 3 方面，有药动学方面也有药效学方面的相互作用。

(1)药动学方面的相互作用：FK506 主要从 CYP3A4 和 3A5 代谢，如果同时应用的药物是 CYP3A4 和 CYP3A5 的抑制剂或者是诱导剂时，FK506 的血药浓度会因抑制或者诱导而升高或者降低。例如从 CsA 转到用 FK506 治疗时，必须明确停药后的 CsA 血药浓度，在停止 CsA 24 小时后才可应用 FK506。因为 FK506 为强效药酶抑制剂，可抑制 CsA 代谢，会使其血药浓度升高。CsA不能与其他CNIs联合应用，否则会使CsA的半衰期延长，并因为CsA的肾毒性和经免疫抑制剂的协同作用导致肾中毒、肾损害。另外，利福平、利福喷丁等药为肝药酶诱导剂，和FK506同时应用时会导致FK506血药浓度降低而增加排斥反应的风险。

如，某患者，男，48岁，因原发性肝癌入院行原位肝移植术。术后免疫抑制治疗采用FK506 1mg每12小时1次、MMF500mg每12小时1次。3个月后出现不明原因高热、乏力，会诊后确定为血液播散型肺结核，用利福平0.45g睡前1次、异烟肼0.1g每12小时1次、链霉素0.5g每6小时1次进行抗结核治疗。药师提示利福平是肝药酶诱导剂，增加了FK506在肝P450酶的代谢，致FK506的血药浓度下降，需密切关注其血药浓度，适当增加FK506的剂量，以防因浓度过低造成急性排斥反应。因此，在合用利福平、利福平减量或中断治疗时及时根据FK506的血药浓度调整剂量，以免因FK506的血药浓度过低或过高导致排斥反应或毒性的发生。抗结核治疗1天后，FK506浓度由4.7ng/ml降至2.3ng/ml，增加FK506至3mg、每12小时1次后，血药浓度恢复至4.9 ng/ml。

(2)药效学方面的相互作用：例如与FK506有相似不良反应(如肾毒性、神经毒性)的药物和FK506合用时，会导致毒性的相加或协同。另外FK506的抑制T细胞增殖作用，可能由于相互作用被拮抗或增强。

5. 免疫抑制剂的用药教育　由于器官移植患者需终身服用某些药物，尤其是ISD的毒副作用较严重，有必要在患者用药前进行相关药品知识的宣传，对门诊及出院患者向其交代用药时间、适应证、用法用量，药物联合应用、配伍禁忌及可能的药物不良反应、药物的保管知识等。发放药品使用的说明书，并解答患者的用药疑问。在指导患者安全用药的前提下，提高患者药品使用的依从性，尽量避免患者人为因素造成用药失误(如停服药物和不合理的合并用药等)。并在患者住院期间加强药学查房，核对医嘱、对处方的合理性提出合理化建议。

四、临床案例分析

1. 病史摘要：患者李先生，19岁，体重90kg。因低热伴恶心和黄染1周就诊，入院查体：神清，精神萎靡，自动体位。全身皮肤黏膜及巩膜黄染。双肺呼吸音清，未闻及干湿性啰音。心界不大，心音有力，律齐。各瓣膜听诊区未闻及杂音。腹膨隆，无压痛、反跳痛。肝脏触诊不满意，墨菲征(—)。肠鸣音弱，腹部移动性浊音(—)。双下肢无水肿。

入院后化验检查：

肝炎病毒相关检查：血乙型肝炎表面抗原(HBsAg)阴性，乙型肝炎表面抗体(HBsAb)阴性，乙型肝炎核心抗体(HBcAb)阳性，乙型肝炎e抗原(HBeAg)阴性，乙型肝炎e抗体(HBeAb)阳性，丙型肝炎抗体阴性，甲型肝炎IgM阴性，戊型肝炎IgM阴性。HBV-DNA 3.13×10^{3}copies/ml。

肝功能：血清谷丙转氨酶(ALT)1435U/L，谷草转氨酶(AST)987U/L，碱性磷酸酶(ALP)41.2U/L，谷氨酰转肽酶(GGT)45.1U/L，血浆总蛋白78.2g/L，血白蛋白52.8g/L，血球蛋白19.4g/L，血清总胆红素(TBIL)251.90μmol/L，直接胆红素(DBIL)110.89μmol/L，间接胆红素(IBIL)141.01μmol/L，血尿素氮(BUN)10.21mmol/L，血氨103μmol/L。

肾功能：血肌酐(Scr)107.2μmol/L。

血常规：外周血白细胞(WBC)8.60×10^9/L，淋巴细胞(LY)29%，中性粒细胞(NEUT)70%，血红蛋白(Hb)158g/L，血细胞比容(HCT)43%，血小板(PLT)310×10^9/L。

凝血功能：凝血酶原时间(PT)52.00秒，INR 3.72，凝血酶原活动度(PTA)9%，部分凝血活酶时间(APTT)102.6秒，纤维蛋白原(Fbg)0.53g/L，D-二聚体2960μg/L。

血气分析显示pH 7.54，二氧化碳分压(PCO_2)37mmHg，氧分压(PO_2)96mmHg，实际碳酸氢盐(AB)27.2mmol/L，细胞外液碱剩余(BEecf)5.2mmol/L，全血碱剩余(BEb)5.6mmol/L，血乳酸(Lac)6.1mmol/L。

腹部B超提示肝脏大小正常，肝脏实质性损害。

入院诊断：暴发性乙型肝炎，急性肝衰竭。

李先生在完成肝移植手术的适应证和禁忌证评估后，被列入肝移植等待名单中，同时在ICU内接受口服乳果糖、静脉输注门冬氨酸鸟氨酸(雅博司)、多烯磷脂酰胆碱、促肝细胞生长素和人工肝支持治疗，并于入院后3天接受了肝移植治疗。

术中给予甲泼尼龙1.0g联合巴利昔单抗20mg进行免疫诱导治疗。手术过程顺利，出血量800ml，术中仅补充2000ml新鲜冷冻血浆，未输血。在确定术后免疫抑制剂方案时，考虑到患者年轻、体重偏大、自发病到接受肝移植手术的等待时间和ICU住院时间均较短、感染风险属低-中度风险、肾功能良好等情况，认为李先生肝移植术后发生排斥反应的风险可能大于其他移植受者。虽然术中采用了联合免疫诱导，术后仍采用经典免疫抑制剂方案。于术后第一天给予甲泼尼龙200mg，自术后第二天起每日递减40mg；术后24小时开始给予FK506，起始剂量2mg每12小时1次，并给予MMF750mg每12小时1次；术后第4天给予第二剂巴利昔单抗20mg。该患者术后恢复顺利，胆汁分泌量正常，一般状态迅速改善。术后第4天时患者精神很好，能经口进食，血生化检查肝、肾功能均趋于正常，FK506血药谷浓度是4.7ng/ml。

术后第5天医生查房时，发现李先生精神委靡，懒言寡语，食欲明显减退，胆汁排泌量由前一天的320ml减少到190ml，且颜色变浅。同时实验室检查示：ALT从54.4U/L升高到435U/L，AST从36.2U/L升高到629U/L，ALP从41.2U/L升高到115.7U/L，GGT从99.6U/L升高到145.1U/L，TBIL从28.5μmol/L升高到51.19μmol/L，DBIL较前升高12.50μmol/L，IBIL较前升高10.19μmol/L；BUN 16.75mmol/L，Scr 88.2μmol/L；INR1.70，PTA由54%降低至37%。上述临床表现和实验室指标提示可能发生了急性排斥反应。但在肝移植术后1周内急性排斥反应发生率较低，并且因考虑到排斥反应的风险而接受了较强的免疫抑制剂方案。于是，临床医生为李先生做了肝穿刺活检，6小时后病理科回报为中至重度急性排斥反应，Banff评分6～7分。临床医生即时给予李先生甲泼尼龙1.0g静脉注射，3天的逆转急性排斥反应冲击治疗。并在激素冲击治疗的同时加用了奥美拉唑预防消化道出血，以及广谱抗菌药物和更昔洛韦预防感染。激素冲击治疗的第二天，患者的临床情况和胆汁分泌量即得到改善，转氨酶和胆红素逐渐下降到正常范围内。临床医生在冲击治疗结束后增加FK506的剂量至4mg每12小时1次，将FK506血药谷浓度维持在8～10ng/ml。经过上述治疗，患者肝功能各项指标均恢复正常，同时患者临床情况明显改善，疲劳感消失，食欲增强，二便正常。肝移植术后25天顺利康复出院。

2. 药物治疗过程中存在的药学问题

问题一：如何确定肝移植患者FK506的初始剂量？

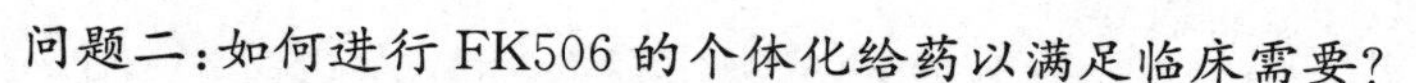

问题二：如何进行FK506的个体化给药以满足临床需要？

3. 针对药学问题的分析与解决方法

针对问题一：该患者体重90kg，肝移植术后初始剂量应该以0.7～0.8mg/(kg·d)作为起始治疗。按照此剂量计算起始剂量应该为3～3.5mg每12小时1次。本例24小时后给予第一剂的剂量为2mg每12小时1次，对于大体重患者(90kg)明显剂量过小。术后早期要求至少应该在8～10ng/ml，而目前FK506谷浓度4.7ng/ml在术后早期也有过低的风险。建议临床医生在术后早期应根据患者的体重计算后给予初始剂量，在FK506治疗药物监测下保证足够的免疫抑制强度，预防急性排斥反应的发生。

针对问题二：FDA的网站上明确了FK506的生物标志物是CYP3A5 * 3，常规的FK506在临床应用时，应在治疗药物监测的指导下将FK506稳态血药谷浓度调整至有效浓度范围之内。而目前FDA提供的信息表明通过在移植前测定CYP3A5的基因型有助于在术前掌握了FK506的代谢特征，以期在术后早期起始治疗时就选定适合的药物以及明确的剂量，以保证在1～2次内将FK506血药谷浓度调整至有效浓度范围，发挥药物最佳的疗效。

4. 药学问题解决后的临床效果：按照患者的基因型以及体重来确定初始剂量患者FK506的有效浓度达标比较快，而且几乎不需要调整给药剂量。

第三节 排斥反应治疗

除自体移植之外的任何种类与形式的组织器官移植，都会面临发生排斥反应的风险。肝脏虽然是“免疫特惠器官”，但移植肝同样可以发生各种类型的免疫排斥反应。肝移植术后的排斥反应涉及T淋巴细胞介导的细胞免疫和B淋巴细胞介导的体液免疫，其致病机制十分复杂。根据排斥反应发生的时间、机制和病理学特征，可分为超急性排斥反应(hyperacute rejection，HAR)、急性排斥反应(acute rejection，AR)、慢性排斥反应(chronic rejection，CR)。急性排斥反应是肝移植术后最多见的排斥反应，可见于肝移植术后任何时期。

一、超急性排斥反应

超急性排斥反应在肝移植术后十分罕见，多见于供受者ABO血型不相容的肝移植病例。由于受者体内预存抗体与供肝内皮细胞特异性抗原结合，进而激活补体系统，导致内皮细胞损伤、血小板黏附、聚集、肝脏微循环广泛血栓栓塞，最终导致急性移植肝功能丧失。临床表现为移植术中血流开放后，迅速出现移植肝肿胀、血流瘀滞或移植肝无血流等，病理表现为大片状缺血性坏死。

超急性排斥反应多见于肝移植术中，一旦发生很难逆转，需要再次肝移植。因此，对于ABO不相容肝移植，需要额外采取干预措施：包括血浆置换、利妥昔单抗应用、MMF和FK506术前给药、术中脾切除及术后血浆置换和抗凝治疗等，以降低发生超急性排斥反应的风险。

二、急性排斥反应

(一) 细胞排斥

1. 定义与诊断　肝移植术后的急性排斥反应通常指T细胞介导的排斥反应，报道的发生率在20%～60%。急性排斥反应可见于肝移植术后任何时段，但多发于术后3个月内，特别是术后1～3周的时段。急性排斥反应的临床表现多种多样，典型急性排斥反应的临床表现为：发热、肝区不适和疼痛、胆汁分泌减少且质地稀薄、肝功能检查可见谷氨酸氨基转移酶、门冬氨酸氨基转移酶、碱性磷酸酶、谷氨酰转肽酶等肝实质细胞和胆管细胞的脱氢酶升高、凝血异常等。但临床表现不典型者并不少见，同时需要与肝血流灌注异常、缺血再灌注性保存损伤、药物性肝损伤、各种急慢性感染等导致的肝损伤进行鉴别诊断。诊断急性排斥反应的金标准是肝活检组织的病理学诊断，国际公认的Banff标准可对排斥反应严重程度进行评分和分级。在病理分级上，依据排斥反应活性指数将急性排斥反应分为轻(Banff评分1～3分)、中(Banff评分4～6分)、重度(Banff评分7～9分)。

2. 治疗方案　大剂量糖皮质激素(通常使用甲泼尼龙)是治疗急性排斥反应的首选药物。依据对其治疗的反应，急性排斥反应又分为激素敏感型和激素抵抗型。

轻度急性排斥反应可以尝试提高CNIs的剂量及其血药浓度进行纠治，对于中度以上的排斥反应首选大剂量甲泼尼龙静脉给药，进行冲击治疗。一般使用甲泼尼龙1.0g/d，连续3天，冲击治疗后可恢复使用免疫抑制剂三联：FK506/CsA＋MMF＋激素或二联：FK506/CsA＋MMF。对于甲泼尼龙冲击治疗3天，急性排斥反应仍无逆转者，应重新进行鉴别诊断以确认是否属于激素抵抗型急性排斥反应。针对激素抵抗型急性排斥反应，可以行再一轮激素冲击治疗，或使用抗胸腺免疫球蛋白多克隆抗体、抗CD3单克隆抗体(OKT3)进行治疗。无论是使用甲泼尼龙冲击治疗，还是使用单克隆或多克隆抗体治疗，患者都将面临机体免疫功能被进一步抑制，甚至被过度抑制的风险。此时，患者感染各种机会性病原体的危险将明显增加，因此在治疗排斥反应的同时，特别是当应用大剂量甲泼尼龙或抗体类药物逆转急性抗排斥反应时，需要加强对细菌、真菌、病毒等的预防措施。

(二) 体液排斥

1. 定义与诊断　肝移植术后体液性排斥反应是指受者体内的供体特异性抗体(donor specific antibody，DSA)所介导的排斥反应，多见于ABO血型不相容肝移植。体液性排斥反应在肝移植术后发生率远低于细胞介导急性排斥反应，但随着肝移植术后时间推移，DSA检出率有增高的趋势，提示抗体介导的体液性排斥反应可能是影响肝移植远期预后的原因之一。体液性排斥反应的临床表现与细胞性急性排斥反应相似，在导致移植肝功能受损的同时，在受体的外周血中可检测到DSA存在，或者群体反应性抗体(panel reactive antibody，PRA)阳性。明确诊断则需要在肝活检的组织病理学上观察到其特异性表现。随着DSA检测技术的进步，DSA在肝移植远期对移植肝存活的影响也渐受关注，并有待明确。

2. 治疗方案　体液性排斥反应尚无明确有效的、统一的治疗策略，主要是对于ABO血型不相容肝移植受者，在肝移植术前采用脱敏治疗措施，最大限度预防体液性排斥反应的发生。这些预防干预措施包括术前使用利妥昔单抗清除记忆B细胞，术前开始服用MMF和FK506，术前采用血浆置换和双重血浆吸附清除抗体，术中行脾切除，术后应用大剂量静脉丙种球蛋白0.4～0.6g/(kg·d),及根据受者血清中ABO抗体滴度继续行血浆置换术,进一步清除血浆中的抗体等。

对于肝移植术后远期检出高滴度的DSA,同时患者伴移植肝功能受损时,可考虑应用硼替佐米治疗,但其临床疗效尚无定论。

(三)急性排斥反应的药学监护

1. 总体药学监护目标　保证足够的免疫抑制强度,消除各种导致免疫制剂强度减退的因素,预防急性排斥反应的发生。如果发生急性排斥反应根据病变程度不同,通过调整基础免疫抑制剂的强度或静脉应用糖皮质激素,及时控制并治疗急性排斥反应。

2. 药学监护要点

(1)消除各种导致免疫抑制强度减退的因素,及时进行ISD的TDM保证足够的免疫抑制强度,预防急性排斥反应的发生。例如胆道外引流导致的全血CsA浓度下降;腹泻导致的CNIs浓度下降;服用可诱导CYP450的药物或某些食物导致的CNIs浓度下降等。在无皮质激素的免疫抑制方案中,避免血FK506或CsA药物浓度过低,并保持在有效药物浓度范围内,是避免发生急性排斥反应的关键,当发生轻度排斥反应时,要早发现、早诊断,及时追加FK506或CsA、MMF的用量是有效逆转急性的重要手段。因此,在患者存在上述情况时,要高度警惕,尽快去除诱因并确保满意的免疫抑制强度。

(2)患者持续教育保证服药的依从性:肝脏属于实体器官移植中的"免疫特惠器官",这表现在肝移植术后患者很少发生严重的急性排斥反应,而且即使发生了急性排斥反应,经及时治疗后也可完全逆转。然而,由于患者的依从性不佳,未按时随访,甚至自行减药和停药,极易发生急性排斥反应。例如3例肝移植术后患者自行停药致急性排斥反应,均因自行停止服用免疫抑制剂出现肝功能异常而入院治疗,停药18～42天,经肝穿刺组织病理学结果明确均为急性细胞性排斥反应。给予恢复使用免疫抑制剂的同时采用肾糖皮质激素冲击治疗或兔抗人胸腺细胞免疫球蛋白治疗后改小剂量激素维持。2例患者经治疗后好转,另1例经抢救后无效死亡。药师和医师要对随访患者加强宣传教育,提高患者的服药依从性,严禁患者自行停药,以免引起严重急性排斥反应导致移植物功能丧失。在减药期间,一旦发现肝功能异常,应立即恢复使用免疫抑制剂同时采用激素冲击或抗体治疗,并行肝穿刺明确病变性质。

(3)预防性的给予抗菌药物避免并发症的出现:轻度排斥反应则给予调节免疫抑制药物,并监测患者肝功能变化,如无效则给予激素冲击治疗。如排斥反应为中度或重度,则给予激素冲击治疗。在行冲击治疗的同时,应预防性应用抗菌药物治疗,以防止机会性致病菌的感染。

(4)体液性排斥反应的治疗要点:肝脏移植术后排斥反应的首选治疗方式为激素冲击治疗。研究表明体液性排斥反应病例激素冲击治疗有效率(29.4%)明显低于细胞性排斥反应病例(87.5%)。根据临床治疗经验,激素冲击无效时给予ATG或SRL治疗,排斥反应往往得以抑制。

三、慢性排异反应

慢性排异反应是肝移植术后移植肝功能丧失的常见原因之一,其发生机制尚不明确。可见于移植术后数个月至数年间。在病理上,早期可见以$CD8^+$ T淋巴细胞为主的细胞浸润，晚期可见血管内膜增厚、肝动脉完全或不完全闭塞、胆管上皮缺血性坏死，最终表现为小胆道消失。慢性排异反应的临床表现为渐进性胆红素升高，但缺乏特异性。受诊断时间和水平影响，其发生率差别很大，约为5%～20%。

已知反复发生急性排异反应、对服用免疫抑制剂依从性差等是发生慢性排异反应的高危因素。对早期获得诊断者，可尝试提高FK506、MMF的剂量和血药浓度；应用以CsA为基础的免疫抑制剂方案者，可尝试替换为以FK506为基础的免疫抑制剂方案。但总体而言，慢性排异反应对免疫抑制剂治疗的反应不佳。对于慢性排异反应导致移植肝失功者，再次肝移植是唯一的救治方法。

四、临床案例分析

肝移植术后排异反应类型中，超急性排异反应通常导致不可逆的移植物功能丧失，往往在术中或术后几天内就不得不行移植肝切除及再肝移植。临床常见的排异反应治疗主要是针对细胞介导的急性排异反应。慢性排异反应的发生机制不明，也无有效的治疗方法。

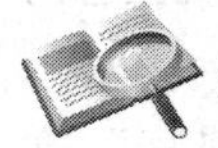

案例一

1. 病史摘要：苏先生，36岁，患乙型肝炎肝硬化2年，未予特殊治疗。患者能够正常工作和生活，无消化道出血和肝性脑病史。半年前查体时在腹部超声影像上发现肝右叶一10mm×8mm孤立的低回声病灶，超声和CT诊断肝硬化合并"小肝癌"(Milan'criterion)。经评估肝移植适应证适应证后，苏先生被纳入肝移植等待名单，并入院接受术前检查。

入院查体：体温36.6℃，呼吸16次/分，心率72次/分，血压125/75mmHg。神清，自主体位，营养中等。全身皮肤巩膜无黄染。全身表浅淋巴结无肿大。腹软，无压痛，肝脾未触及，肠鸣音存在，移动性浊音阴性。四肢活动自如，双下肢无指凹性水肿。

检查：血常规、肝肾功能、凝血功能均正常。甲胎蛋白70ng/ml。乙肝两对半：HBsAg(+)，HBcAb(+)，HBeAb(+)。

苏先生在入院40天后接受了肝移植手术。因患者年轻，术前营养状况和肝外其他器官功能较好，手术采用经典非转流术式，采用激素联合巴利昔单抗的免疫抑制剂诱导方案。

手术中，患者病肝被完整切除，生命体征和内环境均平稳。但当移植肝血流开放后，移植肝脏肿胀，坚韧。同时患者出现循环不稳定、血乳酸升高、尿量减少、术野广泛渗血。血压在肾上腺素和去甲肾上腺素维持下，平均动脉压50～60mmHg，心率120～156次/分。血生化检查谷丙转氨酶477.8U/L升高至1796.4U/L，谷草转氨酶537.6U/L升高至2131.2U/L，血肌酐由89.4μmol/L升高至159.1μmol/L，凝血酶原时间由19.6秒延长至35.4秒，INR 1.78升高至3.79，血乳酸15.6mmol/L。移植肝快速活检病理结果提示：肝窦可见广泛充血和大量中性粒细胞聚集，肝细胞弥漫性水样变性伴多发灶性坏死。临床疑诊为超急性排异反应导致移植肝失功。立即切除移植肝，同时建立临时性门静脉-腔静脉分流，同时行分子吸附再循环系统(molecular adsorbents recirculating system，MARS)支持治疗。MARS支持无肝期治疗前后化验指标见表5-6，幸运的是苏先生在26小时后，再次得到供肝，并完成了再次肝移植。

表 5-6 MARS 支持无肝期治疗前后血化验指标

项目	MARS 前	MARS 后
乳酸(mmol/L)	>15	>15
血氨(mmol/L)	37	33
谷丙转氨酶(U/L)	1000	741
谷草转氨酶(U/L)	816	654
总胆红素(μmol/L)	73.7	37.6
直接胆红素(μmol/L)	15.8	27.2
尿素氮(mmol/L)	4.6	3
血肌酐(μmol/L)	146	136
凝血酶原时间(秒)	15.2	13
INR	1.27	1.05
平均压(mmHg)	45	80
血氧饱和度(%)	53	65

苏先生术后采用标准的甲泼尼龙＋FK506＋MMF 的免疫抑制剂方案，FK506 血药谷浓度维持在 8～10ng/ml 之间。术后一周时，苏先生的肝功能各项指标已恢复正常，身体恢复顺利，饮食睡眠均无异常，术后 1 个月痊愈出院，并于术后 3 个月时重返工作岗位。

2. 药物治疗过程中存在的药学问题：肝癌患者术后最适宜采用的免疫抑制方案？

3. 针对药学问题的分析与解决方法：目前肝癌患者肝移植后常用的免疫抑制方案是 FK506 或 CsA＋MMF＋皮质激素。许多移植中心已尝试简化和减少 CNIs 的使用，应用无皮质激素或早期皮质激素撤离方案，应用抗 IL-2 单克隆抗体诱导治疗，是目前肝癌患者肝移植后免疫抑制治疗的趋势。

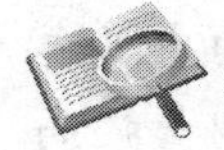

案例二

1. 病史摘要：患儿王某，11 岁。8 岁时在当地儿童医院被诊断患有肝豆状核变性。此次因出现肝硬化、脾功能亢进、肝功能失代偿、肝肺综合征，为行肝移植治疗入院。

入院查体：体重 32kg，身高 156cm，血压 110/60mmHg，心率 100 次/分，呼吸 26 次/分。神志清楚，反应迟钝，动作僵硬，慢性病容，营养不良，口唇发绀，皮肤巩膜黄染。杵状指趾。颈软无抵抗，肝颈征阴性，全身表浅淋巴结无肿大。胸廓对称，双肺呼吸音清，未闻及干湿性啰音。心浊音界无扩大，肺动脉瓣第二音亢进，各瓣膜听诊区未闻及杂音。腹平软，无压痛及反跳痛。肝于肋缘下 1cm 可触及，质地中等，无压痛。脾于肋缘下 3cm 可触及，质硬，轻压痛。肠鸣音存在，移动性浊音阴性。四肢活动自如，双下肢无水肿。

辅助检查：

肝功能：谷丙转氨酶 566.8U/L，谷草转氨酶 381.5U/L，碱性磷酸酶 131.7U/L，谷氨酰转肽酶 58.1U/L，乳酸脱氢酶 160U/L，血总蛋白 54.5g/L，白蛋白 32.2g/L，球蛋白 22.3g/L，总胆红素 210.6μmol/L，直接胆红素 129.17μmol/L，间接胆红素 81.43μmol/L，血氨

39μmol/L;

凝血功能:INR 1.77,凝血酶原活动度25%,部分凝血活酶时间36.5秒,纤维蛋白原1.09g/L;

血常规:白细胞1.86×10^{9}/L,血红蛋白110g/L,血细胞比容38%,血小板16×10^{9}/L。

肝炎病毒相关检查:乙型肝炎表面抗原(HBsAg)阴性,乙型肝炎表面抗体(HBsAb)阳性,乙型肝炎核心抗体(HBcAb)阴性,乙型肝炎e抗原(HBeAg)阴性,乙型肝炎e抗体(HBeAb)阴性,丙型肝炎抗体阴性,其他嗜肝病毒抗体检测均阴性。

血气分析显示pH7.32,二氧化碳分压32mmHg,氧分压56mmHg,实际碳酸氢盐24.2mmol/L,细胞外液碱剩余-3.5mmol/L,全血碱剩余-4.5mmol/L,血乳酸1.7mmol/L。

影像学:肺部核素扫描显示肺内分流量为28%。腹部超声:肝硬化。

患儿在入院接受肝移植评估检查和支持治疗后的第五天接受了肝移植术。手术中采用甲泼尼龙1g+巴利昔单抗20mg的免疫抑制剂诱导方案,手术过程顺利。术后血氧饱和度维持在88%~90%,顺利脱离机械通气支持,并拔除气管插管。术后免疫抑制剂方案采用标准的甲泼尼龙+FK506+MMF治疗。肝移植术后第一天,胆汁分泌量即达到270ml,血生化检查谷丙转氨酶65.1U/L,谷草转氨酶20.3U/L,碱性磷酸酶102.6U/L,谷氨酰转肽酶68.4U/L,血清总胆红素22.7μmol/L,直接胆红素19.17μmol/L,肾功能指标正常。凝血指标迅速恢复,凝血酶原活动度65%。血常规白细胞2.3×10^{9}/L,血红蛋白87g/L,血小板76×10^{9}/L,因白细胞和血小板较低,术后第2天停用MMF治疗。服用FK506 2mg每12小时1次。情况下,其FK506血药谷浓度在4.8~6.1ng/ml。术后20天时,无明显诱因,血生化化验发现肝脏酶学和胆红素同步升高,谷丙转氨酶122U/L,谷草转氨酶120.3U/L,碱性磷酸酶159.3U/L,谷氨酰转肽酶170U/L,血清总胆红素20.4μmol/L,同时伴有凝血酶原活动度下降(33%)。超声检查显示移植肝血流正常。

由于患儿肝移植术后FK506血药谷浓度偏低,(正常情况下术后3个月内,FK506血药谷浓度应维持10~15ng/ml),同时因术后早期仍存在脾功能亢进,外周血白细胞和血小板均偏低,而停用MMF治疗,致使患儿在肝移植术后早期阶段,免疫抑制剂使用强度较弱。临床不能除外急性排斥反应,行移植肝穿刺活检。肝穿病理回报Banff评分5分的中度急性排斥反应。立即给予甲泼尼龙10mg/kg冲击治疗3天,激素治疗后将FK506剂量提高至2.5mg每12小时1次,使FK506血药谷浓度维持在10ng/ml以上。在激素治疗后,患者肝脏酶学和血胆红素虽逐渐下降,但未完全恢复正常。血生化检查谷丙转氨酶58U/L,谷草转氨酶60U/L,碱性磷酸酶167U/L,谷氨酰转肽酶92U/L,总胆红素28μmol/L。凝血酶原活动度由33%上升到56%。在激素冲击治疗结束后第3天,患者出现发热,体温波动在38.8~40℃,同时伴下颌、耳后淋巴结肿大,有触痛。予以留取外周血培养、病毒血清学和病毒PCR检测,结果回报外周血培养(—),EBV-DNA 3×10^{4}copies/ml,CMV-DNA<400copies/ml。外周血白细胞2.25×10^{9}/L,血红蛋白78g/L,血细胞比容30%,血小板12×10^{9}/L。血气分析显示pH7.33,二氧化碳分压28mmHg,氧分压53mmHg,实际碳酸氢盐22.4mmol/L,细胞外液碱剩余-2.5mmol/L,全血碱剩余-3.5mmol/L,血乳酸0.9mmol/L。临床诊断为急性EB病毒感染。

肝移植术后经历激素冲击治疗后,容易发生CMV等病毒和其他机会性病原微生物感染。患儿在刚刚经历使用糖皮质激素冲击逆转排斥反应的治疗,并同时提高了FK506血药

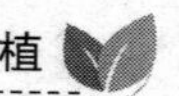

谷浓度水平后出现发热等感染的临床征象，外周血EBV病毒检测呈阳性，CMV病毒阴性。因此，暂停了口服甲泼尼龙(8mg/d)，并将FK506用量由6mg/d减量至4mg/d，将FK506血药谷浓度维持在8～10ng/ml。同时使用更昔洛韦250mg/d预防CMV感染。在调整与治疗2周后，患儿体温逐渐下降至正常，下颌等部位表浅淋巴结肿大消退，血常规和血清肝功能指标恢复到正常。最终痊愈出院。

2. 药物治疗过程中存在的药学问题

问题一：FK506的剂量与其血药浓度之间的关系，存在很大的个体间差异，同时在个体内，伴随个体的肝功能、胃肠功能等变化也会出现波动。如何指导临床医师监测和减少FK506血药浓度波动?

问题二：激素冲击治疗是肝移植术后病毒感染的危险因素之一，该例患者在激素冲击治疗并提高了FK506血药浓度后，出现了活动性的EB病毒感染。此时如何指导临床用药?

3. 针对药学问题的分析与解决方法

针对问题一：该患者年龄为11岁，按照WHO对年龄的分类尚属于儿童。儿童由于其特殊的代谢特点，口服FK506时需要较成人更高的剂量。有研究表明肝移植术后儿童组平均给药剂量为(0.22±0.23)mg/(kg·d)，少年组(0.13±0.06)mg/(kg·d)，成人组(0.07±0.02)mg/(kg·d)。因此建议该患者的初始剂量3mg每12小时1次。在术后早期应维持较高的血药浓度以避免急性排斥反应的发生。另外，条件允许的情况下应在术前对该患者进行基因检测，预先判断患者的FK506的代谢类型指导初始给药的剂量。

给予初始剂量后，由于FK506主要在肝脏代谢，轻微和中度肝功能不全对FK506的代谢有轻微影响，但中度肝功能不全时FK506的代谢会严重受阻，使FK506的血药浓度持续升高。因此需要持续监测患者的肝功能状态，及时调整FK506的用量。

针对药学问题二：发现肝移植术后的EB病毒感染，大多采取逐步降低免疫抑制剂，即在2周内将免疫抑制剂剂量降低到不引起排斥的最低值。美国的研究表明免疫抑制剂减量可以使31%患者得到控制，Malatack等提出的减量方法：淋巴结病的病例减少50%，淋巴瘤或播散型的肝移植术后淋巴组织增生性疾病完全停药，因有可能引起排斥，必须密切观察患者。考虑患者存在CMV感染的高危因素，给予更昔洛韦250mg每天1次预防性抗病毒治疗，并密切监测血象和FK506的血药浓度。

4. 药学问题解决后的临床效果：该例患者及时将FK506的血药浓度调整在有效范围内，并及时给予抗病毒治疗，患者的急性排斥反应及EB病毒感染均得到了有效的控制。

第四节　药物性移植肝损伤

一、常见肝毒性药物

药物性肝损害是指由于药物和(或)其代谢产物引起的肝脏损害。可以发生在以往没有肝病史的健康者或原来就有严重疾病的患者。目前至少有600多种药物可引起药物性肝损害，其表现与人类各种肝病的表现相同，可以表现为肝细胞坏死、胆汁淤积、细胞内微脂滴沉积或慢性肝炎，肝硬化等。常见的有以下几类：抗菌药类、解热镇痛药、抗结核药、抗肿瘤药、中枢神经系统药、抗凝血药、激素类、心血管药、中药等，有报道引起药物性肝损害的前3位依次为中草药、抗肿瘤药、抗菌药，目前抗菌药由于使用频率增加，其引起药物性肝病的发病率有逐年增加趋势。

（一）易引起药物性肝损害的抗菌药物

1. 大环内酯类　红霉素内酯酸十二烷基硫酸盐可引起胆汁淤积性肝炎，但类似毒性在所有红霉素酯类药物和克拉霉素等大环内酯类药物中并不多见。发病多在用药后1～4周，初起时多表现为发热、恶心、呕吐、腹痛等消化道症状，上腹或右上腹痛较明显，可类似于急性胆囊炎。血清转氨酶及ALP均升高，并可出现高胆红素血症，以直接胆红素升高为主，并可有外周血嗜酸性粒细胞增多，提示为过敏所致的肝损害。肝组织活检可见肝内于单核门脉区炎症细胞浸润，伴有大量嗜酸性粒细胞浸润。克拉霉素、阿奇霉素、罗红霉素等也曾报道与淤胆症或混合的肝细胞淤胆性损害有关。

2. 抗真菌药物　咪唑类抗真菌药物如酮康唑、氟康唑、伊曲康唑、伏立康唑有导致肝功能异常、中毒性肝炎、肝衰竭等症状的报道。

3. 四环素类　四环素是已知的引起严重性微泡性脂肪肝的代表药物，早期发现常发生于静脉注射大剂量四环素的孕妇，后来发现成年男性和小儿均可发病。发病的共同特征是剂量大于1.5g/d，静脉途径给药，血药浓度较高。剂量低于1.0g/d，口服给药时较少发生，但伴有肾脏疾病者例外。发病多于初始用药的4～10天，多出现明显恶心、呕吐、常见腹痛，继之出现黄疸，黄疸多不深，但却出现严重的全身症状，如低血压、休克、低血糖症、高氮质血症、代谢性酸中毒、出血倾向、并迅速进展至肝性脑病。血清胆红素及AST呈轻至中度升高，血白细胞增加，可伴有高淀粉酶血症，组织学检查具有微泡性脂肪肝特点。

4. 磺胺类　磺胺类药物可引起急性和慢性肝炎、胆汁淤积、肝脏肉芽肿或混合反应类型，但较少引起暴发性衰竭，包括磺胺甲噁唑、柳氮磺吡啶等药物。大多病例开始用药后5～14天内发病，亦有延至数个月以后发病者，开始时有发热、关节痛、皮疹及嗜酸性粒细胞增多，并出现混合性肝损害表现，一般于发热开始后出现黄疸，血清转氨酶及ALP均升高。

5. 喹诺酮类　喹诺酮类药物很少引起严重的肝损害，所报道病例显示，临床主要表现为胆汁淤积症。常于用药后3～12天发生。环丙沙星、诺氟沙星、氧氟沙星等都有类似报道，曲伐沙星因频发重症肝损害而被终止销售。也有些制剂可引起肝细胞损伤，环丙沙星、氧氟沙星可引起急性肝衰竭，诺氟沙星可引起坏死性肉芽肿性肝炎。

6. β-内酰胺类　在头孢菌素类抗菌药使用过程中，比较容易见到的是轻度或一过性转氨酶水平升高，较少发生临床上有问题的肝损伤。肝损伤的病理类型以肝细胞损伤型或混合型居多，也有胆汁淤积型，极少数可因发生急性肝衰竭而死亡。发病机制多与过敏反应有关。

7. 抗结核药物　利福平常规剂量下，利福平的不良反应的发生率不到4%。对肝脏的不良反应为一过性转氨酶升高，出现黄疸，可引起急性坏死性肝炎。吡嗪酰胺的肝毒性与剂量、疗程有关，用量大、疗程长时不良反应较多见，表现为肝大、压痛、转氨酶升高，偶可因肝坏死而造成死亡。异烟肼在常规剂量下很少发生不良反应，肝脏损害的表现为：转氨酶升高、黄疸等，引起黄疸的发生率0.1%～1%。

（二）非甾体抗炎镇痛药引起的药物性肝损害

非甾体抗炎镇痛药（non-steroidal anti-inflammatory drugs，NSAIDs）的代表药物有阿司匹林、吲哚美辛、舒林酸、布洛芬、双氯芬酸钠、尼美舒利、美洛昔康等。

非甾体抗炎药物引起的药物性肝损害的临床表现程度不一，从轻度肝酶升高到严重的肝细胞坏死。几乎所有的NSAIDs均可引起轻度血清氨基转移酶升高，但是有明显临床症状的肝损害非常少见。

急性肝损伤表现，以乏力、食欲下降、恶心、黄疸为主；肝管损伤者，以明显黄疸、瘙痒为主，生化改变与急性病毒性肝炎相似，ALT、AST升高可达数倍至数十倍。

一般情况下，轻度损害可无或仅有轻微不适，如无力、厌油、食欲缺乏或转氨酶轻度升高；中度损害可表现为腹胀、失眠、低热、肝区疼痛、皮肤明显发黄、尿黄、巩膜黄染等；严重时可有腹水、下肢水肿、出血的可能，甚至昏迷，病死率达10%～15%。有的仅表现为明显黄疸、皮肤黄染、尿黄、反复损伤可致肝硬化，甚至发生肝癌。

NSAIDs引起肝损害的诊断主要依据相关服药史、临床表现、血象、肝组织术活检，以及停药后的反应并排除其他病因，特别应注意投药剂量、疗程、有无合并其他肝外表现。

（三）激素类引起的药物性肝病

1. 甲状腺素　甲状腺素导致肝损害的临床表现多轻微，如厌油、食欲缺乏、腹泻、乏力等消化系统症状，严重时可出现黄疸、肝脾大及肝功能异常。

2. 肾上腺皮质激素　肾上腺皮质激素导致的药物性脂肪肝属于慢性药物性肝损伤，临床表现较隐匿。起病缓慢，偶有急性发作，主要症状为乏力、厌食、肝区痛、上腹部不适等，体征有肝大、鹅掌，还可伴肝外表现。肝外表现包括全身及肝脏外器官受累的表现。全身症状以过敏反应常见，可有发热、皮疹和嗜酸性粒细胞增多；某些情况下，可伴有淋巴结肿大、淋巴细胞增多和外周血中出现异形淋巴细胞，肝外脏器受累可见于骨髓、肾、肺、皮肤等。

诊断药物性肝损害时服药史十分重要。病理学检查是诊断的“金标准”，特别是在与其他病毒性肝损害的鉴别诊断中有着极为重要的地位。肾上腺皮质激素引起的脂肪肝以巨泡性多见。

（四）HMG-CoA还原酶抑制剂

他汀类血脂调节药如洛伐他汀、辛伐他汀、氟伐他汀、普伐他汀、阿托伐他汀等都能导致肝功能异常或肝炎，有的说明书中已经载入。

（五）镇静催眠药

镇静催眠药也可引起药物性肝损害，目前常用的镇静催眠药物包括：苯二氮䓬类、巴比妥类等，其中以苯二氮䓬类最为常用。

镇静催眠药肝损害的临床表现为单纯淤胆型和淤胆伴炎症型。

（六）抗心律失常药

胺碘酮最严重的不良反应是肺损伤，许多其他器官也是受累的靶器官，其中肝脏是胺碘酮损害的重要器官之一。在肝脏损害中，轻度生化异常发生率很高，磷脂沉积症发生率也很高，而和酒精性肝病相似的慢性肝病的发生率却较低，少数急性肝病表现似“肝炎”，或可具有瑞士综合征或胆汁淤积症的特征。临床表现的慢性肝病特征包括肝大、乏力和食欲减退，伴或不伴有体重减轻、水肿和神经病变。

普鲁卡因胺引起肝损害的主要表现有转氨酶升高和淤胆性表现，肝活检病理可见到肉芽肿。

美西律使用后可引起转氨酶升高。极少数患者使用普罗帕酮后可引起淤胆型不良反应。

（七）抗肿瘤药

抗肿瘤药物可引起急性和慢性肝损害，但诊断较困难，一般符合以下条件时认为药物性肝损害的可能性较大：化疗前无肝脏基础病，化疗后出现临床症状或血生化异常，停药后肝损害改善，再次用药后肝损害出现更加迅速和严重。

（八）中药

中药成分比较复杂，归纳起来，中药致肝损害与下列成分有关：生物碱类，如野百合等；皂苷类，如三七；萜与内酯类，如川楝子；蛋白质类，如苍耳子；鞣质类，如五倍子；多肽类，如毒蕈伞。

中药导致肝病的临床表现如下。

1. 急性肝损伤　临床症状为乏力、恶心、食欲缺乏、腹胀、黄疸、肝区不适等，少数患者可出现皮疹，这可能与药物引起的过敏反应有关。该反应特征为发热、出疹、皮肤瘙痒、嗜酸性粒细胞增多。黄疸的出现代表肝损伤明显或出现了肝内胆汁淤积，严重者出现肝性脑病、消化道出现或伴有肾衰竭甚至死亡。

2. 慢性肝损害　临床表现为食欲缺乏、乏力，肝硬化患者可出现消瘦、腹泻、消化道出血等。体征可有巩膜皮肤黄染、腹水、肝脾大或伴有压痛等。一般来说，慢性肝损伤多为长期用药引起的药物毒性蓄积所造成。

二、临床特点与诊断

由于肝移植术后患者通常需要同时应用多种药物，包括免疫抑制剂、抗菌药物、抗病毒药物及各种营养制剂等，诸多药物需要经肝脏代谢。同时，移植肝脏可能正在经历缺血再灌注损伤、保存损伤、感染、应激等不稳定状态，极易发生药物相关的肝损伤。但在临床上，由于众多因素混杂存在，作出药物相关肝损伤的诊断，特别是要识别出“肇事药物”是很困难的。而停止使用“肇事药物”又是治疗和逆转药物相关肝损伤的决定性要素，这使得药物相关性肝损害的诊断颇具挑战性。

药物相关性肝损伤在临床症状和体征方面的表现多是非特异的。当前，药物性肝损伤仍属排他性诊断，明确诊断往往具有挑战性。首先要确认存在肝损伤，其次再应用因果关系评估法来排除其他原因引起的肝损伤，从而将肝损伤病因归于可疑药物。诊断要点集中在以下几方面。

1. 其他肝损伤病因的排除　药物性肝损伤发病时间差异很大，短则数天，长则数个月甚至1年以上。临床表现与用药的关联常较隐蔽，且缺乏特异性诊断标志物，因此目前临床诊断主要依靠排除法，即排除急性病毒性肝炎、慢性乙型肝炎、非酒精性脂肪性肝病（nonalcoholic fatty liver disease，NAFLD）、酒精性脂肪性肝病（alcoholic fatty liver disease，AFLD）及其他遗传代谢性原因等引起的肝损伤，并对可能存在的与自身免疫相关的肝损伤进行仔细分析，以判断其与可疑药物的关联。

2. 有基础肝病时药物性肝损伤的判断　当确有基础肝病存在时，叠加的药物性肝损伤易被误认为原有肝病的发作或加重。有研究认为，发生在已有肝病基础上的药物性肝损伤发病率和严重程度均可能被低估。

3. 多种原因并存时药物性肝损伤的判断　当有多种病因存在时，更难以明确诊断药物性肝损伤。

4. 国际严重不良反应协会(International serious adverse events consortium,iSAEC)的药物性肝损伤生化学判断标准　鉴于部分患者表现为药物性自限性轻度肝损伤,此后可自行完全恢复。为避免不必要的停药,iSAEC于2011年将药物性肝损伤的生化学判断标准调整为出现以下任一情况:①ALT≥5ULN;②ALP≥2ULN,特别是伴有5'-核苷酸酶或GGT升高且排除骨病引起的ALP升高;③ALT≥3ULN且TBIL≥2ULN。需注意,此非药物性肝损伤的临床诊断标准,主要对治疗决策更具参考意义。

5. 肝活检的时机　下列情况应该考虑肝组织活检:①经临床和实验室检查仍不能确诊药物性肝损伤,尤其是自身免疫性肝炎(autoimmune hepatitis,AIH)仍不能排除时;②停用可疑药物后,肝脏生化指标仍持续上升或出现肝功能恶化的其他征象;③停用可疑药物1~3个月,肝脏生化指标未降至峰值的50%或更低;④怀疑慢性药物性肝损伤或伴有其他慢性肝病时;⑤长期使用某些可能导致肝纤维化的药物,如甲氨蝶呤等。

三、治疗与预防

停用"肇事药物"是治疗药物相关肝损害的首要措施,多数轻度药物性肝损伤能短期内恢复,但如果是用于治疗基础疾病时的致肝损害药物则不能停用,甚至用其他药物代替时需权衡利弊。如果是A型不良反应可通过减少药物剂量、改变药物的用法等,达到既能有效控制原有基础疾病、又尽可能降低肝损伤程度的目的。

同时促进体内药物的清除、选择非特异性和特异性的解毒剂是药物性肝损伤治疗的主要手段。给予对乙酰氨基酚过量的患者,N-乙酰半胱氨酸可解毒已形成的反应性代谢物,早期给药可获较好效果。

可根据病情,予以保肝药物治疗,临床常用药物包括:丁二磺酸腺苷蛋氨酸、多烯磷脂酰胆碱、水飞蓟宾、还原型谷胱甘肽、异甘草酸镁等。必要时需要进行血液净化以辅助毒物排泄和支持肝功能。少数病例会发生移植肝衰竭而需要再移植。

CNIs是肝移植术后发生药物性肝损害的可疑药物之一,一般此类药物的肝毒性与其血药浓度过高相关,应注意监测此类药物的血药浓度。但关于此类药物的适宜血药浓度存在一定的个体差异,当考虑CNIs所致药物性肝损害时,还需要兼顾发生急性排斥反应的风险。

四、临床案例分析

1. 病史摘要:郑女士,34岁,体重58kg。因患有"肾盂肾炎",近5年来一直服用中药治疗。一周前自觉乏力、食欲缺乏,间断出现记忆力减退和定向力缺失,同时家人发现其皮肤巩膜黄染。入院查体:昏睡状态,压眶刺激有反应,双侧瞳孔对光反应(+)。全身皮肤巩膜黄染,颈软无抵抗。胸廓对称,双肺呼吸音清,未闻及干湿性啰音。心音规则有力,各瓣膜听诊区未闻及杂音。腹膨隆,无压痛及反跳痛,叩诊呈鼓音。肝脾触诊不满意,肠鸣音弱,移动性浊音(-),双下肢无水肿。四肢肌张力弱,生理反射及病理反射均未引出。昏睡状态,压眶刺激有反应。

辅助检查:

肝功能:血清谷丙转氨酶(ALT)872U/L,谷草转氨酶(AST)2620U/L,碱性磷酸酶(ALP)70.6U/L,谷氨酰转肽酶(GGT)53.9U/L,乳酸脱氢酶(LDH)2360.1U/L,肌酸激酶

(CK)233.4U/L,羟丁酸脱氢酶772.3U/L,血总蛋白64.5g/L,血白蛋白32.5g/L,血球蛋白32g/L,血清总胆红素(TBIL)110μmol/L,直接胆红素29.17μmol/L,间接胆红素80.83μmol/L;

肾功能:血尿素氮(BUN)17.94mmol/L,血肌酐(Scr)110.7μmol/L;

血清电解质:血清钠152.9mmol/L,血清钾3.36mmol/L,血氯化物121.0mmol/L;

凝血功能:凝血酶原时间73.7秒,INR5.20,凝血酶原活动度17%,部分凝血活酶时间66.5秒,纤维蛋白原1.09g/L,血氨239μmol/L;

血常规:外周血白细胞7.56×10^9/L,血红蛋白69g/L,血细胞比容(HCT)22%,血小板35×10^9/L。

肝炎病毒相关检查:乙型肝炎表面抗原(HBsAg)阴性,乙型肝炎表面抗体(HBsAb)阳性,乙型肝炎核心抗体(HBcAb)阴性,乙型肝炎e抗原(HBeAg)阴性,乙型肝炎e抗体(HBeAb)阴性,丙型肝炎抗体阴性,其他嗜肝病毒抗体检测均阴性;

尿常规:尿比重1.015,尿蛋白(++),尿白细胞(-),尿红细胞(-),尿胆红素(-)。

腹部超声回报:肝脏大小及形态正常,回声稍降低。

腹部CT回报:轻度脂肪肝。

入院诊断:药物相关性肝损伤,急性肝衰竭,肝性脑病Ⅲ期。

入院后,一方面评估郑女士符合肝移植的适应证,无肝移植禁忌证,且家属有让其接受肝移植的意愿,遂将其列入肝移植等待名单中。另一方面对其进行人工肝支持治疗。

入院第二天,郑女士接受了原位肝移植术。手术采用经典非转流术式,术中采用激素联合巴利昔单抗的免疫抑制剂诱导方案,手术过程顺利。术后采用常规三联免疫抑制剂治疗。肝移植术后第二天,患者神志逐渐转清,血生化检查示:血清谷丙转氨酶、谷草转氨酶、血清胆红素等肝功能指标逐渐降低,胆汁分泌量从术后第一天50ml逐渐增多,术后第三天为95ml。术后72小时开始接受常规剂量的口服FK506 2mg每12小时1次。但术后第四天,患者血清酶学又开始升高,血生化检查ALT由252.3U/L升高至589.6U/L,AST 463.5U/L升高至902.2U/L,ALP由78.3U/L升高至165.7U/L,GGT由62.4U/L升高至158.3U/L,总胆红素由32.33μmol/L升高至67.53μmol/L,凝血酶原时间由29.6秒延长至45.3秒,INR1.10升高至2.96,凝血酶原活动度由43%下降至32%。同时伴有胆汁分泌量减少,24小时胆汁分泌量39ml,颜色由深褐色转为黑绿色。FK506血药谷浓度27.7ng/ml。

郑女士术后第四天发生的肝功能异常变化,临床需要鉴别移植肝保存损伤或缺血再灌注损伤、影响移植肝血流的外科并发症、急性排斥反应、药物相关性肝损伤等多种原因。郑女士此时FK506血药谷浓度高达27.7ng/ml,提示了药物(FK506)相关肝损伤的诊断线索,因此外科医生安排了腹部超声检查和肝穿刺活检。腹部超声显示移植肝大小、形态正常,血流未见异常;肝穿刺活检病理回报:移植肝保存损伤,药物性肝损伤。

2. 药物治疗过程中存在的药学问题:造成该患者肝移植后药物性肝损伤的药物因素有哪些?

3. 针对药学问题的分析与解决方法:肝移植受者此阶段FK506的浓度应该维持在有效浓度范围之内,一般需要在8~10ng/ml。而本例患者的FK506浓度达到了27.7ng/ml,已达到了中毒浓度产生了肝脏损伤问题。因此应该及时地减少FK506剂量,将浓度降到有效范围之内为宜。另外术后早期应用药物比较多，临床医生应该根据患者的肝功能情况及时调整药物的联合使用，避免药物性肝损害的发生。

4. 药学问题解决后的临床效果：结合郑女士FK506血药谷浓度过高，临床疑诊为FK506相关药物性肝损伤。给予短时间停用FK506并密切监测FK506血药浓度，同时给予丁二磺酸腺苷蛋氨酸、还原型谷胱甘肽等药物护肝治疗。患者FK506血药谷浓度在停药2天后降至6.7ng/ml，患者胆汁分泌量逐渐增多，颜色转为金黄色。血生化检查提示肝功能各项指标好转，ALT 47U/L，AST 65U/L，ALP 58.8U/L，GGT 64.4U/L，总胆红素29.97μmol/L，INR1.05，凝血酶原活动度57%。FK506停药2天后开始恢复FK506抗排斥治疗，由1mg每12小时1次剂量起始，根据其血药谷浓度监测进行剂量调整，将其血药谷浓度维持在8.2～9.0ng/ml。患者移植肝功能顺利恢复，未再发生与FK506相关的药物不良反应。该病例提示肝移植受者术后用药宜尽可能精简，可导致药物相关性肝损伤的药物很多，且个体差异很大。包括在肝移植术后常用的药物，都可能产生药物间的相互作用而影响移植肝功能。临床药师需要及时进行监测，提供调整剂量建议。

第五节 肝移植术后原发病复发诊断和处理

一、乙型肝炎

在我国，由乙型肝炎病毒（hepatitis B virus，HBV）感染所致的乙型肝炎是发病率最高的病毒性肝炎，也是肝移植的首位病因。抗HBV核苷类似物药物问世前，乙型肝炎曾被列为肝移植的禁忌证，因为肝移植术虽然切除了病肝，很大程度上减少体内HBV的载量，但不能将体内HBV全部清除。在肝移植术后服用免疫抑制剂的情况下，乙型肝炎极易复发。未经干预的HBsAg阳性的肝移植受者，移植肝HBV再感染率高达60%～90%。如果乙肝在机体免疫抑制情况下复发，多数会快速进展，导致移植肝功能丧失。

根据肝移植术后乙型肝炎防治指南，在肝移植术前即应服用核苷酸类似物，降低体内HBV的病毒载量。根据患者既往的核苷酸类似物用药史和目前的HBV病毒载量选择用药。常用药物有拉米夫定、阿德福韦、恩替卡韦、替诺福韦等。药物选择主要考虑疗效、肾功能、安全性、耐药率、覆盖耐药位点特性以及经济因素等。肝移植术中常规使用抗乙肝免疫球蛋白（hepatitis B hyper-immune globulin，HBIG）2000～4000U。肝移植术后采用HBIG与核苷酸类似物联合应用的方案。遵行肝移植术后乙型肝炎防治指南，肝移植术后1年、3年和5年的乙型肝炎累计复发率已经降至1.3%、2.7%和3.7%。

（一）临床表现与诊断要点

HBV相关肝病肝移植术后出现的任何肝功能异常，都应考虑到乙型肝炎复发的可能性，予以鉴别诊断。在肝移植围术期未实施必要预防措施阻断HBV复制的肝移植受者、肝移植术后使用预防乙肝复发药物依从性不佳的患者、由于各种原因而使用拉米夫定单药治疗超过3个月的患者、肝移植术后HBsAb抗体滴度不能达标的患者，都应被视为乙型肝炎复发的高危人群，并予以密切监测。

肝移植术后乙型肝炎复发的临床表现与非移植患者相似，临床表现为乏力、食欲减退、肝区不适、皮肤黏膜黄染等，肝功能检查可出现转氨酶和胆红素升高。除此之外，少数处于免疫抑制状态的肝移植受者，更容易因 HBV 快速、大量复制而发生纤维淤胆型肝炎或急性肝衰竭。有限数据还显示，因乙肝肝炎合并肝细胞癌而接受肝移植的受者，发生乙肝复发常同时伴随肝癌复发。

HBV 相关肝病的肝移植受者，若临床出现不能用其他原因解释的肝功能异常，且有 HBV 再感染的证据，即血或肝组织中乙肝病毒标记物 HBsAg、HBeAg 或 HBV-DNA 中之一为阳性，则考虑乙肝复发。若同时肝活检组织病理学和免疫组织化学染色符合病毒性肝炎改变，则可确定诊断。

(二) 治疗方案

核苷酸类似物与 HBIG 联合应用，是目前普遍采用的肝移植术后乙型肝炎复发的预防策略(表 5-7)，也有采用 HBIG 单剂方案或对少数病例尝试联用两种核苷酸类似物的预防策略。治疗目标是保持 HBsAb 滴度不低于 100U/L 终身维持，且血中检测不到 HBV-DNA。

表 5-7　常用肝移植术后乙型肝炎复发预防策略

	HBIG 剂量	HBsAb 水平	核苷酸类似物
肝移植术中	4000U	>1000U/L	－/＋
肝移植术后 1 个月	1000～2000U/d	500～1000U/L	＋
肝移植术后 2～6 个月	肌注 HBIG，剂量及间隔依抗体滴度调整	>500U/L	＋
肝移植术后 6～12 个月		>200U/L	＋
肝移植术后>1 年		>100U/L	＋

原则上，选择核苷酸类似物主要依据 HBV 变异的风险，尽可能覆盖耐药位点，同时需要兼顾患者肾功能和经济状况。初次实施抗 HBV 治疗时，使用拉米夫定是有效且经济的选择，但伴随服用拉米夫定时间的延长，HBV 发生缘于 YMDD 基因序列突变的耐药风险不断升高。如发生拉米夫定耐药，一般主张及时联合服用阿德福韦，或初始治疗即首选恩替卡韦、替诺福韦治疗。

(三) 药学监护

1. 乙肝复发的原因及影响因素

(1)乙肝复发的主要原因

1)血液循环中残留乙肝病毒，病毒颗粒复制后，由病肝释放，术中或术后感染供肝。

2)乙肝病毒的泛嗜性。大量研究者发现 HBV 并非专一嗜肝性，而具有泛嗜性。HBV 除能感染肝脏外，尚可能感染外周血单个核细胞(peripheral blood mononuclear cell，PBMC)、骨髓细胞及淋巴母细胞系，其他器官如心、肺、肝、肾等中的 HBV-DNA 可能是由间充质干细胞修复这些器官过程中转染而来的。

3)供肝或献血员乙肝病毒感染可能作为传染源，导致受者感染乙肝。

(2)乙肝复发的影响因素

1)肝移植前患者的疾病基础：由乙肝所致暴发性肝衰竭患者由于感染肝细胞的大量破坏，使 DNA 水平明显下降，病毒负荷减少，术后复发率低，慢性乙肝肝硬化复发率高。

2)乙肝病毒复制情况:移植前乙肝病毒活跃复制是最重要的预测因素。

3)乙肝基因型:乙肝包括A、B、C、D、E、F、G 7种基因型,不同基因型移植术后乙肝复发率不同:A的复制率较高(80%),而复发率较低(20%),D的复发率最高(80%),复制率为40%,C的复制率及复发率均相对较低(分别为33%和50%)。

4)合并感染丁型肝炎病毒:有研究表明,同时感染乙肝和丁肝的患者肝移植术后乙肝复发率比单独感染乙肝患者低,可能与丁肝抑制乙肝的复制有关。

5)围术期免疫抑制剂的使用:大剂量抗排斥反应的药物使用严重抑制机体的免疫系统功能,使机体的特异性免疫清除能力下降,容易导致乙肝复发或加快复制进程。

6)抗病毒药物使用:术前术后使用抗病毒药物,一方面可使乙肝复发率下降,另一方面,长时间使用也可诱导病毒变异,出现耐药,乙肝复发。

7)肝移植次数:再次肝移植患者乙肝复发率高于初次移植者。

2. 乙肝复发的防治 为减少肝移植术后乙肝复发,提高患者长期生存率,各国学者进行了大量探索,以预防和治疗肝移植后复发性肝炎,主要包括被动免疫(针对乙肝表面抗原的免疫球蛋白)、主动免疫(注射乙肝疫苗,目前还在探索中)、抗病毒治疗(拉米夫定、阿德福韦、恩替卡韦、替比夫定、替诺福韦、干扰素等)。特别是几种疗法的联合应用在临床中均取得了一定的经验。

(1)药物选择

1)被动免疫:乙肝免疫球蛋白是利用自然感染乙肝病毒后产生的抗-HBs或注射乙肝疫苗后产生抗体的个体血浆制备而成的针对乙肝病毒的特异性被动免疫制剂。其可以中和乙肝病毒颗粒,阻止其在细胞内传播,抑制复制与增殖,并使其被吞噬,同时生成的抗原-抗体复合物又变成新的抗原,打破了乙肝患者的免疫耐受,刺激机体重新产生抗体。又能激活补体系统,增强体液免疫,能使被感染的细胞释放出来的病毒在进入未感染细胞之前被清除,可防止和减少正常细胞感染。到目前为止,长期被动免疫预防仍然是防止乙型肝炎复发的最好方法,但长期使用受许多因素的限制。首先,大约有20%的患者对该药无反应,这些人即使应用大剂量HBIG仍会出现乙肝复发,原因是多方面的,包括移植后滴度不足、编码决定区域的HBsAg基因发生变异以及高病毒血症等。其次,HBIG的来源有限,费用昂贵,患者依从性差。目前常用的是乙肝免疫球蛋白联合抗病毒药物的方法。

2)抗病毒药物:核苷类似物包括拉米夫定、阿德福韦、恩替卡韦等。

拉米夫定通过干扰基因组前病毒信使RNA合成前病毒DNA链而抑制HBV的反转录,可以抑制病毒复制、改善肝酶学指标和降低组织学严重程度。但是长期应用核苷类似物会在大部分人群中引起病毒耐药,这种耐药性是由于YMDD位点的特异性变异引发的。

阿德福韦是具备抗HBV活性的腺苷核苷类似物前体药物,与具备抗病毒活性的核苷类似物不同,阿德福韦不需要初始磷酸化所必备的核苷激酶,该药可有效治疗耐拉米夫定的HBV感染。

恩替卡韦是一种鸟嘌呤核苷酸类似物,可通过在HBV多聚酶的启动、前基因组mRNA逆转录酶形成和HBV-DNA正链合成等多个环节中的作用,抑制HBV多聚酶活性。多个体外和临床研究已证实恩替卡韦具有高效选择性和强大的抗病毒作用,且起效最为迅速。最初在非移植的慢性乙肝患者的抑制HBV复制方面取得满意效果,每日1mg即可使HBV-DNA显著抑制,对拉米夫定治疗中YMDD变异有效,是目前最有潜力的肝移植后抗乙肝复发的药物，但其临床效用还待进一步评估。

干扰素因为需要静脉注射、费用昂贵、可能诱导免疫排斥反应、增加免疫抑制剂的用量等缺陷，被认为不适宜肝移植患者。

3）联合用药：由于药物单独应用都有各自的局限性，因此临床上常采用拉米夫定联合HBIG的方法来防治乙肝复发，并且目前已成为标准方案，但HBIG的具体用量及疗程尚无统一标准。联合用药的方案因HBIG的用量、给药途径、应用时期以及移植前抗病毒药物的应用时期的不同存在差异[见本节（二）治疗方案]。

（2）治疗时机：对于等待肝移植且可检出HBV-DNA的患者，应使用核苷类似物治疗，拉米夫定加小剂量HBIG（400～800U肌内注射1周，每个月400～800U长期治疗）可安全有效地预防移植物的HBV再感染。另外，也可考虑拉米夫定加阿德福韦预防性治疗。后期（移植术后至少12个月）由阿德福韦代替HBIG是一种安全且成本-效益比高的预防性治疗。“低危”患者可考虑后期转换为拉米夫定单药治疗。无HBV感染者接受抗HBc阳性供体肝移植后，应接受拉米夫定或乙肝免疫球蛋白长期预防性治疗。应当注意移植术后的抗病毒治疗应为长期过程，不应当随意停药，若发生耐药现象，及时更换药物。

（3）随访监测

1）肝功能检测：常规生化检测，术后第1周每日监测，1个月内每周监测1次，术后半年内每个月监测1次，术后7个月到1年内每3个月监测1次，术后1年以后每6个月监测1次。

2）血清学检测：乙肝血清学检测，术后第1周监测2次，其余监测时间同肝功能。

3）HBV-DNA监测：术后第1周监测2次，其余监测时间同肝功能。

4）HBIG滴度监测：术后第1周检测3次，其余监测时间同肝功能。

5）肝活检：术后乙肝复发患者不定期检测肝组织中HBV-DNA，明确有无乙肝复发或抑制肝排斥反应。

6）不良反应监测

肾小管病：主要见于阿德福韦和替诺福韦，其肾毒性均与药物剂量相关。应尽量避免联用其他有肾毒性的药物，定期复查肾功能和血磷，计算并根据肌酐清除率调整药物剂量，必要时更换治疗方案。

肌病：在应用核苷类似物治疗乙型肝炎的过程中，导致肌病的药物主要为替比夫定，亦有拉米夫定引起肌病的个案报道。在应用替比夫定前，应询问患者有无甲状腺疾病史、肌病史或肌病家族史，有无需治疗的严重高脂血症等疾病史。对有以上病史的患者，应尽可能不选择应用替比夫定，尽量避免与其他可能导致肌病的药物联合应用。在应用替比夫定治疗期间，应注意对患者肌痛症状及肌酸激酶水平进行监测，但与应用替比夫定相关的肌酸激酶水平升高3～4级较常见。常无需特殊治疗。患者在停药4～8周后肌酸激酶水平即可恢复正常，其后肌肉症状亦逐渐恢复。对于肌肉症状严重或停药后恢复较慢的患者，可选择应用辅酶Q_{10}治疗。

周围神经病：主要见于替比夫定与干扰素联合治疗，亦有恩替卡韦引起周围神经病的个案报道。患者一旦发生周围神经病须立即停药，并重新选择治疗方案。对已发生周围神经病的患者可予以物理及针灸治疗，口服维生素B_{12}、维生素B_1或辅酶Q_{10}。

乳酸性酸中毒：核苷类似物相关的乳酸性酸中毒既往主要见于获得性免疫缺陷综合征

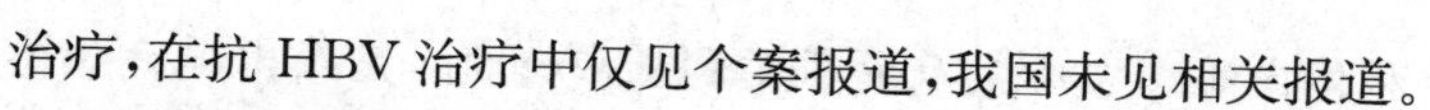

治疗，在抗 HBV 治疗中仅见个案报道，我国未见相关报道。

（四）临床案例分析

1. 病史摘要：患者，吕先生，56 岁，30 年前查体时发现 HBsAg 阳性，但无自觉不适。每年检测肝功能均无异常，HBsAg 阳性、HBcAb 阳性、HBeAg 阳性，未予治疗。5 年前，查体发现转氨酶升高，并且 HBV-DNA 大于 10^5copies/ml，给予恩替卡韦 0.5mg 每天 1 次空腹服用，坚持治疗 3 个月后乙肝病毒 HBV-DNA 转阴，但 HBsAg 阳性、HBeAg 阳性、HBcAb 阳性，此后一直坚持服用。3 个月前，患者自觉无不适感，体检除 HBsAg 阳性、HBeAg 阳性、HBcAb 阳性外，其他各项指标均正常，遂自行停用恩替卡韦治疗。1 周前，突发皮肤及巩膜重度黄疸、嗜睡，血化验提示谷草转氨酶 225U/L，谷丙转氨酶 339U/L，总胆红素 72μmol/L，腹部 B 超提示肝脏缩小，少量腹水。当地医院诊断"慢加急性肝衰竭"，虽经内科保守治疗，病情进展，建议行肝移植治疗。有多种药物过敏史。

入院查体：体温 38.1℃，呼吸 22 次/分，心率 102 次/分，血压 135/70mmHg。嗜睡状态，对压眶和痛觉刺激有反应，定向力缺失。全身皮肤巩膜重度黄染，全身表浅淋巴结无肿大。胸廓对称，双肺呼吸音粗，双肺可闻及少量痰鸣音。心界不大，心率 102 次/分，律齐。各瓣膜听诊区未闻及杂音。腹部膨隆，触诊不满意，叩诊呈鼓音。肠鸣音 2～3 次/分，移动性浊音阳性。四肢肌张力正常，生理反射存在，病理反射未引出。双下肢不肿。

血生化检查：

肝功能：谷丙转氨酶 124U/L，谷草转氨酶 167.5U/L，碱性磷酸酶 87.7U/L，谷氨酰转肽酶 89.9U/L，血总蛋白 54.4g/L，血白蛋白 37.5g/L，血球蛋白 16.9g/L，血清总胆红素 784.1μmol/L，直接胆红素 421.67μmol/L，间接胆红素 12.51μmol/L，血清总胆汁酸 260.96μmol/L，血氨 106μmol/L；

肾功能：尿素氮 3.03mmol/L，血肌酐 77.4μmol/L，血尿酸 211.5μmol/L；

血脂：血甘油三酯 0.55mmol/L，血总胆固醇 1.63mmol/L；

凝血功能：凝血酶原时间 41.4 秒，INR4.53，凝血酶原活动度 18%，部分凝血活酶时间 70.5 秒，纤维蛋白原 0.71g/L；

血常规：白细胞 5.6×10^9/L，血红蛋白 117g/L，血细胞比容 32.5%，血小板 45×10^9/L。

肝炎病毒相关检查：乙型肝炎表面抗原（HBsAg）阳性，乙型肝炎表面抗体（HBsAb）阴性，乙型肝炎核心抗体（HBcAb）阳性，乙型肝炎 e 抗原（HBeAg）阴性，乙型肝炎 e 抗体（HBeAb）阳性，血乙型肝炎病毒 DNA（HBV-DNA）7.85×10^8copies/ml，丙型肝炎抗体和其他嗜肝病毒抗体检测均阴性。

尿常规：尿比重 1.015，尿蛋白（－），尿白细胞（－），尿红细胞（－），尿胆红素（－）。

甲胎蛋白（AFP）16.37ng/ml。

腹部 B 超提示肝脏实质性损害，肝脏缩小，少量腹水。

临床诊断：慢性乙型病毒性肝炎，慢加急性肝衰竭。

经过评估认为吕先生有明确的肝移植手术适应证，无明显手术禁忌证，评估后吕先生被列入肝移植等待名单中，同时接受积极的内科支持治疗，并于入院后 2 天接受了肝移植治疗。

肝移植术中给予常规的甲泼尼龙 1g＋巴利昔单抗 20mg 进行免疫诱导，在无肝期给予静注乙肝免疫球蛋白(4000U)中和体内的乙型肝炎表面抗原(HBsAg)时,突然出现血压急剧下降,心率减慢,心律不齐,随即心搏停止,术中立即给予开胸心外按压,考虑到吕先生既往对多种药物过敏,临床诊断为 HBIG 诱发的药物过敏反应,同时停止静注乙肝免疫球蛋白的输入,给予肾上腺素及抗休克治疗,患者约 1 分钟后恢复窦性心律,100～120 次/分,10 分钟后血压稳定,患者继续接受手术治疗,手术过程顺利,出血量 500ml,术中补充 2000ml 新鲜冷冻血浆,未输血。

经典的肝移植术后预防乙肝复发方案要求在肝移植术后 HBIG 与核苷类似物联合应用,在肝移植术后的不同时期,维持不同的 HBsAb 水平。在确定吕先生的术后预防乙肝复发方案时,考虑到患者是过敏体质,术中曾出现可疑 HBIG 诱发的过敏性休克,但患者术前血中 HBV-DNA 复制水平较高,术后有必要制订个体化的免疫抑制剂方案和预防乙肝复发方案。对吕先生术后选择强效、低耐药的恩替卡韦 0.5mg 每天 1 次单用进行预防乙肝复发治疗,同时密切监测感染的发生。并在严格监测下给予尽可能低的免疫抑制剂治疗,给予免甲泼尼龙,术后 FK506(谷浓度维持在 7～8ng/ml)+MMF(0.75g bid)抗排斥治疗,并于术后第四天重复巴利西单抗 20mg 一次。患者术后 24 小时即神志恢复正常,并脱离机械通气和拔除气管插管。胆汁分泌量正常,一般状态迅速改善。术后第四天时患者精神良好,能经口进食,血生化检查肝肾功能均趋于正常,FK506 血药谷浓度是 4～5ng/ml。

2. 药物治疗过程中存在的药学问题:肝移植术后乙肝复发的防治措施?

3. 针对药学问题的分析与解决方法:肝移植是目前治疗乙肝相关性终末期肝病的常用方法,但在没有采取任何防治措施的情况下,乙肝复发率高达 80%,因此,临床常采取被动免疫(针对乙肝表面抗原的免疫球蛋白)、主动免疫(注射乙肝疫苗)、抗病毒治疗(拉米夫定、阿德福韦、恩替卡韦、干扰素等)来预防和治疗乙肝复发。其中,被动免疫是临床常规治疗方案,在无肝期给予静注乙肝免疫球蛋白(4000U)中和体内的乙型肝炎表面抗原(HBsAg),但患者却出现过敏性休克,所以及时改变方案,给予抗病毒治疗,选择强效、低耐药的恩替卡韦药物进行预防乙肝复发。

4. 药学问题解决后的临床效果:目前已经术后随访 4 年余,患者生命体征平稳,能保持良好的工作与生活状态。每次随访查:肝功能正常,HBV-DNA 阴性,HBsAg 阴性,HBsAb 阴性,HBcAb 阳性,HBeAg 阴性,HBeAb 阳性。FK506 血药谷浓度 3～4ng/ml,腹部 B 超提示移植肝形态正常。

二、丙型肝炎

丙型肝炎病毒(hepatitis C virus,HCV)相关肝病是欧美国家肝移植的主要病因之一,在我国位列 HBV 相关肝病之后。随着 HBV 疫苗接种的普遍实施,我国 HBV 感染率和 HBV 相关肝病发病率得到有效控制,但因丙型肝炎缺乏有效防控,发病率呈增长趋势。在不采取有效防治措施的情况下,肝移植术后丙型肝炎复发率高,并且在肝移植术后丙型肝炎一旦复发,其病情进展快于非移植的丙肝患者。肝移植术后最早的丙型肝炎复发可发生于移植术后第 9 天;术后 1 年时,有半数的肝移植受者在肝组织活检中可见丙型肝炎复发的组织学证据;肝移植术后 5 年时,多数丙型肝炎肝移植受者患有慢性丙型肝炎;移植术后 5 年,9%～28%的丙型肝炎复发者出现移植肝硬化。

(一) 临床表现与诊断要点

肝移植术后丙型肝炎复发的临床表现缺乏特异性，主要表现为肝功能异常，包括进行性的转氨酶、胆红素升高。因此，它是肝移植术后肝功能异常的重要鉴别诊断之一。少数病例也可以表现为快速进展的纤维淤胆型肝炎，特别是当肝移植术后肝功能不全的原因被误为急性排斥反应而行激素冲击治疗的患者，丙型肝炎可能急速进展，导致移植肝功能迅速恶化。

(二) 治疗方案

移植术后应该积极防治丙型肝炎复发，以提高丙型肝炎相关性肝病患者肝移植术后的远期生存率和生存质量。但是，迄今为止，丙型肝炎复发的防治仍然是肝移植领域的重要课题之一。干扰素联合利巴韦林治疗丙型肝炎可以使部分丙型肝炎患者获得长期的病毒学应答和生物学改善，而长效干扰素的临床应用也显著提高了丙肝患者治疗的依从性，但在肝移植术后丙型肝炎复发的防治中，干扰素的应用时机、干扰素增加急性排斥反应发生率的潜在风险、药物间相互作用等问题仍存在争议。随着新型治疗丙型肝炎药物(如索非布韦、达卡他韦等)的研发和面市，一些无干扰素的治疗方案也显示出好的前景。

(三) 药学监护

1. 移植术后丙肝复发的影响因素

(1)受者的免疫状况：过度的免疫抑制状态患者与免疫力正常的非移植人群相比，丙型肝炎复发后病程明显加速，纤维化形成率增高，复发后移植物失去功能风险更大。过度的免疫抑制状态主要体现在，术后出现排斥反应而需要激素或 CD3 单克隆抗体治疗的患者，激素冲击可能使 HCV 复制能力增加 4～100 倍，从而增加急性肝炎的发生率和早期复发率。

(2)免疫遗传学背景：丙型肝炎患者的人类白细胞抗原(human leukocyte antigen，HLA)Ⅱ基因序列如 HLA-B14 和 HLA-DRB 1＊04 可能影响疾病的严重程度，细胞因子产生的调节机制也会受到影响。有研究表明，肿瘤坏死因子 α 基因型(产生大量肿瘤坏死因子 α)供体可能会加速移植肝损伤。另外，巨细胞病毒感染以及合并感染人类免疫缺陷病毒对丙型肝炎的进展和预后均存在不良影响。

(3)病毒因素：①HCV 的基因型：基因 1 型尤其是 1b 型比其他基因型在移植术后更具侵袭性，能诱导更严重的肝细胞凋亡。②HCV-RNA 的复制水平：移植术前以及术后早期的病毒复制水平与病变的进展和轻重有关。据美国营养和消化协会与肝肾移植资料库统计，就术后移植物失去功能的风险而言，病毒水平＞10^6 copies/ml 的患者是低复制患者的 3.6 倍，其 5 年累计生存率分别是 57％和 84％(P＜0.01)。在丙型肝炎复发的急性期和淤胆型肝炎患者中均存在高水平的病毒血症和病毒在肝内的复制，提示 HCV 病毒可直接造成肝损伤。③HCV 的异质性：HCV 基因组具有高度的变异性，在机体内以准种的形式存在。高病毒载量可能影响准种的分布，并且一旦细胞免疫受到抑制，产生新的更适的优势种群的概率就更高。免疫抑制患者的基因异质性比正常人群高，而在那些重症淤胆型肝炎的患者中基因异质性更高。丙型肝炎患者准种异质性程度越高，对干扰素无应答的可能性越大。

2. 移植术后丙肝复发的治疗

(1)药物的选择：目前可以用来预防和治疗丙肝复发的药物主要包括干扰素和利巴韦林。

干扰素(interferon,IFN),是由英国科学家Isaacs于1957年利用鸡胚绒毛尿囊膜研究流感病毒干扰现象时首先发现的,是一种细胞因子,具有抑制细胞分裂、调节免疫、抗病毒、抗肿瘤等多种作用。其本质是蛋白质,类型可分为α、β、γ、ω等几种。IFN能诱导细胞对病毒感染产生抗性,它通过干扰病毒基因转录或病毒蛋白组分的翻译,从而阻止或限制病毒感染,是目前最主要的抗病毒感染和抗肿瘤生物制品。依据作用时间分为普通型和长效型。

1)普通干扰素:分子小、作用时间短,一般情况下,普通干扰素注射12小时后基本完全排出体外,因而需要多次注射,普通干扰素的注射方法可以为隔一天注射一针或是一周注射三针。

2)长效干扰素:相对于普通干扰素,长效干扰素(聚乙二醇干扰素α-2a)半衰期长,长效干扰素的半衰期长达40小时,可以在丙肝患者体内持续作用168小时,因而,长效干扰素一周只需要注射一次,使用比较方便,而且提高了干扰素治疗的安全性。

干扰素的不良反应包括:①流感样症状:最常见的是流感样症状,如发热、头痛、肌肉及关节酸痛和全身不适等表现,一般在3～5天内渐渐变重和消失,可不做处理,必要时可给些解热镇痛剂改善症状。②骨髓抑制症状:表现在白细胞、血小板计数下降,有时可降至一半,应用干扰素过程应每隔2～4周定期复查监测血常规,如有显著减少应将干扰素减量或停用。③精神神经系统症状:其发生频率较高,应予以重视。包括疲劳、无力、嗜睡、缺乏主动性、情感淡漠、抑郁欲自杀等,出现上述行为、情感、识别能力等障碍物,说明干扰素对中枢和外周神经系统确有毒副作用。应该注意观察鉴别。在选择适应证时,对那些有抑郁病史、内向性格、长期住院、性格不稳定,需大量应用干扰素的患者应慎重处理。④甲状腺功能障碍症状:在应用干扰过程中,可出现T_3、T_4、TSH等改变,甚至出现甲状腺自身免疫抗体,出现甲状腺功能障碍、损伤性甲状腺炎、甲状腺毒症、甲亢、甲低等各种临床表现。其发病率较高,需住院观察处理。⑤其他脏器损伤:由于干扰素能诱导自身抗体和自身免疫反应,因而可诱发一些自身免疫性疾病发生,甲状腺炎、免疫性肝炎,从而使肝炎加重,诱发和加重胆汁性肝硬化,使谷丙转氨酶、碱性磷酸酶及谷氨酰转肽酶升高,出现自身抗体,致使治疗中断。干扰素还能产生免疫反应,诱导胰岛B细胞损伤而形成糖尿病,甚至可产生细胞吞噬脂膜炎。对于眼、耳等器官,可发生眶下出血,视网膜出血等;听力损害主要为耳鸣,听力丧失等;对心血管系统,可发生心律失常、心肌瘤、心包炎;对于呼吸系统,可产生致死性间质性肺炎,以及溶血性贫血。

干扰素具有抗病毒及抗纤维化作用,使谷丙转氨酶下降,HCV-RNA阴转及肝脏组织学改善,已被广泛用于HCV感染的治疗,但对肝移植后复发的丙肝效果差,且易发生排斥反应,因干扰素可增加HLA1型及2型抗原的表达,从而引起细胞免疫应答,导致移植物排斥反应。随着疗程延长或剂量增大,其副作用也随之增加,所以干扰素作为单一的治疗丙型肝炎复发的药物已被证明不理想。

利巴韦林(ribavirin,RBV)又名病毒唑、三氮唑核苷,是口服的鸟苷类似物,没有诱生干扰素的作用,能抑制RNA病毒和DNA病毒复制,属广谱抗病毒药。本品最主要的毒性是溶血性贫血,在口服治疗最初1～2周内出现血红蛋白计数下降,其中约10%的患者可能伴随心、肺方面的副作用。治疗前后及治疗中应注意监测血红蛋白,有地中海贫血,镰状细胞贫血患者不推荐使用本品。有胰腺炎症状或者明确有胰腺炎患者不可使用本品。伴随有贫血的患者服用本品可引起致命或非致命的心肌损害,故具有心脏病病史或明显心脏病症状患者不可使用本品。

利巴韦林的不良反应有:疲倦,头痛,虚弱,乏力,胸痛,发热,寒战,流感等症状;神经系统症状:眩晕,失眠,情绪化,易激惹,抑郁,注意力障碍,神经质等;消化系体统有食欲减退,胃部不适,恶心呕吐,轻度腹泻,便秘,消化不良等;肌肉骨骼系统症状有肌肉痛,关节痛;呼吸系统症状有呼吸困难,鼻炎等;皮肤附件系统出现脱发,皮疹,瘙痒等;另外还观察到味觉异常,听力异常表现。

应用利巴韦林单独治疗肝移植后丙型肝炎的复发效果亦不理想,在病毒应答率和组织学改善方面均未取得成功。

联合应用干扰素和利巴韦林:联合应用干扰素和利巴韦林治疗肝移植后丙肝复发取得了良好效果,有清除病毒、改善肝功能和肝组织学表现、减少发生肝排斥反应的作用。肝移植后早期联合应用能阻止或延缓丙型肝炎相关疾病的进展。临床上稳定的肝硬化患者,即使在过去曾有肝硬化并发症,采用 IFN 和 RBV 治疗是合理的;相反,失代偿期肝硬化患者较难在治疗中获益。因 PEG-IFN 分子量大、半衰期长、肝脏中分布浓度高,特别是使用时可有效避免普通干扰素出现的峰谷效应和干扰素抗体的出现,其高病毒应答率和低反弹率明显优于普通干扰素。尽管可以联合使用血细胞生长因子,但 PEG-IFN 的粒细胞减少症和血小板减少症的发生率明显高于普通干扰素,尤其血小板减少,值得引起重视。就个体化治疗原则而言,低病毒载量基因型为 2 型或 3 型者可采用普通 IFN,而基因 1 型或高病毒载量者应选择 PEG-IFN 治疗。

(2)防治的时机:目前仍没有特效的治疗方案可以很好地预防术后丙型肝炎的复发,在移植前用干扰素联合利巴韦林从而降低病毒载量可以减少术后复发的机会和严重程度,但由于药物的不良反应、移植术前患者的肝功能状态以及移植时间的不确定性,很难在术前常规使用干扰素等药物进行治疗。

目前主要有两种方案:一种是优先治疗,在移植后 4～6 周,在移植物尚未受到侵害之前治疗,此时如果没有组织学上的损害且病毒复制水平较低,则会增加病毒的应答;另一种是在明确出现丙型肝炎复发后治疗,此时患者免疫抑制剂的使用剂量和浓度均比术后早期低,因此由干扰素导致的排斥反应的风险会低于术后早期。

(3)用法用量及疗程:皮下注射 PEG-IFNα-2a(1.5μg/kg)每周一次,同时口服利巴韦林(800～1000mg/d),疗程 12 个月,若为普通 IFN,则为 3～5MU/次,皮下注射,每周 3 次,在用药过程中要密切监测患者的病情及不良反应以采取相应的措施。

(4)随访监护:遵循优化治疗的原则:初始治疗即开始优化,选择药物的种类要依据患者的不同情况(包括体质、经济状况、既往治疗等)做出最适宜的治疗方案,尽量使用聚乙二醇干扰素,如使用普通干扰素则应把握好剂量和疗程,治疗中及时检测患者早期(12 周时)病毒应答和肝功能转归情况适当调整药物及剂量。

监护并及时处理治疗过程中的各种不良反应:部分患者治疗中会出现发热、乏力、食欲减退,白细胞、红细胞或血小板减少,甲状腺功能紊乱,血糖异常等,应及时有效地调整,并保证治疗药物的足量安全使用,从而最大限度地减少反弹和复发。

提高患者的依从性:患者在治疗中依从性的好坏是保证疗效、减少复发的重要环节。与患者及时有效地沟通,取得患者的信任,最大限度地保证患者不随意更改治疗药物、缩短治疗时间或随意停药,治疗效果将得以保证。

（四）临床案例分析

1. 病史摘要：马先生，52岁。丙型肝炎病史20年，未进行过正规抗丙型肝炎病毒治疗。1年前因发生上消化道出血就诊，诊断为“慢性丙型肝炎，肝硬化，食管胃底静脉曲张破裂出血”，经内镜下治疗出血停止。之后的1年中反复发作上消化道出血2次。

入院查体：体温36.1℃，呼吸16次/分，心率77次/分，血压100/80mmHg。神清，自主体位，消瘦，皮肤巩膜轻度黄染。腹膨隆，肝于剑突下和肋缘下均未触及，脾于肋缘下3cm可触及，质地中等，无压痛。移动性浊音（+）。

辅助检查：

肝功能：谷丙转氨酶84U/L，谷草转氨酶75U/L，碱性磷酸酶37.7U/L，谷氨酰转肽酶42.9U/L，血总蛋白50.4g/L，血白蛋白37.8g/L，血球蛋白18.9g/L，血清总胆红素104.1μmol/L，直接胆红素50.67μmol/L，间接胆红素53.43μmol/L，血清总胆汁酸19.6μmol/L，血氨76μmol/L；

肾功能：尿素氮3.33mmol/L，血肌酐57.7μmol/L，血尿酸91.5μmol/L；

血脂：血甘油三酯0.54mmol/L，血总胆固醇1.57mmol/L；

凝血功能：凝血酶原时间40.2秒，INR2.33，凝血酶原活动度21%，部分凝血活酶时间69.5秒，纤维蛋白原1.02g/L；

血常规：白细胞5.69×10^9/L，血红蛋白110g/L，血细胞比容34.5%，血小板35×10^9/L。

乙肝两对半：乙型肝炎表面抗原（HBsAg）阴性，乙型肝炎表面抗体（HBsAb）阴性，乙型肝炎核心抗体（HBcAb）阳性，乙型肝炎e抗原（HBeAg）阴性，乙型肝炎e抗体（HBeAb）阳性，血乙型肝炎病毒DNA（HBV-DNA）<100copies/ml。

丙肝：丙型肝炎抗体阳性，HCV-RNA<100copies/ml。

其他嗜肝病毒抗体检测均阴性。

尿常规：尿比重1.016，尿蛋白（—），尿白细胞（—），尿红细胞（—），尿胆红素（—）。

甲胎蛋白（AFP）8.37ng/ml。

腹部B超提示肝脏实质性损害，肝脏缩小，脾大，少量腹水。

腹部CT提示肝脏体积缩小、各叶比例失调，符合肝硬化表现。

胃镜见食管胃底静脉重度曲张。

临床诊断：慢性丙型病毒性肝炎，肝硬化，慢性肝衰竭；食管胃底静脉曲张。

马先生在接受积极内科支持治疗的同时完成了肝移植手术的适应证和禁忌证评估，并被列入肝移植等待名单。在进入等待名单3个月后接受了肝移植治疗。

马先生在肝移植术中接受了甲泼尼龙1g+巴利昔单抗20mg的免疫诱导治疗，肝移植术后采用免激素的免疫抑制剂方案，于术后第四天给予第二剂巴利昔单抗20mg，并维持FK506+MMF的免疫抑制剂治疗，FK506血药谷浓度维持在5.0～7.8ng/ml，MMF0.75g bid。术后移植肝功能恢复良好。术后第21天，马先生自觉体力下降和食欲减退，伴胆汁引流量减少和胆汁颜色变浅。同时血生化检查显示谷丙转氨酶348U/L，谷草转氨酶257U/L，碱性磷酸酶136.6U/L，谷氨酰转肽酶296.4U/L，血白蛋白40.8g/L，血球蛋白21.2g/L，血清总胆红素44.2μmol/L，直接胆红素30.6μmol/L，间接胆红素13.6μmol/L，血清总胆汁酸20.6μmol/L。

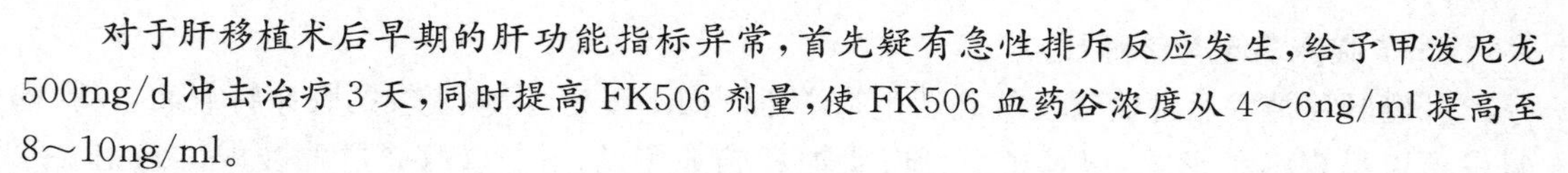

对于肝移植术后早期的肝功能指标异常，首先疑有急性排斥反应发生，给予甲泼尼龙500mg/d冲击治疗3天，同时提高FK506剂量，使FK506血药谷浓度从4～6ng/ml提高至8～10ng/ml。

经激素冲击治疗和提高FK506血药谷浓度处理后，马先生的转氨酶和胆红素在短暂下降后继续升高，激素治疗后7天，谷丙转氨酶565U/L，谷草转氨酶675U/L，碱性磷酸酶57.7U/L，谷氨酰转肽酶242.9U/L，血清总胆红素274.67μmol/L，直接胆红素150.67μmol/L，间接胆红素124μmol/L，血清总胆汁酸36.9μmol/L。同时血HCV-RNA 1.21×10^6copies/ml。肝穿刺活检回报符合丙型肝炎。诊断为肝移植术后丙型肝炎复发。考虑此时尚处于肝移植术后早期，不具备使用干扰素治疗的条件，遂予以降低免疫抑制剂水平，改用FK506单药治疗，并控制其血药谷浓度在5～6ng/ml。

本病例提示丙型肝炎可以在肝移植术后较早期复发，使用免疫抑制剂不当可能加重病毒复制。

2. 药物治疗过程中存在的药学问题

问题一：移植术后要根据患者的个体差异选择适当的免疫抑制剂，既使机体产生良好的免疫抑制状态以抗排斥，也要避免机体免疫状态过度受抑，因为后者会导致丙肝病毒大量复制而复发，所以如何选择和使用是关键问题。

问题二：如何预防和治疗丙肝复发？

问题三：本例患者在丙肝复发时首先想到的是免疫排斥反应，而给予激素冲击和大剂量免疫抑制剂，使病情进一步恶化，过度重视免疫抑制而忽略丙肝复发，如何避免上述问题。

3. 针对药学问题的分析与解决方法

针对问题一：注意依据血药浓度监测结果及时调整药物的剂量和种类，用最小剂量和最少种类药物达到最佳的免疫状态。

针对问题二：良好的免疫状态是预防丙肝复发的前提。一旦发生丙肝，首先要调整免疫抑制剂的种类和剂量，仍然无效，可以应用抗病毒药利巴韦林和干扰素。

针对问题三：丙肝患者肝移植术后一定要密切监测肝功能和HCV-RNA，以便能及早发现复发。

4. 药学问题解决后的临床效果：患者被确诊为乙肝复发后，予以降低免疫抑制剂水平，改用FK506单药治疗，并控制其血药谷浓度在5～6ng/ml。经用药调整，至术后3个月，马先生的HCV-RNA逐渐降至3.21×10^3copies/ml，肝功能逐渐有所恢复好转。谷丙转氨酶64U/L，谷草转氨酶55U/L，碱性磷酸酶77.7U/L，谷氨酰转肽酶142.9U/L，血清总胆红素34.1μmol/L，直接胆红素15.71μmol/L，间接胆红素18.39μmol/L，血清总胆汁酸16.9μmol/L，凝血酶原时间12.2秒，INR0.97，凝血酶原活动度56%，部分凝血活酶时间24.6秒，纤维蛋白原2.12g/L。

三、肿瘤性疾病

移植肝脏原发疾病复发是影响肝移植远期疗效的主要原因之一，复发的基础主要源自受者固有的致病因素或疾病状态，并与移植后获得性免疫缺陷状态密切相关。由于多数器官移植治疗恶性肿瘤的病例是在肝移植领域中的，这种特性在肝移植受者中，特别是在因原发性肝细胞肝癌接受肝移植术的受者中尤其突出。

(一) 临床表现与诊断要点

肝癌肝移植术后肿瘤复发的确切生物学机制尚不清楚,但就复发的临床特点而言,肿瘤复发可以呈现多种形式,以移植肝、肺、骨骼和脑最多见,血行转移是肿瘤复发的最主要原因。研究证实,肝移植术前和术中发生的肿瘤微转移与肿瘤复发密切相关,而肝移植操作可以促进肿瘤的血行转移;肝移植术后,机体免疫监视被削弱、某些免疫抑制剂可直接促进肿瘤的演进,导致肝移植术后肿瘤复发病灶较原发癌灶分化程度更低。

临床诊断肝移植术后肝癌复发,主要通过规律监测患者的血清肿瘤标记物,包括甲胎蛋白、甲胎蛋白异质体、脱羧凝血酶原、胸苷激酶-1 等,及超声、CT、MRI 等影像学变化,达到早期诊断的目的。对于乙肝肝硬化合并肝癌的肝移植受者,监测其乙肝复发指标对预警肿瘤复发也有意义。

(二) 治疗方案

《中国肝癌肝移植临床实践指南(2014 版)》指出,肝癌肝移植术后 5 年的肝癌复发率可达 20.0%～57.8%,因此针对肝癌肝移植受者肿瘤复发和转移的治疗十分必要。在肝癌肝移植受者中实施防治复发和转移的治疗方案时,必须强调:

1. 防治方案的个体化　肝移植术后启动肝癌复发防治的时机和治疗方案,主要依据对肝癌的定性、定位、定期、肿瘤的生物学行为、机体体能状态的评估而定。

2. 防治方案的连续性　已经证实,在移植前对肝癌患者进行综合治疗不仅能控制疾病进展,也有助于减少移植后肿瘤复发的风险。而针对肿瘤微转移的围术期综合治疗,对预防肝移植术后肝癌复发也有重要意义。

3. 肝癌治疗正趋向多元化和综合治疗　这些综合措施包括:①可耐受病例的围术期全身化疗;②严格的无瘤手术设计和操作;③严格控制免疫抑制剂剂量和血药浓度水平;④使用靶向治疗药物;⑤生物治疗的探索。

肝癌肝移植受者防复发/转移的个体化治疗,主要是针对可能存在的对肿瘤的免疫逃逸。通过在肝移植术后的适当时间给予肝癌肝移植受者一定疗程的化疗、索拉非尼靶向治疗、^{131}I、美妥昔单抗放射免疫治疗等,进一步提高受者的生存获益。所谓肝癌的多元化综合治疗,同样适用于肝癌肝移植受者术后复发/转移病灶的治疗。索拉非尼(sorafenib)能延长肝移植术后肝癌复发转移者的生存时间。对于移植肝内的复发病灶仍可采用局部射频消融或部分肝切除;对于肺内转移病灶亦可手术切除。

必须指出,肝癌肝移植受者防治术后复发或转移的综合措施,是从肝移植术前开始的,并贯穿于肝癌治疗的整个过程。从选择适合的肝移植适应证、肝移植术前的肿瘤降期治疗、肝移植手术中的操作技巧、免疫抑制剂方案的制订、术后防治肝炎病毒复发、术后预防肿瘤复发和转移措施,到术后出现复发或转移后的综合治疗,每个环节都会对受者生存产生影响。表 5-8 所示为《中国肝癌肝移植临床实践指南(2014 版)》对肝癌肝移植术后复发的推荐措施。

在肝癌肝移植受者术后应用免疫抑制剂方面,维持尽可能低的免疫抑制水平,例如早期撤除糖皮质激素,或应用免激素的免疫抑制剂方案,或采用低剂量 CNIs 等。在一定条件下,也可考虑停用免疫抑制剂。肝癌肝移植受者应用 SRL 为代表的 mTOR 抑制剂可减少术后复发和转移,对能够耐受 SRL 的肝癌肝移植受者,临床医生倾向于在移植术后情况稳定时,用 SRL 替代 CNIs。

表 5-8 肝癌肝移植术后复发的防治

序号	建议	证据级别	推荐强度
1	超过米兰标准的肝癌肝移植受者，术后应用放射免疫治疗可降低肝癌复发率	Ⅱ	弱
2	超过米兰标准的肝癌肝移植受者，术后应用索拉非尼治疗或系统性化疗，可提高生存率	Ⅲ	弱
3	对于可切除的肺转移癌，手术治疗可提供长期生存机会	Ⅲ	强
4	局限于移植肝内的复发癌，可采用手术切除、FK506局部消融治疗	Ⅳ	强
5	肝癌肝移植术后不可切除的复发转移癌，应用索拉非尼治疗，可延长受者生存时间	Ⅳ	强

注：证据分级主要参考2001牛津大学循证医学中心证据分级标准；推荐意见强度主要参考GRADE系统推荐分级

（三）临床案例分析

1. 病史摘要：患者戴先生，52岁。20年前查体时发现乙型肝炎表面抗原（HBsAg）阳性，但无自觉不适。每年检测肝功能均无异常，HBV-DNA也始终<100copies/ml。未曾发生过消化道出血、腹水和肝性脑病等。半年前自觉肝区不适，查腹部B超发现肝脏多发占位性病灶。

入院查体：神志清楚，营养中等，全身皮肤黏膜及巩膜无黄染，全身表浅淋巴结无肿大。心肺查体未见明显异常。腹平软，无压痛及反跳痛，肝脾未触及，肠鸣音活跃，移动性浊音（—）。

辅助检查：

肝功能：谷丙转氨酶28U/L，谷草转氨酶34U/L，碱性磷酸酶67.1U/L，谷氨酰转肽酶63.8U/L，血总蛋白74.3g/L，血白蛋白52.8g/L，血球蛋白21.5g/L，血清总胆红素25.21μmol/L，直接胆红素12.70μmol/L，间接胆红素12.51μmol/L，血清总胆汁酸9.32μmol/L，血氨43μmol/L；

肾功能：尿素氮4.18mmol/L，血肌酐98.69μmol/L，血尿酸211.5μmol/L；

血脂：血甘油三酯1.57mmol/L，血总胆固醇5.51mmol/L；

凝血功能：凝血酶原时间11.7秒，INR1.05，凝血酶原活动度83%，部分凝血活酶时间31.5秒，纤维蛋白原3.10g/L；

血常规：白细胞 8.10×10^9/L，血红蛋白155g/L，血细胞比容43%，血小板 270×10^9/L。

肝炎病毒相关检查：乙型肝炎表面抗原（HBsAg）阳性，乙型肝炎表面抗体（HBsAb）阴性，乙型肝炎核心抗体（HBcAb）阳性，乙型肝炎e抗原（HBeAg）阴性，乙型肝炎e抗体（HBeAb）阳性，血乙型肝炎病毒DNA（HBV-DNA）<500copies/ml，丙型肝炎抗体和其他嗜肝病毒抗体检测均阴性。

尿常规：尿比重1.015，尿蛋白（—），尿白细胞（—），尿红细胞（—），尿胆红素（—）。

甲胎蛋白（AFP）10.9ng/ml。

腹部CT提示肝脏多发低密度病灶，强化CT提示病灶在动脉期强化。

临床诊断:乙型肝炎,肝细胞癌,并疑诊门静脉癌栓。

因戴先生肝内肿瘤病灶多发并分布多叶,已无法接受肝切除等治疗。行肝移植治疗,虽然预期生存时间较短,却可以改善患者的生存质量,并且肝移植可以减轻肿瘤负荷,联合术后化疗,可延长患者生存时间。戴先生在决定选择肝移植治疗后,接受了充分的肝移植可行性和禁忌证评估,并在入院40天时接受了肝移植手术。肝移植术中采用甲泼尼龙1g+巴利昔单抗20mg诱导,术后采用免激素的免疫抑制剂方案,术后早期采用FK506血药谷浓度维持在5～7ng/ml+MMF(0.75g每日2次)抗排斥治疗。病肝病理回报为中度分化肝细胞癌伴门静脉癌栓形成。肝移植术后,戴先生的移植肝功能和全身情况恢复顺利,在术后1个月移植肝功能各项指标均在正常范围,并开始服用索拉非尼,同时将FK506改为SRL 1mg/d联合MMF 500mg每12小时1次的免疫抑制剂方案,SRL血药浓度维持在6.7～8.3ng/ml。戴先生在肝移植术后每个月随访一次,随访至术后7个月时,未发现肿瘤复发,并能保持良好的工作与生活状态。

戴先生在肝移植术后第8个月接受随访时,胸部CT发现双肺多发小结节影,肝功能各项指标均正常,血AFP 8.7ng/ml。腹部CT和腹部超声均显示移植肝正常,无肝癌复发。为进一步明确诊断,戴先生接受了CT下肺穿刺活检,病理结果回报:肝癌转移。遂予进一步降低免疫抑制剂强度,改用SRL单药治疗。在第9个月随访时,腹部CT显示肝癌复发,胸部CT显示双肺多发转移灶。之后,戴先生的健康状况每况愈下,于肝移植术后11个月去世。

2. 药物治疗过程中存在的药学问题:肝癌肝移植术后患者肿瘤复发,如何选择免疫抑制方案。

3. 针对药学问题的分析与解决方法:CNIs的应用是肝移植后肝癌复发的独立危险因素,对于肝癌肝移植受者,肿瘤的复发风险与其侵袭性及机体的免疫功能有关,受者处于强免疫抑制状态时其免疫监视系统受到破坏,促进肿瘤复发、转移,而免疫抑制剂量不足则容易诱发排斥反应。肝癌肝移植受者目前尚不建议将免疫抑制剂全线撤除,但主张个体化的低剂量免疫抑制方案,可考虑皮质激素早期撤除、无糖皮质激素及使用具有肿瘤抑制作用的SRL治疗。

4. 药学问题解决后的临床效果:本例患者术后早期将FK506改为SRL联合MMF免疫抑制治疗,随访7个月肿瘤未复发,发现转移瘤后停用了MMF单独给予SRL治疗至因肿瘤去世,未发生排斥反应。

第六节 肝移植术后常见感染

肝移植术后感染的发生率高于肾移植和心脏移植,主要原因是受术前自身状态、手术侵扰和免疫抑制影响。肝移植受者术前因肝功能失代偿、腹水、反复住院行内科保守治疗等因素,往往存在临床感染或隐匿性感染,在肝移植手术打击和术后免疫抑制剂应用状态下,大约半数患者会经历移植术后感染。

美国移植协会《实体器官移植感染疾病诊疗指南(2013年第3版)》将实体器官移植(solid organ transplant,SOT)后感染根据移植术后的时间分为早期(移植后0～1个月)、中期(1～6个月)、晚期(>6个月)。虽然这种以时间评估的可能感染不是绝对的,有些感染可

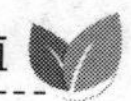

发生在移植后整个时期，而另一些可能在其正常风险期外发生，但划分这些时间期的方法为移植后的患者发热处理提供了一个有用的框架，可指导初步的鉴别诊断。

在移植术后早期，最多见的感染是细菌感染，特别是革兰阴性杆菌感染，其次是真菌感染，再次是病毒感染。革兰阳性球菌感染有逐渐增多的趋势。肝移植术后中、远期感染的病原微生物构成中，包括各种病毒感染、卡氏肺孢子菌感染等在内的机会性病原微生物感染增多。按感染部位划分，移植术后早期感染以肺部感染、手术部位感染、泌尿系感染最多见；移植术后中、远期的急性感染仍以肺部感染最多见，但移植术后中、远期的慢性感染常与手术相关，最多见的是胆道感染。长期慢性胆道感染是肝移植术后远期移植肝失功的重要危险因素。

一、细菌感染

（一）常见感染病菌诊断与治疗原则

肝移植术后细菌感染以革兰阴性杆菌为主，最多见的是大肠埃希菌、肺炎克雷伯菌、阴沟肠杆菌、黏液沙雷菌等肠杆菌。在抗菌药物应用广泛的移植中心，不仅各种耐药的肠杆菌和非发酵菌很常见，革兰阳性球菌感染的发生率也会增加。肝移植术后早期细菌感染的危险因素很多，包括术前肝功能分级、术前罹患感染、受者营养状态、供肝质量和保存损伤的程度、手术时间（特别是门静脉阻断时间）、肝移植术中出血量、术中低体温、胆道重建方式、机械通气时间、肠内营养恢复时间、术后免疫抑制剂强度、糖尿病或肝移植术后新发糖尿病、低丙种球蛋白血症以及移植肝功能状态。移植术后中、远期罹患感染的主要危险因素是免疫抑制剂水平、移植肝功能和外科相关的远期并发症。

肝移植术后细菌感染的临床表现有发热、外周血白细胞计数升高、感染部位的症状和体征。但肝移植受者细菌感染有别于非移植人群，通常具有以下特点：①感染发生率高；②临床症状和体征可不典型，甚至可以感染性休克为首发表现；③机会性病原菌感染风险明显高于普通人群；④混合感染多；⑤耐药菌感染多。因此，实验室检查和超声、CT、MRCP 等影像学检查经常被用于辅助感染和感染部位的筛查和诊断。临床实验室指标如降钙素原（procalcitonin，PCT）和 C-反应蛋白（C-reactive protein，CRP）升高、肝肾功能波动等，均可能提示感染。

（二）治疗方案

肝移植术后抗感染治疗首先需要遵从“3R 原则”（right time，right antibiotics，right patients），即在恰当的时机，选择恰当的抗菌药物，治疗恰当的感染。同时还需要充分平衡机体抗感染能力与免疫抑制水平。在制订治疗方案时，应考虑以下因素：

1. 确定感染部位和可疑的病原微生物。
2. 考虑耐药菌感染的可能性。
3. 考虑混合感染的可能性。
4. 考虑所选抗菌药物对肝功能的影响。
5. 关注抗菌药物与免疫抑制剂之间可能存在的相互作用。
6. 充分考虑在肝移植受者血清白蛋白水平和总液体含量波动情况下抗菌药物的药动学变化。
7. 考虑如连续肾脏替代疗法（continuous renal replacement therapy，CRRT）等干预治

疗措施对抗菌药物药动学的影响。

8. 在应用抗菌药物同时，采用综合抗感染措施，包括保持引流通畅、缩短机械通气时间、早期进食、早期离床活动、个体化免疫抑制剂应用等。注意手卫生和减少静脉输液也对肝移植术后细菌感染的防治起到非常重要的作用。

（三）药学监护

1. 肝移植术后细菌感染的特点

(1)肝移植术后感染性并发症的危险因素：免疫抑制药物的应用是肝移植术后受体感染性并发症最重要的危险因素。现代免疫抑制药物的发展，有助于改善排斥反应的控制，以及减少全身免疫功能损害和术后并发症的发生率和死亡率。FK506 与 CsA 相比，虽然感染的发生率相似，但不良反应所致并发症的发生率和死亡率明显下降。急性排斥反应时大剂量免疫抑制药物的冲击治疗，增加了外源性感染和自身潜在感染的发病率。特别是使用 OKT3 治疗类固醇难以控制的急性排斥反应时，感染的发生率与病情均较使用常规免疫抑制药物严重。

长期或大剂量使用广谱抗菌药物和糖皮质激素，机体免疫力下降，出现菌群失调与真菌感染也是肝移植术后患者细菌感染常见的并发症。

(2)细菌感染的时间特性：大多数移植后感染发生在术后 180 天内。虽然有些感染于整个术后的过程均可能发生，但是发生各类感染的时机在一定程度上是可以预测的。

1)早期感染：早期感染往往与患者术前已存在感染或手术操作有关。一般都是细菌或真菌感染。其部位多为呼吸道、腹部(尤其是胆道)和血液。术前或手术时存在胆管炎或自发性细菌性腹膜炎可导致移植术后腹腔感染。技术上的难点(比如肝动脉或门静脉血栓形成或胆道问题)也易引起术后早期细菌感染。医源性因素一直是导致细菌和真菌感染的一个重要因素，但它在移植早期更显突出。中心静脉导管留置期间血行感染的危险性随时间延长而不断增加。腹腔引流管和气管插管留置也会增加感染的机会。移植后任何时候都可以发生院内细菌、真菌或病毒感染。这些病原体都容易由工作人员或其他患者传播给移植患者。因此，根据本地区、本单位病原微生物流行病学的特点对患者及时修正诊断与治疗方案非常重要。

2)中期感染：中期感染一般多为供体器官(或血制品)传播的感染、病毒复发和条件致病菌感染。

3)后期感染：后期感染的规律性比较模糊。然而在这个阶段，经常发生细菌性胆管炎的复发(一般与胆管潜在的问题有关)和移植后淋巴细胞增殖异常(post-transplant lymphoproliferative disorders，PTLD)，需要复查以明确诊断和治疗。

(3)肝移植术后感染性并发症的常见病原菌：细菌和真菌是肝移植后早期感染的常见病原体，细菌感染发生率为 40%～60%。各种感染并发症的常见病原菌见表 5-9。

表 5-9 肝移植后感染的常见病原菌

感染种类	病原菌
下呼吸道感染	G^- 肠道杆菌、G^+ 葡萄球菌、肠球菌
胆道或腹腔感染	G^- 肠道杆菌、铜绿假单胞菌、肠球菌、葡萄球菌、厌氧类杆菌

续表

感染种类	病原菌
导管相关性菌血症	G^+葡萄球菌、假单胞菌
切口感染	G^+葡萄球菌、G^-肠道杆菌
移植肝肝脓肿	G^-肠道杆菌、G^+球菌
尿路感染	G^-肠道杆菌、肠球菌、真菌

2. 肝移植术后细菌感染治疗的推荐方案

(1)抗感染药物经验治疗方案：

1)下呼吸道、胆道等轻至中度细菌感染：要加强可能存在的耐药菌的控制，可使用广谱青霉素加酶抑制剂的药物，如氨苄西林/舒巴坦、哌拉西林/他唑巴坦；第三代头孢菌素加酶抑制剂如头孢哌酮/舒巴坦；氟喹诺酮类药物；或用四代头孢(如头孢吡肟)。

2)下呼吸道、腹腔、胆道等重度细菌感染：指感染伴血流动力学不稳定和(或)一个以上脏器或系统由感染导致的功能障碍者。要确保覆盖大多数耐药菌和真菌预防。可选用碳青霉烯类(如亚胺培南、美罗培南)，或广谱青霉素加β-内酰胺酶抑制剂(如哌拉西林/他唑巴坦)。持续时间10天以上的腹腔感染，上述治疗效果不佳时，须考虑革兰阳性球菌感染。在细菌学检查证明革兰阳性球菌存在的条件下，选用或加用万古霉素或替考拉宁等糖肽类抗感染药物。

3)菌血症或重度尿路感染：在存在术后危险因素的情况下，须确保覆盖大多数革兰阴性耐药菌、革兰阳性葡萄球菌。可选用碳青霉烯类(如亚胺培南)、广谱青霉素加β-内酰胺酶抑制剂(如哌拉西林/他唑巴坦)、第三代头孢菌素加酶抑制剂(如头孢哌酮/舒巴坦)和万古霉素或替考拉宁。

(2)抗感染目标治疗方案：获得细菌培养及抗菌药物敏感试验结果后，应结合临床情况对用药方案作必要的调整，并参考本单位普通外科常见病原菌耐药情况进行抗菌药物的选择，避免盲目根据检验结果对号入座。在抗菌治疗的同时，要密切观察临床反应，并坚持以临床为基础的原则。临床效果好的，不应轻易放弃原有方案；治疗效果确实不好，要认真分析原因，采取对策。可以采取加大剂量或增加给药次数以加强抗菌力度，或是选择在感染部位或组织有较高分布浓度的抗菌药物品种。也可采用联合用药，增加对耐药菌的治疗作用。在药物治疗的同时，注意积极寻找感染灶，必要时进行引流、清创或其他外科处理。

若急性感染症状、体征消失，体温和白细胞计数正常3天，可以停药。如果感染只是得到基本控制，并未完全消除，可以考虑改用相对窄谱、价廉的品种降阶梯治疗，直到感染完全消失。

3. 肝移植术后药学监护内容

(1)药学问诊和药学查房：对肝移植术后细菌感染患者进行药学问诊和药学查房，除了要遵循常规药学问诊和药学查房所需进行的内容之外，要将问诊和查房重点放在以下几方面。

1)用药依从性：移植患者需长期服药，服药的品种多，剂型复杂。部分药物的服药时间又有较严格的要求。因此，在患者入院后，通过询问患者的病史、治疗过程等情况了解患者对疾病和所用药物的知晓情况，从而对患者用药依从性进行评价，以便药学监护工作的开展。

2)既往用药史：患者入院后，详细询问既往用药史是十分必要的。对于移植术后患者，详细询问既往免疫抑制剂及相关药物的用药史则更加重要。需要询问的主要内容包括：器官移植手术时间，免疫抑制剂治疗方案，服用药物的厂家、剂型，服药时间和习惯，既往免疫抑制剂血药浓度监测结果，与免疫抑制剂相关的饮食情况以及免疫抑制剂不良反应发生情况等。

3)抗菌药物的使用情况：患者入院前与此次感染相关的治疗，特别是所用抗菌药物的应用情况，对于此次抗感染治疗十分必要。通过详细询问抗菌药物的应用情况，有助于医生和药师更好地制订抗感染治疗方案，避免盲目用药和重复用药。

(2)患者用药指导：由于移植患者用药的特点，临床药师需要向患者进行以下用药指导：①免疫抑制剂的应用不应自行调整剂量，也不能随意调换厂家和剂型；②各种剂型使用的注意事项；③按照医生或药师建议的时间进行血药浓度监测；④应向患者详细介绍可能与免疫抑制剂发生相互作用的食物；⑤告知患者在使用其他药物时必须向主管医师或药师咨询；⑥各类药物应用过程中可能出现的不良反应；⑦移植患者生活方式的教育等。

(3)抗菌药物应用的监护：肝移植术后患者抗感染治疗的药学监护，重点在于既要制订强有力的抗感染治疗方案，又要避免因药物不良反应造成患者脏器功能的损害，同时还要兼顾免疫抑制剂应用的有效性与安全性。

1)肝移植术后并发感染时免疫抑制治疗的调整：感染是免疫抑制过度的一种表现，有感染的情况下，应减少免疫抑制强度，恢复机体免疫功能，同时配合抗感染治疗，才能有效控制感染。此时应进行免疫抑制治疗的调整。一般首先停用 MMF 以及 SRL 等，FK506/CsA 维持在最低水平，直至停用所有的免疫抑制药物。

2)免疫抑制剂与常用抗菌药物间的相互作用：移植患者发生细菌感染后，所应用的抗菌药物可能会与免疫抑制剂之间存在相互作用。这样，一方面会影响抗感染的治疗效果，另一方面也会影响免疫抑制剂的血药浓度。免疫抑制剂与常用抗菌药物间相互作用见表 5-10。

表 5-10 免疫抑制剂与常用抗菌药物间相互作用

抗菌药物	免疫抑制剂	严重程度	相互作用	用药建议	证据级别
氟喹诺酮类					
氧氟沙星	CsA，FK506	++	升高免疫抑制剂浓度	换药	B
环丙沙星	CsA，FK506	+/-	可能升高免疫抑制剂浓度	监测免疫抑制剂血药浓度	B
左氧氟沙星	CsA	+/-	可能升高免疫抑制剂浓度	监测免疫抑制剂血药浓度	A
莫西沙星	CsA，FK506，SRL，EVR	-	无	不需调整	B
大环内酯类					
红霉素	CsA，FK506，SRL，EVR	+++	升高免疫抑制剂浓度	避免合用	A

续表

抗菌药物	免疫抑制剂	严重程度	相互作用	用药建议	证据级别
克拉霉素	CsA,FK506,SRL,EVR	+++	升高免疫抑制剂浓度	避免合用/免疫抑制剂剂量减半	A
阿奇霉素	CsA,FK506,SRL,EVR	+++	升高免疫抑制剂浓度	避免合用	A
氨基苷类					
庆大霉素	CsA,FK506	+++	增加中毒性肾损害	避免合用/监测免疫抑制剂血药浓度和肾功能	
其他					
利奈唑胺	MMF,ECMS,AZA	++	骨髓抑制	监测白细胞和血小板水平	B
磺胺类	MMF,ECMS,AZA,CsA,FK506	++	骨髓抑制	监测白细胞、血细胞比容、血小板和肾功能水平	B
替加环素	CsA	+	升高免疫抑制剂浓度	监测免疫抑制剂血药浓度	C
甲硝唑	CsA,FK506,SRL,EVR	+/-	可能升高免疫抑制剂浓度	不需调整/监测免疫抑制剂血药浓度	B
克林霉素	CsA,FK506,SRL,EVR	+/-	可能降低免疫抑制剂浓度	不需调整/监测免疫抑制剂血药浓度	C

注:黑体表示的药物不能与该抗菌药物联合应用。CsA:环孢素 A;FK506:他克莫司;SRL:西罗莫司;EVR:依维莫司;AZA:硫唑嘌呤;MMF:吗替麦考酚酯;ECMS:麦考酚钠肠溶制剂

证据级别:A 质量高,以临床试验、药动学研究、有大量循证依据的个案报道或有生化证据证实的相互作用为依据;B 质量较高,以具有循证依据的个案报道为依据;C 个别经验或个案报道

3)肝移植患者特殊病理生理状态对抗菌药物药动学的影响:移植后器官的各种生理功能将发生显著变化。随着器官功能由衰竭恢复至正常,药物的吸收、分布和消除可能发生变化。肝移植后,患者对脂溶性药物的吸收恢复正常,因此对具有脂溶性的抗菌药物,如大环内酯类、喹诺酮类及磺胺类等药物吸收较移植前明显增加。

肝移植术后患者铜蓝蛋白、铜结合蛋白及 α_1-酸性糖蛋白的浓度在手术后一直升高,于56 天恢复正常。随后在慢性排斥反应的急性期蛋白升高。临床稳定的患者血浆白蛋白浓度比健康人低,因而主要与白蛋白结合的药物浓度比健康人低。但与慢性肝病患者比较时,结合量仍显著增加。这可能与内源性结合抑制物减少或与白蛋白对药物亲和力的改变有关。肝移植后 21~146 天,α_1-酸性糖蛋白浓度有所提高。因此在肝移植患者中碱性药物结合的变化取决于白蛋白对药物在总结合中的相对贡献。由于药物与血浆蛋白结合影响低清除率药物的清除,在移植患者中药物的总清除率也将改变,但非结合的药物稳态浓度变化很少或不改变。因此,某些抗菌药物的给药方案在药物结合发生改变时必须进行调整。药物

与血浆蛋白及组织蛋白结合也影响到药物的分布容积，与肝病和腹水有关的循环变化也可以改变药物的分布。在肝移植患者中，由于结合较低，主要与白蛋白结合的药物分布容积比正常人增加。

临床稳定的肝移植患者，肝脏对药物的代谢能力与健康人相似。但是由于酸性药物与血浆蛋白结合减少及某些碱性药物与血浆蛋白结合增加，使高结合药物的总清除率在移植患者与健康人之间有所区别。此外，肝移植患者也常发生肾损害。有临床观察表明，在移植术后早期，胆汁分泌功能有些受损，因此经肝胆排泄的抗菌药物及其代谢产物的胆汁分泌取决于肝脏的功能。头孢噻肟钠是临床常用的第三代注射用头孢菌素，其蛋白结合率为30%～50%，1/3～1/2的药物在体内代谢为几无活性的代谢产物，80%经肾脏排泄，其中50%～60%为原形药物。有文献报道肝移植术后恢复阶段患者与同种移植后无功能状态和排斥反应阶段患者对头孢噻肟的清除有差异。根据上述药动学的特点，患者对头孢噻肟有较好的临床承受能力基础上，只有当总清除率下降至约正常人的25%时，才有必要减少给药剂量。因此，建议肝移植术后无功能者及排斥反应阶段给予正常患者一半剂量的头孢噻肟。万古霉素通常用来治疗耐药革兰阳性球菌所致严重感染，蛋白结合率约为55%，80%～90%经肾脏以原形排泄，少量随胆汁和乳汁排泄。有文献报道，肝移植患者万古霉素半衰期延长，可适当延长给药时间。CsA对万古霉素血药浓度影响较大，当其浓度高时应适当减少后者剂量。

4)药物不良反应监测：由于实施肝移植的患者术前多为终末期肝病，全身情况较差，加上手术时间长、术中液体的大进大出、术后免疫抑制剂的使用等，对移植术后器官功能的保护显得尤为重要。除了必要的支持治疗外，将药物毒性减少到最低也很重要。肝移植术后患者由于自身特殊的病理生理状态及免疫抑制剂的应用，使得抗菌药物使用过程中更易发生药物不良反应。在患者肝功能未完全恢复时期，抗菌药物选择时应尽量避免选择对肝脏有潜在毒性的品种。同时，对于主要经肝脏代谢的药物，应注意根据肝功能情况进行剂量调整。肝功能不全患者的抗菌药物品种选择见表5-11。

表5-11　肝功能不全患者抗菌药物的选择

剂量调整	抗菌药物	注意事项
肝功能损害时可用正常剂量	青霉素类：青霉素、阿莫西林； 头孢菌素类：头孢替唑、头孢氨苄、头孢羟氨苄、头孢唑林、头孢他啶、头孢克洛、头孢吡肟； 其他β-内酰胺类：氨曲南、亚胺培南、美罗培南、帕尼培南； 氨基苷类：庆大霉素、妥布霉素、奈替米星、阿米卡星、依替米星； 喹诺酮类：加替沙星、环丙沙星、氧氟沙星、左氧氟沙星、诺氟沙星； 其他：(去甲)万古霉素、替考拉宁、多黏菌素、磷霉素、乙胺丁醇	1. 氨曲南在酒精性肝硬化患者初始剂量减少20%～25%。 2. 重度肝功能减退时，环丙沙星须剂量调整

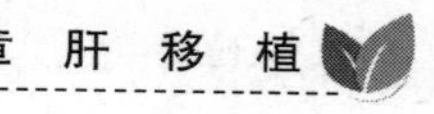

续表

剂量调整	抗菌药物	注意事项
肝功能严重损害时需减量或慎用者	青霉素类：苯唑西林、哌拉西林、美洛西林、阿洛西林、替卡西林及联合酶抑剂品种； 头孢菌素类：头孢呋辛、头孢噻肟、头孢氨苄、头孢硫脒、头孢西丁、头孢他啶、头孢唑肟、头孢克肟、头孢哌酮、头孢曲松； 其他β-内酰胺类：美罗培南、亚胺培南； 喹诺酮类：氧氟沙星、左氧氟沙星、莫西沙星； 其他：异帕米星。	肝功能不全伴肾功能障碍，头孢哌酮每日剂量不超过 9g
肝功能受损时慎用	林可霉素类：林可霉素、克林霉素； 大环内酯类：红霉素、阿奇霉素、罗红霉素、克拉霉素； 头孢类：头孢拉定、头孢地尼； 硝基咪唑类：甲硝唑等； 其他：诺氟沙星、氟罗沙星、两性霉素 B、米诺环素、异烟肼	1. 使用两性霉素 B、米诺环素需定期检查肝功能； 2. 甲硝唑等硝基咪唑类长期使用应监测血药浓度； 3. 活动性肝病时，克林霉素减少剂量
肝功能受损时应避免使用	琥乙红霉素、阿奇霉素、克拉霉素、利福平、氯霉素、两性霉素 B、四环素、多西环素、磺胺类。	

注：不同栏目重复出现者为不同参考文献报道不同

由于肝移植术后患者同时应用的免疫抑制剂等药物的不良反应较为常见，因此在抗菌药物的选择方面也应考虑避免与存在相同不良反应的其他治疗药物同时应用。若不得已使用 2 种以上具有相同不良反应的药物，则应采取相应的措施，对靶器官进行保护，更应密切监测不良反应的发生。

肝移植患者由于原有肝肾功能不全，甚至有些患者已出现多器官功能障碍，术后合并使用氨基苷类抗菌药物及髓袢利尿药，这些因素都会导致万古霉素所致的肾损伤发生率明显升高。万古霉素在进行血药浓度监测、通过体表面积换算肌酐清除率后可以较好地控制肾毒性，而替考拉宁无法监测血药浓度，肝肾副作用很难避免，且容易出现过敏、红斑及神经系统症状。

此外，在抗菌药物的应用上，还应考虑患者自身病生理过程和特点。利奈唑胺为人工合成的噁唑烷酮类抗菌药物，用于治疗革兰阳性球菌引起的严重感染，包括耐甲氧西林金葡菌（MRSA）及耐万古霉素肠球菌（VRE）。有文献报道，与万古霉素相比，在肝移植术后发生革兰阳性球菌感染的危重患者中使用利奈唑胺，并不会引起明显的血小板减少。但肝移植术前 MELD 评分高的患者及术后 APACHEⅡ评分较高者，血小板减少发生率也较高。

（四）临床案例分析

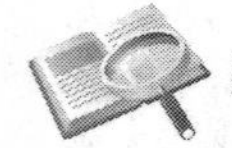

案例一

1. 病史摘要：患者穆先生，67 岁，体重 78kg，身高 178cm。患者 15 年前曾经有上消化道出血病史，当时诊断为乙型肝炎肝硬化，食管胃底静脉曲张破裂出血。经内镜下治疗未再发生出血，也未再进行其他治疗。2 年前开始间断出现腹胀，伴发热、腹痛，反复行腹腔穿刺引流腹水。此次为求肝移植手术治疗入院。入院查体：体温 37.7℃，呼吸 20 次/分，心率 101 次/分，BP 90/55mmHg。慢性病容，神志清楚，自主体位，全身皮肤黏膜轻度黄染，口唇甲床无明显发绀。双肺呼吸音清，未闻及干湿性啰音。心浊音界无扩大，心音有力，律齐，各瓣膜听诊区未闻及杂音。腹部膨隆，触之有柔韧感，无明显压痛及反跳痛。肝脾触诊不满意，肠鸣音存在，移动性浊音（+）。双下肢不肿。四肢活动自如，生理反射存在，病理反射未引出。

辅助检查：

血常规：外周血白细胞 10.69×10^9/L，中性粒细胞 89%，淋巴细胞 10%，血红蛋白 110g/L，血细胞比容（HCT）34.5%，血小板 35×10^9/L；

肝功能：谷丙转氨酶（ALT）134U/L，谷草转氨酶（AST）95U/L，碱性磷酸酶（ALP）87.7U/L，谷氨酰转肽酶（GGT）104.9U/L，血总蛋白 40.4g/L，白蛋白 27.8g/L，球蛋白 12.6g/L，血清总胆红素（BIL）84.1μmol/L，直接胆红素 30.67μmol/L，间接胆红素 53.43μmol/L，血清总胆汁酸 21.6μmol/L，血氨 131μmol/L；

肾功能：血尿素氮 8.53mmol/L，血肌酐 97.9μmol/L，血尿酸 71.6μmol/L；

血脂：血甘油三酯 0.45mmol/L，血总胆固醇 0.81mmol/L；

凝血功能：凝血酶原时间 44.2 秒，INR2.13，凝血酶原活动度 28%，部分凝血活酶时间 68.5 秒，纤维蛋白原 0.92g/L；

肝炎病毒相关检查：乙型肝炎表面抗原（HBsAg）阳性，乙型肝炎表面抗体（HBsAb）阴性，乙型肝炎核心抗体（HBcAb）阳性，乙型肝炎 e 抗原（HBeAg）阴性，乙型肝炎 e 抗体（HBeAb）阳性，血乙型肝炎病毒 DNA（HBV DNA）1.53×10^3copies/ml，丙型肝炎抗体阴性；

尿常规：尿比重 1.022，尿蛋白（++），尿白细胞（－），尿红细胞（－），尿胆红素（+）；

甲胎蛋白（AFP）5.22ng/ml；

腹部 B 超提示肝硬化，肝脏缩小，脾大，肠间积液。腹部 CT 提示肝脏体积缩小、各叶比例失调，符合肝硬化表现，脾大，腹水。

初步诊断：慢性乙型病毒性肝炎，肝硬化，自发性腹膜炎。

医生认为穆先生系慢性乙型肝炎、肝硬化，目前处于终末期肝病，肝功能失代偿阶段，有肝移植手术治疗的适应证。主要问题是患者出现腹水 2 年余，并且反复行腹腔穿刺治疗，可能存在反复发作的自发性腹膜炎，腹腔内可能仍存在感染性病灶，虽非肝移植手术禁忌证，但若处理不当，将成为影响预后的重要因素。穆先生在经历了 7 个月的等待后，如愿接受了肝移植手术。术中所见正如外科医生的预测，患者腹腔内粘连严重，许多间隙可见浑浊积液存在。在完成肝移植手术的同时，外科医生仔细进行了腹腔冲洗、留置了引流管，并将可疑感染的浑浊积液留取标本进行微生物学检测。在评估中，考虑患者年龄大、长期患病、营养不良和存在腹腔感染等因素，决定采用甲泼尼龙联合巴利昔单抗诱导＋术后免糖皮质激素的免疫抑制剂方案。

该患者肝移植术后，肝功能恢复顺利。但自手术后即存在38～39℃的发热，并且腹水量每天均>1000ml。患者除发热外，无其他不适主诉，也不伴有寒战、咳嗽、咳痰、腹痛、腹泻等。外周血白细胞12.25×10^9/L，中性粒细胞96.4%，淋巴细胞3.2%，血红蛋白85g/L，血细胞比容（HCT）26%，血小板18×10^9/L。血降钙素原（PCT）17.5ng/ml，C-反应蛋白（CRP）65mg/L，β-葡聚糖检测<60pg/ml。为了明确感染病灶和致病微生物的种类，临床医生为患者留取血、尿液、痰液、腹腔引流液培养，同时进行腹部超声和胸部、腹部CT检查。超声及CT均提示右膈下积液，CT值32。术中腹水标本细菌学培养回报为肺炎克雷伯菌，ESBLs阳性，与术后留取的血培养和腹腔引流液培养结果一致。此时已明确患者为败血症发热，感染在右侧膈下，感染的病原体为肺炎克雷伯菌。外科医生及时针对右膈下病灶放置黎氏管冲洗引流，并依据药物敏感试验结果选用哌拉西林-他唑巴坦4.5g静脉注射，每8小时1次治疗。

经上述处理后，患者体温略有下降，但仍在38℃左右，腹水量仍多，体重变化波动在2kg/d以上。并且每次更换黎氏管时都会引发患者一过性的寒战高热。腹腔局部引流液培养仍为肺炎克雷伯菌，对哌拉西林-他唑巴坦也仍保持敏感。血培养间断出现阳性结果，菌种和药敏与腹水培养结果一致。

辅助检查：

肝功能：血清谷丙转氨酶（ALT）42U/L，谷草转氨酶（AST）36U/L，碱性磷酸酶（ALP）41.8U/L，谷氨酰转肽酶（GGT）44.1U/L，血浆总蛋白50.2g/L，血白蛋白30.8g/L，血球蛋白19.4g/L，血清总胆红素（BIL）32.23μmol/L，直接胆红素17.09μmol/L，间接胆红素15.14μmol/L；

肾功能：血尿素氮14.52mmol/L，血肌酐137.5μmol/L；

血常规：外周血白细胞14.00×10^9/L，中性粒细胞93.6%，淋巴细胞6.2%，血红蛋白71g/L，血细胞比容（HCT）22%，血小板13×10^9/L；

血降钙素原（PCT）11.8ng/ml，C-反应蛋白（CRP）38mg/L，β-葡聚糖检测<60pg/ml。

2. 药物治疗过程中存在的药学问题：该患者抗感染治疗效果不佳的原因是什么？应如何调整治疗方案？

3. 针对药学问题的分析与解决方法：在肝移植围术期内，肝移植受者的总体水和细胞内液、细胞外液量受多重因素影响，变化较大，会影响许多抗菌药物的药动学。该患者肝移植术前营养状态差，术后长期发热、感染消耗、每天大量腹水丢失，导致低蛋白血症、贫血等营养状况恶化。患者体重在移植术后较术前增加4kg，提示患者因低蛋白血症而存在组织水肿。哌拉西林-他唑巴坦在体内分布广泛，患者细胞内液、细胞外液和腹水增加，使得该药的分布容积加大，血药浓度降低。腹水的丢失也会带走部分药物。上述原因均使得该患者哌拉西林-他唑巴坦剂量不足，而导致抗感染效果不佳。哌拉西林-他唑巴坦为时间依赖性抗菌药物，欲增加总剂量应以增加给药次数为佳。因此应将哌拉西林-他唑巴坦3.375g每8小时1次的剂量增加至3.375g每6小时1次。

4. 药学问题解决后的临床效果：经过上述调整，并经过多次更换内径更细的黎氏管，移先生的体温逐渐降至正常，腹部伤口愈合良好，腹部无压痛及反跳痛，肠鸣音活跃。患者食欲好转，二便正常，体力逐渐增强。移植肝功能各项指标均在正常范围内。血常规：白细胞 5.65×10^9/L，中性粒细胞 72%，淋巴细胞 18%，血红蛋白 102g/L，血小板 350×10^9/L。最终实现了局部病灶的清除和痊愈。

穆先生的治疗经过带给临床医生和临床药师的思考是：

(1)在肝移植围术期内，肝移植受者的总体水和细胞内液、细胞外液量受多重因素影响变化较大，会影响许多抗菌药物的药动学。

(2)抗感染需要综合性治疗，肝移植术后的抗感染治疗更是如此。临床医生和药师不仅需要注意调整免疫抑制剂的剂量与浓度，还需要注意免疫抑制剂与抗菌药物之间的相互作用，以及这些药物共同导致的肝、肾等脏器毒性。

针对该患者的抗菌治疗，临床药师应进行的药学监护包括：

(1)对该患者的病理生理状态进行评估：该患者身高 178cm，体重 78kg，血肌酐 137.5μmol/L，估算肌酐清除率约为 50ml/min。血白蛋白 30.8g/L，血球蛋白 19.4g/L，血清总胆红素(BIL)32.23μmol/L，直接胆红素 17.09μmol/L，间接胆红素 15.14μmol/L，轻度肝功能不全。

(2)该患者所应用的抗感染药物的剂量调整：该患者抗感染药物应用哌拉西林-他唑巴坦 3.375g q8h，后改为 q6h。哌拉西林-他唑巴坦在血药浓度高于 100μg/ml 时，哌拉西林和他唑巴坦的血浆蛋白结合率分别为 21%和 23%，因此该患者血浆白蛋白虽略低于正常，对该药物游离药物的浓度影响不大，可不予考虑。哌拉西林和他唑巴坦均为以药物原形经肾脏清除为主，因此需根据肾功能进行剂量调整。根据其肌酐清除率水平，该剂量是合理的。

(3)哌拉西林-他唑巴坦静脉给药时速度不宜太快，静脉滴注时间不能少于 30 分钟，以避免引起血栓性静脉炎。静脉滴注前，将本药用 20ml 稀释液(0.9%氯化钠注射液或灭菌注射用水)充分溶解后，立即加入 250ml 5%葡萄糖注射液或 0.9%氯化钠注射液中，再进行滴注，不能用乳酸钠林格液作为注射溶剂。

(4)哌拉西林-他唑巴坦长期应用(疗程大于 21 日)应定期检查造血功能。用药期间如出现腹泻症状，应考虑是否有假膜性肠炎发生，确诊后，应采取相应治疗措施。

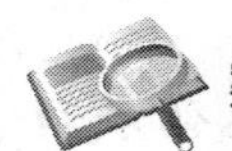

案例二

1. 病史摘要：患者梁女士，44 岁，身高 160cm，体重 49.5kg。既往有乙型肝炎病史 11 年，近 1 年逐渐出现体力下降，腹胀，食欲减退等。未出现过消化道出血、肝性脑病等。到当地医院就诊，诊断为慢性乙型肝炎、肝硬化、肝功能失代偿而被纳入肝移植等待名单。4 个月前，梁女士无明显诱因出现发热，体温波动在 37.5～38.5℃，伴咳嗽、胸闷、憋气。无咳痰、咯血及痰中带血，无腹痛、腹泻等。查胸部 CT 显示右侧大量胸腔积液。梁女士在当地结核病医院接受了胸腔穿刺引流胸腔积液治疗，并反复接受了胸部 CT、血常规、痰抗酸染色和抗酸杆菌培养、血 T-spot(γ 干扰素释放试验)、胸腔积液的常规、生化及抗酸染色等结核病相关检查，未发现结核菌感染的相关证据。曾试验性应用莫西沙星 400mg 静脉注射每天 1 次，共 7 天，发热无明显好转。梁女士在结核病医院住院治疗 1 个月余，临床医生虽未放弃结核病的诊断，但因其肝功能持续恶化，不能耐受抗结核药物试验性治疗，只能等肝功能好转后再考虑抗结核治疗。

之后，梁女士回到登记等待肝移植的医院。入院查体：体温38℃，呼吸25次/分，心率110次/分，血压100/50mmHg。慢性病容，神清、精神差，全身皮肤黏膜重度黄染，口唇及甲床略苍白，无明显发绀。胸廓对称，双肺呼吸音粗，双肺底可闻及少量湿性啰音和干鸣音。心浊音界无扩大，心率110次/分，心律齐，各瓣膜听诊区未闻及杂音。腹膨隆，叩诊呈鼓音，移动性浊音(＋)，腹部无压痛及反跳痛，肝脾触诊不满意，肠鸣音弱。双下肢轻度指凹性水肿。

辅助检查：

肝功能：谷丙转氨酶(ALT)284U/L，谷草转氨酶(AST)275U/L，碱性磷酸酶(ALP)237.7U/L，谷氨酰转肽酶(GGT)142.9U/L，血总蛋白47.5g/L，血白蛋白21.7g/L，血球蛋白25.8g/L，血清总胆红素(BIL)441.1μmol/L，直接胆红素250.67μmol/L，间接胆红素190.43μmol/L，血氨126μmol/L；

肾功能：血尿素氮3.85mmol/L，血肌酐67.9μmol/L；

凝血功能：INR3.07，凝血酶原活动度15％，纤维蛋白原0.72g/L；

血常规：外周血白细胞5.55×10^9/L，血红蛋白82g/L，血小板32×10^9/L。

肝炎病毒相关检查：HBsAg(＋)，HBsAb(－)，HBcAb(＋)，HBeAg(－)，HBeAb(＋)，HBV-DNA 2.25×10^3copies/ml，丙型肝炎抗体阳性，HCV RNA＜100copies/ml。

腹部B超及CT均提示肝硬化、脾大、腹水。胸部CT提示双下肺炎症伴双侧胸腔积液。

诊断：慢性乙型肝炎、肝硬化、肝功能失代偿。

梁女士入院当天即接到实施肝移植的通知，并接受了肝移植。肝移植术中和术后采用经典免疫抑制剂方案。术后梁女士移植肝功能恢复顺利，肝功能各项指标迅速降至正常范围。但仍持续发热，伴咳嗽，无痰。曾接受亚胺培南-西司他汀钠、氟康唑、莫西沙星、更昔洛韦等治疗均无效。考虑到梁女士肝移植术前即存在肺部感染，并不排除肺结核的可能。在移植术后2周即停用甲泼尼龙，以FK506和MMF联合抗排斥治疗。治疗发热期间曾两次接受胸部CT、痰抗酸染色、血T-spot(γ干扰素释放试验)等结核病相关检查及其他感染相关检查，仍未得到结核病的相关临床证据。但为控制发热，减轻炎症反应和中毒症状，仍间断应用糖皮质激素。至肝移植术后40天，梁女士再次复查胸部CT检查，显示两肺散在粟粒样结节影，伴右下肺团块影及空洞。考虑到肺部病变的快速进展，移植医生立即停用糖皮质激素，并将FK506血药谷浓度从9.0ng/ml下调至3.4ng/ml。并给予莫西沙星、伏立康唑、Co-SMZ、更昔洛韦联合抗感染治疗。

上述治疗方案治疗1周，梁女士的发热和咳嗽仍无好转。血气分析显示pH7.45，二氧化碳分压32mmHg，氧分压87mmHg，实际碳酸氢盐24.2mmol/L，细胞外液碱剩余-3.5mmol/L，全血碱剩余-4.5mmol/L，血乳酸1.7mmol/L。外周血白细胞2.43×10^9/L，中性粒细胞76.0％，淋巴细胞20.5％，血红蛋白77g/L，血细胞比容(HCT)32％，血小板225×10^9/L。FK506血药谷浓度3.1ng/ml，血降钙素原(PCT)0.5ng/ml，C-反应蛋白(CRP)72mg/L，β-葡聚糖检测＜60pg/ml。复查胸部CT，示肺部病变进展，在双肺粟粒样结节改变基础上出现片状渗出影。临床医生决定行纤维支气管镜检查，镜下可见气道黏膜广泛充血性改变，于左主支气管壁上可见一个0.5cm×0.5cm的灰白色隆起，支气管肺泡灌洗液查结核杆菌PCR检测为10^6copies，同时检出酵母菌孢子及菌丝。临床诊断：粟粒型肺结核，肺部侵袭性真菌感染。由于梁女士移植肝功能各项指标均在正常范围，为进一步治疗肺部感染，在肝移植术后2个月时转入肺科医院治疗。

回顾梁女士病史，肝移植术前发热伴大量胸腔积液，疑似结核性胸膜炎；但鉴于其肝功能进行性恶化，未能试验性抗结核治疗。患者在活动性结核感染未能有效控制的情况下，接受肝移植术，且仍采用了经典免疫抑制剂方案。患者在免疫抑制的状态下，结核感染进一步加重。梁女士的病例提示我们：①终末期肝病和肝移植术后，患者处于免疫抑制状态，发生结核菌感染的风险增加；②粟粒型肺结核和结核性脑膜炎是免疫抑制人群中结核菌感染的常见临床表现，需要反复追踪检查；③抗结核药物用于肝移植受者，对临床医生和临床药师都是极具挑战性的难题。梁女士目前的抗结核治疗应如何进行？如果梁女士在肝移植术前能够诊断结核性胸膜炎，其抗结核治疗又该如何选择呢？

梁女士转入肺科医院，给予异烟肼、乙胺丁醇、阿米卡星及卡泊芬净进行治疗，同时给予多烯磷脂酰胆碱、还原型谷胱甘肽保肝治疗。抗结核治疗期间，患者血清谷丙转氨酶(ALT)维持在125～268U/L，谷草转氨酶(AST)136～301U/L，碱性磷酸酶(ALP)61.1～159U/L，谷氨酰转肽酶(GGT)89～298U/L，血清总胆红素(BIL)22.23～32.55μmol/L。经上述治疗1个月，梁女士体温逐渐降至正常，食欲和睡眠改善，自觉体力增强。复查胸CT，右下肺空洞开始缩小，团块影密度降低，双肺粟粒样结节影减少。痰培养未再检出抗酸杆菌和真菌。遂出院继续门诊治疗和随访。

2. 药物治疗过程中存在的药学问题

(1)患者确诊后，如何选择抗结核药物？

(2)抗结核药物的使用是否会影响患者免疫抑制剂的使用？

(3)在患者抗结核治疗过程中，临床药师应如何监护？

3. 针对药学问题的分析与解决方法

(1)抗结核药物的选择：肝移植术后结核感染的治疗尚无标准方案。传统的三联或四联抗结核方案虽然被证明确实有效，但其药物肝毒性较大。其次，传统的一线抗结核药物异烟肼和利福平可以诱导肝脏产生微粒体酶，加快激素的分解代谢，还可以增强P450酶系的活性，加速CNIs的代谢，从而降低其血药浓度，诱发急性排斥反应。对于肝移植术后的患者，要尽量采用肝毒性小的抗结核药物。对氨基水杨酸异烟肼为异烟肼与对氨基水杨酸的合成药，其肝毒性较异烟肼明显减小，胃肠道刺激性也较对氨基水杨酸小，因此，患者耐受性良好。如化疗前肝功能就有异常，则可完全采用无肝毒性的二线抗结核药进行治疗，如链霉素＋乙胺丁醇＋喹诺酮类。肝移植受者对二线抗结核药物更敏感，且排斥反应的发生率也低。鉴于该患者化疗前肝功能已有异常，因此选择了异烟肼联合乙胺丁醇和喹诺酮类的方案。抗结核药物中利福平及异烟肼通过增强P450酶系统的活性，可降低CsA浓度，从而导致急性排斥反应发生，其发生率可高达27%，故在使用时应密切监测血药浓度，提高CsA剂量。吡嗪酰胺常见的严重不良反应是肝损害，可出现转氨酶升高、黄疸、肝大甚至坏死。因此，肝移植患者应尽量避免选用。

(2)抗结核药物与免疫抑制剂的相互作用：利福平对肝细胞色素P450有诱导作用，

为肝药酶诱导剂，故其可加速CsA通过肝细胞色素CYP3A酶代谢，缩短CsA的半衰期，导致其血药浓度下降。利福平和异烟肼均可由于对肝细胞色素P450的诱导作用，而导致FK506血药浓度的下降。利福布汀，利福喷丁和利福平作为CYP3A4诱导剂可使SRL的代谢加快，血液水平下降。在一些病例中，有必要调整和监测SRL的剂量。

(3)抗结核药物不良反应的防治：异烟肼最常见的不良反应为视神经炎，多于服药后10日至2个月出现，停药并治疗后一般可恢复。周围性神经炎也较多见，一般先有双手双足感觉异常。用药期间，临床药师应定时询问患者视力情况，并嘱患者定时检查。对于肝移植患者而言，临床药师更应该关注异烟肼对患者肝功能的影响，提醒患者定期检查(每个月一次)，或补充复合维生素B预防相关不良反应的发生。此外，异烟肼干扰正常糖代谢，可引起糖尿病或使糖尿病恶化。肝移植患者由于免疫抑制剂及糖皮质激素的应用，本身即易出现血糖升高，若应用异烟肼进行抗结核治疗，则更应密切监控血糖变化。

利福平可能引起白细胞及血小板减少、贫血。患者如有喉痛、异常出血时(有造血障碍指征)，临床药师应及时提示医生停药，查血象，并给予适当治疗。

乙胺丁醇重要的不良反应为视神经损害，特别是与利福平或异烟肼合用时更易发生，且与使用剂量成正比。出现视力障碍前多有眼睑瘙痒、眼窝痛、流泪、畏光等前驱症状。一旦出现视觉障碍，临床药师应提示医生给予大剂量B族维生素治疗。

二、真菌感染

总体来说，肝移植受者真菌感染的发生率高于普通人群，也高于肾移植受者。在尸体器官移植中，肝移植术后真菌感染发生率仅次于小肠移植和胰腺移植。真菌感染多发生于肝移植术后2周至3个月，部分发病更早的病例，可能与肝移植术前发生的真菌定植和潜在感染有关。

(一) 常见感染病菌的诊断与治疗原则

肝移植术后侵袭性真菌感染病死率高，早期诊断和早期治疗是治疗成功与降低病死率的关键。但真菌感染的早期诊断颇有难度；同时，目前临床上应用的抗真菌药物均存在不同程度的肝脏损伤；并且多数抗真菌药都与免疫抑制剂之间存在药物相互作用，为此，肝移植术后需谨慎应用抗真菌药物。

为了最大限度地降低肝移植受者应用抗真菌药物所承受的风险，首先需要了解本地区或本医疗机构真菌感染的发生风险，在少数真菌感染发生风险很高的环境，甚至将氟康唑作为肝移植术后常规预防用药列于肝移植术后治疗路径中。其次，是评估肝移植术后发生侵袭性真菌感染的危险因素，包括：①术前在ICU内住院时间长；②术前营养不良；③术前曾长期应用激素、抗菌药物；④术前存在真菌定植或感染；⑤肌酐水平高，或肾衰竭需要血液净化治疗；⑥肝移植术中大量输血；⑦再次肝移植；⑧应用单克隆或多克隆抗体；⑨CMV感染；⑩大剂量激素冲击治疗排斥反应；⑪移植肝血管并发症；⑫长期中心静脉置管，特别是行肠外营养(total parenteral nutrition，TPN)治疗。

侵袭性真菌感染的临床表现，除一般具有临床感染的症状和体征外，血清1-3-β-葡聚糖(G试验)、血清半乳甘露聚糖(GM试验)及CT等影像学检查对真菌感染的诊断十分重要，是目前“诊断导向性”抢先治疗的基础。临床上，如果患者有发热、咳嗽、咳痰、外周血白细胞计数升高等感染的临床表现，且使用广谱抗菌药物效果不佳，结合患者真菌感染高危因素评估，应考虑真菌感染的可能，需要及时行G试验和CT检查。在诊断曲霉菌感染时，CT，特别是高分辨CT(HRCT)的一些较为特异的影像学表现可以为临床治疗提供有用信息；胸部CT影像学从局限性渗出病灶到出现“晕征”，再到形成空洞的动态学变化，对诊断肺部侵袭性曲霉菌感染具有较好的敏感性和特异性。但肺部念珠菌感染的X线影像则缺乏特异性。

在导致肝移植术后侵袭性真菌感染的致病菌中，以念珠菌属比例最高，包括最常见的白念珠菌、热带念珠菌、光滑念珠菌、近平滑念珠菌、季也蒙念珠菌等，曲霉菌感染次之，毛霉菌、毛孢子菌属和隐球菌感染均有发生。

卡氏肺孢子菌肺炎(pneumocystispneumonia，PCP)也是肝移植术后常见的机会性感染之一，其发生率低于肾移植，但在发生免疫过度抑制(诸如皮质激素冲击治疗排斥反应、CNIs血药浓度过高)、合并糖尿病、基础肝病为丙型肝炎等时，发生卡氏肺孢子菌感染的概率会明显增加。卡氏肺孢子菌感染多见于肝移植术后中远期，较少发生于术后1个月内。其突出临床表现是发热伴渐进性低氧血症，起病缓慢，咳嗽、咳痰等呼吸道症状不明显，但外周血中性粒细胞常升高。患者常以发热和憋气就诊，并快速发生急性呼吸衰竭。卡氏肺孢子菌感染的X线影像学缺乏特异性，双肺可见弥漫的小结节影、渗出性病变、团块影等，胸腔积液较少。活动性卡氏肺孢子菌感染的确诊依据是在痰或支气管肺泡灌洗液中，经吉姆萨或六胺银染色检出卡氏肺孢子菌虫体，呼吸道分泌物的卡氏肺孢子菌PCR检测也被应用于临床诊断，但其诊断价值尚存争议。与其他真菌感染一样，卡氏肺孢子菌感染也需要早期诊断、早期治疗以降低其病死率。

(二)治疗方案

真菌感染具有病死率高、临床及实验室检查阳性率低的特点。依据感染风险和临床证据，抗真菌治疗分为预防性用药、经验性治疗、抢先治疗、确诊后治疗几个级别。真菌感染待确诊后再进行治疗，往往会延误治疗时间，并导致病死率升高；临床多依据高危因素、微生物学或血清学及影像学证据，采取经验性治疗或抢先治疗；在高危人群和高危环境中可采用预防性给药，或放宽经验性治疗的指征。

选择抗真菌药物时主要考虑其抗真菌谱、有效性、安全性和依从性，同时兼顾药物的药动学特征和药物间相互作用。临床可供选择的抗真菌药有三大类：多烯类(各种剂型的两性霉素B)、三唑类(如氟康唑、伊曲康唑、伏立康唑、泊沙康唑)、棘白菌素类(如卡泊芬净、米卡芬净)，此外还有制霉菌素、氟胞嘧啶等可用于辅助或协同抗真菌治疗的药物。抗真菌药物一般较少联合应用，但遇严重感染、单药应用不能耐受所需的足够剂量、毛霉菌感染等难治性真菌感染时，可采用联合用药。

抗真菌治疗的疗程依据宿主状况和感染病原微生物的类别而有不同。在祛除宿主相关危险因素和体内感染病灶的基础上，念珠菌感染一般疗程为1～2周；曲霉菌感染的疗程则长达3～6个月；治疗隐球菌感染的疗程通常需要超过1年。

临床用于治疗卡氏肺孢子菌感染的药物，首选复方磺胺甲噁唑(Co-SMZ)，有效率60%～80%。对磺胺类药物过敏、有禁忌证、或磺胺类药物治疗失败者可选用棘白菌素类、氨苯砜联合氯喹等治疗方案。喷他脒静脉给药用于严重卡氏肺孢子菌感染的病

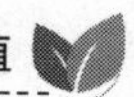

例。应用Co-SMZ治疗卡氏肺孢子菌感染时剂量应足够，对于发生急性呼吸衰竭者，尚需要应用糖皮质激素抑制肺部的炎症和超敏反应。对治疗反应良好的患者，在用药3～5天后即出现退热和氧合改善，但胸部影像学改善则相对滞后，需要1～3个月。

（三）药学监护

预防肝移植术后的真菌感染，除了围术期积极控制患者基础疾病、术后尽早拔除气管插管恢复自主呼吸，加强叩背、吸痰、尽早拔除腹腔引流管，以及腹水较多患者积极利尿外，还要注意肠内营养优于全肠道外营养，早期渐进的肠内营养可减少肠道菌群易位，抑制真菌生长。

在肝移植术后患者抗真菌治疗上，首选氟康唑，如果氟康唑无效，可根据影像学和病原学检查选药，曲霉菌属感染者可选用伏立康唑、伊曲康唑；伏立康唑治疗侵袭性曲霉菌感染效果更佳。对该患者人群的药学监护如下。

1. 药学问诊和药学查房　对肝移植术后真菌感染患者进行药学问诊和药学查房，除了要遵循常规药学问诊和药学查房所需进行的内容之外，要将问诊和查房重点放在以下几方面。

(1)用药依从性：移植患者需长期服药，服药的品种多，剂型复杂，部分药物的服药时间又有较严格的要求。因此，在患者入院后，通过询问患者的病史、治疗过程等情况了解患者对疾病和所用药物的知晓情况，从而对患者用药依从性进行评价，以便药学监护工作的开展。

(2)既往用药史：患者入院后，详细询问既往用药史是十分必要的。对于移植术后患者，详细询问既往免疫抑制剂及相关药物的用药史则更加重要。需要询问的主要内容包括：器官移植手术时间，免疫抑制剂治疗方案，服用药物的厂家、剂型，服药时间和习惯，既往免疫抑制剂血药浓度监测结果，与免疫抑制剂相关的饮食情况以及免疫抑制剂不良反应发生情况等。

(3)抗真菌药物的使用情况：患者入院前与此次真菌感染相关的治疗。通过详细询问真菌感染病史和抗真菌药物的应用情况，有助于医生和药师更好地制订抗真菌感染治疗方案，避免盲目用药和重复用药。

2. 药学监护

(1)多烯类抗真菌药物的药学监护

1)两性霉素B可在静脉滴注过程中或静脉滴注后发生严重的输液反应，表现为寒战、高热、严重头疼、食欲缺乏、恶心、呕吐，有时伴有血压下降、眩晕等。为减少输液毒性反应，给药前可给解热镇痛药和抗组胺药，如吲哚美辛和异丙嗪等，同时给予氢化可的松25～50mg或地塞米松2～5mg一同静脉滴注。

2)几乎所有患者在疗程中均可出现不同程度的肾功能损害，尿中可出现红细胞、白细胞、蛋白和管型，血尿素氮和肌酐增高，肌酐清除率降低，也可引起肾小管性酸中毒。应用尿液碱化药可增强本品的排泄，并防止或减少肾小管酸中毒发生的可能。对于肾功能受损的肝移植患者，当肌酐清除率＜50ml/min时需要将剂量减少50%。本品与免疫抑制剂(FK506/CsA)或抗菌药物(氨基苷类/万古霉素)合用可能会增加肾毒性，应避免合用。治疗期间定期严密随访血、尿常规、肾功能等，如血尿素氮或血肌酐明显升高时，则需减量或暂停治疗，直至肾功能恢复。

3)对肝移植术后肝功能未恢复的患者，本品不需要剂量调整，但应密切监测肝功能水平。

4)用药后可见低钾血症、血液系统毒性反应、心血管系统反应、神经系统毒性反应等，偶见过敏性休克、皮疹等变态反应发生，因此治疗期间定期严密监测血钾、心电图及相关临床症状的发生，并及时处理。

5)该药宜缓慢避光滴注，每次滴注时间至少6小时。药液静脉滴注时应避免外漏，因本品可致局部刺激。

(2)三唑类抗真菌药物

1)三唑类抗真菌药物(包括氟康唑、伊曲康唑、伏立康唑、泊沙康唑等)通过抑制CYP450酶系统显著抑制FK506或CsA的代谢，因此两者合用期间需要监测FK506或CsA血药浓度、药物作用及副作用，必要时应当减量。当停用抗真菌药后仍需严密监测FK506或CsA的浓度，如有需要可增大FK506或CsA的剂量。氟康唑200mg/d和CsA合用时，可使CsA的血药浓度升高，致毒性反应发生的危险性增加。伏立康唑与FK506合用可使FK506的C_{max}和AUC分别增高117%和221%，与CsA合用可使CsA的C_{max}和AUC至少分别增高13%和70%，因此合用时建议FK506的剂量减至常规剂量的1/3，CsA的剂量减半。泊沙康唑与FK506合用可使FK506的C_{max}和AUC分别增高121%和358%，与CsA合用可使CsA清除率降低16%～33%，因此合用时建议FK506的剂量减至常规剂量的1/3，CsA的剂量减至常规剂量的3/4。

2)三唑类抗真菌药物最为常见的不良反应为胃肠道症状，包括恶心、呕吐、腹痛、腹胀、便秘、腹泻等，偶见变态反应(例如瘙痒、皮疹等)，治疗期间密切观察临床症状并及时处理。三唑类抗真菌药物少见Q-T间期延长及尖端扭转性室速，因此禁与可引起Q-T间期延长的CYP3A4代谢底物合用，例如阿司咪唑、西沙必利、咪唑斯汀、奎尼丁、特非那定等。对已有潜在心律失常危险的患者应慎用。治疗前必须严格纠正钾、镁和钙的异常。治疗期间密切心电监护。

3)氟康唑通常耐受良好，偶有患者出现皮疹、剥脱性皮肤反应，应对其严密监查，一旦出现大泡性损害或多形性红斑，应立即停用氟康唑。氟康唑主要以药物原形由尿排出，单剂量给药治疗时不需调整剂量。

对接受多剂量氟康唑治疗的肾功能受损患者，首剂可给予饱和剂量50～400mg。此后当肌酐清除率＜50ml/min时，氟康唑的每日剂量需要减少50%。对肝移植术后肝功能未恢复的患者，氟康唑不需要剂量调整。在使用过程中应密切监测患者有无严重肝损害发生。如患者的临床症状和体征提示出现了与使用氟康唑可能相关的肝损害，应停用氟康唑。

4)伊曲康唑具有负性收缩特性，禁用于明显心脏收缩功能不全的患者。伊曲康唑在用于患有充血性心力衰竭或有充血性心力衰竭病史的患者时，应权衡利弊使用。对个体的利弊评估应考虑到的因素有适应证的严重程度、给药方式和充血性心力衰竭的个体危险因素。这些危险因素包括心脏疾病，如缺血性或瓣膜性心脏病；严重的肺部疾病，如慢性阻塞性肺病；肾衰竭和其他水肿性疾病。对有充血性心力衰竭风险的患者，应谨慎用药，并在治疗中监测其充血性心力衰竭的体征和症状。如果在治疗中出现这些体征和症状，应停止伊曲康

唑的治疗。钙通道阻滞剂具有负性肌力作用，从而会加强伊曲康唑的这一潜在作用。同时伊曲康唑又可抑制钙通道阻滞剂的代谢，所以两者合用时需加注意。伊曲康唑及其主要代谢产物羟基伊曲康唑均为CYP3A4的抑制剂，因此可能降低通过CYP3A4代谢药物的清除率，这些药物在与本品合用时其血药浓度升高，血药浓度的升高可能加强或延长其治疗作用和不良反应；CYP3A4的诱导剂可能降低伊曲康唑的血药浓度，此类药物和本品合用时，可能影响本品的疗效，因此，不推荐这些药物和本品同时使用。其他CYP3A4抑制剂可能增加伊曲康唑的血药浓度，必须合用本品和此类药物时，应密切观察本品药理学作用加强或延长后的症状和体征。因易导致横纹肌溶解的发生，伊曲康唑禁止与经CYP3A4代谢的HMG-CoA还原酶抑制剂合用，如洛伐他汀或辛伐他汀。胃酸降低时会影响伊曲康唑的吸收，接受酸中和药物（如氢氧化铝）治疗的患者应在服用伊曲康唑至少2小时后再服用这些药物。

对于重度肾损害的患者（肌酐清除率＜30ml/min），可发生环糊精蓄积，禁用伊曲康唑静脉制剂，可用口服制剂替代。对于轻至中度肾损害的患者应慎用本品，并应密切监测肌酐水平。如怀疑有肾毒性出现，应考虑转为使用伊曲康唑胶囊治疗。对肝移植术后肝功能未恢复的患者，伊曲康唑不需要剂量调整，但在治疗期间应进行肝功能监测。应指导患者及时向医生报告包括食欲减退、恶心、呕吐、疲劳、腹痛或尿色加深在内的有关肝炎的体征和症状。对于出现这些症状的患者，应立即停药，并进行肝功能检查。对于肝酶升高或受到过其他药物肝毒性损伤的患者不应使用本品，除非利益超过对肝脏损害的风险。对这些病例应进行肝酶监测。

5）伏立康唑在静脉滴注过程中发生的与滴注相关的类过敏反应主要为脸红、发热、出汗、心动过速、胸闷、呼吸困难、晕厥、恶心、瘙痒以及皮疹，上述反应并不常见且多为即刻反应。一旦出现上述反应考虑停药。因此，伏立康唑注射液静脉滴注速度最快不超过每小时3mg/kg，每瓶滴注时间须1～2小时或以上。伏立康唑片剂应在餐后或餐前至少1小时服用。伏立康唑有关的视觉障碍较为常见，大约30％的患者曾出现过视觉改变、视觉增强、视物模糊、色觉改变和（或）畏光。视觉障碍可能与较高的血药浓度和（或）剂量有关。伏立康唑对视觉的影响在用药早期即可发生，并持续存在于整个用药期间。如果连续治疗超过28天，需密切监测视觉功能，包括视敏度、视力范围以及色觉。伏立康唑发生皮肤反应较为常见，大多数的皮疹为轻到中度，包括Stevens-Johnson综合征、中毒性表皮溶解坏死和多形红斑。一旦患者出现皮疹，必须进行严密观察，若皮损加重，则必须停药。光敏反应在长期治疗的患者中较为多见，建议伏立康唑治疗期间避免强烈的日光直射。伏立康唑通过细胞色素P450同工酶代谢，包括CYP2C19，CYP2C9和CYP3A4。这些同工酶的抑制剂或诱导剂可以分别增高或降低伏立康唑的血药浓度，例如伏立康唑禁止与利福平、卡马西平和苯巴比妥合用，后者可以显著降低本品的血药浓度，也不可与麦角生物碱类药物（麦角胺，二氢麦角胺）合用，因为麦角生物碱类为CYP3A4的底物，二者合用后麦角类药物的血药浓度增高可导致麦角中毒。

对于中度到严重肾功能减退（肌酐清除率＜50ml/min）的患者应用本品时，可发生赋形剂磺丁β-环糊精钠蓄积。此种患者宜选用口服给药，除非应用静脉制剂的利大于弊。这些患者静脉给药时必须密切监测血清肌酐水平，如有异常增高应考虑改为口服给药。急性肝损害者（谷丙转氨酶ALT/GOT和谷草转氨酶AST/GST增高）无需调整剂量，但应继续监测肝功能以观察是否有进一步升高。建议轻度到中度肝硬化患者(Child-Pugh A和B)伏立康唑的负荷剂量不变,但维持剂量减半。目前尚无重度肝硬化者(Child-Pugh C)应用本品的研究。有报道本品与肝功能生化指标异常增高及肝损害的体征(如黄疸)有关,因此严重肝功能减退的患者应用本品时必须权衡利弊。肝功能减退的患者应用本品时必须密切监测药物毒性。在伏立康唑治疗前及治疗中均需检查肝功能。患者在治疗初以及在治疗中发生肝功能异常时均必须常规监测肝功能,以防发生更严重的肝脏损害。监测应包括肝功能的实验室检查(特别是肝功能试验和胆红素)。如果临床症状体征与肝病发展相一致,应考虑停药。

伏立康唑禁止与其他药物,包括肠道外营养剂在同一静脉通路中滴注。伏立康唑不宜与血制品或任何电解质补充剂同时滴注。伏立康唑注射剂可与全胃肠外营养液不在同一静脉通路中同时静脉滴注。4.2%的碳酸氢钠静脉注射液与伏立康唑存在配伍禁忌,该稀释剂的弱碱性可使伏立康唑在室温储存24小时后轻微降解。虽然稀释后的伏立康唑溶液推荐冷藏,但仍不推荐使用4.2%的碳酸氢钠注射液作为稀释剂。

6)泊沙康唑用于广谱侵袭性真菌感染的挽救治疗(但未被FDA批准)。尚未对其用于侵袭性真菌感染起始治疗作出评价。需要和食物同时服用,不能进食或不能耐受口服营养品的患者,应选用其他抗真菌药物。本品主要通过尿苷二磷酸-葡糖醛酸基转移酶途径代谢,因此尿苷二磷酸-葡糖醛酸基转移酶的抑制剂,如维拉帕米、CsA、奎尼丁、克拉霉素、红霉素等均能引起本品血药浓度的升高;而尿苷二磷酸,葡糖醛酸基转移酶诱导剂,如利福平、利福喷丁等则可降低本品的血药浓度。本品对大多数CYP如CYP1A2、CYP2C8/9、CYP2D6、CYP2E1、CYP2C19等并无影响,但是会抑制CYP3A4,因此本品如与经由CYP3A4代谢的药物同时使用,可能需要降低剂量。

泊沙康唑使用时无需根据年龄、种族、肾功能调节剂量。肝功能不全者,本品半衰期延长,血药浓度增加,但一般不需根据肝功能调整药物剂量。在治疗期间密切监测肝肾功能水平。

(3)棘白菌素类抗真菌药物

1)卡泊芬净对于CYP450系统中的任何一种酶都不抑制,不会诱导改变其他药物经CYP3A4代谢,但临床研究表明卡泊芬净能使FK506的12小时血药浓度下降26%,两者合用时建议对FK506的血药浓度进行检测,同时适当地调整FK506的剂量。CsA能使卡泊芬净的*AUC*增大35%,*AUC*增加可能是由于肝脏减少了对卡泊芬净的摄取所致。两者合用时会出现肝脏ALT和AST水平的一过性升高,一般不推荐两者合用,除非利大于弊。米卡芬净与FK506或CsA之间未发现有药动学影响,因此,两者可安全合用,不需要调整剂量。

2)对于肾功能受损的肝移植患者,棘白菌素类抗真菌药物不需要剂量调整。对于中度肝功能不全的患者,卡泊芬净需要减量(首剂70mg,以后35mg/d),而米卡芬净不需要剂量调整。

3)棘白菌素类抗真菌药物常见的不良反应为皮疹、瘙痒、发热、面部肿胀、静脉炎、恶心、呕吐、头痛等,偶见血液学异常、血钾降低、转氨酶升高等。治疗期间注意密切观察并及时处理。

3. 患者用药指导　由于移植患者用药的特点,临床药师需要向患者进行以下用药指

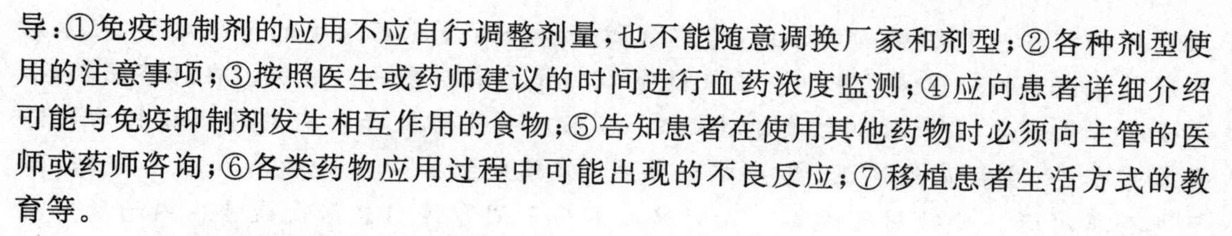

导：①免疫抑制剂的应用不应自行调整剂量，也不能随意调换厂家和剂型；②各种剂型使用的注意事项；③按照医生或药师建议的时间进行血药浓度监测；④应向患者详细介绍可能与免疫抑制剂发生相互作用的食物；⑤告知患者在使用其他药物时必须向主管的医师或药师咨询；⑥各类药物应用过程中可能出现的不良反应；⑦移植患者生活方式的教育等。

(四) 临床案例分析

1. 病史摘要：刘女士，56 岁，身高 162cm，体重 53kg。3 年前曾因为慢性乙型肝炎、肝硬化、肝功能失代偿接受肝移植手术治疗，术后按照经典三联免疫抑制剂方案抗排斥治疗。肝移植术后早期肝功能恢复顺利，移植术后 6 个月时停用甲泼尼龙片，保持 FK506 联合 MMF 的二联免疫抑制剂治疗，FK506 血药谷浓度维持在 5～6ng/ml。1 年前无明显诱因出现血清胆红素进行性升高，血清总胆红素在一年之内从 25.98μmol/L 升高至 203.35μmol/L，直接胆红素从 11.32μmol/L 上升至 117.53μmol/L。经 MRCP 检查诊断为肝移植术后胆道并发症。经过药物、PTCD 等治疗无效，胆红素继续升高至 477μmol/L，伴全身瘙痒，寝食难安。为求进一步治疗入院。

入院查体：慢性病容，精神状态和营养状态尚可，四肢及躯干皮肤明显黄染、粗糙，可见搔抓痕迹。前额处可见两个孤立的圆形结节样红疹，高出皮肤表面，与周围皮肤界限清楚，红疹中心可见小破溃及极少量黄色渗液。口唇及甲床无发绀。胸廓对称，双肺呼吸音清，未闻及干湿性啰音。心音规则有力，各瓣膜听诊区未闻及杂音。腹平软，无压痛及反跳痛，肝脾未触及，肠鸣音活跃，移动性浊音(－)。四肢活动自如，关节无红肿，生理反射存在，病理反射未引出。双下肢不肿。刘女士自述此处红疹已有 2 个月余，不痛不痒，未予治疗。头、胸、腹及盆腔 CT 均未发现异常。

辅助检查：

肝功能：血谷丙转氨酶(ALT)47U/L，谷草转氨酶(AST)32U/L，碱性磷酸酶(ALP)721.2U/L，谷氨酰转肽酶(GGT)977.3U/L，血白蛋白 40.9g/L，血球蛋白 19.5g/L，血清总胆红素(BIL)518.8μmol/L，直接胆红素 291.27μmol/L；

肾功能：血尿素氮 6.90mmol/L，血肌酐 87.33μmol/L；

凝血功能：凝血酶原时间 24 秒，INR1.52，凝血酶原活动度 68%，部分凝血活酶时间 31.3 秒，纤维蛋白原 2.10g/L，D-二聚体 1104g/L；

血常规：外周血白细胞 3.53×10^9/L，中性粒细胞 87.6%，淋巴细胞 16.2%，血红蛋白 87g/L，血细胞比容(HCT)39%，血小板 123×10^9/L；

血气分析显示 pH 7.40，二氧化碳分压 41mmHg，氧分压 89mmHg，实际碳酸氢盐 25.7mmol/L，细胞外液碱剩余 1.2mmol/L，全血碱剩余 1.5mmol/L，血乳酸 1.0mmol/L；FK506 血药谷浓度 3.2ng/ml；

腹部超声提示移植肝血流正常，移植肝实质性损害。

术前评估提示刘女士因移植肝胆道并发症累及移植肝，导致移植肝功能不全，有再次肝移植的指征，未发现明确禁忌证。在征得刘女士同意后，将其纳入肝移植等待名单中。

刘女士的再次肝移植手术采用甲泼尼龙联合巴利昔单抗的免疫诱导方案，术中胆道吻合方式采用胆肠吻合，术后继续采用 FK506 联合 MMF 抗排斥治疗。由于刘女士此次肝移植术采用胆肠吻合方式，考虑到胆肠吻合后念珠菌感染的风险增加，在术后预防性抗菌药物应用方案中包含了氟康唑200mg静脉注射每天2次。在肝移植术后，刘女士身体恢复顺利，血胆红素迅速下降，在术后1周移植肝功能的各项指标均已降至正常水平，皮肤黄染消退，瘙痒症状消失，前额处红疹中央的破溃和渗出好转，结节也有所消退。食欲明显改善。在肝移植术后1周即停用包括氟康唑在内的所有抗菌药物，FK506血药谷浓度维持在6～7ng/ml。二次肝移植术后20天，刘女士顺利出院。

刘女士出院后仅1周即无明显诱因自觉头疼、恶心、乏力，同时伴发热，体温波动于38～38.5℃，以“发热待查”再次入院。入院后立即复查腹部超声提示移植肝血流正常，未见腹腔积液。血谷丙转氨酶(ALT)56U/L，谷草转氨酶(AST)48U/L，碱性磷酸酶(ALP)71.2U/L，谷氨酰转肽酶(GGT)60.5U/L，血白蛋白43.5g/L，血球蛋白17.9g/L，血清总胆红素(TBIL)17.3μmol/L，直接胆红素11.7μmol/L，血尿素氮6.60mmol/L，血肌酐93.67μmol/L，凝血酶原时间22秒，INR0.92，凝血酶原活动度88%，部分凝血活酶时间23.0秒，纤维蛋白原3.51g/L，D-二聚体702g/L，外周血白细胞4.45×10^9/L，中性粒细胞88.7%，淋巴细胞14.6%，血红蛋白79g/L，血细胞比容(HCT)33%，血小板70×10^9/L。血气分析显示pH7.41，二氧化碳分压41mmHg，氧分压78mmHg。FK506血药谷浓度8.0ng/ml。头、胸、腹CT均未见异常。查体可见，刘女士前额部位的结节样圆形红疹增多，伴有破溃和少量渗出，并且在左下肢屈侧也发现相同的皮肤改变，而无其他阳性体征。考虑到刘女士再次肝移植术后仅1个月余，感染仍以细菌感染为主。加用美罗培南1g q8h抗感染治疗。并留取血、尿培养，同时留取腿部皮损破溃处的渗出液进行涂片和培养，寻找微生物学证据。

入院第二天，化验室回报在皮损渗出液涂片中发现新型隐球菌。结合该患者再次肝移植术前前额皮损，在肝移植术后应用氟康唑后皮损好转的病史，诊断为新型隐球菌感染。结合刘女士有神经系统症状，必须除外合并存在隐球菌脑膜炎的可能。临床医生立即为刘女士实施了腰椎穿刺，查得脑脊液无色透明，压力355cm H_2O，脑脊液蛋白215mg/dl，糖1.3mmol/L(同期血糖7mmol/L)，白细胞25个，脑脊液涂片墨汁染色见隐球菌，脑脊液培养为新型隐球菌。诊断为新型隐球菌脑膜炎，立即给予脂质体两性霉素B 3mg/(kg·d)，联合氟康唑400mg/d治疗，同时将FK506减量，控制其血药浓度在3～5ng/ml。5天后血培养回报有新型隐球菌生长。

2. 药物治疗过程中存在的药学问题

问题一：对于肝移植术后新型隐球菌病，可选择哪些抗真菌药物治疗？

问题二：针对该患者，临床药师应进行哪些药学监护？

3. 针对药学问题的分析与解决方法

针对问题一：隐球菌病是器官移植患者除念珠菌病和曲霉菌病之外最常见的深部真菌感染。针对移植术后隐球菌病的一线抗真菌用药主要包括两性霉素B、氟胞嘧啶和唑类药物。氟胞嘧啶是首个被发现具有抗隐球菌活性的药物，但易产生耐药。两性霉素B很少产生耐药，但毒性较大。两性霉素B脂质体制剂能减轻不良反应，但价格昂贵，且易继发低钾和低镁血症。三唑类抗真菌药物常用氟康唑，伊曲康唑、伏立康唑等在体外具有良好的抗真菌活性，但目前不作为首选。

肝移植术后确诊为隐球菌感染者应首选两性霉素B或其脂质体。目前对于具体的治疗剂量及疗程仍不统一,有研究表明两性霉素B及氟胞嘧啶联合治疗6周对于HIV阴性的肾移植患者具有较好的疗效。目前常用治疗方案有2种:①两性霉素B[0.7~1mg/(kg·d)]联合氟胞嘧啶[100mg/(kg·d)]使用6~10周;②两性霉素B[0.7~1mg/(kg·d)]联合氟胞嘧啶[100mg/(kg·d)]使用2周后,以氟胞嘧啶[400mg/(kg·d)]单药维持10周。但此种疗法的死亡率仍很高,因此目前国外较多用的治疗方法为两性霉素B[0.7~1mg/(kg·d)]治疗2周后用氟康唑400~800mg/d治疗8~10周,再用氟康唑200mg/d巩固治疗6~12个月。因此根据以上分析可知,该患者给予脂质体两性霉素B 3mg/(kg·d),联合氟康唑400mg/d治疗合理。

针对问题二:临床药师应对该患者进行药学监护包括:

(1)监护药物间相互作用:由于氟康唑与FK506间存在相互作用,同时使用上述二药时,FK506的剂量一般需减少1/3(不同时期FK506血药浓度范围见本章第二节)。

(2)监护潜在的药物不良反应:使用两性霉素B脂质体时,需监测患者肾功能和电解质及其他不良反应的发生。FK506减量合并抗隐球菌治疗期间需关注免疫重建综合征的发生。患者本身为肝移植术后,而两性霉素B、氟康唑、FK506等都有肝毒性,需监测肝功能指标及相关临床症状等

(3)用药指导:告知患者隐球菌感染的治疗疗程要维持6~12个月,不可随意停药,并应定期复查。肝移植患者术后1个月内目标全血谷浓度为10~15ng/ml,第2~3个月为7~11ng/ml,3个月后为5~8ng/ml并维持,在FK506减量期间密切注意排斥反应的发生。

4. 药学问题解决后的临床效果:给予脂质体两性霉素B 3mg/(kg·d),联合氟康唑400mg/d治疗,同时将FK506减量,控制其血药浓度在3~5ng/ml,无出现排斥反应,感染得到控制。

三、病毒感染

除肝炎病毒外,由于肝移植受者处于免疫抑制状态,许多非嗜肝病毒感染的发生率也高于非移植人群。最常见的病毒包括巨细胞病毒(cytomegalovirus,CMV)、疱疹病毒、EB病毒(epstein-barrvirus,EBv)、轮状病毒等。受检测手段所限,可能还有一些未明确的病毒感染。

(一)常见感染病菌诊断与治疗原则

CMV感染易发于肝移植术后1~6个月。其发生风险与供受者CMV血清学抗体存在状态明显相关(表5-12)。

表5-12 肝移植术后CMV感染与供受者血清学CMV抗体的关系

	高危	中危	低危
供者CMV血清学	+	+	−
受者CMV血清学	−	+	+

供者 CMV 血清学阳性而受者 CMV 血清学阴性时，受者术后发生 CMV 感染的风险极高，即使不是如此高风险的患者，在肝移植术后如不采取预防性干预措施，术后感染率也高达 60%。临床上的 CMV 感染包括 CMV 病毒血症和 CMV 病，前者仅表现为外周血中出现 CMV-DNA 复制、CMV-IgM(+)，并不出现器官感染受累表现；后者临床表现为发热、外周血白细胞多降低，淋巴细胞降低或升高，同时出现器官受累表现，如 CMV 肺炎、CMV 肝炎、CMV 肠炎等，CMV-DNA 和 CMVpp65 抗原检测呈阳性。肝移植术后 CMV 肝炎是肝移植术后肝功能异常时需要鉴别的重要病因之一，其发生率约 26%。鉴于肝移植术后 CMV 感染发生率高、对移植肝和移植受者危害大，肝移植术后应常规预防性应用静脉更昔洛韦[按 1mg/(kg · d)，每天 2 次给药]或口服缬更昔洛韦，肝移植术后常规给予更昔洛韦预防 CMV 感染可明显降低 CMV 感染发生率或减轻发病严重程度。一般在肝移植术后7～10天开始预防干预，持续 2 周至 3 个月不等，长疗程预防效果优于短疗程。

单纯疱疹和带状疱疹均为疱疹病毒感染，临床容易辨认，表现为口周或沿神经分布走形的红疹，逐渐形成水疱，早期有轻度痒感，疾病进展后局部明显烧灼样疼痛感。但少数疱疹病毒感染可累及中枢神经系统，导致单纯疱疹病毒性脑炎。疱疹病毒-6 的感染可导致肝炎、肠炎等严重的脏器功能衰竭。

EB 病毒感染在肝移植术后并不少见，其临床表现多种多样，可以从无症状的隐匿性感染，到致命性的嗜血细胞综合征。肝移植术后早期不明原因的持续性发热，伴全身淋巴结肿大和脾大，CT 或可见纵隔和腹膜后淋巴结增大者部分为 EB 病毒感染所致。但因肝移植术后早期患者均有不同程度脾大和脾功能亢进，或已行脾切除，往往难以判断 EB 病毒感染所致脾大。血清 EB-IgM(+)提示 EB 病毒的近期感染。少数急性感染患者表现为传染性单核细胞增多症、急性胃肠炎、粒细胞减少等，甚至出现嗜血细胞综合征或多器官功能衰竭表现。慢性 EB 病毒感染与肝移植术后淋巴细胞增长性疾病(PTLD)的发生明显相关，肝移植术后 EB 病毒感染相关的 PTLD 也可表现为局限于肝门区的恶性淋巴瘤(LL-PTLD)。PTLD 的诊断主要依据 CT 等影像学和淋巴结活检。

由于肝移植术后患者免疫功能低下，其他肠道病毒和呼吸道病毒均较非移植人群更易感。

(二) 治疗方案

针对疱疹病毒(包括单纯疱疹病毒和巨细胞病毒)的治疗，首选更昔洛韦静脉给药。使用更昔洛韦预防 CMV 感染和治疗 CMV 感染的剂量不同。口服更昔洛韦的生物利用度低，是实施长疗程 CMV 预防策略的最大障碍。缬更昔洛韦是更昔洛韦的衍生物，其生物利用度高，在体内代谢为更昔洛韦的血药浓度与等剂量的更昔洛韦静脉制剂相近，大大提高了 CMV 感染防治的依从性。但随着更昔洛韦预防干预措施的普遍应用，迟发型、耐药型 CMV 感染有所增加，对于不能耐受更昔洛韦副作用(主要是骨髓抑制)者、对更昔洛韦耐药者、反复发生 CMV 感染的病例，可应用二线治疗药物，如膦甲酸钠。同时应检测其病毒学变异。

一般认为 EB 病毒感染不需要抗病毒治疗，目前可应用的抗病毒药物对 EB 病毒的疗效也不肯定。治疗 EB 病毒感染的首要措施是降低免疫抑制剂血药浓度和免疫抑制水平，同时给予必要的支持治疗。对于 PTLD 患者的治疗，主要是依据增殖的淋巴细胞表型应用化疗联合抗CD20单克隆抗体(利妥昔单抗)的治疗方案。

(三)药学监护

肝移植术后,患者发生病毒感染,应该在调整免疫抑制剂剂量的基础上进行一些特异性治疗,比如使用抗病毒药物。所以,我们进行的药学监护应该包括对免疫抑制剂剂量调整的监护及抗病毒药物的监护。

1. 药学问诊和药学查房 对肝移植术后细菌感染患者进行药学问诊和药学查房,除了要遵循常规药学问诊和药学查房所需进行的内容之外,要将问诊和查房重点放在以下几方面。

(1)用药依从性:移植患者需长期服药,服药的品种多,剂型复杂,部分药物的服药时间又有较严格的要求。因此,在患者入院后,通过询问患者的病史、治疗过程等情况了解患者对疾病和所用药物的知晓情况,从而对患者用药依从性进行评价,以便药学监护工作的开展。

(2)既往用药史:患者入院后,详细询问既往用药史是十分必要的。对于移植术后患者,详细询问既往免疫抑制剂及相关药物的用药史则更加重要。需要询问的主要内容包括:器官移植手术时间,免疫抑制剂治疗方案,服用药物的厂家、剂型,服药时间和习惯,既往免疫抑制剂血药浓度监测结果,与免疫抑制剂相关的饮食情况以及免疫抑制剂不良反应发生情况等。

(3)抗病毒药物的使用情况:询问患者入院前与此次感染相关的治疗。通过详细询问抗菌药物的应用情况,可以协助医生和药师更好地制定抗感染治疗方案。

2. 免疫抑制剂的监护

(1)免疫抑制剂的剂量调整:患者感染时,应考虑免疫抑制剂的剂量调整。

(2)免疫抑制剂的血药浓度监测:免疫抑制的剂量调整后,需行血药浓度监测,且浓度监测也是提高患者依从性的方法之一。

(3)免疫抑制剂不良反应的监护:常见的比较轻微的不良反应包括腹泻、失眠、食欲减退、腹痛、恶心、呕吐、头痛、乏力、手足肿胀等。长期服用该类药物可能导致糖尿病,高脂血症等心血管疾病以及肿瘤等。

(4)免疫抑制剂的用药教育:免疫抑制剂的服药方法如下。

1)餐前1小时或餐后2小时服药,每12小时服一次(FK506缓释胶囊每天只需服用一次)。

2)每天服药时间应固定,例如,每天8时,20时服药。

3)胶囊内的药物不能与含聚氯乙烯(塑料的一种)的材料接触(儿童患者应特别注意),缓释胶囊不能打开胶囊服用。

4)葡萄柚及葡萄柚汁会升高体内FK506的药量,提高该药的药效,所以不应食用葡萄柚及葡萄柚汁。

3. 抗病毒药物 常用的抗病毒药物包括更昔洛韦、缬更昔洛韦、膦甲酸钠等。

(1)抗病毒药物的不良反应监护

1)更昔洛韦、缬更昔洛韦:不良反应以白细胞及血小板减少最常见。在移植患者使用静脉更昔洛韦患者中出现的频率≥5%的不良反应主要包括:全身系统(头痛、感染)、代谢和营养障碍(水肿)、中枢和外周神经系统(意识变化和周围神经病)、呼吸系统(胸腔积液)、泌尿系统(肾损伤、肾衰竭)以及高血压。因此在应用更昔洛韦,特别是采用静注方式给予更昔洛韦,应密切监测血象变化及凝血功能变化。如果绝对中性粒细胞计数小于 500/μl,或者血小板计数小于 25×10^9/L,或血红蛋白小于 80g/L,则不应开始治疗。联用亚胺培南-西司他汀钠与更昔洛韦的患者,有抽搐病例的报道,因此除非潜在的获益大于风险,否则二者不宜合用。

2)膦甲酸钠:常见的不良反应包括肾功能损害,表现为血清肌酐升高,肾功能异常、急性肾衰竭、尿毒症、多尿、代谢性酸中毒;电解质紊乱,包括低钙血症、低镁血症、低钾血症、低磷血症或高磷血症等。使用本品期间必须密切监测肾功能,根据肾功能情况调整剂量,做到给药个体化。本品不能采用快速静脉推注方式给药,滴注速度不得大于 1mg/(kg·min)。为降低本品的肾毒性,用药期间应充分水化,静脉输液量为 2.5L/d,并可适当服用噻嗪类利尿药。

(2)免疫抑制剂与抗病毒药联合使用的不良反应药学监护:药学监护包括肾功能、血象等。血象需监测白细胞、红细胞、血红蛋白等指标。

(3)抗病毒药的使用剂量:应根据患者的体重和肾功能计算药物的给药剂量。

4. 患者用药指导　由于移植患者用药的特点,临床药师需要向患者进行以下用药指导:

(1)免疫抑制剂的应用不应自行调整剂量,也不能随意调换厂家和剂型。

(2)各种剂型使用的注意事项。

(3)按照医生或药师建议的时间进行血药浓度监测。

(4)应向患者详细介绍可能与免疫抑制剂发生相互作用的食物。

(5)告知患者在使用其他药物时必须向主管的医师或药师咨询。

(6)各类抗病毒药物应用过程中可能出现的不良反应。

(7)移植患者生活方式的教育

1)尽量避免与罹患感冒及感染疾病的人员接触。

2)避免与最近刚刚接种过脊髓灰质炎病毒疫苗的人员接触。不应与他们靠近或同处一室的时间过长。如果不能避免则应该做好防护,比如佩戴口罩挡住口鼻。

3)应避免接触具有风险的宠物,其中包括啮齿类动物、爬行动物、小鸡、小鸭和鸟类等。

4)应采取措施以预防吸附传播疾病(蚊虫叮咬等),预防措施包括避免在蚊虫觅食高峰期(黎明和黄昏)活动。

5)在手术后早期,避免去人群拥挤的公共场所。

6)在户外运动中,应注意穿鞋子、袜子、长袖衬衫和长裤等,防止接触土壤蜱虫。

7)服药期间尽量减少太阳光或紫外线的照射,外出时采取防晒措施,使用防晒系数(SPF)最小为 30 的防晒霜或穿着防晒衣。白天出门可以佩戴墨镜。

8)您应避免食用未经高压灭菌的牛奶及未经煮沸的鸡蛋或肉类(尤其是未熟的猪肉、家禽、鱼或海鲜等)。

9)肝移植术后,主要包括药物在内的一些因素会造成营养物质代谢紊乱,引起一些常见的慢性疾病,包括:肥胖、高血压、高血脂、糖尿病及骨质疏松等。所以除了使用相关药物以外,您必须保持一个健康的生活方式:每餐不要吃得过饱;低脂、低糖、低盐饮

食；适当运动；控制体重。不是每个地区都有免疫抑制剂的销售，所以出门前请准备好充足的药物。乘坐飞机或火车时，请务必随身携带一些药物，以保证在航班延误的情况下有药可用。呕吐或腹泻会影响药物吸收，特别是免疫抑制剂，如果持续出现以上情况请您及时就诊。在需要服用其他之前没有服用过的药物前，务必咨询医生或药师，请勿自行服用。

10）如果皮肤出现伤口，请保持清洁，如出现红肿和发热情况，请及时就医。保持良好的卫生习惯，包括保持被褥整洁。特别注意您的口腔、牙齿、皮肤、头发和手卫生。牙刷选择软毛牙刷，最好定期（每6个月）去看牙医。

（四）临床案例分析

1. 病史摘要：患者张先生，56岁，体重63kg。因患慢性乙型肝炎肝硬化，终末期肝病，肝功能失代偿而接受肝移植手术治疗。手术后20天，张先生顺利恢复并出院。术后采用标准的三联免疫抑制剂方案抗排斥治疗，每天按时服用甲泼尼龙片8mg qd＋FK506 2mg q12h＋MMF750mg q12h，FK506血药谷浓度维持在5～9ng/ml。未应用CMV预防措施。术后半年，张先生到外地旅游，旅途将近结束时，无明显诱因自觉体力下降，动则喘息，同时伴发热，体温波动在38～39℃。咳嗽，咳少量白痰，不伴咽痛、流涕、胸痛、腹痛、腹泻等。立即到医院就诊，查胸部CT发现双侧肺野散在大片状渗出，不伴胸腔积液。遂以肝移植术后肺感染入院治疗。

入院后辅助检查：

肝功能：血谷丙转氨酶（ALT）53U/L，谷草转氨酶（AST）35U/L，碱性磷酸酶（ALP）71.2U/L，谷氨酰转肽酶（GGT）37.1U/L，乳酸脱氢酶（LDH）1453U/L，血白蛋白30.6g/L，血球蛋白10.5g/L，血清总胆红素（BIL）18.2μmol/L，直接胆红素9.72μmol/L；

血清电解质及肾功能：血清钠141mmol/L，血清钾4.76mmol/L，血尿素氮8.90mmol/L，血肌酐73.87μmol/L；

凝血功能：凝血酶原时间16秒，INR1.02，凝血酶原活动度98％，部分凝血活酶时间21.2秒，纤维蛋白原3.25g/L，D-二聚体758μg/L；

血气分析显示pH7.51，二氧化碳分压28mmHg，氧分压56mmHg，实际碳酸氢盐27.9mmol/L，细胞外液碱剩余1.9mmol/L，全血碱剩余2.1mmol/L，血乳酸1.5mmol/L；

血常规：外周血白细胞2.23×10^9/L，中性粒细胞90.6％，淋巴细胞12.2％，血红蛋白88g/L，血细胞比容（HCT）37％，血小板112×10^9/L。

张先生因存在肺感染合并急性呼吸衰竭、低氧血症而被立即转入ICU病房，给予机械通气支持，并给予美罗培南1.0g q8h＋伏立康唑200mg bid＋Co-SMZ0.96g q6h联合抗感染治疗。但患者发热和低氧血症无明显改善，所需吸氧浓度从50％提高到100％，指脉血氧饱和度仅能维持在90％～92％。入ICU第二天，血气分析显示pH7.45，二氧化碳分压32mmHg，氧分压60mmHg，实际碳酸氢盐25.2mmol/L，细胞外液碱剩余-3.0mmol/L，全血碱剩余-3.5mmol/L，血乳酸2.7mmol/L。外周血白细胞2.50×10^9/L，中性粒细胞91.2％，淋巴细胞10.8％，血红蛋白85g/L，血细胞比容（HCT）39％，血小板152×10^9/L。FK506血药谷浓度8.5ng/ml，血前降钙素原（PCT）0.8ng/ml，C-反应蛋白（CRP）52mg/L，β-葡聚糖检测＜60。

张先生肝移植术后3个月，免疫抑制剂应用强度较大，目前FK506血药浓度仍保持在较高水平。此次突发肺感染合并急性呼吸衰竭，病情进展迅速，应采用经验性抗感染治疗，同时检查力求迅速明确诊断。该患者临床表现为发热、咳嗽、咳少量白痰。胸部CT显示两肺弥漫片状渗出影。外周血象白细胞数减少，淋巴细胞比例明显降低，PCT仅轻度升高，β-葡聚糖检测阴性。综合以上临床特征，结合张先生在术后未使用CMV预防措施，考虑不除外CMV肺炎，同时亦应注意肝移植术后肺感染有多种致病微生物混合感染的可能性。因此，临床医生给予张先生甲泼尼龙40mg bid以控制肺内炎症反应，同时停用FK506和MMF以降低免疫抑制水平，并在原抗菌药物应用的基础上，联合应用更昔洛韦250mg静脉注射每天2次。在治疗过程中，每天监测其肝肾功能、PCT、外周血象，同时监测呼吸道分泌物中的病原微生物、CMV-DNA和CMVpp65抗原以及其他病毒的血清学标志。

应用激素后，张先生的体温降至37℃以下，全身炎症反应得到缓解，指脉血氧饱和度稍有改善，达到92%～95%。入ICU第四天，血化验回报CMV-DNA 5×10^{6}copies/ml，CMVpp65阳性，同时呼吸道分泌物CMV-DNA 3.2×10^{4}copies/ml。痰培养：鲍曼不动杆菌，药敏试验对美罗培南敏感。痰中未检出真菌。FK506血药谷浓度2.3ng/ml。至此认为导致张先生此次急性肺感染合并急性呼吸衰竭的主要病因是CMV肺炎，发病与张先生在肝移植术后未使用CMV预防措施和免疫力低下有关，旅游劳累可能是诱发因素。

张先生在ICU内治疗第7天，停用甲泼尼龙，体温恢复正常。吸氧浓度逐渐降低，指脉血氧饱和度均在96%～100%。血气分析显示pH7.41，二氧化碳分压42mmHg，氧分压68mmHg，实际碳酸氢盐27.6mmol/L，细胞外液碱剩余2.8mmol/L，全血碱剩余3.0mmol/L，血乳酸1.0mmol/L。外周血白细胞3.75×10^{9}/L，中性粒细胞89.1%，淋巴细胞11.5%，血红蛋白82g/L，血细胞比容(HCT)37%，血小板92×10^{9}/L。谷草转氨酶(AST)43U/L，谷丙转氨酶(ALT)55U/L，血尿素氮(BUN8.7)mmol/L，血肌酐92μmol/L。FK506血药谷浓度0.5ng/ml，血前降钙素原(PCT)1.8ng/ml，C-反应蛋白(CRP)33mg/L，β-葡聚糖检测<60。患者自觉体力和食欲有所恢复，X线胸片示双肺渗出开始吸收。因为没有真菌感染的证据，且已停用甲泼尼龙，临床医生将抗菌药物调整为头孢哌酮舒巴坦钠3g bid+更昔洛韦250mg每天2次，并将免疫抑制剂调整为FK506单药抗排斥治疗，维持FK506血药谷浓度6～8ng/ml。五天后，张先生脱离机械通气，2周后顺利出院。

2. 药物治疗过程中存在的药学问题

问题一：妨碍肝移植术后CMV防治策略实施的主要因素有哪些？

问题二：针对该患者，临床药师应进行哪些药学监护？

3. 针对药学问题的分析与解决方法

针对问题一：移植术后如不采用CMV防治策略，术后CMV感染的发生率在高危人群中可高达90%，在中-低危险的受者中也高达60%。而妨碍肝移植术后CMV防治策略实施的主要因素是：

(1)不能耐受更昔洛韦的副作用，特别是更昔洛韦导致的白细胞减少症；

(2)长期静脉应用更昔洛韦，多数移植受者的依从性欠佳；

(3)本病例提示，对于肝移植术后未接受CMV防治受者，应加强监测和患者教育，以便早期诊断和治疗。

针对问题二:该患者的药学监护应包括:

(1)糖皮质激素可能会影响血象,干扰抗感染治疗的评价;

(2)在抗病毒药与FK506同时应用时,需监测血常规和肾功能;

(3)提示护士更昔洛韦的输注时间要至少1小时,避免外渗;

(4)因更昔洛韦呈碱性,在与其他药物序贯输注时,应有间隔液;

(5)使用更昔洛韦时,需水化或嘱患者多饮水;

(6)更昔洛韦的疗程至少两周,治疗终点为临床症状消失以及病毒学清除。

第七节 肝移植术后肾衰竭

一、临床表现与诊断要点

肝移植术后肾功能不全的发生率较高,移植受者的年龄、移植前的肾功能状态、移植肝功能、免疫抑制剂方案和免疫抑制剂特别是CNIs的水平、移植术前的并存疾病(包括高血压、糖尿病等)和移植术后新发的高血压、糖尿病等都是肝移植术后发生肾功能不全的危险因素。肝移植手术本身对肾功能也有影响,这些术中因素包括手术时间、出血量、术式和术中血流动力学是否稳定等。

肝移植术后发生一过性的肾损伤远较发生典型的急性肾小管坏死(急性肾衰竭)多见。在没有肾衰竭危险因素的患者,肝移植手术本身造成的急性肾损伤通常在术后即可发生,表现为肝移植术后一过性的少尿和血清肌酐升高,尿常规中出现轻度蛋白尿,通常在术后1周左右血肌酐水平恢复正常。少数病例呈现典型的急性肾小管坏死的临床过程,临床表现为少尿或无尿、水肿、恶心、呕吐,血清生化检查有代谢性酸中毒、电解质紊乱(如高钾血症)和血清尿素氮、肌酐升高等,病程可以持续1～2周,甚至1～2个月,需要血液透析治疗,但肾功能仍是可逆的。

一些伴有上述危险因素的肝移植受者,肾功能恢复慢,也没有急性肾衰竭的典型多尿期经过,患者可能长期处于血清肌酐水平轻度升高状态,但并不需要血液透析。

二、治疗方案

肝移植术后肾功能不全的治疗原则是:

1. 避免及祛除损伤肾功能的临床和潜在因素(表5-13)。

表5-13 肝移植术后肾损伤的常见临床因素

序号	容量不足,包括低蛋白血症
1	大剂量使用非蛋白类胶体液进行容量复苏
2	缺氧包括低氧血症、严重贫血、低血压
3	大剂量应用血管活性药物

续表

序号	容量不足，包括低蛋白血症
4	CNIs剂量过大或血药浓度过高
5	感染
6	应用有肾损伤的抗菌药物或其他药物
7	肝移植术后代谢并发症，包括糖尿病、高血压等

2. 维持液体平衡和电解质及酸碱平衡。

3. 血液净化治疗的指征包括：

(1)容量负荷过重；

(2)高钾血症；

(3)顽固性代谢性酸中毒；

(4)血肌酐＞442μmol/L(5mg/dl)；

(5)血尿素氮升高，伴有尿毒症性脑病等相关器官功能障碍。

在肝移植术后早期肾功能不全患者治疗中，除应注意缺血缺氧因素外，药物应用是最为突出、最复杂的影响环节，涉及抗菌药物应用的药动学、药物应用与感染之间的平衡、药物之间的相互作用等问题。而肝移植术后中远期阶段发生的肾功能不全的主要原因是CNIs相关的肾损伤和肝移植术后新发糖尿病、高血压等并发症。

三、药学监护

(一) 急性肾损伤的药学监护

1. 休克患者的补液建议　对于非失血性休克的急性肾损伤(acute kidney injury，AKI)高危患者或AKI患者，建议用等张晶体补液而非胶体补液(白蛋白，羟乙基淀粉)扩容；合并血管收缩性休克的急性肾损伤高危患者或急性肾损伤患者，推荐联合使用补液与升压药；围术期或脓毒性休克的高危患者，建议参照既定的血流动力学和氧合参数管理方案，避免急性肾损伤进展或恶化。

2. 危重症患者的营养管理建议　使用胰岛素将空腹血糖控制在110～149mg/dl(6.1～8.3mmol/L)，任意时点血糖控制在8～10mmol/L；不建议为预防或延迟肾脏替代治疗(RRT)而限制蛋白的摄入；无需RRT的非高分解代谢的AKI患者，推荐的蛋白质摄入量为0.8～1.0g/(kg·d)、需要RRT的患者为1.0～1.5g/(kg·d)、行连续肾脏替代疗法(continuous renal replacement therapy，CRRT)且伴高分解代谢的患者蛋白质最高摄入量为1.7g/(kg·d)；建议AKI患者优先选择肠内营养。

3. 利尿药的使用　若患者不存在容量负荷过重，不推荐使用利尿药进行急性肾损伤的预防和治疗。袢利尿的肾脏保护作用可能有多种机制。在细胞水平，利尿药通过抑制肾小管Henle袢细胞的钠离子转运而降低氧耗，从而减少缺血性损伤；动物实验也显示，利尿药在一定程度上增加肾血流量，尿量增加有助小管中管型的排出。但是，临床研究却鲜有证据支持呋塞米等利尿药的上述作用；相反，有研究则显示袢利尿药可能恶化急性肾损伤的预后。在2项分析呋塞米治疗和预防急性肾损伤的系统评价中，呋塞米组在住院病死率、需要RRT的风险、透析次数甚至持续性少尿的人数比例上都与安慰剂组无差别。值得一提的是，呋塞米对维持急性肾损伤并发肺水肿患者的液体平衡有良好效果，但高剂量的使用可能引发耳鸣甚至耳聋。

甘露醇则是另一种广泛使用的渗透性利尿药。现有研究对于其预防急性肾损伤的结论尚不确切。据报道在肾移植中，在钳夹肾血管前予以20%甘露醇250ml可减少术后急性肾损伤的发病率，但术后3个月试验组和对照组患者肾功能差异未有统计学意义。总体而言，目前尚不能肯定利尿药在急性肾损伤中的作用。利尿药在控制容量过载的同时，可能会引起一定的肾损伤，临床医师和药师应权衡利弊综合考虑。认为血液净化治疗的急性肾损伤患者使用利尿药无助于肾功能的恢复或减少RRT的强度。在一项RCT中，作者将71例患者随机分为呋塞米组和安慰剂组，两组在血液滤过治疗次数、肾功能恢复、住院天数等方面差异无明显统计学意义。另一项观察性研究也发现，是否应用利尿药对急性肾损伤患者能否成功停止间歇性血液透析无影响。因此，目前认为利尿药除能增加尿量外，对恢复肾功能并无实质性帮助。

4. AKI的预防　不推荐使用低剂量多巴胺预防或治疗AKI。针对健康人群的试验表明：使用小剂量多巴胺可扩张肾血管、增加GFR。多巴胺曾经广泛应用于保护重症患者的肾功能。然而，有研究显示在急性肾损伤患者中，低剂量的多巴胺已经失去了正常的扩张肾血管的作用，反而会增加肾脏血管的阻力。一项大样本的meta分析指出，多巴胺对于急性肾损伤没有明显的预防和治疗作用。另外，有学者指出低剂量多巴胺可能有致心律失常、心肌缺血、T细胞抑制等副作用，但一项meta分析显示不具有统计学意义。应该认为，低剂量多巴胺在无明显疗效的同时，还可能具有潜在副作用，不应该继续应用于急性肾损伤的治疗。

不建议非诺多泮预防或治疗AKI；不建议用心房利钠肽预防或治疗AKI；不推荐用重组人胰岛素样生长因子1预防或治疗AKI。

5. 抗菌药物的使用　不建议氨基苷类药物治疗感染，除非无其他更合适的、低肾毒性替代药物。氨基苷类抗菌药物具有强大的抗菌活性，但同时也具有肾毒性、耳毒性及神经肌肉阻滞等不良反应。在急性肾损伤及有急性肾损伤风险的患者中应该避免使用该类抗菌药物。即使在健康人群中使用，也应该遵循尽量缩短使用时间、鼓励局部用药等原则。氨基苷类抗菌药物具有浓度依赖的抗菌活性和较长的抗菌药物后效应，因此适当延长给药间隔时间，可以在保证抗菌治疗效果的同时，减少肾毒性。研究显示，单日单次给药或者长间隔给药的策略，可以减少肾小管细胞对药物的吸收，有效防止细胞氧化损伤和凋亡，维持线粒体的正常功能。因此氨基苷类药物建议每天单次给药以减少肾毒性。每天多次给药＞24小时，推荐监测氨基苷类药血药浓度。每天单次给药＞48小时，建议监测氨基苷类药血药浓度。建议有条件的患者表面或局部使用氨基苷类药（如呼吸道气雾剂，缓释颗粒），不建议经静脉途径给药。建议使用两性霉素B脂质体，而非普通两性霉素B。在同等疗效的前提下，推荐唑类抗真菌药和（或）棘白菌素类药，治疗系统性真菌病，而非普通两性霉素B。

6. 造影剂的使用建议　在完成检查的基础上，尽可能减少造影剂的使用量。具体方法包括：避免不必要的增强CT检查、根据患者体重个体化调整使用剂量、协调造影剂和注射的时间、使用生理盐水冲洗血管无效腔、使用合适的CT窗口等。对需要接受造影剂的患者进行造影剂肾病风险评估。肾功能不全是造影剂肾病最重要的危险因素。美国肾脏病患者生存质量指导组和KDIGO指南均推荐在健康人群中使用估算的GFR(eGFR)作为筛查指标。造影剂肾病协作组认为,当eGFR＜60ml/(min・1.73m^2),即男性Scr≥115μmol/L(≥1.3mg/dl)、女性Scr≥88.4μmol/L(≥1.0mg/dl)时,造影剂肾病风险较高。对于评估有较高造影剂肾病风险的患者,应考虑其他替代的影像学检查。推荐对于高造影剂肾病风险的患者,使用等渗或低渗碘造影剂,不使用高渗碘造影剂。静脉注射造影剂相对动脉注射更加安全。

推荐对高造影剂肾病风险的患者,静脉使用等张氯化钠或碳酸氢钠溶液扩容,而非单纯口服补液。扩容预防造影剂肾病的确切机制尚不清楚,可能与稳定肾内血流、抑制肾素血管紧张素轴、稀释造影剂浓度等有关。Mueller等在一项纳入1620例冠状动脉造影患者的研究中发现,静脉使用0.9%等张生理盐水较0.45%低张生理盐水效果好。关于扩容的剂量和持续时间,过去通常采取造影剂注射前1小时、注射后3小时内补液,但由于部分输入的晶体液会进入组织,为保证血管内容量,新的研究提出在造影剂注射前3～12小时、注射后6～12小时按照每小时至少1.0～1.5ml/kg的剂量进行补液,以保证充足的尿量(＞150ml/h)。有研究证明,在肾脏损害前使用N-乙酰半胱氨酸(N-acetylcysteine,NAC)能够有效预防造影剂肾病。此外,NAC还具有价格便宜、相对安全的优点,但可能有损害心肌和凝血功能的副作用。最近发表的一项meta分析报道口服NAC联合静脉碳酸氢钠扩容可降低造影剂肾病的风险(*RR*0.65;95%*CI* 0.40～1.05),但不能有效减少透析干预(*RR*0.47;95%*CI*0.16～1.41)。综合考虑NAC的治疗效果和卫生经济学等因素,推荐对高造影剂肾病风险的患者,采用口服NAC联合静脉等张晶体液扩容。

7. 肾脏替代治疗(renalreplacementtherapy,RRT)的应用　当急性肾损伤患者出现危及生命的水、盐、酸碱失衡时,应该开始RRT;在决策时,不应拘泥于确切的BUN或Scr值,而应对指标的变化趋势作出预判。目前常以患者出现容量过载或者溶质失衡(氮质血症、高钾血症、严重酸中毒等)作为开始RRT的指征;在无上述指征时,医生倾向于尽量延后此疗法。显然,保守的策略固然稳妥,但可能贻误早期治疗;太过激进则有过度治疗之嫌。现有唯一一篇比较早期和晚期RRT干预治疗急性肾损伤的RCT指出,在顽固性少尿12小时之内开始RRT,与按照常规指征开始RRT在病死率及肾功能恢复方面差别无统计学意义。但该研究样本量仅有106例,证据强度有限。自20世纪60年代以来,多项观察性研究表明过晚RRT可能增加治疗时间以及住院天数。当患者肾功能已经得到足够恢复,或决定采用姑息治疗时,应停止RRT。经过RRT支持,相当多急性肾损伤患者的肾功能得到恢复,接下来就涉及何时停止RRT的问题。但此类临床研究较少,指南给出的建议也过于笼统。根据最近2项大型RCT,急性肾损伤患者接受RRT的平均时长为12～13日,但也有超过50%的严重急性肾损伤患者经充分治疗后肾功能仍不能恢复。在RRT过程中,评估患者的肾功能较为困难。间歇性血液透析的患者体内溶质波动很大,因此只能通过透析间期的尿量、尿肌酐等指标间接评估其肾功能。在持续性RRT模式下,一段时间后患者体内溶质会趋于稳定(溶质清除率为25～35ml/min时,约为48小时),故届时可检测肌酐清除率的变化。所谓"停止"RRT,也有不同的方式。放弃治疗时为完全撤机，而在患者肾功能恢复的情况下，临床上多采用改变治疗模式（如持续性变为间隔性）或减小治疗剂量（如增加治疗间隔、减少治疗时长）来逐渐实现。

8. 建议肝移植术前常规监测受者肝功能及肾功能各项指标进行风险评估。术前给予必要的肾保护治疗，以稳定和改善肾功能；选择背驮式肝移植，与经典术式（使用或不使用静脉-静脉转流术）相比，能显著降低肝移植后急性肾损伤的发生率。

9. 术后1周内每日常规监测Scr，使用aMDRD公式计算eGFR，及时诊断急性肾损伤的发生，及早祛除诱因和纠正肾功能。肾功能趋向稳定后，Scr监测改为5～7日1次；连续两次eGFR正常，Scr监测改为1～3个月1次。

10. 已发生危险级肾损伤（RIFLE分级为“危险”）或肾损伤高风险受者，推荐抗IL-2R抗体＋MMF（1.5～2.0g/d）＋低剂量FK506（4～8ng/ml）三联用药方案，低剂量FK506延迟至术后3～7日给药；已发生严重肾损伤（RIFLE分级为“损伤”或“衰竭”）受者，建议CNI延迟至Scr下降25%时给药，可能在不增加急性排异反应风险的前提下有效改善受者预后。

（二）慢性肾损伤的药学监护

1. 预防慢性肾损伤发生是肝移植受者长期生存的重要策略之一，推荐长期使用低肾毒性免疫抑制方案：FK506（血药谷浓度≤8ng/ml）至术后第5天给药，联合足量MMF（1.5～2.0g/d）和抗CD25单克隆抗体，能有效减轻肾功能损伤，减少慢性肾损伤的发生。

2. 所有肝移植术后超过3个月或GFR＜90ml/(min·1.73m^2)的受者均推荐每个月监测1次Scr，并根据aMDRD公式计算GFR，及时发现和诊断慢性肾损伤（chronic kidney disease，CKD）。对伴有发生CKD高风险的受者，建议每年进行1次肾活组织病理学检查，以明确肾脏病变进展及病理类型，及时调整治疗方案。

3. 当受者GFR＜90ml/(min·1.73m^2)，或伴有CKD高危因素，建议给予低剂量CNI药物（FK506血药谷浓度＜5ng/ml）联合足量MMF（1.5～2.0g/d）的免疫抑制方案。

4. 当受者GFR＜60ml/(min·1.73m^2)，或肾活组织病理学检查提示CNI慢性毒性反应，建议CNI减量不少于50%或撤除，同时联合使用足量MMF（1.5～2.0g/d）的免疫抑制方案，可以有效改善肾功能而不增加排斥反应的风险。

5. CNI减量或撤除的受者推荐进行霉酚酸浓度监测，保证麦考酚酸曲线下面积在治疗范围30～60(mg·h)/L，以减少排斥反应的发生风险。

6. 监测并控制受者血压、血糖，预防高血压和高血糖发生。

（三）其他

对于肝移植后肾衰竭的患者，药师在药学查房与问诊中不仅要关注长期应用免疫抑制剂的依从性，同时更应着重于患者肾脏的状况以及用药情况。对患者既往用药史，特别是其中影响肾脏功能的药物应更为关注。在治疗过程中选择药物及确定剂量时，应随时关注患者全部用药对肾功能的影响。

四、临床案例分析

1. 病史摘要：薛先生，72岁，退伍军人，身高178cm，体重82kg。既往身体健壮，饮食起居规律，长期饮酒，每天饮白酒 2～3 两。入院前两年内还可以从事旅游、爬山等较强体力活动。入院前三个月在查体时行腹部超声检查，发现肝右叶有一个 3.3cm×4.1cm 的占位性病变，为进一步检查和治疗入院。入院体格检查：神志清楚，营养中等，步入病房。全身皮肤黏膜及巩膜无黄染，口唇及甲床无发绀。胸廓对称，双肺呼吸音清，未闻及干湿性啰音。心音规则有力，各瓣膜听诊区未闻及杂音。腹平软，无压痛及反跳痛，未触及腹部包块，肝脾未触及，肠鸣音存在，移动性浊音(—)。四肢活动自如，生理反射存在，病理反射未引出。双下肢不肿。

辅助检查：

肝功能：谷丙转氨酶(ALT)136U/L，谷草转氨酶(AST)128U/L，碱性磷酸酶(ALP)33U/L，谷氨酰转肽酶(GGT)252U/L，乳酸脱氢酶(LDH)89U/L，肌酸激酶(CK)46.6U/L，羟丁酸脱氢酶 102U/L，血总蛋白 70.4g/L，血白蛋白 45.5g/L，血球蛋白 24.9g/L，血清总胆红素(BIL)14.33μmol/L，直接胆红素 7.79μmol/L，间接胆红素 6.54μmol/L，血清总胆汁酸 9.95μmol/L，血氨 39μmol/L。

肾功能及血清电解质：血尿素氮 4.08mmol/L，血肌酐 98.55μmol/L，血尿酸 472.7μmol/L，血清钠 142.1mmol/L，血清钾 4.16mmol/L，血氯化物 103.5mmol/L，血清总钙 2.81mmol/L，血无机磷 0.99mmol/L。

凝血功能：凝血酶原时间 11.7 秒，INR0.95，凝血酶原活动度 78%，部分凝血活酶时间 24.5 秒，纤维蛋白原 3.17g/L。

血常规：外周血白细胞 7.54×10^9/L，血红蛋白 15.5g/L，血细胞比容(HCT)48%，血小板 196×10^9/L。

各型肝炎病毒抗原-抗体检测均为阴性。

尿常规：尿比重 1.012，尿蛋白(—)，尿白细胞(—)，尿红细胞(—)，尿胆红素(—)；

甲胎蛋白(AFP)821.9ng/ml，糖蛋白抗原 199(CA199)85.7。

腹部超声提示肝脏大小正常，肝脏回声略粗糙，肝右叶可见 3.5cm×4.1cm 单发低回声病灶。

根据病史、超声检查结果和 AFP 水平，临床诊断酒精性脂肪肝炎，原发性肝癌。Child-Pugh 分级 A 级。为进一步明确诊断及了解肝脏血管分布和走形，薛先生接受了腹部强化 CT 检查。考虑到患者高龄，为了预防造影剂相关肾病、保护其肾功能，在行强化 CT 检查前后分别给予静脉输入葡萄糖盐水 1000ml。腹部强化 CT 提示肝脏 CT 值 41，同期脾 CT 值 48，右叶低密度占位性病灶，在动脉期病灶强化，在其他各期均呈低密度。CT 诊断脂肪肝、原发性肝癌。薛先生在接受强化 CT 检查当天，24 小时尿量 980ml，检查次日尿量 870ml，血清肌酐由 98.55μmol/L 上升至 127μmol/L。经过 2 天补液利尿治疗，尿量逐渐增多，血清肌酐水平回落至 101.24μmol/L。这时，薛先生接受了肝移植手术，手术过程历经 11 小时顺利完成。术中采用甲泼尼龙 750mg 和巴利昔单抗 20mg 进行免疫诱导治疗，术后如期麻醉复苏，胆汁分泌的质与量均正常，但患者术后即可出现少尿，尿量 10～15ml/h，血清肌酐 175μmol/L。术后给予利尿药治疗并适当限制总液体入量，并考虑推迟 FK506 给药时间，采用甲泼尼龙 100mg 起始每日递减 20mg 给药方案治疗。术后第二天血清肌酐水平升高至 323μmol/L，术后第三天肌酐水平达到 465μmol/L，24 小时尿量 78ml。患者自述轻度喘憋，同时出现腰骶部和颜面部水肿，X 线胸片示双肺门蝶

翼征，中心静脉压从术后8mmHg升高至19mmHg。术后3天患者出现低热，体温波动在38～38.7℃，血生化检查示肝功能逐渐好转，但肾功能持续恶化，并出现氧合下降和感染。

辅助检查：

肝功能：谷丙转氨酶(ALT)314U/L，谷草转氨酶(AST)103.0U/L，碱性磷酸酶(ALP)99.2U/L，谷氨酰转肽酶(GGT)86.3U/L，血总蛋白50.4g/L，血白蛋白38.8g/L，血清总胆红素(BIL)56.29μmol/L，直接胆红素30.89μmol/L，间接胆红素25.40μmol/L，血清总胆汁酸20.05μmol/L。

肾功能及血清电解质：血尿素氮29.18mmol/L，血肌酐522.7μmol/L，血清钠134.2mmol/L，血清钾4.71mmol/L，血氯化物100.0mmol/L，血清总钙1.95mmol/L，血无机磷0.51mmol/L。

血常规：外周血白细胞22.12×10^9/L，血红蛋白89g/L，血细胞比容(HCT)35%，血小板52×10^9/L。

血清降钙素原(PCT)13.5ng/ml，C-反应蛋白(CRP)19.8mg/dl。床旁胸片提示肺内渗出增多。

考虑患者高龄、术前曾经历对比剂相关肾损伤和可能并存有心功能不全和感染等风险因素，在肝移植术后第3天开始行床旁CRRT治疗。经过5天替代治疗，患者水肿减轻，胸闷憋气症状好转，尿量逐渐增多，血肌酐水平下降。

血液净化治疗是一把“双刃剑”。血液透析治疗有助于维持患者的机体内环境稳定和缓解水肿，改善氧合和心功能，同时也为提供营养和药物治疗提供了一定的液体空间，对移植肝功能恢复利大于弊。但在另一方面，血液净化治疗可能增加感染风险、延迟肾功能，同时在临床用药，特别是抗菌药物的应用方面增加了很多不可控因素。

2. 药物治疗过程中存在的药学问题

问题一：肝移植受者术后肾衰竭时，如何应用免疫抑制剂，特别是如何应用CNIs类药物？

问题二：肾衰竭患者在接受血液透析或不接受血液透析时，如何应用抗菌药物才能最大限度地发挥药物疗效和避免副作用，特别是避免药物的肝肾毒性？

3. 针对药学问题的分析与解决方法

针对问题一：当肝移植受者GFR＜90ml/(min·1.73m²)，或伴有CKD高危因素，建议给予低剂量CNI药物(FK506血药谷浓度＜5ng/ml)联合足量MMF(1.5～2.0g/d)的免疫抑制方案。当受者GFR＜60ml/(min·1.73m²)，或肾活组织病理学检查提示CNI慢性毒性反应，建议CNI减量不少于50%或撤除，同时联合使用足量MMF(1.5～2.0g/d)的免疫抑制方案，可以有效改善肾功能而不增加排斥反应风险。CNI减量或撤除的受者推荐进行麦考酚酸浓度监测，保证麦考酚酸曲线下面积在治疗范围30～60(mg·h)/L，以减少排斥反应的发生风险。

针对问题二：肝移植患者在接受CRRT治疗时，可能会显著提高某些药物的清除率，有必要调整有关药物的剂量。药物在CRRT状态下的清除量是可以衡量或估计的。一般来说，与蛋白结合率低的药物受CRRT各种形式的清除比较大。大多数亲水性抗菌药物(如β-内酰胺类、氨基苷类)清除率较高，而脂溶性药物(喹诺酮类、噁唑烷酮类)由于非经肾脏排泄而受 CRRT 影响比较小。根据 CRRT 特点，药物清除的程度与其透析滤过器材表面面积、置换液模式及超滤液（透析液）流速有关，而非与药物分子量有关。另外一些患者生理因素改变（如低蛋白血症、体液增多）而导致药物在其体内的药动学特点也随之变化。因此，患者接受 CRRT 治疗时，临床药师应根据所应用的药物理化性质、药动学特点以及所接受 CRRT 种类等综合因素，制订出个体化给药方案。

4. 药学问题解决后的临床效果：麦考酚酸血药浓度稳定在治疗窗内，无出现排斥反应。

第八节　移植肝功能不全

一、临床表现与诊断要点

虽然肝移植整个实施过程的每一个环节都是以保障移植肝的生物活力为目标的，但在经历了手术创伤、缺血再灌注、保存损伤等过程后，同时在植入受者体内后，免疫损伤的因素也参与其中，诸多因素参与了移植肝功能早期恢复的复杂进程，最终导致肝移植效果的不同转归方向。外科手术技术会影响肝移植术后移植肝功能，术后常规超声检查，可以辅助此类原因的鉴别与筛查。

原发移植肝功能不全（primary graft dysfunction，PGD）从移植肝功能损伤的程度上分为初始肝功能不全（initial poor function，IPF）、移植肝功能延迟恢复（delayed graft function，DGF）、移植肝原发无功能（primary non-function，PNF）。肝功能损伤的各阶段间并无严格的区分阈值。IPF 通常指移植肝功能恢复不良，临床表现肝功能部分丧失：术后门冬氨酸转氨酶下降缓慢，甚至术后 7 天仍高于 1500U/L；PNF 则是指移植肝功能无恢复，表现为肝功能全面丧失的一系列临床表现：患者昏迷、无胆汁分泌、血流动力学不稳定、肾功能不全、严重凝血功能异常等。诊断标准为肝移植术后 10 日内，谷草转氨酶＞5000U/L，INR＞3.0 或 pH＜7.30，血乳酸＞2 倍正常值上限。PNF 是肝移植术后移植肝功能不全最严重的一种，需要再次移植才能挽救患者生命。临床采用一系列干预措施，可能影响 PNF 的诊断，临床实际工作中需要结合具体情况综合判断。

其中，PNF 发生的危险因素包括：

1. 供体因素

(1)年龄＞65 岁

(2)脂肪变性＞30％

(3)血钠水平＞155mmol/L

(4)ICU 住院时间长

(5)大量血管活性药物应用

(6)脑死亡距离器官获取时间长

2. 器官获取因素

(1)冷却血时间＞15 小时

(2)供者心跳停止（无心跳供体）

3. 受者因素

(1)再次移植

(2)MELD评分高

二、治疗方案

移植术后发生移植肝功能不全时,首先需要借助超声、CT/CTA、DSA等手段除外肝动脉、门静脉、肝静脉等血管吻合不良和相关解剖结构的异常。如果临床诊断PGD,则需要尽早予以辅助和支持治疗。这些治疗包括:

1. 人工肝支持治疗　是最重要的支持治疗手段。

2. 辅助药物治疗　N-乙酰半胱氨酸,前列腺素 E_1 等。

3. 避免使用损害肝、肾功能的药物。

4. 维持内环境稳定和预防感染。

PNF治疗十分困难,原则上必须在患者发生多器官衰竭之前进行再次移植。

三、药学监护

肝脏器质性病变会造成患者机体内环境和各系统脏器功能失调。肝脏是许多药物代谢的主要场所,大多数药物的体内过程都与肝脏有关。肝功能不全可能影响药物的吸收、分布、代谢和排泄过程,也可能影响受体的亲和力或内在活性,进而影响药物的疗效,甚至引起不良反应。因此,肝功能不全患者用药时需谨慎,必要时通过调整药物剂量或换用药物达到应有的疗效。

此外,人工肝的治疗,比如血浆置换可清除脂溶性、大分子及蛋白结合率高的药物。血液灌流对药物清除的影响因素有:吸附剂对药物的亲和力、血液流经吸附剂的速率和药物从外周组织到血液达到平衡的速率。血浆置换可清除与血浆蛋白结合的药物,但与组织结合的药物不易被移出。

1. 药学问诊和药学查房　以肝移植术后细菌感染患者为例,探讨如何进行药学问诊和药学查房。除了要遵循常规药学问诊和药学查房所需进行的内容之外,要将问诊和查房重点放在以下几方面。

(1)用药依从性:移植患者需长期服药,服药的品种多,剂型复杂。部分药物的服药时间又有较严格的要求。因此,在患者入院后,通过询问患者的病史、治疗过程等情况了解患者对疾病和所用药物的知晓情况,从而对患者用药依从性进行评价,以便药学监护工作的开展。

(2)既往用药史:患者入院后,详细询问既往用药史是十分必要的。对于移植术后患者,详细询问既往免疫抑制剂及相关药物的用药史则更加重要。需要询问的主要内容包括:器官移植手术时间,免疫抑制剂治疗方案,服用药物的厂家、剂型,服药时间和习惯,既往免疫抑制剂血药浓度监测结果,与免疫抑制剂相关的饮食情况以及免疫抑制剂不良反应发生情况等。

2. 免疫抑制剂的监护见本章第六节“病毒感染部分”。

3. 需进行血液净化时,需关注药物被清除的情况,对于比较重要的药物,比如抗菌药物,需要进行给药时间及剂量调整或追加。目前,国内报道的血浆置换后,有关药物追加的方法较少。所以,尽量采用置换后给药。

4. 药物的吸收、分布、代谢、排泄等发生变化，导致药动学改变，所以需要根据肝功能情况调整剂量。肝功能减退时抗菌药物的选用及剂量调整需要考虑肝功能减退对该类药物体内过程的影响程度以及该类药物及其代谢物发生毒性反应的可能性。由于药物在肝脏代谢过程复杂，不少药物的体内代谢过程尚未完全阐明，根据现有资料，肝功能减退时抗菌药物的应用有以下几种情况。

(1)主要由肝脏清除的药物，肝功能减退时清除明显减少，但并无明显毒性反应发生，肝病时仍可正常应用，但需谨慎，必要时减量给药，治疗过程中需严密监测肝功能。红霉素等大环内酯类(不包括酯化物)、林可霉素、克林霉素属此类。

(2)药物主要经肝脏或有相当量经肝脏清除或代谢，肝功能减退时清除减少，并可导致毒性反应的发生，肝功能减退患者应避免使用此类药物，氯霉素、利福平、红霉素酯化物等属此类。

(3)药物经肝、肾两途径清除，肝功能减退者药物清除减少，血药浓度升高，同时有肾功能减退的患者血药浓度升高尤为明显，但药物本身的毒性不大。严重肝病患者，尤其肝、肾功能同时减退的患者在使用此类药物时需减量应用。经肾、肝两途径排出的青霉素类、头孢菌素类均属此种情况(表 5-14)。

表 5-14 肝功能减退感染患者抗菌药物的应用

剂量调整	抗菌药物			
按原治疗量应用	青霉素 头孢唑林 头孢他啶	庆大霉素 妥布霉素 阿米卡星等氨基苷类	万古霉素 去甲万古霉素 多黏菌素	氧氟沙星 左氧氟沙星 环丙沙星 诺氟沙星
严重肝病时减量慎用	哌拉西林 阿洛西林 美洛西林 羧苄西林	头孢噻吩 头孢噻肟 头孢曲松 头孢哌酮	红霉素 克林霉素	甲硝唑 氟罗沙星 氟胞嘧啶 伊曲康唑
肝病时减量慎用	林可霉素、培氟沙星、异烟肼*			
肝病是避免使用	红霉素酯化物 四环素类 氯霉素 利福平	两性霉素 B 酮康唑 咪康唑 特比萘芬	磺胺类	

注：* 活动性肝病时避免应用

5. 患者用药指导　由于移植患者用药的特点，临床药师需要向患者进行用药指导，主要内容包括：

(1)免疫抑制剂的应用不应自行调整剂量，也不能随意调换厂家和剂型。

(2)各种不同剂型药物使用的注意事项。

(3)按照医生或药师建议的时间进行血药浓度监测。

(4)向患者详细介绍可能与免疫抑制剂发生相互作用的食物及常用药物。

(5)告知患者在使用其他药物时必须向主管的医师或药师咨询。

(6)各类抗病毒药物应用过程中可能出现的不良反应。

(7)移植患者生活方式的教育。

1)尽量避免与罹患感冒及感染疾病的人员接触。

2)避免与最近刚刚接种过脊髓灰质炎病毒疫苗的人员接触,不应与他们靠近或同处一室的时间过长;如果不能避免则应该做好防护,比如佩戴口罩挡住口鼻。

3)应避免接触具有风险的宠物,其中包括啮齿类动物、爬行动物、鸡、鸭和鸟类等。

4)应采取措施以预防吸附传播疾病(蚊虫叮咬等),预防措施包括避免在蚊虫觅食高峰期(黎明和黄昏)活动。

5)在手术后早期,避免去人群拥挤的公共场所。

6)在户外运动中,应注意穿鞋子、袜子、长袖衬衫和长裤等,防止接触土壤蜱虫。

7)服药期间尽量减少太阳光或紫外线的照射,外出时采取防晒措施,使用防晒系数(sun proteetion factor,SPF)最小为 30 的防晒霜或穿着防晒衣,白天出门可以佩戴墨镜。

8)应避免食用未经高压灭菌的牛奶及未经煮沸的鸡蛋或肉类(尤其是未熟的猪肉、家禽、鱼或海鲜等)。

9)可否服用一些提高机体免疫力的中药或补品,应咨询医生或药师。

肝移植术后,主要包括药物在内的一些因素会造成营养物质代谢紊乱,引起一些常见的慢性疾病,包括:肥胖、高血压、高血脂、糖尿病及骨质疏松等,所以除了使用相关药物以外,必须保持一个健康的生活方式:每餐不要吃得过饱;低脂、低糖、低盐饮食;适当运动;控制体重。出门前请准备好充足的药物。呕吐或腹泻会影响药物吸收,特别是免疫抑制剂,如果持续出现以上情况应及时就诊。在需要服用其他未服用过的药物前,需咨询医生或药师,勿自行服用。如果皮肤出现伤口,请保持清洁,如出现红肿和发热情况,请及时就医。保持良好的卫生习惯。

6. 肾功能不全的主要评价指标是肌酐清除率,而肝脏的生理功能复杂,目前尚无用于评价肝脏消除药物能力并作为药物剂量调整依据的内源性指标。以下列出肝功能不全时药物剂量调整方法:

(1)根据肝功能的 CTP 评分调整剂量:Child-Turcotte-Pugh(CTP)评分是临床广泛使用的肝功能不全分级系统,以腹水、脑病、营养状况、血清胆红素和血清白蛋白等 5 项指标为依据。美国 FDA 和欧洲药品管理局(European Medicines Agency,EMA)分别于 2003 年和 2005 年发布了肝功能不全药动学研究指南,推荐采用 CTP 评分评价肝功能:CTP 评分 5～6 分为 CTPA 级或轻度肝功能不全,7～9 分为 CTPB 级或中度肝功能不全,10～15 分为 CTPC 级或重度肝功能不全。FDA 和 EMA 批准的部分药品已按照上述指南开展了肝功能不全患者药动学试验,并将由此获得的剂量调整信息写入了说明书。

(2)根据药动学参数调整剂量:对于经肝脏代谢的药物,肝功能不全时,药物的清除率可能下降升高或不变,半衰期可能延长缩短或不变,同一药物在不同类型的肝病患者中,药动学参数的变化可能不同甚至相反,如甲苯磺丁脲在急性病毒性肝炎患者的清除率增加、半衰期缩短,而在肝硬化患者中清除率和半衰期均不变。临床可根据药动学参数的变化幅度初步估算给药剂量,如利多卡因的半衰期在肝硬化患者中延长 3 倍,清除率下降 70%,肝硬化患者的药物剂量为正常剂量的1/3～1/2。

根据肝提取率的高(EH＞0.6)、中(0.3＜EH＜0.6)、低(EH＜0.3)三分类法调整肝病时的药物剂量，对于高和中提取率的药物，由于肝病影响其口服生物利用度，故应降低首剂量和维持剂量；对于肝提取率低的药物，肝清除率与游离药物比例密切相关，而肝功能不全时，高蛋白结合率药物的游离药物比例变化幅度较低蛋白结合率药物大，易引起不良反应。因此，Delcò等在三分类法基础上提出四分类法，即将肝提取率低的药物分为高蛋白结合率药物(PB＞90%)和低蛋白结合率(PB＜90%)的药物两类，并且提出了剂量调整方法(表5-15)。

表5-15 根据肝提取率药物剂量的调整方法

肝提取率	生物利用度	蛋白结合率	剂量推荐
≥60%	≤40%	不限	减少初始剂量和维持剂量：剂量＝(正常剂量×生物利用度)/100
30%～60%	40%～70%	不限	初始剂量：正常低剂量 维持剂量：调整方法同低提取率低蛋白结合率药物
≤30%	≥70%	≥90%	药物监测
≤30%	≥70%	≤90%	维持剂量： CTPA：50%的正常剂量 CTPB：25%的正常剂量 CTPC：药物监测

(3)监护其他药物与免疫抑制剂的相互作用：患者合并感染时，特别是使用抗真菌药物时，需监护两药的相互作用，调整药物剂量。

(4)避免使用有肝毒性药物。

四、临床案例分析

1. 病史摘要：患儿，女，11个月3天，足月顺产，生后1个月开始出现皮肤、巩膜黄染，生后5个半月行腹腔镜剖腹探查术确诊为“先天性胆道闭锁”。

入院查体：体温36.3℃，脉搏128次/分，血压110/60mmHg，呼吸26次/分。神志清楚，精神反应可，呼吸平稳，无发绀。全身皮肤重度黄染，巩膜重度黄染。双肺呼吸音清，未闻及干湿性啰音。心音有力，律齐，心率128次/分，各瓣膜听诊区未闻及杂音。腹部膨隆，腹壁静脉显露，可见长约2cm手术瘢痕，肝、脾触诊不满意，移动性浊音阴性，肠鸣音正常。

检查：血清总胆红素545μmol/L，超声：心脏结构及血流未见明显异常，双肾、输尿管未见明显异常。肝实性损害、肝硬化，胆囊及肝内外胆道未探及(符合先天胆道闭锁超声表现)，脾大。CT：肝硬化(轻度)，胸部CT平扫未见异常。

患儿入院后查血氨136μmol/L，给予乳果糖10ml每12小时1次口服。

于2013年9月27日行劈离式肝移植术，肝移植术后1周发现小肠漏，行手术修补治愈。2014年3月16日因发热，转氨酶、胆红素升高再次入院。入院查体：体重8kg，身高

60cm，体温 38.3℃，脉搏 120 次/分，血压 110/70mmHg，呼吸 25 次/分。

实验室检查：

血常规：白细胞 8.84×10^9/L，血红蛋白 116g/L，血小板 309×10^9/L；

肝功能：白蛋白 37.9g/L，丙氨酸氨基转移酶 135.5U/L，天冬氨酸氨基转移酶 234U/L，总胆红素 248.5μmol/L，直接胆红素 124.81μmol/L，碱性磷酸酶 859.3U/L。

诊断为胆管炎，给予美罗培南 160mg 每 8 小时 1 次抗感染治疗一周后体温恢复正常，肝功能较前好转出院。

出院时检查结果：

血常规：白细胞 7.24×10^9/L，血红蛋白 106g/L，血小板 318×10^9/L；

肝功能：白蛋白 32.3g/L，丙氨酸氨基转移酶 98.5U/L，天冬氨酸氨基转移酶 89U/L，总胆红素 145.5μmol/L，直接胆红素 109.81μmol/L，碱性磷酸酶 650.3U/L。

2. 药物治疗过程中存在的药学问题

问题一：肝移植术后肝功能损害时，应如何进行药学监护？

问题二：对于该儿童肝移植术后合并肝损害患者，美罗培南的剂量是否合理？

3. 针对药学问题的分析与解决方法

针对问题一：①应根据肝功能情况调整药物剂量；②监护其他药物与免疫抑制剂的相互作用，避免选择与免疫抑制剂存在有临床意义相互作用的药物，或通过调整剂量避免相互作用带来的不良后果；③避免使用肝毒性药物。

针对问题二：美罗培南 3 个月至 12 岁儿童剂量为 20mg/kg 每 8 小时 1 次，该患儿体重 8kg，给予 160mg 每 8 小时 1 次。还需考虑患儿存在肝功能不全，是否根据肝功能调整剂量。美罗培南主要经肾排泄，肝功能不全时不需要调整剂量，因此给药剂量合适，但需持续监测肝功能，美罗培南有加重肝损伤的可能。

4. 药学问题解决后的临床效果：肝移植术后肝功能不全的原因比较复杂，常见因素为排斥，胆道并发症、药物性肝损害等。在选择药物时，应综合患者病情，全面考虑各种可能的因素。该患儿在合理的美罗培南剂量下，胆管炎好转，体温正常，肝功能好转出院。

（刘懿禾　朱立勤　卜一珊）

参考文献

[1] Wiesner RH, Fung JJ. Present state of immunosuppressive therapy in liver transplant recipients. Liver Transpl, 2011, 17Suppl 3: S1-S9

[2] Colo E, Ravira B. Pharmacogenetics of calcineurin inhibitors in renal transplantation. Transplantation, 2009, 88: S62-S67

[3] Kubota N, Sugitani M, Takano S, et al. Correlation between acute rejection severity and CD8 positive T cells in living related liver transplantation. Transplant Immunology, 2006, 16(1): 60-64

[4] Ann Toth, Hisham Y. Abdallah, Raman Venkataramanan, et al. Pharmacokinetics of Ceftriaxone in liver-transplant recipients. The Journal of Clinical Pharmacology, 1991, 31(8): 722-728

[5] Trofe-Clark. Immunosuppressants in Solid Organ Transpantation. American Journal of Transplantation, 2013, 13: 318-321

[6] 中华医学会外科学分会器官移植学组. 肝移植受者肾功能损伤诊疗指南
[7] 中华医学会. 临床诊疗指南-器官移植分册. 北京：人民卫生出版社，2010
[8] RR Razonablea，A Humarb，et al. Cytomegalovirus in Solid Organ Transplantation. American Journal of Transplantation，2013(13)：93-106
[9] Michael R Lucey，Norah Terrault，Lolu Ojo，et al. Long term management of the successful adult liver transplant：2012 practice guideline by the American association for the study of liver disease and the American society of transplantation. Liver Transplant，2013(19)：3-26

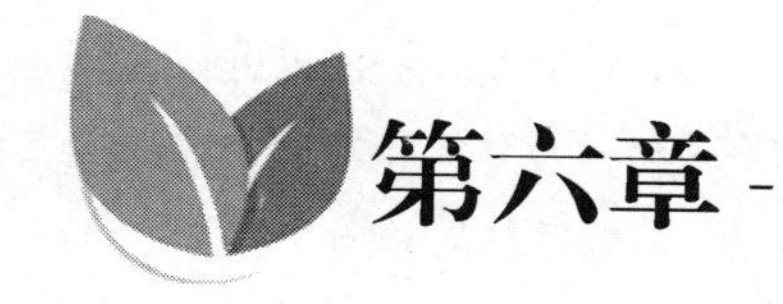

第六章

心脏移植

第一节　指征与评估

慢性心力衰竭发病率正在不断增长，晚期心力衰竭患者的5年死亡率可达30%～50%。2003年的一项流行病学资料显示，中国心力衰竭患者已经达到400万，按照晚期心力衰竭一般占比例5%估算，存在20万晚期心力衰竭患者。美国每年有超过4万人死于晚期心力衰竭，有将近25万人以心力衰竭为主要致死病因，每年仅因治疗晚期心力衰竭的花费超过340亿美元。以前，由于长期预后的不可预知以及供者数量的限制，心脏移植仅用于那些其他医疗手段干预下1年生存率低于50%的患者。然而，随着心脏移植后生存率以及生存质量的大幅提高，晚期心力衰竭患者移植后与其他治疗相比，在生存上的获益开始体现在1年以后，在术后2～3年更为显著。由于移植供者器官紧缺，全世界多个移植中心以及不同国家之间对心脏移植的适应证、禁忌证以及移植的最佳时机未能达成共识。随着争议的存在，本领域的专家不断研究讨论，以期促进患者选择标准的规范化。心脏移植候选者的选择标准常被分为将从心脏移植中获益（入选标准或适应证标准）和进行心脏移植会面临较高死亡风险（禁忌证或相对禁忌证标准）两方面。

一、适应证与禁忌证

在临床实际中，适应证标准和禁忌证标准有所重叠。心脏移植总的适应证是终末期心脏病（D期心力衰竭），并且预期个体生存时间在心脏移植后将长于不进行心脏移植。只有不到5%的患者病因不是心力衰竭，包括难治性心律失常和严重的心绞痛。20年来，经过不断的临床经验积累，形成如下的心脏移植适应证标准（表6-1）和禁忌证标准（表6-2）。心脏移植禁忌证常常被分为“绝对”和“相对”。但是，即便不是全部，至少一部分所谓的禁忌证在个案中已经被成功打破，因此将这些排除标准称为“相对”禁忌证更为合理。在大多数心脏移植中心，由心力衰竭专家委员会和移植专家在仔细衡量风险和获益后，决定候选者是否适宜进行心脏移植。

表6-1　心脏移植适应证标准

类别	适应证
绝对适应证	1. 血流动力学恶化患者：难以治疗的心源性休克，需要依赖静脉血管活性药物支持以维持器官灌注，PeakVO_2＜10ml/(kg·min)、出现无氧代谢；

续表

类别	适应证
	2. 严重缺血症状导致持续发生的常规活动受限，且不能用 CABG 和 PCI 解决； 3. 反复发作症状性恶性心律失常，所有治疗方法均难以奏效
相对适应证	1. PeakVO_2 11～14ml/(kg·min)或≤55%预计值，活动严重受限； 2. 反复不稳定缺血发作，不适合作其他干预治疗； 3. 反复发生非服药顺从性不好所致的液体平衡/肾功能不稳定
不适宜的适应证	1. 仅有 LVEF 低或 NYHA 心功能Ⅲ-Ⅳ级病史； 2. PeakVO_2＞15ml/(kg·min)和＞55%预计值

注：Peak VO_2：Peak Oxygen Consumption，峰值氧耗量

CABG：Coronary Artery Bypass Grafting，冠状动脉旁路移植术

PCI：Percutaneous Coronary Intervention，经皮冠状动脉介入治疗

LVEF：Left Ventricular Ejection Fraction，左心室射血分数

NYHA：New York Heart Association，纽约心脏病协会

表 6-2 心脏移植禁忌证

类别	禁忌证
绝对禁忌证	1. 存在系统性疾病，预计生存期＜2 年，包括 5 年内活动的/近期发现实体器官/血液系统的恶性肿瘤（白血病，PSA 持续增高的低度恶性前列腺肿瘤）； 2. 频繁机会性感染的艾滋病； 3. 呈活动性系统性红斑狼疮，结节病或淀粉样变性累及全身多系统； 4. 不可恢复的肾脏或者肝脏功能衰竭，而无法联合移植的患者； 5. 明确的阻塞性肺疾病（FEV_1＜1L/min）； 6. 固定的肺动脉高压：肺动脉收缩压＞60mmHg，平均跨肺动脉压力梯度＞15mmHg，肺血管阻力＞6Wood 单位
相对禁忌证	1. 年龄＞72 岁； 2. 活动性感染（VAD 导致的器械相关性感染除外）； 3. 活动性消化性溃疡； 4. 严重糖尿病伴有终末器官损伤（糖尿病肾病，糖尿病神经病变/视网膜病变）； 5. 严重外周血管/中枢血管疾病，不能介入/手术治疗的外周血管疾病：有症状的颈动脉狭窄，踝臂指数＜0.7，未矫正的腹主动脉瘤＞6cm； 6. 病理性肥胖（体质指数＞35kg/m^2）或者恶病质（体质指数＜18kg/m^2）； 7. 肌酐＞221μmol/L，或者肌酐清除率＜25ml/min（心肾联合移植）； 8. 胆红素＞42.75μmol/L，血清转氨酶增高 3 倍以上，未使用华法林时 INR＞1.5； 9. 严重肺功能不全，FEV1＜正常值的 40%； 10. 6～8 周内发生的肺梗死； 11. 难以控制的高血压； 12. 不可逆的神经或者神经肌肉疾病； 13. 活动性精神疾病/社会心理的不利因素； 14. 6 个月内药物、烟草或者酒精滥用史； 15. 100 天内有肝素诱导的血小板减少史

注：PSA：Prostate Specific Antigen，前列腺特异抗原

FEV_1：Forced Expiratory Volume in One Second，一秒用力呼气容积

VAD：Ventricular Assist Device，心室辅助装置

二、术前评估

（一）风险与获益

心源性休克和对静脉正性肌力药物依赖的患者死亡风险很高，并且最有可能通过心脏移植获益，但是同时这些患者手术风险也高。近年来，全球40％的心脏移植患者在等待心脏移植供者的过程中，采用心室辅助装置救治心源性休克。国外进口的心室辅助装置每台需人民币100多万，目前国内没有商品化的该类设备可以常规应用于终末期心力衰竭患者的治疗。

在临床实际工作中，心力衰竭C期进展至D期往往呈一个隐匿性过程，具体判断某一非卧床心力衰竭患者心脏移植必要性是非常困难的。正确选择非卧床的心力衰竭患者及时进行心脏移植，避免其耽误手术时机具有重要的临床意义。文献报道许多因素可以用来预测非卧床的心力衰竭患者预后不良。常用的方法有心肺运动试验的量化指标峰值氧耗量（Peak VO_2）及达到预计值的百分数，心力衰竭生存评分和西雅图评分。这些量化指标和评分标准多数是在血管紧张素转换酶抑制剂（angiotensin converting enzyme inhibitors，ACEI）被广泛应用治疗心力衰竭以前确定的，并且大多未经β受体阻断剂广泛应用于心力衰竭治疗时代重新验证。为此，2010年美国心脏病协会制定了心脏移植患者的筛选流程（图6-1）。

然而，患者术前病情过重，一般状态差不仅增加心脏移植术后早期的死亡风险，也会影响其长期存活。国际心肺移植协会（International Society for Heart and Lung Transplantation，ISHLT）年报揭示的影响心脏移植患者术后1年存活的术前危险因素包括：应用临时机械辅助装置（体外膜肺氧合和搏动性血流泵等）（*HR*2.80），长期应用全人工心脏（*HR*2.26），血液透析史（*HR*1.78），机械通气状态（*HR*1.66），长期的搏动性血流泵（*HR*1.56）或持续血流泵（*HR*1.50），既往移植史（*HR*1.46），女性供者给男性受体（*HR*1.32），术前2周静脉应用抗菌药物（*HR*1.28），既往输血史（*HR*1.25）；连续性因素包括受体年龄、身高和体质指数，供者年龄，移植中心的年心脏移植数量，冷缺血时间，受体术前血胆红素和血肌酐水平，抗群体反应Ⅱ类抗体的滴度水平，受体术前的肺动脉收缩压。影响心脏移植受体术后10年存活的术前危险因素包括：术前应用体外膜肺氧合（*HR*2.18），机械通气状态（*HR*1.65），血液透析史（*HR*1.4），既往移植史（*HR*1.42），受体糖尿病史（*HR*1.31），抗群体反应抗体＞20％（*HR*1.30），女性受体既往怀孕史（HR1.29），先天性心脏病而不是心肌病（*HR*1.28），既往脑血管事件（*HR*1.17），冠心病而非心肌病（*HR*1.15），供者高血压（*HR*1.11），术前应用心室辅助设施；连续性因素包括受体年龄和体重，供者年龄，移植中心的年心脏移植数量，冷缺血时间，受体术前血胆红素和血肌酐水平。心脏移植患者手术时机的把握需要兼顾以上所提及的影响心脏移植患者存活的危险因素，全面地进行考虑。

（二）供者选择及与受者的匹配

无论是完全通过自然环境导致的脑死亡，还是继发于血流动力学和代谢改变的脑死亡，在器官捐献时供者心脏几乎没有“正常”的，因此必须衡量受者心脏移植后的近期和远期风险，以及受者若不进行心脏移植的生存风险。

所有器官供者都需要仔细筛查有无急性或慢性感染性疾病。通常有慢性传染性感染的供者，如艾滋病、乙肝和丙肝，只捐献给已有相同感染的患者。虽然从丙肝抗体阳性的心脏供者传染的风险相对高（可能高达50％），但是若考虑疾病的病程总体较缓慢，那么这种感染风险对于没有其他选择的边缘候选者或者不可能活着等待“更好”器官的危急患者，也是

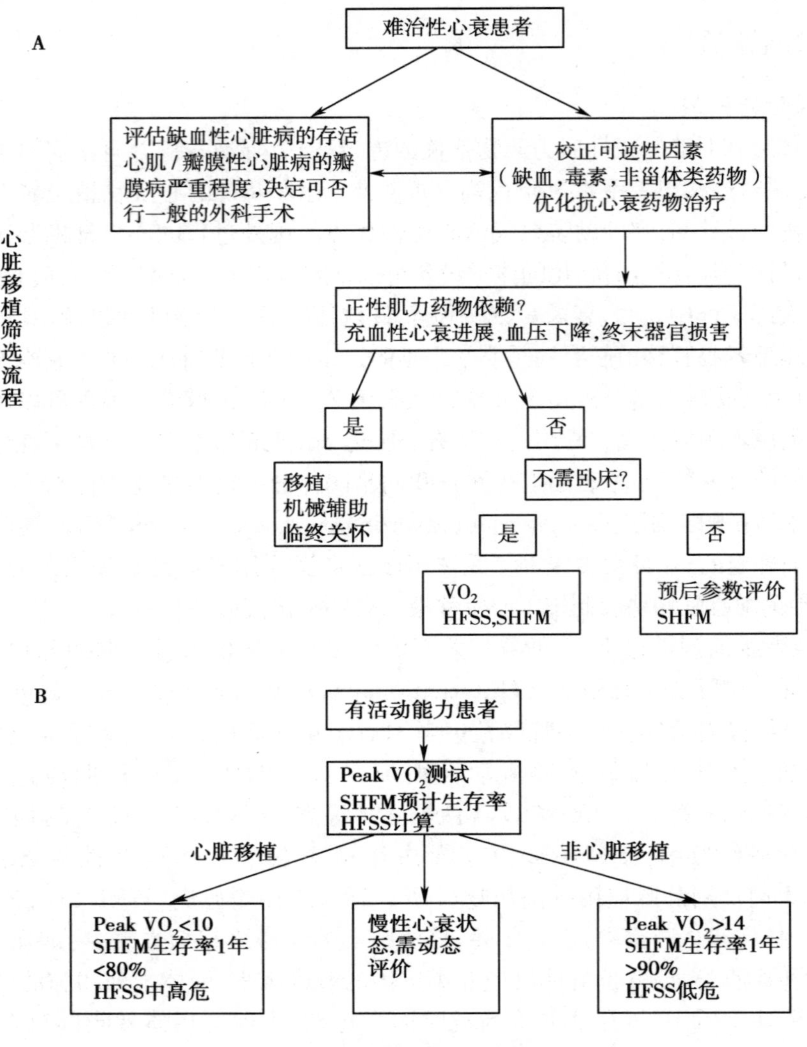

图 6-1 心脏移植患者的筛选流程

可以接受的。活动期恶性肿瘤的供者通常需排除在器官捐献者外,除非是原发性恶性的脑肿瘤,因为恶性脑肿瘤向心脏转移的机会很小。但是进行脑室分流术或近期脑外科手术,会增加肿瘤血液播散的风险。

供者心脏功能的评价通常包括心电图、超声心动图,有时需要有创血流动力学监测和冠状动脉造影。超声心动图(ultrasound cardiogram,UCG)被用来排除目前或先前存在的可能影响心脏移植效果的瓣膜病或心功能不全。但是这些资料,特别是 UCG 参数,必须结合供者整体情况来判断。因为脑死亡患者通常存在大量儿茶酚胺释放,继发心肌坏死,很多 UCG 诊断的室壁运动异常代表"心肌顿抑",当纠正供者血流动力学和代谢的干扰,或移植后心脏离开不可纠正的环境后便成为可逆的。总体上说,通过 UCG 或肉眼观察,轻度左心室肥厚的供者心脏可以考虑应用,但须满足心电图无左心室肥厚及 UCG 显示左心室厚度<14mm 的条件。若发现供者心脏存在中至重度的左心室肥厚,特别是预计可能缺血时间较长,则不再考虑作为供者器官。年龄>45 岁的男性供者和年龄在 50～55 岁的女性供者即使是没有冠状动脉疾病的危险因素，也建议进行冠状动脉造影检查。有冠心病危险因素的年轻供者同样需要冠状动脉造影。年龄<45岁的供者心脏，将有足够的能力经受心脏移植手术中延长的缺血时间、受者并发症及受者术前血流动力学变化。供者心脏年龄在45～55岁，可在满足冷缺血时间≤4小时，受者没有并发症及任何严重的外科问题存在的条件下应用。供者心脏年龄>45岁，不建议选用或仅用于挽救生命垂危的患者或边缘患者等特殊情况。虽然，曾经有明确冠心病和瓣膜病的供者心脏在经过外科手术矫正后被成功移植的案例，但这不能作为标准治疗。

增加移植术后早期和晚期死亡率的供者因素包括：供者年龄（线性风险）、将巨细胞病毒阳性供者心脏移入巨细胞病毒阴性受者、将女性供者心脏移入男性受者和供者心脏缺血时间较长（线性风险）。大多数中心试图保证给受者匹配体重范围是其80%～120%的供者，但是大规模、多中心注册研究已经证明，体重匹配与否不能作为明确的预后预测因素。一般情况下，供者体重不低于受者体重的30%时，心脏移植是安全的。男性供者体重达到70kg以上时，受者体重无论大小都是安全的。但是，当供者为女性，受者为男性时，供者体重低于受者体重的80%时需谨慎。总体来说，供者较受者过大，只有在受者纵隔空间过小的情况下，才会出现问题，例如出现在小个子成人、儿童或受者为非扩张型心肌病患者中。当受者存在肺动脉高压时，相对小体重的供者右心室不能克服较高的肺动脉压力，而发生急性右侧心力衰竭，将显著增加围术期死亡率。

三、临床案例分析

1. 病史摘要：男性30岁患者，因反复胸闷和气短加重，在16个月内先后住院5次。

患者2007年开始间断出现胸闷和气短，诊断为“扩张型心肌病”。此后患者定期在心力衰竭门诊随诊，药物治疗包括替米沙坦80mg每天1次，卡维地洛12.5mg每天2次，坚持应用螺内酯20mg每天1次、地高辛0.125mg每天1次和利尿补钾等抗心力衰竭药物治疗。2年后患者因症状明显缓解自行停药。

2010年7月底，患者因“胸闷和气短加重”就诊，UCG提示：左房内径（LA）47mm，左室舒张内径（LV）64mm，左室射血分数（LVEF）27%；心脏磁共振（MRI）：LA 38mm，LV 61mm，LVEF 29.9%，心排血量（CO）3.5L/min，左室整体收缩功能弥漫降低，左室心尖中远段游离壁肌小梁细密，肌小梁与致密心肌厚度<2∶1。经再次系统抗心力衰竭药物治疗后症状减轻，出院后门诊随诊。

2011年12月底，患者因“胸闷和气短再次加重”入院，UCG：LA 52mm，LV 62mm，LVEF 30%；氨基酸末端脑钠素前体（NT-proBNP）1322.9pmol/L；Swan-Ganz导管检查（米力农0.47μg/min静脉泵入）：BP 99/59mmHg，HR 60次/分，PAP 20/5（11）mmHg，PAWP 8mmHg，CO 4.84L/min，心脏指数（CI）2.12 L/(min·m^2)；心肺运动试验：Peak VO_2 18.6ml/(min·kg)，达预计值44%；ECG：室内传导阻滞QRS>120ms；建议患者强化药物治疗基础上行心脏再同步化治疗（CRT），患者拒绝CRT治疗。此后门诊随诊期间逐渐将卡维地洛加量至25mg bid、培哚普利2mg每天1次。

2012年3月中旬，患者因“感冒再次诱发胸闷和气短加重”入院，复查UCG：LA 51mm，LV 65mm，LVEF 23%；NT-proBNP 2287.2 pmol/L；Peak VO_2 11.8 ml/(min·kg)，达预计值28%。住院期间出现夜间窦性心动过缓，最慢心室率31次/分，同时可见频发室早、房早、短阵房速等多种类型心律失常；血压90/60mmHg左右，遂将卡维地洛减量至18.75mg每天2次，卡托普利6.25mg每天2次、螺内酯20mg每天1次、地高辛0.125mg每天1次和利尿补钾等抗心力衰竭药物治疗。评估患者病情已经有心脏移植适应证，但患者不同意心脏移植。患者出院后继续正规抗心力衰竭治疗，并根据血压、心室率、心力衰竭症状等情况，调整抗心力衰竭药物剂量。因患者于2011年6月出现交替的快速及缓慢型心律失常，有植入CRT的Ⅰ类适应证，行CRT-D植入治疗。

2012年11月，患者感觉轻微活动无明显不适。门诊复查UCG：LA 48mm，LV 64mm，LVEF 26%，NT-proBNP 2184pmol/L；心肺运动试验：BP_{max} 98/66mmHg，Peak VO_2 17.3 ml/(min·kg)，达预计值43%。建议患者继续抗心力衰竭药物治疗，出院后患者液体入量控制好，规律服药。至2012年12月，患者服用卡维地洛18.75mg每天2次、卡托普利12.5mg每天3次、螺内酯20mg每天1次、地高辛0.125mg每天1次和利尿补钾等抗心力衰竭药物治疗下，自觉活动耐量逐渐下降，缓慢步行100米左右即感气短。

2013年1月底，患者因"肺部感染"诱发心力衰竭加重再次入院，UCG：LA 55mm，LV 62mm，LVEF 17%；复查Swan-Ganz导管检查[硝普钠0.3μg/(kg·min)、多巴胺2μg/(kg·min)静脉泵入]：BP 100/83mmHg，HR 70次/分，CVP 15mmHg，PAP 38/20(27)mmHg，PAWP 21mmHg，CO 3.9L/min，CI 2.1 L/(min·m^2)，肺血管阻力(PVR)123ds/cm^5，；NT-proBNP 3101.4pmol/L；心肺运动试验：Peak VO_2 7.4 ml/(min·kg)，达预计值19%。患者血压偏低，难以耐受ACEI类药物；同时因患者近期反复发作心力衰竭，仅能耐受小剂量β受体阻断剂，遂将卡维地洛减量为6.25mg每天2次。随后，患者住院期间逐渐发展至不能下床活动，在床上大便即可诱发室速发作。患者经静脉胺碘酮负荷治疗后，仍于2013年2月下旬和3月初多次发作室性心动过速，CRT-D曾予放电治疗。在心力衰竭病情严重的情况下，完善各项心脏移植术前检查后，经内外科会诊，患者及家属同意，伦理委员会讨论通过，择期于2013年3月底行心脏移植治疗。术后恢复顺利，存活至今。

2. 病例分析：首先，患者2007年被诊断为扩张型心肌病，药物治疗好转后，不应该自行停止药物治疗。其次，患者在2010年至2013年经正规抗心力衰竭药物治疗后效果不佳，虽然经CRT-D治疗后短期内症状减轻，活动耐量上升至Peak VO_2 17.3 ml/(min·kg)，但在优化药物治疗1.5年后，再次因心力衰竭症状加重，不能耐受ACEI治疗，且发生血流动力学恶化，需要依赖静脉血管活性药物支持以维持器官灌注；Peak VO_2<10ml/(min·kg)出现无氧代谢；反复发作症状性恶性心律失常，所有治疗方法均难以奏效。确有多条指标达到心脏移植的绝对适应证标准。最后，虽然患者幸运地等到了心脏移植供体，且手术过程顺利，但是在我国目前不能够常规应用心室辅助装置救治心力衰竭的状况下，该患者病情重，术前随时有死亡的风险。建议有条件的心力衰竭中心，根据病情尽早进行心肺运动试验筛查，确定心脏移植的适应证，以免错过了心脏移植的时机。

第二节　免疫抑制治疗

器官移植后的免疫抑制治疗包括早期诱导期和长期维持期。虽然免疫抑制药物的选择、用量和联合用药的方案在移植中心之间呈现多种多样，但基本方案大同小异。由于移植物在移植后早期最易发生排斥反应，所以在诱导期间给予最强的免疫抑制剂。国际上多数中心采用三联免疫抑制方案，也有一些中心采用高效的多克隆抗体，抗 CD3 单克隆抗体莫罗单抗（muromonab-CD3）或单克隆抗体-白介素 2(interleukin-2，IL-2)受体拮抗剂作为附加的诱导治疗。

维持免疫抑制治疗的目标是为了取得宿主对异体器官的适应，同时最大程度减少感染和降低癌症的风险。目前，大多数中心采用多种药物联合的给药方案。用于器官移植的免疫抑制剂都有治疗指数窄，个体间药动学和药物疗效差异大的特点，如何优化免疫抑制剂的治疗方案，使其能够在治疗效能和毒副作用之间取得平衡，一直是器官移植领域中的一个巨大挑战。

药物基因组学通过研究编码药物代谢酶，药物转运体和药物作用靶点相关基因序列的单核苷酸多态性（single nucleotide polymorphism，SNP）对免疫抑制剂处置的影响，为免疫抑制剂的个体化治疗提供了新的平台。在生物等效性的研究中，针对非洲裔美国人和其他人群研究较少。不同人种由于小肠 P-糖蛋白（P-glycoprotein，P-gp）、细胞色素 P450（cytochrome P450，CYP450）系统基因多态性或者其他尚未明确的药动学因素，免疫抑制剂的吸收存在很大差异。亚洲人群影响药物吸收和排泄的基因多态性因素已有报道。

本节将介绍心脏移植领域免疫抑制治疗的现状，免疫抑制剂与心脏移植患者治疗并发症和合并症的常用药物之间的相互作用，以及近来研究发现受体的基因型在免疫抑制药物的药动学和药效学方面所起的作用。

一、诱导治疗

诱导治疗系围术期强化免疫抑制治疗。虽然诱导受者对移植物耐受的原始目的未能达到，但是诱导的概念仍然沿用，因为它阐述了一个事实，即缺血再灌注损伤和外科创伤增加了供者抗原表达，进而使受者抗供者的排斥反应在移植后的短期内最为强烈。诱导治疗的益处表现在术后早期显著减少移植器官功能不全和肾功能不全时排斥反应的发生。然而，需要注意的是诱导治疗完成后晚期排斥反应的发生率增加。ISHLT 的数据显示，全球在心脏移植围术期应用抗体作为诱导治疗的比例不断上升，从 1997 年的 37%上升到 2014 的 51%，以往抗淋巴细胞制剂抗淋巴细胞免疫球蛋白（anti-lymphocyte globulin，ALG）是诱导治疗的主要药物，近年来 IL-2 受体拮抗剂应用比例为 28.8%，多克隆抗体为 20.6%，而抗 CD3 单克隆抗体莫罗单抗下降至 1.0%，抗 CD52 人源化单克隆抗体为 2.1%。2014 年我国内地心脏移植免疫诱导治疗应用为 83.0%，几乎全部为 IL-2 受体拮抗剂。

近年来，人们开始更多地应用 IL-2 受体拮抗剂，主要是因为它在肾和心脏移植受者中应用，减少了移植术后早期排斥反应的同时，并未增加感染的发生。Mehra 最早报道了 56 例随机、双盲、安慰剂对照的心脏移植临床试验结果表明，IL-2 受体拮抗剂的不良反应事件和感染发生率与安慰剂相似；第一次发生排斥反应的时间巴利昔单抗（basiliximab）(73.7 天±59.68 天)比安慰剂(40.6 天±53.30 天)延长，但未达到统计学意义。国内北京阜外医院 250 例心脏移植患者全部用巴利昔单抗诱导治疗，术后 1 年常规在术后 3 周、3 个月、6 个月和 12 个月进行心内膜心肌活检（endomyocardial biopsy，EMB）监测，Ⅱ级和Ⅲ级细胞排斥的发生率分别为 4.9%和 0.9%、15.2%和 3.1%、9.9%和 3.7%、8.9%和 1.8%；在术后 3 个月仅 1 例发生Ⅳ级细胞排斥，治疗无效死亡；其余患者术后 1 年内按医嘱服用免疫抑制剂者无因排斥反应或感染而死亡的病例。

国外规模较大的，涉及 31 个临床试验中心的 434 例心脏移植的随机、双盲、安慰剂对照临床试验结果显示：IL-2 受体拮抗剂达克珠单抗（daclizumab）治疗组到达复合原发终点(组织学诊断的排斥反应、移植物功能不全、第二次移植或6个月内死亡的危险性)的比例低于安慰剂组(35.6% vs. 47.7%,P=0.007);到达原发终点的平均时间,达克珠单抗组长于安慰剂组3倍。然而,总死亡率达克珠单抗组在6个月时高于安慰剂组(6.5% vs. 3.2%)。达克珠单抗组大多数死亡者是在第二次应用单克隆抗体或多克隆抗淋巴细胞抗体后,死于感染。

另一项比较巴利昔单抗和ATG在肾功能不全(血肌酐>200μmol/L)的心脏移植患者中应用的安全性和有效性研究结果显示,在肾功能保护和排斥反应方面两组没有显著差别。在巴利昔单抗组环孢素A(cyclosporine A,CsA)从术后平均7.3天开始使用,术前血肌酐平均(243.3±48.1)μmol/L,术后1周平均(180.7±39.8)μmol/L(P=0.02),术后1个月(166.4±57.9)μmol/L(P=0.019),术后6个月(179.0±45.0)μmol/L(P=0.024)。

IL-2受体拮抗剂的血药浓度可以用酶联免疫吸附试验测定,但通常不应用于临床。很少有与达克珠单抗和巴利昔单抗相关的严重不良事件报道。该类药不存在细胞因子释放综合征,临床观察也未发现增加感染和恶性肿瘤发生的危险。第一次或再次达克珠单抗和巴利昔单抗暴露时可出现高敏反应。如果出现高敏反应等并发症,应该停用第二剂药物。

二、维持免疫抑制治疗

当前,心脏移植最常用的维持免疫抑制治疗方案仍是所谓的三联疗法,包括以下三类药物的组合:①钙调素抑制剂:CsA或他克莫司(tacrolimus,FK506);②增生抑制剂:吗替麦考酚酯(mycophenolate mofetil,MMF)或硫唑嘌呤(azathioprine,AZA);③糖皮质激素(glucocorticoid):泼尼松(prednisone)或甲泼尼龙(methylprednisolone)。ISHLT发布的2001年至2013年期间,心脏移植术后1年和5年,维持免疫抑制治疗的各种药物组合见图6-2,近十多年各种免疫抑制剂的应用比例有所变化(图6-3)。2014年ISHLT年度报告表明,心

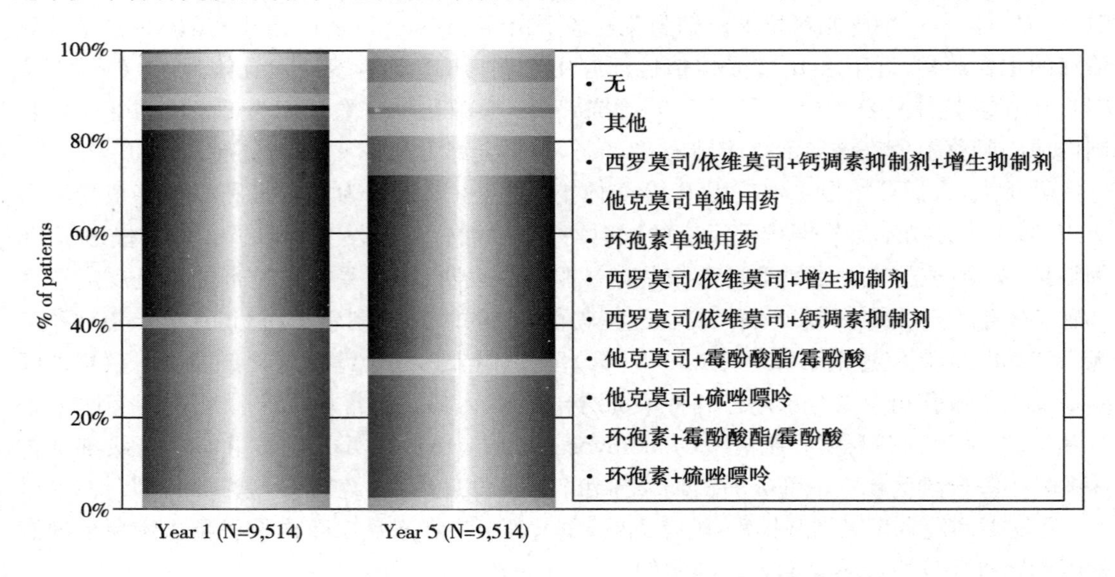

图6-2 成人心脏移植术后1年和5年维持免疫抑制治疗的药物组合

脏移植术后1年，FK506(89.3%)的应用比例远超过CsA(7.9%)，成为最常用的CNI；MMF是最常用的增生抑制剂，应用率(91.0%)远超过AZA的应用率(2.8%)；西罗莫司(sirolimus，SRL)应用占9.0%；泼尼松应用占80.0%。来自中国心脏移植科学注册系统的数据显示，2014年我国心脏移植患者出院时，FK506应用占73.6%，CsA应用占26.4%，MMF占96.7%，AZA占0.4%，SRL占0.7%，糖皮质激素占100.0%。

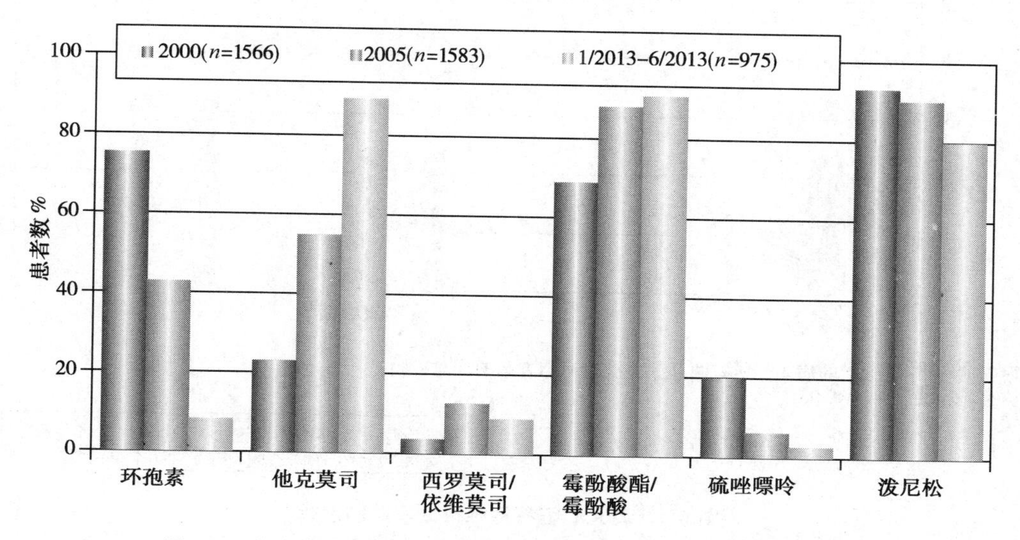

图6-3　成人心脏移植术后随访1年时维持免疫抑制剂的应用情况

2013年ISHLT年度报告显示，全球7804例心脏移植术后1年的患者中，80.9%仍在服用糖皮质激素；4821例术后5年的患者中，48.3%仍在服用糖皮质激素。然而考虑到长期服用糖皮质激素可能导致的副作用，一些心脏移植中心减少泼尼松至隔日一次，以非常低的剂量维持(＜0.1mg/kg)或术后6个月后停用激素。撤除激素的方法包括：①移植后不用激素维持；②在术后第一个月撤除激素；③在移植后3～6个月撤除激素；④晚期(1年后)撤除激素。没有明确的证据显示哪种方法更占优势。

(一) CsA与FK506

1. 临床应用结果　2014年ISHLT年度报告的数据(图6-4)显示，3397例CsA与MMF合用患者，于术后出院至随访1年期间，首次移植需要治疗的排斥反应发生率24.1%，明显高于FK506与MMF合用患者发生率14.5%($P<0.05$)；再次移植需要治疗的排斥反应发生率32.9%，明显高于FK506与MMF合用患者发生率17.4%($P<0.05$)。然而，心脏移植术后随访1年时，首次移植的4521例和再次移植的90例CsA与MMF合用患者与首次移植的9834例和再次移植的307例FK506与MMF合用患者之间比较，中长期生存率并无显著性差异($P>0.05$)。许多中心将FK506作为CNI在可能发生排斥反应的高危人群中的第一选择，主要是预计它可以减少严重排斥反应的发生。从CsA转换为FK506治疗排斥反应是非常有前途的一种方法，但目前的数据都是基于病例报道和非随机临床试验。国内阜外医院报道了一组采用EMB监测服用CsA反复发生排斥反应的患者，换用FK506后排斥反应消失的病例。然而，美国和欧洲的两个前瞻性、多中心随机临床试验比较了FK506或CsA与AZA和糖皮质激素合用在心脏移植中的作用。两个CNI在术后1年内对于预防排斥反应和死亡方面发挥着相同的作用。

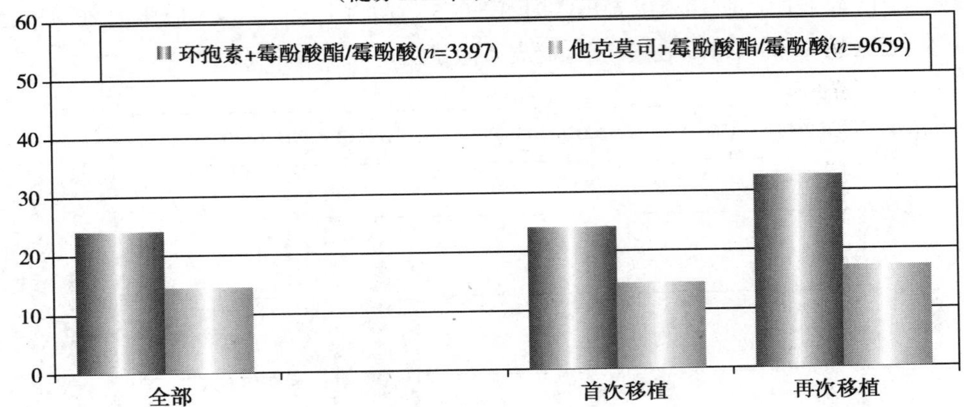

图 6-4　成人心脏移植维持免疫抑制治疗

出院至1年随访期间受体经历需要治疗的排异情况

总之，单中心和多中心的临床试验结果一致表明，FK506抗排斥反应的作用至少等于或优于CsA，而引起高血脂、多毛和高血压的不良反应明显少于CsA。目前在两个CNI中选择哪一种主要是出于各个心脏移植中心各自的偏好和对个体疗效及不良反应的考虑。

2. 药动学和药物相互作用　由于CsA上市时间较FK506长，药物相互作用的资料较多，口服CsA和FK506都广泛地被肝脏和小肠的CYP3A4代谢，两者均抑制P-糖蛋白，且是P-糖蛋白的底物。因此，口服CsA存在的药物相互作用，FK506很可能也存在。地尔硫䓬或维拉帕米均抑制肝细胞色素P3A4和P-糖蛋白，明显升高与之合用时的CsA或FK506的血浓度1.5～6倍，因此需要减少25%～75%的CsA或FK506剂量。已有报道非洛地平和尼非地平可增加FK506浓度＞50%，虽然尼非地平对CsA的药动学无影响，但是任何二氢吡啶类钙通道阻滞剂与FK506和CsA合用或停用时均需谨慎。

对成人心脏移植受者，不论其胆固醇水平如何，在心脏移植1～2周后建议开始他汀类药物（statins）治疗，考虑到与CNI类药物的药效学相互作用及不良反应风险，他汀类药物的起始剂量应低于治疗高脂血症的推荐剂量。阿托伐他汀、辛伐他汀和洛伐他汀都是CYP3A4作用底物，有可能与CsA和FK506发生药物相互作用导致肌病和横纹肌溶解。氟伐他汀主要从CYP2C9代谢，而普伐他汀通过多通道，不完全限制于细胞色素酶系统。新近上市的瑞舒伐他汀具有最小程度通过细胞色素酶系统代谢的特点。除了氟伐他汀，所有他汀药物与CsA合用均与肌溶解的发生相关。虽然机制不清楚，但是他汀类药物的肌毒性发生率随着剂量加大而增加。FK506与他汀有关的肌溶解报道有限。在脏器移植的患

者中，CsA 与洛伐他汀、辛伐他汀、阿托伐他汀或瑞舒伐他汀合用与基线比较，增加他汀药物浓度曲线下面积 3～20 倍。与其他的他汀药物比较，普伐他汀与 CsA 合用有最小的多剂量药物累积效应。在肝和小肠，FK506 与细胞色素 P450 3A 的亲和力与洛伐他汀和辛伐他汀相当，因此有可能存在相互作用。

3. 药物基因组学　CNI 的口服生物利用度和全身清除主要是由细胞色素 P450 同工酶即细胞色素 P450 3A4，细胞色素 P450 3A5 和药物转运体 P-糖蛋白控制的，它们都表达在胃肠和肝脏中。这些蛋白质一起形成了阻止药物吸收的屏障，从而减少了 CNIs 的吸收，而 CYP3A 和 P-糖蛋白的抑制剂则能增加这些药物的口服生物利用度。PGP 是由多重耐药基因 1(multiple drug resistance genes1，MDR1)也称 ABCB1 基因编码的跨膜转运体，能把许多内源性和外源性的复合物转运出细胞。

CYP3A4，CYP3A5 和 PGP 表达的不同是 CNIs 药动学不同的主要因素。这种不同的表达部分是由于编码这些酶和药物转运体的基因 SNP 的作用。研究已经发现 CYP3A4，CYP3A5 和 PGP 的很多 SNP，但是对实体器官的药物基因组学研究主要还是集中于数量有限的 SNP 上。编码 CYP3A4 的基因，启动子区域的 SNP CYP3A4 * 1B(A-392G)，体外研究表明能够增加 CYP3A4 的表达。这个基因多态性在非洲人(45%)是很普遍的，但是在亚洲人身上是缺乏的，而在白种人(2%～9%)是少见的。CYP3A5 的 SNP 有 CYP3A5 * 1/ * 1，CYP3A5 * 1/ * 3 和 CYP3A5 * 3/ * 3，只有携带野生型等位基因 CYP3A5 * 1 的个体才能表达较多数量的 CYP3A5。目前 CYP3A5 * 1 存在于 10%～20%的白种人中，33%的亚洲人中和 55%的非洲人中。CYP3A5 * 3 是目前最普遍的，它可以导致一个隐蔽剪切位点，使内含子序列的 131 个核苷酸插入到 mRNA 中，引起终止密码子过早剪切 CYP3A5 蛋白引发 CYP3A5 酶的失活。PGP 的情况更加复杂一些，因为已经发现 MDR1 基因存在更多的相关多态性。最常研究的编码 PGP 的 MDR1 SNP 有 3 个，分别是外显子 12(C1236T)，外显子 21(G2677T/A)和外显子 26(C3435T)。这些 SNPs 存在于大约 15%的非洲人和 40%～60%的白种人和亚洲人中。另一个潜在重要的 MDR1 SNP 是启动子区域的 SNP T-129C，它可以阻止转录从而使 PGP 表达的量下降。

FK506 是最先用于研究 CYP3A5 对药物剂量和处置影响的。许多不同的研究都证实全血 FK506 谷浓度及用药剂量是与 CYP3A5 多态性紧密相关的。最近一项前瞻性的研究用 CYP3A5 的基因型来制定肾移植患者服用 FK506 的初始剂量。研究发现通过 CYP3A5 基因型测定，更多的患者能够在移植后早期达到 FK506 靶浓度且不需要经常调整药物剂量。CYP3AP1 假基因的 SNP 在 FK506 药动学上的影响是由于 CYP3AP1 * 1 和 CYP3A5 * 1 以及 CYP3AP1 * 3 和 CYP3A5 * 3 的连锁。事实上，是由于 CYP3A5 的基因多态性在 FK506 的药动学改变上所起的作用。CYP3A4 * 1/ * B 多态性的影响是存在争议的。尽管有些研究发现 MDR1 SNP 在 FK506 的药动学方面有一些影响，但大多数的研究认为两者之间没有关联。CYP3AP1 对移植后患者发生排斥反应方面是有争议的。Macphee 等研究表明 CYP3AP1 表达者(CYP3AP1 * 1/ * 1，CYP3AP1 * 1/ * 3)在应用 FK506 后会在更短的时间内出现第一次急性排斥反应，很可能是由于移植后早期出现的药物剂量不足。然而，在移植 3 个月后急性移植排斥反应的发生率却没有不同。而 Wang 等研究表明肾移植患者中 CYP3A5 表达者和不表达者在急性排斥反应的发生率和第一次发生排斥反应的时间上都是没有显著差异的。

虽然 CsA 和 FK506 在代谢、分布和排泄方面都由同样的酶和药物转运体介导，但是大多数的研究并没有发现 CYP3A4，CYP3A5 或 MDR1 和 CsA 的药动学方面有临床相关性。在用 CsA 治疗的肾移植患者中一项组织病理学的研究发现 CsA 介导的上调肾 PGP 表达的缺乏和肾毒性是紧密相关的。因此，有假说认为 MRD1 的基因型也许在 CNIs 所介导的肾毒性上是一个危险因素。

4. 不良反应 CsA 所致的急性、剂量依赖性或慢性肾毒性与肾小动脉硬化和肾小管间质纤维化有关。而溶血尿毒综合征罕见。大部分患者可出现高血压和高脂血症。术后 1 年糖尿病占 10%。神经毒性包括颤抖、感觉异常、头痛、癫痫、精神状态变化、视觉症状和失眠。CsA 可引起恶心、呕吐、胆汁淤积、胆石症和加速骨质疏松，至少 50%的患者会有多毛症。牙龈增生的不良反应仅发生在服用 CsA 而不发生在服用 FK506 的患者中。而 FK506 引起的新发糖尿病和既往糖尿病加重的可能性略高于 CsA。肾功能不全的发生率方面，两药无显著差别。

5. 浓度监测 建议使用 CsA 微乳制剂，因为微乳制剂与油基制剂相比具有更佳的药动学特性。目前，在大多数患者中，无需采用监测服药后 2 小时浓度替代服药后 12 小时谷浓度来监测 CsA 暴露水平，但是对 CsA 药动学特征不典型的患者，监测服药后 2 小时浓度较理想。指南建议监测服用 CsA 的谷浓度作为临床治疗药物监测的常规手段。其治疗靶浓度取决于所采用的检测方法，如高效液相色谱法、酶倍增免疫测定、克隆酶供者免疫测定，以及同期联合应用免疫抑制剂种类、不良反应风险和移植后时间。总体来说，采用 Abbot TDX 或类似检测方法，联合应用 AZA 或 MPA 类药物时，如果不用免疫诱导治疗，CsA 的平均目标谷浓度在术后 6 周内宜为 325ng/ml（275～375ng/ml），术后 6～12 周为 275ng/ml（200～350ng/ml），术后 3～6 个月为 225ng/ml（150～300ng/ml），术后 6 个月以上为 200ng/ml（150～250ng/ml）。

服用 FK506 每日 2 次的患者，建议常规监测 12 小时谷浓度；每日服用 1 次的患者监测 24 小时谷浓度。但是在出现药物相关的毒副作用或谷浓度达标仍疗效不佳（发生排斥反应）时，监测服药后 3 小时的血浓度，可能有助于药物的剂量调整。其治疗浓度允许范围取决于联合使用的药物、药物不良反应和移植后时间。总的来说，联合应用 AZA 或 MPA 类药物时，FK506 目标谷浓度在术后近期阶段（0～2 月）维持在 10～15ng/ml，其后 2～6 个月为 8～12ng/ml，6 个月后情况稳定的患者维持在 5～10ng/ml。

（二）MMF 与 AZA

1. 临床应用结果 随访 3 年的多中心、随机、双盲的 AZA 和 MMF 对照临床试验显示 MMF 能减少死亡率和移植心脏功能障碍（11.8%vs18.3%，$P<0.01$），死亡和需要再移植的时间 MMF 组显著短于 AZA 组（$P=0.029$），AZA 组术后心力衰竭、房性心律失常和白细胞减少症多于 MMF 组，而 MMF 组腹泻、食管炎、单纯疱疹病毒和侵犯组织的巨细胞病毒感染多于 AZA 组。随后几个临床研究也见证了 MMF 的这些优点。此外，临床研究还表明 MMF 能够减少移植心脏血管病（cardiac allograft vasculopathy，CAV）发生和减缓 CAV 进展。Kaczmarek 等发现心脏移植后 5 年，无 CAV 发生率在 CsA/AZA 组合为 47%，CsA/MMF 组合为 66%，FK506/AZA 组合为 60%，FK506/MMF 组合为 70%；多元回归 COX 多因素分析显示 MMF 明显降低 CAV 的发生（$P=0.041$）；在该组队列研究中，FK506 或 CsA 既不是发生 CAV 的独立危险因素，也不降低 CAV 的死亡率。

2. 药动学和药物相互作用 AZA口服吸收良好，进入体内后很快被分解为6-巯基嘌呤，再分解代谢生成衍生物，其中50%～60%在24小时内随尿液排泄。服药后1小时血药浓度即可达峰值，2～4天有明显疗效。口服AZA与别嘌醇(allopurinol)可发生药物相互作用，合用时需减量，并密切监测全血象。AZA大于100mg可导致华法林抵抗，在开始抗凝治疗阶段需密切监测凝血时间和凝血酶原活动度。

MMF是灰绿青霉素的产物，口服2小时后血浆中MMF即可达到峰值，并在体内转化成霉酚酸(mycophenolic acid，MPA)。食物可以影响MMF的吸收，最好在空腹时给药。MMF的剂量一般为0.5～1.0g，2次/天。含镁抗酸药和氢氧化铝能够使MMF的吸收峰值浓度减少33%。由于抗酸制剂和铁制剂可影响MMF的吸收，应该与MMF间隔2～4小时服用。干扰肝肠循环的药物(例如考来烯胺)能使MMF的曲线下面积减少40%，因此二者也不同时使用。影响肠道菌群的药物也能够通过扰乱肝肠循环而干扰MMF的吸收。由于葡糖苷酸的清除有赖于肾小管的分泌和肾小球的滤过，因此像丙磺舒类(抑制肾小管分泌)的药物能够显著增加MMF的血药浓度。尚未检测到MMF与CsA、阿昔洛韦、更昔洛韦或甲氧苄啶/磺胺甲噁唑等药物发生有意义的相互作用。

3. 药物基因组学 药物基因组学在AZA的应用主要是通过巯嘌呤甲基转移酶(thiopurinemethyltransferase，TPMT)的SNP产生的影响。有86%～97%的人是TPMT正常高活性的野生纯合子，3%～14%的人是TPMT中等活性的杂合子，而178～3736人中会有一个是突变型低活性或没有活性的纯合子。携带两个TPMT突变基因的个体如果接受常规剂量的AZA，发生致命性骨髓抑制的风险是100%。有研究表明将标准剂量的AZA应用于有TPMT基因缺陷的肾移植患者中，会导致患者发生严重的造血系统毒性。基于TPMT基因型在预测AZA介导的造血系统毒性上的重要影响，美国FDA已经批准对应用AZA的人群进行TPMT的基因多态性检测。此外，研究已经发现了一些与AZA耐药相关的基因多态性。有报道肌苷-磷酸脱氢酶1(inosine monophosphate dehydrogenase 1，IMPDH1)基因启动子区域的9个碱基对的插入与AZA耐药相关。患克罗恩病的携带PGP 2677T/T或3435T/T的患者，发生AZA耐药较常见。Ding等研究表明次黄嘌呤鸟嘌呤磷酸核糖转移酶的高活性是接受AZA治疗的患者发生白细胞减少和出现硫鸟嘌呤核苷酸浓度不安全的一个重要预测因子。这也许能部分解释TPMT多态性所不能证实的治疗反应或药物浓度问题。最近一些研究发现三磷酸肌苷焦磷酸酶(inosine triphosphate pyrophosphatase，ITPA)基因多态性与AZA之间是有一定关系的。例如，日本炎症性肠病的患者中携带ITPA94C>A的个体会较早出现药物的副作用。因此检测ITPA94C>A也许在预测药物的副作用(白细胞减少、急性骨髓抑制)上是有一定价值的。

MPA是肌苷-磷酸脱氢酶(IMPDH)的非竞争性、选择性、可逆的抑制剂，可以抑制鸟嘌呤核苷酸的从头合成途径。MPA吸收后主要被尿苷二磷酸葡萄糖醛基转移酶(uridine diphosphate glucose aldehyde transferase，UDGT)1A9分解代谢为无活性的产物酚化葡萄糖醛麦考酚酸(phenol glucuronide metabolite，MPAG)，UDGT1A9主要存在于肝脏、肾脏和胃肠道中。有活性的产物AcMPAG主要是由UGT2B7产生的。UGT1A9-275T>A和-2152C>T SNP存在于15%的白种人和25%的非洲人中，但亚洲人是缺乏的。由ABCC2编码的MRP2转运体在将MPAG转移到胆汁中起了很重要的作用，使MPAG能重新转变成MPA和被吸收。与MPA相关的ABCC2最重要的多态性是C-24T多态性，这个多态性可以导致腹泻和胃肠不适，从而停止药物的吸收。另一个与 MPA 肝肠循环有关的转运体是在肝脏中发现的有机阴离子运输肽（organic anion transport peptide，OATP），它是由 SLCO 基因编码的。Michelon 等研究发现 SLCO1B1（编码转运蛋白 OATP1B1）是唯一与 MPA 导致的副作用相关的基因，其中 SLCO1B1 * 5 可以减少约 75%发生副作用的风险，是能起到保护作用的基因。IMPDH 是由两个不同的基因 IMPDH1 和 IMPDH2 编码的。IMPDH1 基因多态性更加明显，这个基因的改变与色素性视网膜炎相关。最近的报道显示 IMPDH 的多态性在 MPA 活性上起很大的作用。一篇报道描述了 IMPDH2 的一个 SNP（L263F）能降低酶活性到正常的 10%，这会引起不同个体间药物疗效和毒副作用的较大差异。Wang 等研究表明，对 191 例肾移植 1 年后的患者活组织检查发现的排异反应是与 IMPDH1 的两个 SNP（rs2278293，rs2278294）相关的。有研究发现在应用 MMF 的肾移植患者中，IMPDH2（3757T>C）的多态性与 IMPDH 的活性升高有关系，这可以解释 8%左右的不同个体间 IMPDH 活性的差异。

4. 不良反应　AZA 主要的不良反应是骨髓抑制，文献报道占不良反应 28.3%，包括白细胞减少（46.4%）、巨幼细胞贫血（9.7%）、血小板减少（6.0%），以上不良反应一般在 6～10 日后出现。用药时需长期监测白细胞的变化，白细胞计数如低于 $4\times10^9/L$，药量需减半；如低于 $3\times10^9/L$，则需停药。中毒性肝炎、胰腺炎、脱发、黏膜溃疡、腹膜出血、视网膜出血、肺水肿以及厌食、恶心、口腔溃疡等也常常出现。脱发也是 AZA 的常见不良反应，但一般都是轻度和暂时性的。别嘌醇可能明显加重 AZA 的骨髓抑制作用，所以，如果需要合用别嘌醇时，AZA 要减量，有时甚至要减至常规剂量的 1/3。肾功能不全患者应适当减量，肝功能损害者禁用。这些不良反应一般呈剂量依赖性，减量 7～10 天方可缓解。皮肤癌曾经被认为主要与 AZA 的使用有关，目前认为是与整体的免疫功能异常相关。

MMF 的不良反应主要表现为呕吐、腹泻和白细胞减少，脓毒血症、尿频以及某些类型感染的发生率增加，如皮肤疱疹病毒和巨细胞病毒的感染增加。尚未见肝毒性和肾毒性的报道。偶见血尿酸升高、高血钾、肌痛或嗜睡。由于 MMF 抑制了卡氏肺囊虫生长需要的次黄苷酸脱氢酶的活性，理论上有预防卡氏肺囊虫感染的作用。

5. 浓度监测　2010 年 ISHLT 的指南不建议常规监测 MPA 的浓度来指导 MMF 的药物剂量调整。然而，在发生排斥反应、感染、肾功能不全和营养不良的患者，以及在特定人种中，考虑到了解 MMF 的暴露量可能有助于改变移植物功能不全时，可以根据监测的 MPA 谷浓度，调整药物剂量。在这种情况下，MPA 谷浓度<1.5mg/L 时，可以认为没有达到治疗剂量。一般认为达到免疫抑制效果的理想血药浓度为 2.5～5μg/ml。

（三）雷帕霉素靶蛋白（target of rapamycin，TOR）**抑制剂：SRL 和依维莫司**（everolimus）

1. 临床应用结果　SRL 和依维莫司具有减少急性排斥反应和延缓 CAV 发生的作用。随机、开放的多中心合用 CsA、糖皮质激素和 SRL/AZA 对照研究表明，在心脏移植后 6 个月，≥3a 级的排斥反应在 AZA 组为 56.8%，而 SRL3mg/d 组为 32.4%（$P=0.027$），SRL 5mg/d 组为 32.8%。虽然心脏移植 12 个月时的死亡率各组无差别，但是在 6 周、6 个月和 2 年时的冠状动脉血管内超声结果表明 AZA 组的 CAV 进展明显加快。此外，在最近的一个开放、随访 24 个月的临床试验中，721 个心脏移植受者被随机分为依维莫司 1.5mg/d 或 3.0mg/d 与低剂量 CsA，或 MMF3g/d 与标准剂量 CsA，主要疗效终点为活检证实的急性

排斥反应，血流动力学不稳定，移植物失功/再次移植，死亡或失访的急性排斥反应的12个月的复合发生率。这个终点在12个月和24个月时，依维莫司1.5mg/d不劣于MMF；依维莫司1.5 mg/d组患者3个月的死亡率高于MMF组中接受ATG诱导的患者，主要死因是感染；但24个月依维莫司1.5mg/d的死亡率10.6%与MMF死亡率9.2%相似。平均观察12个月，移植心脏冠状动脉最大内膜厚度增加程度，依维莫司1.5mg/d组0.03mm±0.05mm低于MMF的0.07mm±0.11mm（$P<0.001$），依维莫司3.0mg/d组因死亡率较高，提前终止试验，提示增加mTOR抑制剂进行免疫维持治疗后，应该注意减少剂量或停用原有的CNI或增生抑制剂，以避免因过度免疫抑制导致严重感染或肿瘤而致死。临床研究显示依维莫司谷浓度<3ng/ml，活检证实的≥3a级（ISHLT）排异反应发生率为47%，谷浓度3～8ng/ml和≥8ng/ml排异反应发生率分别为24%和17%。

几项临床研究表明，在CNI导致的肾毒性发生早期，将心脏移植患者从标准CNI方案转换至SRL和依维莫司与低剂量CNI合用，能够使肾功能不全得到显著改善。这一明智的选择是心脏移植患者引入mTOR抑制剂作为免疫维持治疗的主要原因。但是需要注意，当mTOR抑制剂达到目标浓度后，再将CNI的剂量逐渐下调，以避免影响维持免疫抑制作用而导致移植心脏功能不全。

在SHIRAKISS临床试验中，34个肾脏功能不全的维持免疫抑制治疗的心脏移植受者，在移植后1～4年，转换成依维莫司并将CsA暴露量减少70%，没有蛋白尿的受者肾功能改善良好，有蛋白尿的受者尽管转换为依维莫司，肾功能仍进一步恶化。在决定转化药物的时机时，需要考虑到心脏移植后的前9个月CNI治疗可能是必要的。大多数副作用发生在开始服用依维莫司6个月内，必要时可能需要有一个临时切换回CNI治疗的过程，特别是在治疗复发性心脏排斥，可能需要永久恢复低剂量的CNI。德国的一家心脏移植中心对撤除CNI并长期用依维莫司积累了广泛的经验，Stypmann等描述60例为应对肾功能恶化、复发的排异和CNI副作用而转换成不服用CNI的心脏移植受者，12个月血肌酐和肌酐清除率即有明显改善，24个月平均肌酐清除率（cockcroft-gault）从基线的（41.8±22.0）ml/min上升至（48.6±21.8）ml/min（$P<0.001$）。

2. 药动学和药物相互作用　SRL与依维莫司具有相似的化学结构，但在药动学方面有所不同。依维莫司口服制剂生物利用度（16%）与SRL生物利用度（10%～14%）一样低。依维莫司达峰时间1.3～1.8小时。消除半衰期依维莫司（18～35小时）较SRL短60小时，因此依维莫司需每日服两次，而SRL只需每日服一次。血药浓度达稳态时间依维莫司（7天）短于SRL（13天）。SRL主要通过在肠道和肝脏的细胞色素P450代谢，不同体重和性别的成人不需要调整剂量，血浆蛋白结合率为75%。SRL可能由于药物之间的相互作用、患者一般情况和依从性不同，导致浓度变化较大。SRL的药物曲线下面积与血小板减少症的发生率相关。由于西维莫司和CsA均为细胞色素P450和P-糖蛋白的底物，因此有可能发生药物之间的相互作用，口服SRL应在CsA服用4小时后。

依维莫司与改良的CsA制剂同时服用可明显增加依维莫司的峰浓度82%和平均*AUC* 168%，因此在与CsA合用或撤用后的1～2周内均需密切监测依维莫司的浓度。单剂地尔硫䓬120mg分别增加SRL峰浓度和曲线下面积43%和60%。而多中心临床疗效研究发现二氢吡啶类药物、地尔硫䓬或维拉帕米对依维莫司的浓度无影响。唑类抗真菌药对SRL的浓度有影响，合用时需注意。

3. 药物基因组学 SRL同FK506一样属于大环内酯类且结构相似，因此CYP3A5基因型在药物剂量和血药浓度上也许起一定的作用。至于CYP3A5基因型能否改善SRL的药效并降低其毒性仍然是个未知的问题。CYP3A4,CYP3A5和MDR1 SNP与SRL毒性之间未证实有关系。

依维莫司与抑制CYP3A4的药物合用(阿奇霉素、红霉素、酮康唑和伊曲康唑)，可使依维莫司的清除率下降18%～74%，致药物峰浓度升高，半衰期延长。与钙通道阻滞剂、喹诺酮类和磺胺甲噁唑-甲氧苄啶没有相关作用。CYP3A4诱导剂(利福平、苯妥英钠、卡马西平)有不同程度的降低依维莫司浓度的作用。健康志愿者的研究显示，单剂CsA增加依维莫司的浓度，但是CsA的稳态药动学参数未受到依维莫司的影响。FK506不影响依维莫司的血浓度，意味着要达到相同的依维莫司谷浓度，依维莫司在与FK506合用比与CsA合用时需要的药物剂量要大一些。临床研究表明，心脏移植后FK506和CsA与依维莫司合用疗效没有差别，导致严重的高甘油三酯血症的发生率也相似。

4. 不良反应 虽然与CNI比较，mTOR抑制剂发生恶性肿瘤的危险性较低，但是SRL和依维莫司的一些不良反应限制了它们的广泛应用。一个大型、随机、双盲、前瞻性多中心临床研究比较了依维莫司2个剂量组(3.0mg/d和1.5mg/d)与AZA[1～3mg/(kg·d)]的安全性，结果显示依维莫司2个剂量组提前退出试验的患者多于AZA组，主要原因为肾脏疾病、感染、白细胞减少症、胃肠道疾病、神经系统疾病、贫血和血小板减少症。依维莫司3.0mg/d剂量组的平均血小板计数在服药12个月时低于依维莫司1.5mg/d剂量组和AZA组。依维莫司2个剂量组的甘油三酯和胆固醇均高于AZA组。依维莫司组病毒感染发生率较低，而细菌感染的发生率高于AZA组。在大多数情况下，SRL和依维莫司副作用(血脂异常、肌酸激酶升高、痤疮、口疮性口炎、水肿、肺炎、蛋白尿、白细胞减少症、血小板减少症)通过调整伴随用药，或在减少或中断SRL和依维莫司治疗几天后消失。由于其抗增殖特性，mTOR抑制剂可以影响手术后伤口愈合，临床有证据显示其影响心脏移植患者的伤口愈合。随机临床研究表明该类药物使心包和胸腔积液的发生率升高。

5. 浓度监测 目前，当CsA或FK506联合使用增殖信号抑制剂如mTOR抑制剂时，CsA或FK506的目标治疗谷浓度值尚未明确。当服用增殖信号抑制剂类药物包括SRL和依维莫司时，建议监测药物谷浓度，在药物调整剂量后至少连续监测5天，直至达到新的稳态浓度。当与CsA联合使用时，依维莫司的理想谷浓度为3～8ng/ml，而SRL的理想谷浓度为4～12ng/ml。

(四) 糖皮质激素的治疗

1. 临床应用结果 既往泼尼松是移植术后即刻及维持免疫治疗不可缺少的一部分，源于许多患者停用激素后反复发生严重的排斥反应，必须长期服用激素。尚无大规模临床对照试验来定论糖皮质激素在维持免疫治疗中的作用，但确有一些中心报道了在亚组人群中撤除激素的维持免疫治疗方案。而心脏移植患者应该在术后早期还是晚期撤除激素治疗是一个尚未完全解决的问题。2010年ISHLT的指南认为对于处在低排异风险的患者，包括无抗供者人类白细胞抗原(human leukocyte antigen,HLA)抗体的患者，无多次妊娠史的女性，无排斥反应病史的患者，年龄大的心脏移植受体可以考虑予以快速减少糖皮质激素剂量或停用激素。对于心脏移植患者，HLA错配位点多是撤除糖皮质激素的不利因素，因此在决定个体化糖皮质激素撤除策略时，应该将HLA错配位点的多少考虑在内。在发生以下情况时激素不能完全

被撤除:①在减量过程中有两次排斥反应出现;②有任何疑似影响血流动力学的排斥反应发生;③任何一次的心内膜心肌活检发现有血管炎,严重的(ISHLT 3级)排斥反应。

文献报道在ATG或莫罗单抗诱导的心脏移植患者术后1个月早期撤除激素的成功率达49%～70%。由于大多数急性排斥反应发生在心脏移植术后的头6个月,此后约80%的患者,包括那些之前未接受过ATG或莫罗单抗诱导治疗的患者都可以成功撤除皮质激素治疗。已有报道表明撤除或不撤除糖皮质激素的维持免疫治疗患者的长期存活结果不一致。Keogh等报道心脏移植患者5年生存率在服用泼尼松组为82%,而未服用泼尼松组为80%。而Felkel等报道了在术后平均13个月时,137例未用过诱导治疗的存活时间大于1年的心脏移植患者,52.5%成功撤除糖皮质激素;成功或未成功撤除糖皮质激素的患者5年预测存活率分别为92.9%和72.3%($P<0.01$)。成功撤除糖皮质激素,白种人生存率将明显改善,但对黑种人则是影响生存的不良因素,其原因有待进一步研究。术后第1年很少或没有发生过排斥反应的患者预示能够安全撤除激素,但需牢记长期服用激素进行维持免疫抑制治疗的患者,在撤除激素后几个月内,发生排斥反应和移植物功能丧失的风险增加。建议糖皮质激素撤除后,长期用EMB监测排斥反应。有学者认为在术后第1年用泼尼松维持免疫治疗的过程中,激素撤除应该非常谨慎,除非有并发症出现,应该避免晚期(术后>2年)激素撤除,而是选择晚期激素减量的目标,即隔日服用泼尼松5～10mg。

2. 药动学和药物相互作用　泼尼松、泼尼松龙、甲泼尼龙都是合成的糖皮质激素。糖皮质激素在器官移植的作用主要与免疫抑制及抗炎反应有关。糖皮质激素通过抑制炎症因子如白三烯、前列腺素等发挥抗炎作用,并通过诱导脂皮质素的产生而抑制磷脂酶A_2。毫无疑问,这些作用对于逆转排斥反应非常重要,但是临床应用大剂量甲泼尼龙时,1～2小时即可出现明显作用(有时甚至明显改善血流动力学),这种作用绝不能单纯通过免疫抑制来解释。

泼尼松和泼尼松龙可在上消化道迅速被吸收,口服后在1～3小时内血药浓度达到峰值,泼尼松经肝脏转化为泼尼松龙而发挥生物效应。平均生物利用度是口服泼尼松龙剂量的80%。糖皮质激素以结合型和游离型两种形式存在于血浆中,通常情况下,90%以上的泼尼松龙与血浆皮质激素结合白蛋白/球蛋白相结合,皮质激素受体只能与游离型泼尼松龙结合。皮质激素结合球蛋白具有低结合能力和高亲和力的特点,与皮质激素结合白蛋白刚好相反。循环中血浆白蛋白状态发生变化将对游离皮质激素的生物利用度产生较明显的影响。某些情况下(如妊娠),血浆结合蛋白结合力提高,则糖皮质激素的生物利用度降低;而另外一些情况下(如低蛋白血症),血浆结合蛋白结合力下降,则糖皮质激素的生物利用度提高,将导致副作用的发生。

泼尼松龙的半衰期约3小时,糖皮质激素在肝脏内转化为泼尼松龙方可发挥生物效应,因此,肝功能损伤可延长糖皮质激素的半衰期,某些可以促进肝酶释放的药物如苯妥英钠、巴比妥、利福平等使其半衰期缩短。心脏移植术后不同的用药方案中糖皮质激素的应用剂量不一,目前尚无特异指标来评价糖皮质激素的有效性及毒性。每毫克泼尼松、泼尼松龙、甲泼尼龙的免疫抑制作用强度基本相似,因此,由静脉甲泼尼龙改为口服泼尼松或泼尼松龙时,药物剂量不变。免疫抑制常规治疗的个体化治疗差异较大。标准治疗方案是泼尼松口服起始剂量为0.5～1mg/(kg·d)共1～3周,随后逐渐减至每日低剂量维持[成人10mg/d,儿童0.1mg/(kg·d)],隔日口服或停用。

3. 药物基因组学　目前缺乏编码CYP3A和PGP的基因多态性与类固醇的药动学之间的研究数据。文献报道CYP3A5基因型也许在类固醇药物导致的高血压副作用上有一定的影响。CYP3A5 * 1 等位基因与钠潴留和高血压有关，儿童移植的一项研究表明 CYP3A5 高表达者其血压较高。但是在发生高血压的器官移植患者 CYP3A5 和类固醇类药物间的相互作用尚不很清楚。

4. 不良反应 糖皮质激素长期应用有许多不良反应。面相改变包括多毛、痤疮、易擦伤、皮肤脆弱、满月脸、水牛背、体重增加和向心性肥胖等困扰着很多人。高血压、情绪不稳定、白内障、胃溃疡、伤口愈合不良和向心性肥胖多见。重要的代谢影响包括高脂血症、水钠潴留、糖尿病、骨质疏松和儿童生长延缓。长期服用糖皮质激素可以导致慢性肾上腺皮质功能受抑制。在应激状态(疾病、外伤或外科手术、感染等)或突然中断激素替代治疗可诱发肾上腺危象，需采用氢化可的松短期负荷治疗。

减少甚至不用激素的主要原因是考虑到相关的副作用。虽然一些患者不用激素进行维持免疫治疗，取得了很好的效果，而另一些患者一旦停用激素即反复发生排斥反应。在一些特殊的人群，如儿童、绝经后妇女、严重的骨质疏松妇女、糖尿病和过度肥胖的患者，如果病情允许，应该避免使用激素。停用激素对移植术后血管病变的作用尚未确定。据报道60%～80%的移植术后患者存在高脂血症。已有证据显示撤出激素可降低血胆固醇水平，但是必须考虑到撤除激素个体可能存在反复排斥反应的风险。临床研究显示早期撤除激素能够减少消化系统并发症，降低移植后糖尿病的发生率。一项大规模对肾脏和心脏移植受者的前瞻性研究表明，撤除激素可降低患者术后第一年白内障和骨质疏松症的发生率。另一些研究表明撤除激素能够成功逆转骨质疏松症。

三、临床案例分析

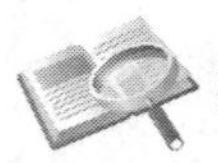

案例一：FK506 转换为 CsA 维持免疫抑制治疗案例

1. 病史摘要：男性 51 岁患者，因“扩张型心肌病、CRT-D 术后、心力衰竭”药物治疗效果不佳，于 2009 年 4 月 28 日行心脏移植术，手术过程顺利。术中给予巴利昔单抗 20mg＋甲泼尼龙 500mg 静滴免疫诱导治疗；术后第 4 天给予常规第二剂巴利昔单抗 20mg。出院时维持免疫抑制治疗采用 FK506＋硫唑嘌呤＋泼尼松(具体剂量见下)。患者口服 FK506 剂量逐渐增加至 5mg 每 12 小时 1 次，监测 FK506 的谷浓度 5.4～9.5ng/ml，始终未达标。2009 年 5 月 13 日复查 UCG 提示：LV 41mm，室间隔厚度(IVS)14mm，LVEF 80%，左室舒张功能降低，EMB 为细胞排斥反应Ⅱ级，为加强免疫抑制治疗，停用硫唑嘌呤 150mg/d，改为吗替麦考酚酯(MMF)1.0g 每 12 小时 1 次，并将 FK506 增量到 7mg 每 12 小时 1 次，FK506 谷浓度为 13.2ng/ml。

2009 年 6 月 3 日门诊复查 UCG 仍提示 IVS 12mm，室壁轻度增厚，心功能正常，2009 年 6 月 11 日复查 FK506 的谷浓度 14.7ng/ml，血肌酐 185μmol/L，考虑血肌酐增高系 FK506 毒副作用所致，将 FK506 减量为 13mg/d。2009 年 6 月 15 日 EMB 为Ⅰa 级，FK506 谷浓度为 13.4ng/ml，复查血肌酐恢复正常为 106μmol/L，随后维持 FK506 剂量，FK506 浓度维持在 10ng/ml 左右。2009 年 8 月 4 日(术后 3 个月)行 EMB 为 0 级，复查 UCG：LV 41mm，IVS 9mm，LVEF 70%，室间隔厚度恢复正常。

2009 年 8 月 22 日患者出现发热、腹泻水样便，查血常规提示：WBC 6.99×10^9/L，

NEU% 82.1%，LYM% 8.4%，NEU # 0.59×10^9/L，HGB 93g/L；查巨细胞病毒 CMV（+），CMV-PP65（-）；遂将 MMF 减量至 1.5g/d；同时积极给予更昔洛韦 1g 每天 3 次口服抗病毒，患者病情好转。此时患者的 FK506 浓度偏低（6.3ng/ml）。

2009 年 11 月 2 日复查 EMB 为 0 级，继续 FK50613mg/d，MMF1.5g/d 口服，术后 6 个月后维持 FK506 谷浓度在 10ng/ml 左右。

2010 年 4 月 21 日（术后 1 年）复查 EMB 为 0 级，考虑患者目前未见心脏排异，且长期需大剂量 FK506 方能维持满意的 FK506 谷浓度，遂将 FK506 改为 CsA，剂量在 150～200mg/d，维持谷浓度在 110～170ng/ml。此后患者规律门诊随诊，至 2014 年底心脏功能、血糖、血脂等控制满意，正常存活。

2. 药物治疗过程中的药学问题：FK506 药动学个体差异大，个别患者需大剂量 FK506 方能维持有效血药浓度，但在剂量增大的同时，肾功能损害、感染等副作用同时增加，应如何调整免疫抑制治疗？

3. 针对药学问题的分析与解决方法：FK506 与 CsA 同属 CNI 类免疫抑制剂，但 ISHLT 报告显示术后 FK506、MMF 联用时排斥反应的发生率较 CsA、MMF 联用明显降低，故 FK506 为术后免疫抑制治疗的首选，可以减少严重排斥反应的发生。但 FK506 药动学个体差异大，当需大剂量使用以维持有效血药浓度时，副作用随着增加。这种情况下，在副作用可控的前提下，如多次 EMB 未提示排斥反应证据，可考虑将 FK506 更换为 CsA。理由如下：文献报道 CYP3A5 基因多态性对 FK506 药物代谢具有显著的影响，而对 CsA 的药物代谢影响不明显，CsA 可以小剂量使用达到理想血药浓度；由于 2010 年尚未对患者常规进行基因型监测，当时仅根据理论推测进行了药物的换用。目前针对此类患者的解决方法建议常规基因检测指导药物治疗。FK506 或 CsA 与 MMF 联用对患者中长期生存率影响没有显著差异。

4. 药学问题解决后的临床效果：患者术后 3 个月、6 个月和 1 年时 3 次 EMB 均为 0 级，遂于术后 1 年时将 FK506 调整为 CsA，150～200mg/d，维持谷浓度 110～170ng/ml，随访至 2014 年底（5 年 6 个月），患者心脏功能、血糖、血脂等指标控制满意。

案例二：硫唑嘌呤与 MMF 致骨髓抑制病例

1. 病史摘要：男性 53 岁患者，因“扩张型心肌病、心功能不全”强化药物治疗效果欠佳，经内外科会诊，伦理委员会讨论同意，择期于 2009 年 2 月中旬行原位心脏移植术。手术过程顺利，术后恢复可，术中常规给予巴利昔单抗 20mg、甲泼尼龙 500mg 静滴，术后继续给予甲泼尼龙 120mg 每 8 小时 1 次静脉滴注，拔除气管插管后改为口服泼尼松并逐渐减量为 10mg 每天 1 次，术后第 4 日给予第二剂巴利昔单抗 20mg。

术后 3 周常规行 EMB 结果显示急性排异反应Ⅰa 级，维持免疫抑制治疗采用 FK5063mg q12h+硫唑嘌呤 150mg/d+泼尼松 10mg/d，FK506 的谷浓度维持在 10～15ng/ml。

术后 40 天时，WBC 8.57×10^9/L，NEU # 6.7×10^9/L，LYM%12%，LYM # 1.03×10^9/L，RBC3.43×10^{12}/L，HBG 110g/L，PLT 302×10^9/L。

术后 50 天时，WBC 5.43×10^9/L，NEU% 79.3%，NEU # 4.3×10^9/L，LYM% 16.6%，LYM#0.9×10^9/L ，RBC 3.08×10^{12}/L，HBG 101 g/L，PLT 129×10^9/L。

术后 70 天，患者无明显诱因出现全身乏力症状，食欲下降。随后 3 天监测血常规发现全血细胞显著下降，最低达到 WBC 0.41×10^9/L，NEU # 0.00×10^9/L，LYM # 0.34×

10^9/L，RBC 1.54×10^{12}/L，HBG 51g/L，PLT 25×10^9/L。骨髓细胞学检测显示：骨髓增生不良，红系病态造血明显。临床考虑患者白细胞缺乏为AZA所致急性骨髓抑制，立即停用AZA，同时给予重组人粒细胞刺激因子、重组人粒细胞-巨噬细胞集落刺激因子升白细胞治疗，并给予补充血小板、红细胞等对症支持治疗，3天后患者外周血象恢复正常。但患者血压从110/70mmHg降低至88/60mmHg，复查UCG：LA 47mm，RV 19mm，LVEF 70%，右心功能轻度降低，立即给予多巴酚丁胺静脉泵入，以维持血流动力学稳定。同时行EMB，结果表明急性排斥反应Ⅱ级。考虑血压低与排斥反应有关，给予甲泼尼龙500mg/d静脉冲击3天，当日血压恢复后逐渐减停血管活性药物。静脉甲泼尼龙冲击后续以泼尼松1mg/kg负荷量口服，以每3日减量10mg速度减量，直至泼尼松10mg/d长期维持。次日开始加用MMF 0.5g q12h，同时继续维持FK5066mg/d口服。

术后3个月，复查心脏超声：LV 46mm，LVEF 55%，右心功能正常；EMB结果表明急性排斥反应Ⅱ级。出院后一直以FK506 10mg/d，MMF 3.0g/d，泼尼松10mg/d维持免疫抑制治疗；监测血常规三系均正常。

服用MMF 1个月后，门诊查血常规再次出现全血细胞下降，此后数日监测血常规最低达WBC 1.2×10^9/L，NEU#0.4×10^9/L，LYM#0.43×10^9/L，RBC 2.79×10^{12}/L，HBG 88g/L，PLT 87×10^9/L。考虑患者此次白细胞下降不除外MMF所致骨髓抑制，遂予停用MMF，同时积极给予重组人粒细胞刺激因子、重组人粒细胞-巨噬细胞集落刺激因子提升白细胞，5天后患者血白细胞恢复正常，开始恢复MMF 1g/d口服，其他免疫抑制剂调整为泼尼松15mg/d，术后1年内FK506谷值浓度维持在10～15ng/ml。

随访至2015年3月，患者未再出现骨髓抑制的副作用和排斥反应，至今心功能正常，生活质量佳。

2. 药物治疗过程中的药学问题：如何预防和治疗AZA或MMF所致骨髓抑制的发生？

3. 针对药学问题的分析与解决方法：AZA的骨髓抑制一般在用药6～10日后出现，但需长期监测白细胞的变化。本例患者在服用AZA的70天，发生严重的骨髓抑制。MMF致骨髓抑制的发生率虽然低于AZA，但在临床实践中也时有发生，尤其较大剂量使用时更应注意监测全血细胞变化。当患者出现不明原因乏力、食欲下降、发热等不适时需及时监测全血细胞。一旦出现骨髓抑制，需立即停用AZA或MMF，并适当应用粒细胞集落刺激因子或成分输血对症治疗。同时需警惕停用AZA或MMF后出现的排异反应。

TPMT基因型在预测AZA介导的造血系统毒性上具有重要影响，建议对应用AZA的人群进行TPMT的基因多态性检测，对有TPMT基因缺陷的患者应及时进行药物剂量调整。

4. 药学问题解决后的临床效果：本例患者出现骨髓抑制后，即停用AZA、MMF，并经对症治疗后，3～5天外周血象恢复正常。但是在停药期间发生了导致血流动力学不稳定的排斥反应。

由于排斥反应发现和治疗及时，心功能完全恢复正常。目前随访至术后6年，生活质量佳。

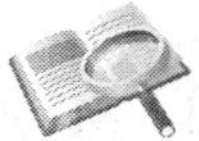

案例三：CsA加重肾功能不全换为SRL病例

1. 病史摘要：男性48岁患者，2008年诊为“急性心肌梗死”，行冠脉造影及支架置入术与药物治疗。2009年再次行支架置入术。2014年6月入院诊为“冠心病：陈旧性心肌梗死、心脏扩大、心功能Ⅳ级，肺动脉高压，慢性肾功能不全”，术前血肌酐波动在80～140μmol/L，

于2014年6月行原位心脏移植术。术中给予巴利昔单抗20mg、甲泼尼龙500mg静滴免疫诱导治疗，术后第4日常规给予第二剂巴利昔单抗20mg，维持免疫抑制治疗采用CsA＋MMF＋泼尼松。术后13日开始给予MMF 0.5g每12小时1次；术后早期患者血肌酐波动于190～380μmol/L，术后18日患者血肌酐逐渐下降至170μmol/L，开始给予CsA口服，维持CsA血浆谷浓度在70～100ng/ml。

术后半年随访时，心电图提示T波改变。UCG：LV44mm，EF62%，SPAP45mmHg，左房右室增大，肺动脉高压。化验结果显示：糖化血红蛋白5.0%～5.3%，尿酸460～490μmol/L，肌钙蛋白Ⅰ阴性。尿常规未见异常，不需服利尿药，尿量正常。患者服用MMF维持剂量1.0～1.5g/d。CsA维持剂量125～150mg/d，CsA血浆谷浓度波动于120～170ng/ml；因患者血肌酐逐渐上升至310μmol/L，停用CsA，改为SRL0.7mg/d口服。

术后8个月随访时，血肌酐180μmol/L。心功能正常。SRL0.7mg/d，SRL的谷浓度维持在7.8ng/ml左右；MMF1.0g/d，泼尼松10mg/d。

2. 药物治疗过程中的药学问题：肾功能不全时，如何调整免疫抑制方案？

3. 针对药学问题的分析和解决方法：CsA所致的急性、剂量依赖性或慢性肾毒性与肾小球动脉硬化和肾小管间质纤维化有关。该患者术前即存在肾功能不全，术后18日患者血肌酐逐渐下降至170μmol/L才开始应用CsA。然而术后6个月，在CsA的血药浓度未达标的情况下，肾功能不全进一步加重，考虑CsA继续使用有肾功能进一步恶化风险。几个临床研究表明，在CsA导致的肾毒性发生的早期将免疫抑制方案从CsA转换至SRL或依维莫司，能够使肾功能不全得到显著地改善。为此，停用CsA，换用SRL口服。

维持谷浓度在7.8ng/ml左右。建议存在慢性肾功能不全的移植患者使用CsA时注意加强监测血肌酐等肾功能指标并及时调整治疗方案。

4. 药学问题解决后的临床效果：术后半年时将CsA调整为SRL0.7mg/d口服，并维持药物谷浓度在7.8ng/ml左右。随访至术后8个月时，肾功能好转，血肌酐下降至180μmol/L，心脏功能正常。

第三节　排斥反应

通常根据排斥反应发生的时间，将排斥反应分为超急性排斥反应、急性排斥反应和慢性排斥反应。经过术前抗群体反应抗体的筛查和供者与敏感人群特异交叉反应的筛选，由抗人白细胞抗原-抗体介导的最凶险的超急性排斥反应的发生，目前已经极为罕见。急性细胞排斥反应可能发生在移植后的任何时间，但是随着移植时间的延长，急性排斥反应的累积死亡率上升不明显。2014年ISHLT年报表明近18年心脏移植术后1、3、5、7和9年，急性排斥反应的累积死亡率分别为1.04%、1.58%、1.81%、1.93%和2.05%。在移植后1～3年心脏移植患者死亡原因依次为移植物衰竭29.4%，感染12.2%，排斥反应11.5%。急性排斥反应仍然是心脏移植患者死亡的主要原因之一。

一、排斥反应的分类

(一) 超急性排斥反应(hyperacute rejection，HAR)

HAR常发生在移植心脏恢复血流后数分钟至数小时内，虽然其发生率不到1%，但如果不及时治疗，可导致受者死亡。HAR的发生机制为受者体内的预存抗体与移植心脏的血管内皮细胞表面HLAⅠ类分子结合，导致补体弥漫沉积于移植心脏的血管中，致使心肌细胞死亡，炎症细胞浸润，血小板沉积和血栓形成。该过程可迅速导致移植心脏发生弥漫性缺血坏死，甚至受者死亡。HLAⅡ类分子通常不表达于移植心脏的血管，在发生炎症和创伤时可被诱导产生。非HLA内皮抗原也可能会导致HAR。发生HAR的危险因素包括多次妊娠、输血、血型不相容以及群体反应性抗体阳性。

（二）急性细胞性排斥反应(acute cellular rejection，ACR)

ACR是由T淋巴细胞介导的心脏移植后6个月内最常见的排斥反应类型。20%～40%的心脏移植受者在术后1年内至少发生1次ACR。受者的免疫系统通过直接识别和间接识别对移植心脏进行免疫攻击，前者为供者的抗原提呈细胞从移植心脏迁移到受者的淋巴组织，并将供者的HLA分子提呈给受者的T淋巴细胞；后者为受者的抗原提呈细胞将供者的HLA分子片段提呈给受者的T淋巴细胞。ACR的特征为心肌内淋巴细胞浸润，重度ACR常伴有广泛的心肌细胞损伤。ACR的病理分级标准由Billingham于1990年提出，并于2004年进行了修订(表6-3)。尽管ACR低级别的病理分级存在争议，但新的分级标准较简明，临床应用较方便。心脏移植后6个月内ACR的发生风险较高，随后逐渐下降，1年后维持在低水平。发生ACR的危险因素包括受者的年龄较小，受者的种族为黑种人，供者和受者均为女性以及HLA相配的位点少。

（三）急性抗体介导性排斥反应(acute antibody-mediated rejection，AMR)

AMR常发生在心脏移植后数周至数个月，其发生率明显低于ACR，约占心脏移植受者的10%，其中47%的AMR受者合并有血流动力学不稳定。AMR的发生机制为受者B淋巴细胞与供者抗原结合引起B淋巴细胞活化、增殖，并分化为有分泌功能的浆细胞，后者产生的抗体与黏附于血管内皮的循环补体共同作用，导致细胞损伤、炎症细胞浸润和吞噬细胞介导的细胞死亡。抗体介导的内皮损伤可引起内皮功能紊乱、微血管凝固、心肌缺血和移植物功能丧失。早期组织病理学表现包括小动脉、小静脉和毛细血管内皮细胞肿胀，核增大，毛细血管内巨噬细胞浸润。形成的抗体和活化补体可引起中性粒细胞聚集、间质水肿、血管内血栓形成和肌细胞损伤。AMR的免疫组化证据是基于免疫球蛋白(如IgG、IgM或IgA)、补体片段(如C3d、CAd和C1q)、$CD68^{+}$细胞(如巨噬细胞)和循环中抗供者HLA抗体的出现。2013年ISHLT提出的新的AMR病理分级方法(表6-4)。发生AMR的危险因素包括受者为女性、多次妊娠、输血、群体反应性抗体阳性、淋巴细胞毒交叉配合试验阳性、植入心室辅助装置以及再次移植等。

（四）移植心脏血管病(cardiac allograft vaseulopathy，CAV)

CAV是影响移植心脏长期存活率的重要并发症，是慢性排斥反应的一种表现形式。虽然ISHLT报告表明，2001—2009年CAV的发生率较1994—2000年下降了2%～4%，但心脏移植后3年、5年和8年时CAV发生率仍较高，分别达20%、30%和45%。发生CAV的确切机制尚不清楚，目前研究认为，CAV是免疫和非免疫因素共同作用的结果，临床表现为心脏移植后数个月或数年发生的同种移植物功能减退，直至丧失。CAV的特征是血管周围炎症、纤维化和动脉粥样硬化，其病理学表现是弥漫的向心性动脉内膜增厚、中层平滑肌增生，最终导致移植物主干动脉及小动脉管腔狭窄，乃至闭塞，移植物因慢性缺血而发生纤维化萎缩。移植心脏的去神经化使CAV的临床症状不典型，CAV的诊断和监测依靠有创

性检查如血管内超声和冠状动脉造影，以及无创性的多排螺旋 CT，这 3 种诊断方法的敏感性依次下降。发生 CAV 的危险因素包括供者因素和受者因素，供者因素有男性、年龄大、体表面积大、高血压史、感染史和死亡原因；受者因素有缺血性心脏病史、心脏移植前植入心室辅助装置、感染史以及应用硫唑嘌呤、CsA、莫罗单抗免疫诱导。

表 6-3 1990 年和 2004 年 ISHLT 诊断细胞排斥反应标准分级

2004 年	1990 年	病理所见
0 级	0 级	无排斥反应
1 级(轻度)	1a 级	血管周围或间质内有灶性淋巴细胞浸润，无心肌细胞损害
	1b 级	血管周围或间质内出现弥漫性淋巴细胞浸润，无心肌细胞损害
	2 级	心肌组织中出现单个炎性浸润灶，孤立病灶内有心肌细胞损害
2 级(中度)	3a 级	心肌组织中有多个炎性浸润灶，伴有心肌细胞损害
	3b 级	心肌组织内出现弥漫性炎症病变。除淋巴细胞外，还可以见到嗜酸性及中性粒细胞，伴有较多的心肌细胞损害

表 6-4 2013 年 ISHLT 建议的急性抗体介导排斥(pAMR)反应分级

级别	表现
pAMR 0	组织学和免疫病理阴性
pAMR 1(H+)	组织学阳性和免疫病理阴性
pAMR 1(I+)	组织学阴性和免疫病理阳性［$CD68^+$和(或)$C4d^+$］
pAMR 2	组织学和免疫病理均阳性
	间质出血、毛细血管及小血管纤维素样坏死、纤维蛋白和血小板沉积形成血栓、混合炎症浸润、内皮细胞固缩和(或)核破裂、明显水肿和免疫病理改变。这些情况可能伴随血流动力学障碍和临床预后不良

二、排斥反应的诊断

移植心脏的细胞排斥反应实质是 T 淋巴细胞介导的淋巴细胞、巨噬细胞浸润和心肌坏死。急性血管排斥反应较少见，涉及细胞免疫和体液免疫，常导致移植器官功能不全或死亡。不论受者的性别如何，发生排斥反应的最高危因素是来自年轻女性的供者。尽管 85% 的排斥反应发作能够被糖皮质激素单独治疗逆转，但是排斥反应目前仍然是心脏移植受者死亡的最主要原因。

在 CsA 时代，大多数的排斥反应发作具有隐匿而凶险的特征。患者可能没有迹象或症状，但常有轻微的疲劳或气短症状，也可出现颈静脉压力升高等右心室功能不全的迹象。严重的排斥反应可有左侧心力衰竭征兆。在排斥反应的早期，移植心脏发生不可逆反应之前，心内膜心肌活检(EMB)可以作为有用的监测手段。常规的监测对尽早发现排斥、减少对移植心脏的累积损害至关重要。EMB 一直被认为是诊断急性排斥反应的“金标准”。最常应用于原位移植心脏的 EMB 是经皮由右颈内静脉入径。按照 ISHLT 的移植心脏排斥反应组织学分级标准，判断排斥反应需要最少 4 块心内膜心肌组织，且每块的纤维组织、血栓或人为挤压的部分必须少于 50%。这些来自室间隔的心肌标本，一般均被固定在福尔马林中，偶有需紧急诊断时可实施冷冻切片。熟练的操作者进行 EMB 操作，并发症(0.5%～2%)并不常见。主要并发症包括静脉血肿、误穿刺颈动脉、气胸、心律失常、右心室穿孔和三尖瓣受损。

虽然各中心制定的常规监测移植心脏排斥反应的 EMB 频率不尽相同，但是在移植后的半年内，排斥反应的风险较大，需要相应的较高频率的监测得到共识。国外最早的心脏移植中心对未经诱导治疗患者，一般需要 7～10 天活检一次，最后减少频率至 3～6 个月一次。怀疑发生排斥反应者需要另外增加活检。国内阜外医院采用巴利昔单抗诱导治疗后，受者于术后 3 周、3 个月、6 个月和 12 个月常规各作一次 EMB，术后一年内所有患者平均作 EMB 4.2 次/例。发生过 3b 级、3a 级和 2 级排斥反应的患者分别为 0.8%、9.8% 和 18.7%。EMB 阳性发生率 3b 级为 0.3%、3a 级为 3.4%和 2 级为 7.3%。心脏移植术后 1 年、2 年和 3 年患者的实际生存率分别为 91.1%、88.6%和 87.8%。由于 1 年以后成人排斥反应明显减少，研究显示，在无症状长期存活达 5 年以上者，作 EMB 监测的益处尚不确定。

CAV 是一个涉及免疫损伤和血管增生的复杂过程。文献报道 50%的供者心脏在移植后 5 年经冠状动脉造影可检查出 CAV。ISHLT 的年报显示，心脏移植术后 1、5、10、15 年 CAV 所致的累积死亡率分别为 0.36%、1.56%、2.78%和 4.10%。到目前为止，不断进步的免疫抑制剂并不能明显降低 CAV 的发生率。CAV 可能发生于移植后的几周内，继而以隐蔽的方式快速进展至完全阻塞冠状动脉管腔，致使移植心脏因缺血而功能不全。由于移植心脏是去神经的，CAV 所致的移植心脏心肌缺血可以是无痛性。室性心律失常、充血性心力衰竭、猝死通常为 CAV 首发表现。

建议每年或每 2 年采用冠状动脉造影评估 CAV 的进展。心脏移植后 3 到～5 年无 CAV 的患者，特别无肾功能不全的，可减少侵入性评估。心脏移植受者再狭窄率高，建议冠状动脉内介入治疗后 6 个月随访冠状动脉造影。在心脏移植 4～6 周后，需要进行冠状血管造影以排除供者是否存在冠状动脉疾病。冠状动脉造影与冠状动脉血管内超声联合在术后 4～6 周及 1 年各做一次，有助于鉴别出快速发展的 CAV，提供 CAV 进展的预后信息。评价冠状动脉流量储备与冠状动脉造影结合可能有利于检测冠状动脉小血管病。对无法接受侵入性评估的患者，活动平板或多巴酚丁胺超声心动图和心肌灌注成像对 CAV 的检测可能有用。冠状动脉 CT 造影评价 CAV 已经应用于临床，但是在休息时心率快的受者做该项检查的影像质量受到限制。

三、排斥反应治疗

(一) 有症状的急性细胞性排斥反应治疗

如果怀疑受者发生了有症状的急性排斥反应，需尽早行 EMB。有症状的急性排斥反应受者应住院治疗，血流动力学不稳定者应在 ICU 治疗。有症状的急性细胞排斥反应，无论 EMB 结果如何(ISHLT 分级为 0 级，1R 级，2R 级)均应以大剂量糖皮质激素静脉注射为首选治疗方案。当出现血流动力学不稳定时，特别是在静脉使用大剂量糖皮质激素 12～24 小时内临床症状未见改善时，需加用 ATG 或莫罗单抗进行治疗。根据需要予以静脉应用正性肌力药物及缩血管药物，以维持足够的心排血量和体循环血压，直至移植心脏功能恢复。当应用大量糖皮质激素和(或)加用 ATG 或莫罗单抗进行治疗时，需预防性使用抗生素防

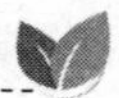

止机会性感染。免疫抑制治疗的维持方案也应该适当调整，以减少排斥反应复发的风险。调整方案包括受者对现有治疗方案依从性的确认、现有免疫抑制剂的加量、增加新的药物或转换成其他不同的免疫抑制剂。治疗急性细胞排斥反应1～2周后应随访EMB。应该采用系列超声心动图监测移植心脏功能，评价抗排斥反应治疗的效果。对于急性细胞性排斥反应级别较低，但出现血流动力学不稳定的受者，应该考虑存在抗体介导的排斥反应的可能性。IL-2受体拮抗剂不宜用于治疗急性细胞性排斥反应。

（二）无症状的急性细胞性排斥反应治疗

EMB监测诊断出的重度急性细胞性排斥反应（ISHLT 3级）即使没有临床症状或移植心脏功能不全的证据，也应该进行治疗。重度急性细胞性排斥反应（ISHLT 3级）首选静脉应用大剂量糖皮质激素治疗。中度无症状的急性细胞性排斥反应（2级），可选用静脉或口服糖皮质激素治疗。对于中度（2级）或重度（3级）无症状急性细胞排斥反应的受者，应该调整免疫抑制维持治疗方案，包括现有药物加量，增加新药物或换用不同的免疫抑制维持方案。当使用大剂量糖皮质激素和（或）抗胸腺细胞抗体治疗排斥反应时，应预防性使用抗生素防治机会性感染。对中度或重度无症状急性细胞性排斥反应患者开始治疗后2～4周，应随访EMB。无组织学好转表现的排斥反应，可考虑应用抗胸腺细胞抗体治疗。绝大多数轻度无症状的细胞性排斥反应的病例（1级）无需治疗。中度无症状细胞性排斥反应患者（2级），特别是发生在移植12个月以后的，可以不予治疗，但强烈建议根据临床表现，采用超声心动图和EMB严密随访和监测这些未予治疗的患者。

（三）复发或糖皮质激素耐受性急性细胞性排斥反应治疗

对于复发的或糖皮质激素耐受的急性细胞性排斥反应，需考虑应用抗胸腺细胞抗体治疗，并应该重新评估免疫抑制维持治疗方案。对于复发的或糖皮质激素耐受的急性细胞性排斥反应受者即使持续无症状，仍建议通过超声心动图反复监测移植心脏功能。对于此类患者也可考虑加用其他方法，包括甲氨蝶呤冲击治疗，光免疫化学疗法和全身淋巴结照射。建议对EMB标本进行评估，排除同时合并抗体介导的排斥反应（AMR），并检测受者血浆内是否存在抗HLA抗体。

（四）超急性排斥反应和抗体介导排斥反应治疗

超急性排斥反应的治疗：超急性排斥反应一旦诊断明确，应立即开始治疗，最好是受者仍在手术室时就开始进行。可考虑治疗包括：①大剂量静脉注射糖皮质激素；②血浆置换；③静脉注射免疫球蛋白；④抗胸腺细胞抗体；⑤静脉注射CNI（CsA或FK506）和代谢周期抑制剂（MMF）；⑥静脉注射正性肌力药物和缩血管药物；⑦机械辅助支持。术中需获取心肌组织标本，以明确超急性排斥反应的病理诊断。如果上述措施不能促使移植心脏功能恢复至可接受水平，则需考虑再次紧急心脏移植。但是，在超急性排斥反应情况下的再次移植受者死亡率很高。

抗体介导排斥反应的治疗：用于中断抗体介导的对移植心脏损伤的措施包括大剂量静脉注射糖皮质激素和溶细胞免疫治疗。可用于消除血液循环中抗HLA抗体或减少其活性的措施包括：①血浆置换；②免疫吸附；③静脉注射免疫球蛋白。用于维持适当心排血量和体循环血压的方法包括：①静脉应用正性肌力药物和缩血管药物；②机械辅助。当怀疑发生了AMR时，应该对EMB标本进一步进行免疫组化染色，以检测补体裂解产物和可能的抗体；应该筛查受者血浆中是否存在抗HLA抗体，并对其进行定量和特异性检测。开始治疗

1～4 周后应再次进行 EMB，标本需进行免疫组化辅助诊断。应该进一步调整免疫抑制维持方案，包括现有免疫抑制剂的加量，增加新药物或换用其他药物。系统抗凝治疗可减少移植心脏血管内的血栓形成。如果上述措施仍不能使心脏功能恢复至可接受的水平，可考虑急诊再次行心脏移植，但预后不佳的可能性大。

（五）迟发急性排斥反应治疗

在有症状或无症状的迟发急性排斥反应发生时，需重新评估受者的免疫维持治疗方案和临床随访频率。对存在迟发急性排斥反应高危因素的受者，应在移植 1 年后延长其 EMB 检测的时间（如 4～6 月/次），以减少发生血流动力学不稳定的排斥反应的风险。反复向受者宣传治疗依从性和尽早汇报症状的重要性，有利于预防和早期发现远期急性排斥反应。对低危受者，不定期 EMB 监测并无益处。长期常规随访 EMB，需要衡量其益处、费用和风险。

（六）移植心脏血管病变的治疗

CAV 心脏移植受者一级预防的策略应该包括严格控制心血管危险因素（高血压、糖尿病、高脂血症、吸烟和肥胖）以及预防巨细胞病毒感染。在心脏移植受者，他汀类药物治疗被证明能减少 CAV 和改善长期结果，故无论血脂水平如何，应考虑所有心脏移植受者（成人及儿童）接受他汀类药物治疗。

当前唯一确定的治疗严重 CAV 的方法是再移植。由于 CAV 具有远端血管弥漫性受累的特征，致使支架和血管重建效果明显差于非心脏移植患者，但是药物洗脱支架对不太弥漫的病变仍可以提供短期缓解作用。对于某些经严格选择的、病变适合作外科再血管化的患者，可以考虑做冠状动脉旁路移植术。严重 CAV 且无再次移植手术禁忌的患者，可考虑再次行心脏移植。

移植前着重强调防止内膜损伤、缩短缺血时间、改善心肌保护。移植后注意经验性的危险因素控制。免疫因素包括组织相容性错配，急性排斥反应发作和慢性炎症。非免疫因素包括供者脑死亡的原因、巨细胞病毒感染、年龄、女性、吸烟、肥胖、高脂血症、高同型半胱氨酸血症、糖尿病、高血压和缺血再灌注损伤，其中高脂血症和胰岛素抵抗是最重要的非免疫因素。

已有几项研究表明钙通道阻滞剂、血管紧张素转换酶抑制剂和他汀类降脂药、mTOR 抑制剂在减少 CAV 发生和延缓 CAV 进展方面已显示出疗效。不论移植受者血脂水平如何，已证实他汀类药物治疗可以减少 CAV 发生并改善其长期预后，因此所有心脏移植受者（包括成人和儿童）均应适用他汀类药物。CAV 患者可考虑 MMF 替代 AZA，或 mTOR 抑制剂替代 MMF。动物实验提示心脏移植后应用华法林和双嘧达莫能够对抗 CAV 的作用。目前心脏移植患者采用标准剂量的阿司匹林、大剂量阿司匹林、氯吡格雷或不用抗血小板制剂的益处尚不明确。

超急性及急性排斥反应治疗常用药物见表 6-5。

表 6-5 超急性及急性排斥反应治疗常用药物

药物	日剂量	持续时间
糖皮质激素		
甲泼尼龙（高剂量）	250～1000mg 静注	3 天
泼尼松	1～3mg/kg 口服	3～5 天[a]

续表

药物	日剂量	持续时间
多克隆抗胸腺细胞抗体		
抗胸腺细胞球蛋白	0.75～1.5mg/kg 静注	5～14 天
抗胸腺细胞丙种球蛋白	10mg/kg 静注	5～14 天
ATG	3mg/kg 静注	5～14 天
单克隆抗体		
莫罗单抗	5mg/kg 静注	5～14 天

注：[a] 糖皮质激素逐渐减量

四、临床案例分析

（一）病史摘要

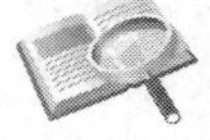

案例一

男性 43 岁患者，因“致心律失常性右室心肌病，心功能不全”药物治疗效果欠佳，经内外科会诊，伦理委员会讨论同意后，择期于 2008 年 4 月底行心脏移植，手术过程顺利。术前抗群体反应抗体阴性，淋巴细胞毒试验＜5%。常规给予诱导治疗（术中甲泼尼龙 500mg 及巴利昔单抗 20mg 静滴免疫诱导，术后第四天予第二剂巴利昔单抗 20mg）。术后第 2 天复查床旁 UCG 提示心脏结构及功能基本正常。维持免疫抑制治疗采用 CsA＋硫唑嘌呤＋泼尼松。术后第 2 天给予硫唑嘌呤 100mg/d，泼尼松剂量从 1mg/(kg·d)开始口服，每两日减量 10mg，至 10mg/d 维持。术后 6 天 CsA 的谷浓度 127.8ng/ml，加量至术后 10 日谷浓度 262.3ng/ml。因患者术后痰培养提示大量肺炎克雷伯杆菌及铜绿假单胞菌，根据药敏结果静脉应用抗菌药物抗感染治疗。术后 21 天行 EMB 提示：急性细胞排斥反应Ⅰa 级。术后 23 天，患者出现发热、恶心、呕吐、腹泻，一直无感染病原学证据，给予积极抗感染及抗病毒等治疗效果欠佳。术后 27 天，患者乏力并逐渐出现憋喘、血氧饱和度下降，且血压从 110/70mmHg 下降至 85/50mmHg，立即给予多巴酚丁胺、多巴胺等血管活性药物支持治疗。心电图各导联 QRS 波电压较前降低伴 T 波倒置。复查 UCG 提示 LV 47mm，LVEF45%，心功能降低，左侧少量心包积液。考虑患者存在急性心脏排斥反应，当日行 EMB，结果提示急性细胞性排斥反应Ⅲa 级，给予甲泼尼龙 1000mg/d 冲击治疗 3 天；甲泼尼龙冲击治疗后 5 天患者循环稳定，逐渐减停血管活性药物。停用 AZA，改为 MMF 2.5g/d，将 CsA 换为 FK506 1mg 每 12 小时 1 次。甲泼尼龙冲击治疗后 6 天复查 UCG：左心室射血分数恢复正常，右室壁运动轻度降低；复查心电图 QRS 波群电压明显回升。甲泼尼龙冲击治疗后 8 天复查 UCG 右心功能正常。甲泼尼龙 1000mg/d 冲击治疗 3 天期间停用泼尼松，随后泼尼松剂量从 1mg/(kg·d)开始口服，每两日减量 10mg，至 10mg/d 维持；甲泼尼龙冲击治疗后 20 天，复查 EMB：急性细胞性排斥反应Ⅰa 级。患者病情平稳出院。出院时规律服用 MMF 2.5g/d，FK506 3mg/d，泼尼松 10mg/d。

术后1年，FK506谷浓度维持在10～15ng/ml；MMF维持1.5g/d口服。术后2～5年，FK506谷浓度维持在5～8ng/ml；MMF维持1.0～1.25g/d口服。随诊至术后7年，无排斥反应发生，患者心脏功能和肾功能正常。

案例二

男性47岁患者，因“扩张型心肌病”药物治疗效果欠佳，于2010年4月初行原位心脏移植术。术前抗群体反应抗体阴性，淋巴细胞毒试验<5%。常规给予诱导治疗（术中甲泼尼龙500mg及巴利昔单抗20mg静滴免疫诱导，术后第四天予第二剂巴利昔单抗20mg），手术过程顺利。维持免疫抑制治疗早期采用FK506+AZA+泼尼松。术后第二天循环稳定，于术后2日停用血管活性药；UCG：LV 44mm，IVS 9mm，LVEF 62%；开始服用AZA 50mg每12小时1次，FK506 1mg每12小时1次。术后第6天患者出现全身酸痛及胸闷，血压从110～130/60～80mmHg下降至95/80mmHg，心电图提示QRS波群振幅降低，床旁UCG：LA 46mm，LV 47mm，IVS 13mm，LVEF 43%；右室游离壁厚约9mm，收缩运动幅度弥漫性降低。BNP 6655.4pmol/L。考虑患者不排除急性排斥反应，立即给予多巴胺及多巴酚丁胺静脉泵入维持血流动力学稳定，同时行EMB，结果显示混合型排斥（细胞性及体液性排斥并存），心肌缺血性损伤；当日立即给予甲泼尼龙1g×3天静滴冲击治疗，并用静脉头孢呋辛1.5g bid预防感染治疗5天。次日心电图显示QRS波幅较前有所好转；血压可维持在120/60mmHg左右。术后9日UCG：LA 46mm，LV50mm，EF65%，IVS12mm；心脏功能恢复。为加强免疫抑制治疗，以泼尼松100mg/d口服（100mg/d×3天后逐渐减量），并加用SRL 0.3mg/d，硫唑嘌呤调整为125mg/d，口服FK506加量至3.5mg/d，FK506的谷浓度14.2ng/ml。术后17日UCG：LA 39mm，IVS 15mm，LV 47mm，LVEF 63%；复查EMB，结果显示急性细胞排斥反应0级，未见体液排斥反应。术后21日复查UCG，结果IVS 13mm，余同前。术后25天，患者血常规提示白细胞计数<4×10^9/L，考虑与AZA副作用相关，调整免疫抑制剂药物如下：停用AZA，改为MMF1.5g/d、SRL0.3mg/d、FK506 1.5mg/d、泼尼松15mg/d。此后患者规律门诊随诊，FK506浓度在10～16ng/ml。

术后2个月余复查UCG：LV 43mm，LVEF 61%，IVS11mm，室间隔厚度恢复正常。复查EMB，结果提示：II级排异伴Quilty现象。FK506的谷浓度11.6ng/ml，遂将FK506从1.5mg/d加量至2.5mg/d，MMF2.0g/d，泼尼松100mg/d口服3日后逐渐减量至维持量；SRL浓度回报3.7ng/ml，加量至0.5mg/d。

术后5个月余UCG：LA 40mm，LV 43mm，LVEF 65%，IVS 11mm。复查EMB，结果提示急性细胞排斥反应Ⅰa级。维持免疫抑制治疗给予MMF1.75g/d，FK506 1.5mg/d，SRL 0.5mg/d，泼尼松15mg/d。SRL浓度5.2ng/ml，FK506浓度在15ng/ml左右。

术后1年复查EMB：急性细胞排斥反应Ⅰa级伴Quilty现象。UCG：LA 41mm，LV 46mm，IVS11mm，EF66%。心电图未见QRS振幅改变。维持免疫抑制治疗给予MMF1.5g/d，FK5062mg/d，SRL0.5mg/d，泼尼松10mg/d；SRL浓度4.48ng/ml，FK506的谷浓度维持在9～15ng/ml。

术后2～5年，FK506的谷浓度维持在7～15ng/ml，MMF维持1.0g/d口服。随诊至术后5年，无排斥反应发生，患者心脏功能和肾功能正常。

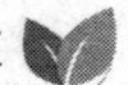

案例三

男性60岁患者，1998年出现胸痛发作，入院，诊断为“陈旧性下壁心肌梗死”，冠脉造影提示左室功能正常，右冠中段80%，给予PTCA＋药物治疗。2001年因“急性前壁心肌梗死”再次造影提示前降支100%闭塞，置入支架1枚，术后服用冠心病二级预防及纠正心力衰竭药物。2005年因“冠心病，陈旧性心肌梗死，心力衰竭，高脂血症”入院，行原位心脏移植术，术后出现糖尿病、高血压。患者长期坚持服用CsA100mg每12小时1次、吗替麦考酚酯0.5g每12小时1次、泼尼松5mg每天2次、酒石酸美托洛尔25mg每天2次、非洛地平5mg每天1次、氟伐他汀钠40mg睡前1次、阿卡波糖50mg每天3次，无胸痛发作。规律随访检查，术后1年内CsA的谷浓度波动在200～250ng/ml。术后半年和1年EMB结果均显示排斥反应0级。

术后2年后CsA的谷浓度波动于110～170ng/ml，术后5年CsA的谷浓度80～150ng/ml，糖化血红蛋白7.3%～9.9%，肌酐119～124μmol/L，尿酸409～485μmol/L，NT-proBNP 267～810pmol/L，甘油三酯2.23～2.24mmol/L，总胆固醇5.38～5.53mmol/L，高密度脂蛋白胆固醇1.10～1.12mmol/L，低密度脂蛋白胆固醇3.62～3.86mmol/L。

2011年1月冠脉CT提示冠状动脉平扫未见钙化灶，左右冠状动脉未见有意义狭窄。2011年1月超声提示LA50mm，LV50mm，EF58%，心脏移植术后，左房增大。

2011—2013年患者血糖及血脂控制仍然欠佳，空腹血糖波动在6.9～15.3mmol/L，低密度脂蛋白胆固醇在3.1～4.44mmol/L。

2013年10月底移植术后第一次胸痛发作，诊断为“急性前壁心肌梗死”，心电图提示前壁导联ST段抬高，急诊肌钙蛋白Ⅰ 0.49ng/ml，入院行急诊介入治疗，造影提示前降支近段斑块，中段100%狭窄，回旋支远段弥漫斑块，第二钝缘支斑块，前降支抽吸血栓后，置入Resolute 3.0mm×24mm支架一枚，术后口服阿司匹林100mg每天1次、硫酸氢氯吡格雷75mg每天1次、酒石酸美托洛尔37.5 mg每天2次、门冬氨酸钾镁2片每天3次、厄贝沙坦150mg每天1次、泼尼松5mg睡前1次、阿卡波糖50mg每天3次(三餐中)、氟伐他汀钠40mg睡前1次、MMF 0.5g每12小时1次、CsA75mg每12小时1次。

2013年患者冠状动脉支架置入术后坚持服用他汀类药物及皮下注射胰岛素控制血糖，但血糖及血脂仍然不能达标，多次查空腹血糖波动在6.3～16.4mmol/L，低密度脂蛋白胆固醇仍在3mmol/L左右。

2014年2月底患者再次胸痛发作入院，诊为“急性非ST段抬高型心肌梗死”，2014-02-25肌钙蛋白Ⅰ 0.339ng/ml；PET：心肌活力评价：心尖、前壁心尖段灌注受损面积占左室12%并心肌存活，其余心肌节段血流灌注/代谢正常，左室功能评价：左室腔不大，室壁运动正常，LVEF 57%。2014年3月4日冠脉造影结果提示：前降支近段斑块，中段支架通畅，回旋支远段100%血栓，右冠中段斑块，于回旋支置入Resolute 2.25mm×24mm支架一枚，调整为阿托伐他汀钙40mg睡前1次口服，根据血糖监测结果强化胰岛素降糖治疗。

2015年1月底随访复查：UCG：LA 45mm，LV 47mm，LVEF 67.6%，左室前间隔中段及心尖段运动幅度降低，心脏移植术后。冠脉CT提示冠状动脉支架术后：冠状动脉右优势型，前降支和回旋支中段支架通畅，前降支近段轻度狭窄。

案例四

1. 病史摘要：57岁男性患者，因“冠心病、陈旧性心肌梗死、心力衰竭”于2005年11月底在全麻低温体外循环下行原位心脏移植术。术后坚持口服CsA 75～100mg bid、吗替麦考酚酯0.5～0.75g q12h、泼尼松5mg bid、阿司匹林100mg每天1次、氟伐他汀钠40mg睡前1次。2005.12.15、2006.2.17 EMB为0级，2006年4月患者自行停用泼尼松，2006.6.8 EMB为Ⅰa级，2006年11月6日EMB为0级，但伴Quity现象。

2006年11月22日行冠脉造影可见冠脉多处轻度病变。UCG提示大量心包积液，各房室大小正常，LVEF 40%，给予甲泼尼龙1.0g冲击治疗3日，继以泼尼松1mg/kg负荷，每3天减10mg，逐渐减至维持量泼尼松10mg/d，复查UCG提示各房室大小正常，LVEF 60%。出院后门诊随诊。

此后患者分别于2009年9月、2010年3月、2011年6月因大量心包积液，住院予心包穿刺引流及加强利尿药物后心包积液减少，心悸及双下肢水肿好转。2011年6月行冠脉CT提示前降支闭塞，回旋支重度狭窄-闭塞，右冠状动脉重度狭窄。

2011年9月患者活动量大时出现心悸气短症状，超声提示LA 55mm，LVEDD 42mm，EF61%，RV23mm，IVS11mm，左房大、二三尖瓣少至中量反流，中量心包积液，右侧胸腔中大量积液。NT-proBNP 4186～6161pmol/L，考虑移植物血管病变所致舒张性心功能不全。

2009—2011年期间规律随访检查，CsA浓度维持在80～150ng/ml，糖化血红蛋白6.2%～6.4%，肌钙蛋白Ⅰ 0.064～0.236ng/ml，血沉17mm/h，肌酐120～145μmol/L，尿酸582～614μmol/L，甘油三酯1.34～1.75mmol/L，总胆固醇3.20～4.68mmol/L，高密度脂蛋白胆固醇0.65～1.0mmol/L，低密度脂蛋白胆固醇2.40～2.9mmol/L。

2012年11月初患者家属电话告知医师，患者如厕后晕厥，送当地医院心肺复苏后，死于多器官衰竭。

2. 药物治疗过程中的药学问题

问题1：如何在临床上判断急性排斥反应的发生？

问题2：发生急性排斥反应如何治疗？

问题3：结合案例三，发生移植心脏血管病变后，行冠脉介入治疗的同时药物治疗方面应如何注意？

问题4：结合案例四，为何出现移植心脏血管病变患者容易发生猝死？可采取哪些预防措施？

3. 针对药学问题的分析与解决方法

问题1：大多数的排斥反应发作具有隐匿而凶险的特征。患者可能没有迹象或症状，但常有轻微的疲劳或气短症状，也可出现颈静脉压力升高等右心室功能不全的迹象。严重的排斥反应可有左侧心力衰竭征兆。在排斥反应的早期，移植心脏发生不可逆反应之前，心内膜心肌活检可以作为有用的监测手段。虽然IL-2受体拮抗剂诱导治疗后，急性排斥反应的发生率低，但仍需警惕。

问题2：有症状的急性排斥反应均应该以大剂量糖皮质激素静脉注射为首选治疗方案，同时根据需要予以正性肌力药物及收缩血管药物对症支持。免疫抑制治疗的维持方案也应该适当调整，以减少排斥反应复发的风险。前2例患者出现急性排斥反应后立即采取了上

述措施，包括静脉注射大剂量糖皮质激素、给予血管活性药物维持血流动力学稳定以及适当调整免疫维持治疗方案。

问题3：该患者术前为冠心病，术后出现糖尿病，长期坚持服用他汀类药物和降糖药物治疗，但患者饮食控制不佳，血脂和血糖不达标，在CAV发生的非免疫危险因素方面控制不满意。由于术后1年内的2次EMB均显示排斥反应为0级，平时免疫抑制治疗依从性尚可，CsA的谷浓度达标，故致CAV发病的免疫因素方面控制较满意。由于该患者的移植心脏血管为非远端血管弥漫性病变，故冠状动脉内植入支架效果佳。术后需要进一步强化降血脂和降血糖治疗。强化降脂治疗指通过他汀类药物的使用控制LDL-C目标值<2.07mmol/L。强化降糖治疗包括生活方式干预、饮食控制、口服药物及皮下注射胰岛素在内的多种方式，控制糖化血红蛋白目标值<7%。治疗过程注意动态监测上述指标，根据结果及时调整治疗药物。

问题4：该患者于术后半年内自行停用激素，随后发生心包积液和双下肢水肿，经激素冲击治疗，症状一度好转，但仍有反复发作。该患者术前为冠心病，术后非免疫因素控制较满意，多次EMB也未提示有细胞排斥反应发生，但仍然发生了CAV并最终猝死。该案例提示我们，发生CAV的患者行EMB可能不会提示细胞排斥反应，但仍然可以出现完全阻塞冠状动脉管腔的CAV，致使移植心脏因缺血而功能不全，逐渐出现加重的心脏舒张性功能不全；同时由于移植心脏是去神经的，CAV所致的移植心脏心肌缺血通常为无痛性，难以引起患者重视，往往失去早期治疗时机，猝死发生率较高。针对这种情况，对移植后患者应反复进行宣传教育，提高其对药物治疗的依从性，包括免疫抑制治疗与控制心血管危险因素治疗，鼓励其出现症状及早随诊，以保证及时调整药物治疗方案，对有症状的患者应增加随访频率。

4. 药学问题解决后的临床效果：前2例出现急性排斥反应的患者均在正规维持免疫治疗情况下，出现心功能不全及血流动力学紊乱的症状和体征，经EMB证实发生了急性排斥反应。立即给予大剂量糖皮质激素(甲泼尼龙1000mg)冲击治疗，患者急性排斥反应均得到有效控制，随访至术后5～7年时未再发排斥，心脏功能及肾功能正常。

第3例出现移植心脏血管病变的患者2次支架置入术后及时调整他汀类降脂药物、强化胰岛素降糖治疗，随访至2015年1月底时心功能基本正常，冠状动脉前降支和回旋支中段支架通畅，前降支近段轻度狭窄。治疗效果令人满意。

第4例患者反复出现心包积液，继而于2011年6月发现冠脉多支重度狭窄甚至闭塞，之后出现舒张性心功能不全，于2012年11月初猝死。

第四节 移植后心律失常

移植心脏的心律失常发生机制复杂，手术导致的心脏去神经化、窦房结损伤或缺血、单心房或双心房扩大均可引发和加剧移植心脏心律失常的发生和发展。此外，排斥反应通过累及心脏传导系统，导致心肌电生理特性改变，心腔扩大，心脏功能受损可引起移植后任何时期的心律失常。CAV被认为是心律失常，特别是移植6个月后心律失常的主要原因。下面详细介绍心律失常类型及治疗措施。

一、心动过缓

心动过缓发生率在不同的病例组中报道不一，最高可达50%以上。虽然可见房室传导阻滞，但是绝大多数为窦性心动过缓。在手术时对移植心脏进行再灌注后，大多数情况下表现为正常的窦性节律。移植后数周内出现临床严重心律失常的情况不常见，然而，电生理研究显示25%～30%的心脏移植患者有窦房结功能障碍，包括：窦房结复极时间延长（>1400ms），校正的窦房结复极时间（>520ms）和房室传导时间异常。心脏移植后窦房结功能障碍的原因不完全清楚，也许与外科手术创伤，不完善的心肌保护，心脏去神经支配和捐献者潜在的窦房结功能障碍有关。至少有一个研究显示，心脏移植术式双腔法比标准原位法所致的窦房结功能障碍的发生率低。术后前2周发生窦性心动过缓的原因可能是心脏缺血、排斥和药物作用。使用异丙肾上腺素和间羟胺可作为暂时的措施，对不可逆的窦性心动过缓需要安装永久起搏器。有证据表明近70%的窦性心动过缓可以自动缓解，不增加相关的风险，而安装永久起搏器可能导致并发症。因而对无症状的窦性心动过缓较少采用介入方法治疗。

二、期前收缩

移植心脏房性期前收缩可以见于半数以上的患者，术后6周内频繁发生，可能与移植心脏排斥反应有关。对于新出现的房性期前收缩，需要评价是否有排斥反应发生。如果排斥反应不存在，此时房性期前收缩与非移植患者一样，通常是良性的，没有必要进一步检查。移植心脏室性期前收缩几乎可见于移植术后早期所有患者，但是在术后数个月或数年后新出现的，排斥反应和缺血损伤可能是其原因之一。室上性心动过速、房性心动过速、房扑和其他室上性心律失常在心脏移植术后常见，但是尚缺乏治疗方面的系统研究。

三、心房颤动

心脏移植后心房颤动发生率在成人占5%～24%，在儿童占3%。其中50%～75%发生在移植术后2周内。除了常见的心脏手术因素外，与移植心脏有关的可能病因包括对儿茶酚胺高敏，局灶性排斥反应导致微折返，术后心房解剖结构异常，机械因素（EMB导管检查）和CAV等因素。与非移植心脏相比，移植心脏有较明显的舒张功能不良，对控制心率药物具有高敏感性和对抗心律失常药物的副作用具有不确定性。尽管β受体阻断药可引起明显的运动耐量下降，地尔硫䓬可导致CsA浓度升高，但是增加β受体阻断药和非二氢吡啶类钙离子拮抗剂的剂量，通常可以使受者心脏的心室率得到有效控制。在紧急的心室率控制方面，普鲁卡因胺的成功率要高于胺碘酮和伊布利特。在长期的心室率控制方面，无冠状动脉缺血患者，用Ⅰ$_C$类药如氟卡尼的副作用最小，但仍须考虑患者以后可能发生的缺血和致心律失常作用。治疗左心功能不全或CAV受者用Ⅰ$_A$类药普鲁卡因胺或奎尼丁更安全。Ⅲ类抗心律失常药索他洛尔、胺碘酮、伊布利特、多非利特也可使用，但是移植后心脏对有减慢心率效应的β受体阻断药和胺碘酮高度敏感，使用时须谨慎。

四、心房扑动

心脏移植后心房扑动发生率在成人占12%～30%，在儿童占6%。移植术后任何阶段发生房扑都应该高度警惕排斥反应或CAV的发生。临床上房扑通常与房颤并存,且治疗方法一致。EMB时使用起搏器超速抑制通常能使房扑转复为窦性心律。射频消融治疗房扑、房室结消融后用永久起搏器替代治疗都有成功的病例报道。与房颤一样,心脏移植后房扑患者栓塞的危险性尚无评估,有人建议用抗凝治疗。

五、其他室上性心动过速

心脏移植术后除了房颤和房扑以外的室上性心动过速,成人占12%～17%,儿童占2.3%。文献报道的这些心律失常难以分类,其中一些是明确的阵发性房室结内折返性心动过速或房室间旁路折返性心动过速。移植心脏的室上性心动过速治疗方法与非移植患者相同。腺苷是一个有效的诊断和治疗药物。但移植心脏对这一药物有高度敏感性,要求低剂量(1/3常规剂量)使用,且须特别小心避免长时间心跳间歇。虽然非移植心脏的折返和明确的异位兴奋灶常常能够被射频消融清除,但是移植心脏持续存在的心律失常,可能与心肌缺血损伤、排斥反应、肺部疾病或感染相关,致使射频消融的疗效有待进一步评价。

六、室性心动过速

CsA上市以后,原位心脏移植的持续性室性心动过速和心室颤动发生率少于2%。该类心律失常具有致命性的特征,虽然文献报道不多,但是至少有10%的心脏移植患者是猝死和不明原因的,持续性室性心动过速和心室颤动应该是其中最主要的原因,其次是心动过缓。因此该类心律失常实际发生率很可能高于统计的数字。极少数经历持续性室性心动过速或室颤而存活下来者,应该进行积极的检查,确定其是否为排斥反应或CAV。根据心律失常的原因,可以用植入性除颤起搏器(implantable cardioverter defibrillator,ICD)进行治疗。如果心律失常发作频繁或移植心脏病理改变严重,应该考虑再次移植。

七、非持续性室速

非持续性室速较常见,意义尚不清楚。在一项对25例患者的队列研究中,非持续性室速与早期(平均移植后7天)排斥反应的发作次数相关。尽管非心脏移植患者的非持续性室速是心脏性猝死的危险标志,安装ICD可以改善生存率,但是非心脏移植患者的数据是否可以推论至原位心脏移植的患者尚存争议。有关ICD植入移植心脏并发症的发生率数据需进一步收集。

第五节 移植后常见并发症

虽然移植心脏衰竭、排斥反应、感染和CAV是影响心脏移植受者术后早期存活的主要因素,但是许多其他并发症,随着受者生存时间延长,发病率越来越高(图6-5)。本节将讨论与免疫抑制剂应用有关的并发症,心脏移植受者的恶性肿瘤、神经系统和骨骼系统的并发症的诊断和治疗与肾移植受者相似,本节将不再赘述。

一、移植后慢性肾功能不全

虽然ISHLT报道心脏移植术后1年、5年和10年,肾功能不全的累积发生率达

成人心脏移植术后存活者术后1,5和10年并发症的累积发病率
（随访：1995年1月~2013年6月）

结果	1年	存活例数	5年	存活例数	10年	存活例数
高血压*	71.8%	(n=28 163)	91.7%	(n=13 023)	-	
肾功能不全	25.8%	(n=31 118)	51.7%	(n=15 769)	68.1%	(n=5428)
血肌酐≤2.5mg/dl	17.7%		33.1%		38.5%	
血肌酐e>2.5mg/dl	6.3%		14.6%		20.0%	
长期血透	1.5%		2.9%		6.0%	
肾移植	0.3%		1.1%		3.6%	
高脂血症a*	59.8%	(n=29 413)	87.6%	(n=14 372)	-	
糖尿病a*	24.8%	(n=31 120)	37.5%	(n=15 458)	-	
移植心脏血管病（CAV）	7.8%	(n=28 259)	30.1%	(n=11 511)	49.7%	(n=3146)

*10年的数据未知

图 6-5　成人心脏移植术后存活者术后 1、5 和 10 年并发症的累积发病率

25.8%、51.7%和 68.1%，但是进展为需要透析治疗和肾移植的比例在术后 10 年低于10%，累积死亡率为 2.17%。虽然一些患者的肾功能与术前存在的肾脏疾病有关，但绝大多数是术后获得性的。CsA 和 FK506 具有肾毒性，对术后患者的肾功能影响最大。新近发现一些基因与 CsA 和 FK506 所致的肾毒性相关，即一些有 TGF-beta1Pro(10)基因个体对 CNI 肾毒性的敏感性较高。临床上减少具有肾毒性药物的剂量，避免脱水，仔细寻找非免疫抑制剂相关的可逆性因素十分重要。动物实验表明普伐他汀能够减轻 CsA 所致慢性肾间质炎症和纤维化。此外，醛固酮受者拮抗剂也被动物实验证实可以减轻 CsA 所致的肾损害。而几个针对减轻 CsA 慢性肾损害的临床试验中，仅有钙通道阻滞剂尼非地平被证实可延缓 CsA 所致的肾间质纤维化的发展，从而减轻它对肾脏的长期毒性作用。非随机的临床试验证实从 CNI 转换为 SRL 可以使 CNI 引起的肾功能不全部分或全部恢复。国内心脏移植应用 mTOR 抑制剂的经验主要来自 SRL。排除容量因素引起的血肌酐升高的 20 例心脏移植患者出院后服用 SRL，维持谷浓度 2～8ng/ml，同时减服 CsA 或 FK506 剂量至原谷浓度的1/3～1/2，肾功能在 1 个月左右全部有所改善。

2010 年 ISHLT 指南建议受者至少每年在改良饮食情况下估测肾小球滤过率(glomerular filtration rate，GFR)、尿常规和即时尿蛋白/肌酐比值等。对于 GFR<60ml/(min·1.73m^2)的患者和 GFR 曾快速下降患者[每年>4 ml/(min·1.73m^2)]，应增加检查频率。若受者 GFR<30ml/(min·1.73m^2)，尿蛋白>500mg/d，或血肌酐迅速下降[>4ml/(min·1.73m^2)]应转诊至肾脏病学专科医师处治疗其代谢异常和肾功能不全，必要时考虑肾移植。

鉴于可能出现排斥反应，无 CNI 的免疫抑制方案仅慎用于减量后仍有肾功能不全的心脏移植受者。普通人群中证实能延缓肾功能不全进展的措施均可用于心脏移植受者，包括严格的血糖、血压控制，使用 ACEI 或者血管紧张素 Ⅱ 受体拮抗剂(angiotensin receptor antagonist，ARB)。肾功能不全的移植患者应至少每年 1 次检查血红蛋白水平，如检出贫血(成年男性<135g/L，成年女性<120g/L)，应定期监测体内铁情况并使用促红细胞生成素，

使血红蛋白维持在110～130g/L。对于终末期肾病，适合移植的心脏移植受者，需考虑肾移植，且肾源应选择活体供者。当ACEI/ARB不能控制血压或有使用禁忌时，可使用钙离子拮抗剂代替。

临床案例分析：移植术后慢性肾功能不全病例

1. 病史摘要：男性48岁患者，2009年9月入院诊为“扩张型心肌病、心脏扩大、心功能Ⅳ级，慢性肾功能不全，慢性乙型肝炎携带状态，甲状腺功能降低”，于2009年10月行原位心脏移植术。术前血肌酐波动在130～180μmol/L，术后早期血肌酐波动于140～220μmol/L。术后4日血肌酐开始下降，术后5日血肌酐基本恢复正常，开始给予CsA口服，逐渐增加CsA剂量。术后13日查CsA浓度谷、峰值分别为334.95ng/ml和412.03ng/ml，考虑患者应用CsA药动学不稳定，决定更换为FK506治疗。术后13日开始服用FK506，FK506的谷浓度波动于11～20ng/ml，血肌酐波动于120～186μmol/L，术后35天开始联合SRL0.5mg每天1次，并逐渐下调FK506口服剂量；同时继续以MMF 1.5g/d，泼尼松10mg/d口服。其他治疗包括：地尔硫䓬90mg每天1次，百令胶囊1粒每天3次，普伐他汀钠20mg睡前1次，多维元素片1粒每天1次，呋塞米20mg隔日一次，托拉塞米10mg隔日一次，氯化钾1.0g每天3次。术后患者出现血压升高，加用非洛地平2.5mg每天2次，血压控制可。

术后半个月、半年及1年的3次EMB结果显示排斥反应均为0级。术后1年，患者口服FK506 1.25～3mg/d，FK506的谷浓度维持在9～11ng/ml；MMF 1.5g/d，SRL0.5mg/d。术后2年内，患者口服FK506 0.5～1.5mg/d，FK506的谷浓度维持在5～8ng/ml；MMF 1.0～1.5g/d，SRL0.5mg/d。血肌酐在146～153μmol/L，糖化血红蛋白5.6%～6.4%，尿酸391～488μmol/L，总胆固醇3.8～5.4mmol/L，高密度脂蛋白胆固醇0.86～1.9mmol/L，低密度脂蛋白胆固醇2.15～2.20mmol/L，甘油三酯1.42～1.97mmol/L。UCG提示心脏结构及收缩功能正常。术后3～4年患者血肌酐220～309μmol/L。肌钙蛋白I阴性。UCG提示心脏结构及收缩功能正常，左心室舒张功能降低。

术后第5年初因便血，外院诊断为“溃疡性结肠炎、结肠穿孔、腹膜炎”在外院手术治疗，术后因肾功能不全，行血滤治疗。期间因全血象低，停用激素和所有免疫抑制剂，全血细胞恢复不良，伤口仍然愈合不佳，在医院治疗3个月余，终因合并感染，多器官功能衰竭，最终抢救无效死亡。

2. 药物治疗过程中的药学问题：该患者心脏移植术后并发慢性肾功能不全，如何评价其免疫抑制治疗方案与预后？

3. 针对药学问题的分析与解决方法：该例受者术前即有肾功能不全，与术后肾功能不全有一定的关系。CsA和FK506均具有肾毒性，对术后患者的肾功能影响较大。该例患者待术后血肌酐恢复正常后使用CsA是合适的，但因其药动学不稳定更换为FK506，仍逐渐出现血肌酐增高，于术后35天加用SRL，并降低FK506的目标浓度，现有非随机临床试验证实从CNI转换为SRL可使CNI引起的肾功能不全恢复，故调整后免疫抑制方案是有利于减少肾毒性的，同时也加用了能够延缓肾功能进展的药物，但该患者血肌酐仍不断升高。进行溃疡性结肠炎和肠穿孔手术后，再次加重肾功能不全，血象降低，即使停用免疫抑制治疗，效果欠佳且并发感染，最终死亡。文献报道，肾功能不全的心脏移植受者感染的死亡率明显升高，因此，在选择心脏移植受者时，肾功能不全是否可逆尤其需要重点评估。一旦出现肾功能损害难以耐受CNI，或其他免疫抑制剂产生的不良反应难以耐受时，再进行肾移植几乎不可能。

4. 药学问题解决后的临床效果：该患者治疗初期安全地渡过了围术期风险，但后期维持治疗仍发生了血肌酐升高，获得性肾功能不全，即使调整免疫抑制方案仍无法改善，术后5年在出现溃疡性结肠炎和肠穿孔行手术后，肾功能不全进一步发展，出现血细胞降低不良反应，终因合并感染，多器官功能衰竭而死亡。

二、心脏移植后糖尿病

近30年来，移植术后糖尿病的发生率越来越高。ISHLT的1994—2001年注册数据显示，61 533例心脏移植患者的累积发生率，在术后1年和5年分别为24.1%和32.0%。阜外医院选取术后存活时间≥6个月且术前无糖尿病的患者226例，进行回顾性研究，中位随访41个月，发现术后新生糖尿病的发病率为23.5%。移植术前即有危险因素的患者预示着移植术后患糖尿病概率高。糖皮质激素使胰岛素抵抗、糖利用率降低和动员肝糖原分解而导致血糖升高。CNI通过减少胰岛细胞数量、缩小胰岛细胞体积或使外周出现胰岛素抵抗状态导致血糖升高。FK506比CsA的升高血糖作用更明显。mTOR抑制剂无论是否与CsA或FK506合用，均增加术后糖尿病的发生率。按照相对危险度(*RR*)排序，移植术后糖尿病发生的危险因素包括年龄>60岁(*RR*2.60)、年龄45～59岁(*RR*1.90)、肥胖(体质指数>30kg/m^2)(*RR*1.73)、非洲裔(*RR*1.68)、使用FK506(*RR*1.53)、拉美裔(*RR*1.35)和丙型肝炎抗体阳性(*RR*1.33)。

糖尿病预防、早期诊断和治疗是心脏移植术后管理的重要组成部分。患者应定期接受糖尿病筛查，如口服糖耐量试验、快速血糖测定和糖化血红蛋白等。筛查的频率取决于受者的危险因素和免疫抑制治疗的方案。受者围术期、短期和长期的血糖水平控制方案，建议参考美国糖尿病协会指南。糖尿病受者需每年筛查眼病、糖尿病足和外周血管病等并发症。ISHLT的指南建议移植术前的患者需进行空腹和餐后2小时血糖测定，所有受者在进行其他心血管危险因素(吸烟、冠心病家族史、高脂血症)的评估时，还应进行代谢综合征的评估。在进行饮食、减重等治疗同时，根据个体情况制订免疫抑制方案。移植术后6个月是术后糖尿病高发期，多次快速血糖测定有助于发现糖耐量减低。而糖耐量减低患者发生术后糖尿病的机会明显增加。治疗术后糖尿病的目的是减少高血糖引起的临床症状和糖尿病相关的心血管并发症。血糖的自我监测对于血糖的控制至关重要。每3个月应检查糖化血红蛋白，并使之控制在7%以内。无论是否存在肥胖，控制体重、增加运动和合理饮食等生活方式的改善都能够减少胰岛素抵抗和降低血脂水平，从而成为药物治疗的基础。由于目前缺乏大规模研究证实早期单独使用胰岛素优于口服降糖药，故口服降糖药物仍为移植术后2型糖尿病的一线治疗措施。双胍类、磺脲类和噻唑烷二酮类降糖药通常与促胰岛素分泌剂和胰岛素联合应用控制血糖。二甲双胍因可能导致肾移植患者乳酸升高和增加肾间质纤维化，应谨慎使用，而α-糖苷酶抑制剂的应用越来越广泛。当改善生活方式和单独使用口服降糖药物空腹血糖高于6.7mmol/L、餐后血糖高于8.9mmol/L、糖化血红蛋白高于7%时，应联合应用胰岛素。最后，应用无糖皮质激素和CNI减量的免疫抑制治疗方案可作为合理预防糖尿病的措施。通过调整免疫抑制剂改善移植术后血糖水平，应以预防急性排斥反应为前提。无论是CNI之间的转换还是糖皮质激素的减量，都应首先权衡是否会增加急性排

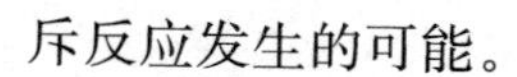

斥反应发生的可能。

三、心脏移植后高血压

ISHLT报道心脏移植后1年和5年分别有72%和95%的患者患高血压。阜外医院在完成301例心脏移植的数据库中，选取术后存活时间≥6个月的患者265例进行回顾性研究。结果显示术前有高血压病史者占17.4%，移植术后平均随访37个月（20～57个月），高血压发生率为57.4%。单因素分析得到的术后患高血压的危险因素包括性别、体重、体质指数、术前高血压病史、术后1个月血肌酐水平和术后服用CsA。Logistic回归分析得到的独立危险因素为男性（*OR*值：2.27，95% *CI*：1.16～4.42，*P*=0.017），术前高血压病史（*OR*值：2.22，95% *CI*：1.05～4.71，*P*=0.037）和术后服用CsA（*OR*值：2.54，95% *CI*：1.51～4.29，*P*<0.0001）。尚无大规模随机临床试验评价抗高血压治疗对病死率和移植心脏存活的影响。一般认为抗高血压治疗对心脏移植患者的益处至少等同于非移植患者。心脏移植后的高血压以昼夜节律紊乱和24小时血压负荷增加为特征。大多数肾移植患者的随机抗高血压治疗临床试验未能显示哪一类降压药物疗效更佳。一项小的前瞻性、随访一年的随机临床试验表明，赖诺普利和地尔硫䓬在血压控制、死亡率、肌酐或不良反应方面无差别。在钙通道阻滞剂中地尔硫䓬最常用于降压，主要是由于该药通过抑制肝脏细胞色素P450酶而升高CsA或FK506的血药浓度1.5～6倍，可降低CsA或FK506的用量以节省费用，而且有报道地尔硫䓬对防治CAV有益。移植后高血压通常不易控制，需要几类降压药联合应用。

常规剂量的血管紧张素转换酶抑制剂和钙通道阻滞剂单药治疗对多数患者有一定疗效。但需注意CsA或FK506与ACEI合用可导致高钾血症和加重肾功能不全。许多钙通道阻滞剂，如地尔硫䓬、维拉帕米、氨氯地平、非洛地平和尼卡地平能够增加CsA浓度，已有报道非洛地平增加FK506浓度>50%。虽然，尼非地平对CsA的药动学无影响，但是任何二氢吡啶类钙通道阻滞剂与FK506和CsA合用或停用时均需谨慎。利尿药虽然对移植患者降血压有效，但很少单独使用。利尿药与CsA或FK506合用时，应注意避免患者容量相对不足。α受体阻断剂、β受体阻断剂和直接血管扩张剂均已被成功地应用于移植患者。去神经化的心脏主要靠循环中儿茶酚胺水平来调整对运动的正性肌力反应。β受体阻断剂能够明显限制体重大的心脏移植患者的运动耐量，一般仅在顽固的高血压或伴有CAV所致心肌梗死时方大剂量使用。将个别患者CsA换成FK506，降低CsA或糖皮质激素剂量有助于血压降低。

由于估计心脏移植患者的抗高血压治疗受益与一般人群相似，心脏移植后高血压的治疗应该达到与一般人群相同的建议目标。调整生活习惯可以协助药物以达到更有效地控制心脏移植后患者血压的目的，包括减肥、低钠饮食和运动。根据经验和治疗后血压反应来对心脏移植后患者高血压治疗的药物进行选择。钙通道阻滞剂是最常用的药物，但ACEI和ARB对合并糖尿病患者疗效更好，可以考虑钙通道阻滞剂和ACEI/ARB两类药物联合治疗。纠正危险因素（例如糖尿病和高脂血症）应该作为对心脏移植患者高血压治疗的适当补充。适当对免疫抑制治疗进行调整对于心脏移植后高血压患者的治疗是有帮助的，尤其是停用皮质醇类药物。对于心脏移植术后的成人和儿童，高血压很常见，可以通过动态血压监测进行评估。

四、移植术后高脂血症

心脏移植后高脂血症常见，首先是源于部分患者移植前存在血脂异常，其次是已知的CsA和糖皮质激素对血脂代谢的影响。ISHLT报道表明，心脏移植术后1年和5年分别有59.8%和87.6%的患者存在高脂血症。需要鼓励所有患者限制胆固醇和其他脂肪的摄入，坚持锻炼以保持理想体重。如能够减少糖皮质激素的用量，也将有助于血脂的控制。个别患者从CsA转换为FK506有助于血脂的控制。目前没有针对移植患者的血脂管理指南，一般认为将这类高危患者的低密度脂蛋白控制在低于2.59mmol/L似乎比较合理。他汀类药物因其被几个临床研究证实能延长心脏移植患者短期和长期存活时间，并减少CAV的发生，故无论胆固醇水平如何，该类药物均被建议用于所有心脏移植患者。许多中心在移植术后早期(2～3周)即开始给患者服用他汀类药物。然而应注意CsA和FK506与他汀类药物合用增加了肌溶解的危险。普伐他汀由于具有不经过CYP3A4酶代谢的特点，较其他他汀类药物更安全，但是仍需从低剂量开始，并监测肌酸激酶和肝功能。通常普伐他汀的剂量是20～40mg/d，其他他汀类药以低于非移植患者允许的最大剂量服用。如果患者不能用他汀类药，可以考虑用胆酸螯合剂，不过必须注意分开时间服用，以避免对CsA的吸收有干扰。吉非贝齐(600mg，每日两次)能有效地控制大部分患者的高甘油三酯血症，他汀类药与吉非贝齐或烟酸在移植患者中合用增加了肌溶解的危险，需非常谨慎。此外，抑制胆固醇在肠道内吸收的药物依折麦布(10mg/d)可用于对他汀类药物不耐受或尽管服用高剂量的他汀类药物胆固醇控制仍不满意的患者。不过尚缺乏依折麦布与他汀类药物对照的临床试验，比较两者在预防排斥反应、CAV或死亡率方面是否等效。高甘油三酯血症可能是发生CAV的重要因素，但尚无随机试验证实在心脏移植人群中降低高甘油三酯血症后的临床效果。

五、移植术后高尿酸血症

高尿酸血症是器官移植患者常见的并发症，肾脏和心脏移植患者是在各种移植患者中最容易产生高尿酸血症的。痛风严重时可致瘫痪，降低患者通过器官移植改善生活质量的受益。此外，高尿酸是发生CAV的危险因素。在一般人群，痛风的危险因素包括高尿酸血症、肥胖、高血压、肾小球滤过率下降和利尿药的使用。在移植患者，CsA治疗是一种额外的危险因素。高尿酸血症和痛风在实体器官移植患者中的发生率分别为5%～84%和1.7%～28%。高尿酸血症是心血管疾病的独立危险因素，不过抗尿酸治疗能否减少心血管事件仍有待确定。一些小的研究结果表明尿酸水平的控制有利于心脏和肝脏移植患者肾功能的恢复。目前对于移植患者的高尿酸血症治疗存在争议。一般的降尿酸策略包括减少或避免CsA治疗、降压治疗、避免利尿药应用、营养管理和应用降尿酸制剂。饮食建议包括摄入低热量饮食、中度限制糖类、增加蛋白质和非饱和脂肪酸摄入量。

治疗移植患者痛风和降低高尿酸的药物，涉及与免疫抑制药物的相互作用，具有潜在的引起严重不良反应的风险。非甾体抗炎药、秋水仙碱和糖皮质激素可用于治疗急性痛风发作。非甾体抗炎药对肾脏血流动力学有影响，需密切监测肾功能。秋水仙碱和CsA合用的不良反应包括胃肠功能紊乱、肝肾损害、神经肌肉病变。这种综合征在肾功能不全患者更易发生，通常在开始应用秋水仙碱(0.6～3.6mg/d)1～2周内出现，停用秋水仙碱和(或)降低

CsA剂量后好转，原因可能是CsA抑制P-糖蛋白，从而减少了心脏和骨骼肌内的秋水仙碱及其代谢物通过肾、肝、胆清除排出，故增加了秋水仙碱的毒性作用。因此，秋水仙碱与CNI合用时，应服用最低剂量，并仔细监测有无恶心、呕吐、黄疸、肌肉无力、肌肉萎缩、肌痛及远端感觉异常的症状和体征。一旦出现上述任何症状和体征，应立即停止服用。为了促进尿酸结晶的溶解，预防痛风再发，高尿酸血症的心脏移植患者需要长期降尿酸治疗。别嘌醇使用应该谨慎，因为它与AZA相互作用可导致骨髓抑制，建议用MMF替代AZA以避免这种相互作用。促尿酸排泄剂苯溴马隆在肌酐清除率>25ml/min时有效。苯溴马隆的适应证是实体器官移植患者或痛风结石/关节炎患者，以及别嘌醇不耐受的肾衰竭患者。服用苯溴马隆患者监测肝毒性是必不可少的。对289例肾移植患者观察38个月的回顾性研究显示，苯溴马隆>75mg/d较别嘌醇降高尿酸更有效，两药的不良反应均不常见。医生还需仔细考虑移植患者痛风合并高血压和高脂血症的药物治疗。噻嗪类利尿药使血尿酸水平升高，而氯沙坦和氨氯地平都在降压的同时有降低血尿酸的额外益处。虽然非诺贝特可降低血清尿酸，但它与肾功能下降相关。痛风在实体器官移植是越来越具有挑战性的临床问题。认知和尽可能减轻高尿酸的危险因素，在密切监测下积极治疗痛风发作和尽早进行降尿酸治疗至关重要。

第六节 心脏移植后心理问题

每次门诊随访时需要常规对心脏移植患者药物依从性进行评估。由于心脏移植患者对治疗依从性的评估模式尚无“金标准”，故建议联合多种方法以提高评估的准确性，例如结合患者自己报告和家人报告、药物浓度水平以及临床判断等进行综合评估。依从性评估不仅限于免疫抑制药物，还应包括其他所有适合心脏移植患者的健康建议。随访时，应就治疗依从性缺乏的问题与心脏移植患者在开放的没有威胁的环境下进行交流。在与心脏移植患者及其家属密切合作的基础上，考虑采取某些特定的措施并探索这些措施的效果是非常有意义的。既往的研究显示，最有效的措施包括反复教育、使药物治疗方案简单化、听取患者的反馈意见以及多种策略的联合。每个心脏移植中心应与专业护士或心理学家密切合作，后者能监测和发现心脏移植患者不依从治疗的迹象。

心脏移植患者的抑郁症状应在随访中定期进行评估，可通过评估者使用熟练的切实有效的评估手段进行。所有相关评分不佳的患者均应接受专业的治疗。每个心脏移植团队都应包括一位能熟练发现抑郁症状并进行治疗的心理学家。多领域治疗团队最好能为心脏移植预后差的患者寻找到一些社会心理因素。5-羟色胺再摄取抑制剂（特别是依地普仑）和新一代抗抑郁药（米塔扎平）可能是心脏移植患者的最好选择，因为它们对血压、心率或心脏传导系统没有明显影响。能通过细胞色素P450系统影响CsA和FK506代谢的药物（如氟伏沙明）应避免使用。三环类抗抑郁药（如马普替林、地昔帕明、阿米替林和氯米帕明）与心脏毒性（传导阻滞、直立性低血压和抗胆碱能反应）有关并能降低癫痫发作阈值，因此这类药物只能用于心脏移植患者伴有严重抑郁症且其他治疗无效时。应避免使用单胺氧化酶抑制剂，因为其有低血压反应、与麻醉和兴奋药物相互作用以及需饮食限制的副作用。草药如圣约翰麦芽汁（贯叶连翘）是有害的，因为它能降低CsA水平。

第七节 心脏移植后生殖健康

一、避孕

对心脏移植患者采用联合激素避孕法前，要仔细询问患者是否存在血液高凝的危险因素，例如有无明显的血栓栓塞家族史或个人史。由于联合激素避孕法抑制了细胞色素P450 3A4通路，因此应密切监测移植患者的免疫抑制药物浓度水平。醋酸甲羟孕酮与骨密度降低有关，因此不建议常规用于心脏移植患者。对于合并严重高血压，已知存在CAV、雌激素敏感性癌症或活动期肝病的心脏移植患者，不应该采用激素避孕法。屏障法避孕效果并不确切，心脏移植患者可将此种方法作为其他避孕方法的补充。性活跃期的青年均应运用屏障法防止性传播疾病的发生。通常不建议心脏移植患者采用宫内节育器避孕，对于未育患者尤其如此，因为未育患者宫内节育器脱落风险高，而且此种方法增加了盆腔感染和不孕症发生的危险性。

二、勃起功能障碍治疗

应当首先对心脏移植患者勃起功能障碍可能存在的医源性因素进行确认，随后应用可供选择的药物进行治疗。药物治疗可考虑应用磷酸二酯酶抑制剂。后者与硝酸盐药物联合应用的禁忌证与一般人群相似。如果磷酸二酯酶抑制剂无效或有应用禁忌，则可转诊至勃起功能障碍治疗专家，考虑是否可行海绵体内注射前列腺素 E_1 治疗。

（黄 洁 廖中凯）

参考文献

[1] ACCF/AHA/ACP/HFSA/ISHLT 2010 clinical competence statement on management of patients with advanced heart failure and cardiac transplant：a report of the ACCF/AHA/ACP Task Force on Clinical Competence and Training. J Am Coll Cardiol. 2010，56(5)：424-453

[2] Jessup M，Banner N，Brozena S，et al. Optimal pharmacologic and non-pharmacologic management of cardiac transplant candidates：approaches to be considered prior to transplant evaluation：International Society for Heart and Lung Transplantation guidelines for the care of cardiac transplant candidates—2006. J Heart Lung Transplant，2006，25(9)：1001-1178

[3] Mancini D，Lietz K. Selection of cardiac transplantation candidates in 2010. Circulation. 2010，122(2)：173-183

[4] Beyersdorf F，Schlensak C，Berchtold-Herz M，et al. Regression of "fixed"pulmonary vascular resistance in heart transplant candidates after unloading with ventricular assist devices，2010，140(4)：747-749

[5] Smedira NG，Hoercher KJ，Yoon DY，et al. Bridge to transplant experience：factors influencing survival to and after cardiac transplant. J ThoracCardiovasc Surg，2010，139(5)：1295-1305

[6] Assad-Kottner C，Chen D，Jahanyar J，et al. The use of continuous milrinone therapy as bridge to transplant is safe in patients with short waiting times. J Heart Lung Transplant，2008，14(10)：839-843

[7] Newcomb AE，Esmore DS，Rosenfeldt FL，et al. Heterotopic heart transplantation：an expanding role in

the twenty-first century. Ann Thorac Surg,2004,78(4):1345-1350
[8] Stehlik J,Edwards LB,Kucheryavaya AY,et al. The Registry of the International Society for Heart and Lung Transplantation:29th official adult heart transplant report—2012. Heart Lung Transplant,2012, 31(10):1052-1064
[9] Taylor DO,Barr ML,Radovancevic B,et al. A randomized,multicenter comparison of tacrolimus and cyclosporine immunosuppressive regimens in cardiac transplantation: decreased hyperlipidemia and hypertension with tacrolimus. J Heart Lung Transplant,1999,18(4):336-345
[10] Reichart B,Meiser B,Viganò M,et al. European multicenter tacrolimus heart pilot study: three year follow-up. J Heart Lung Transplant ,2001,20(2):249-250

第七章

肺 移 植

第一节 指征和评估

一、适应证与禁忌证

肺移植适用于经过最佳内科治疗无效或目前尚无有效治疗方法的慢性终末期肺病患者，主要包括阻塞性肺疾病、限制性肺疾病、肺血管病、炎症性肺病等。根据最新国际心肺移植协会(International Society for Heart and Lung Transplantation，ISHLT)注册登记报告，肺移植适应证第一位的是慢性阻塞性肺疾病(chronic obstructive pulmonary disease，COPD)，第二位是间质性肺病(interstitial lung disease，ILD)，包括特发性肺间质纤维化(idiopathic pulmonary fibrosis，IPF)，第三位是囊性肺纤维化(cystic fibrosis，CF)(包括支气管扩张)，第四位是 α_1-抗胰蛋白酶缺乏(α_1-antitrypsin deficiency，A1ATD)相关性COPD。1990—2012年间，共完成45 711例肺移植，A1ATD相关性COPD、ILD、CF肺移植增长较快；然而，1998—2012年间，A1ATD相关性COPD比例逐步从40%降至30%，而ILD从17%上升到29%。肺移植适应证存在全球地域差异，北美相对于欧洲及其他中心，CF相对较少而ILD相对较多。

尽管肺移植取得了长足的进步，但至今仍然是极其复杂手术，有很高的围术期发病率和死亡风险，因此需要充分考虑其禁忌证和并发症。

肺移植绝对禁忌证：

1. 2年内的恶性肿瘤，除外皮肤鳞癌和基底细胞癌；一般来说，恶性肿瘤5年内没有活动依据是必需的；对于局灶性细支气管肺泡癌的肺移植手术还存在争议。

2. 其他脏器重度功能障碍无法纠正(即心、肝、肾)；冠状动脉粥样硬化性心脏病未经介入或旁路移植，或者显著左心功能不全；部分患者可以选择性行心肺移植。

3. 无法治愈的肺外慢性感染，比如慢性活动性乙型肝炎，丙型肝炎和艾滋病。

4. 严重的胸廓、脊柱畸形。

5. 预计不能完成的治疗或随访。

6. 不能控制的精神心理疾患，不能合作或遵从药物治疗。

7. 缺乏持续可靠的社会支持。

8. 目前或6个月之内有药物成瘾(包括酒精、香烟、麻醉剂等)。

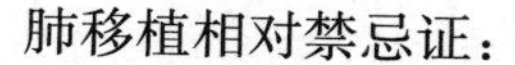

肺移植相对禁忌证：

1. 年龄大于65岁的老年患者生存率降低，并发症发生率高；受体年龄是考虑选择移植候选人的一个因素；虽然目前还没有一个行业认可的年龄上限作为绝对禁忌证，但是如果同时存在几个相对禁忌证，联合作用会增加移植死亡风险。

2. 严重或不稳定的临床状况[如休克、机械通气、体外膜肺氧合(extracorporeal membrane oxygenation，ECMO)]。

3. 严重功能受限状态，康复可能性较小。

4. 存在高度耐药、高度致病性细菌、真菌、分枝杆菌定植。

5. 严重肥胖，BMI>$30kg/m^2$。

6. 严重或有临床症状的骨质疏松症。

7. 机械通气患者；对于部分经过谨慎选择的，没有急性或慢性器官功能不全，能够积极参与锻炼康复活动的患者也可能成功移植。

8. 有伴随终末期器官损伤的其他情况，包括糖尿病、高血压、消化性溃疡；对于伴有严重胃食管反流，需要术前及时处理。冠心病患者可能需要术前介入治疗或者术中同期旁路移植。

特定疾病的肺移植指南如下：

1. COPD　BODE指数7～10，或下列临床情况之一：

(1)伴有急性高碳酸血症的病情恶化而住院(PCO_2>50mm Hg)。

(2)氧疗后，仍存在肺动脉高压和(或)肺源性心脏病。

(3)第1秒用力呼气量<20%和(或)肺一氧化碳弥散量<20%或均质性肺气肿。

2. 特发性肺间质纤维化　有明确的常见间质肺炎组织学或影像学证据和以下临床情况之一：

(1)肺一氧化碳弥散量<39%预计值。

(2)随访6个月，FVC减少10%以上。

(3)6分钟步行试验，SPO_2<88%。

(4)HRCT蜂窝肺(纤维化评分>2)。

3. 特发性肺动脉高压

(1)经过最佳内科治疗，心功能NYHA功能分级持续Ⅲ或Ⅳ级。

(2)6分钟步行试验距离<350m或进行性下降。

(3)静脉应用依前列醇或类似药物治疗无效。

(4)心指数<$2L/(min \cdot m^2)$。

(5)右心房压力>15mmHg。

4. 结节病　NYHA功能分级Ⅲ或Ⅳ级，和以下之一：

(1)静息时低氧。

(2)肺动脉高压。

(3)右心房压力>15mm Hg。

5. 肺淋巴管肌瘤病

(1)严重肺功能障碍或运动能力下降(VO_{2max}<50%预计值)。

(2)静息时低氧。

6. 朗格汉斯细胞组织细胞增生症(嗜酸性肉芽肿)

(1)严重肺功能障碍或运动能力下降。

(2)静息时低氧。

二、术前评估(风险与获益、供体与受体匹配)

肺移植迄今仍是具有高风险的复杂手术,需要详细的术前评估。对于终末期肺病患者,何时需要考虑行移植评估呢?理想的移植评估时机选择应该不是基于某一个单独指标,因为没有单个简单的指标能够成功地早期预测死亡率,而是应该综合一系列临床(感染机会、ICU入住、氧需要、体重减轻等)、实验室(血气分析 PO_2 和 PCO_2 等)、功能状态(肺功能测定、超声心动图、运动能力等)。一般来说,目前的移植评估时机建议:患者预计2~3年生存率<50%,和(或)NYHA评级心功能Ⅲ或Ⅳ级。

患者等待移植期间的生存机会决定于等待时间、潜在疾病、器官分配规则。等待时间取决于许多因素,比如身高、血型;一般相比于高个患者,或AB型患者,矮个子女性患者等待时间更长;相比于肺气肿或艾森曼格综合征患者,IPF、CF、IPAH患者等待生存机会较低。因此,建议及早进行术前评估,使得患者在进一步列入移植名单前,能够有充足的时间有条不紊地评估,处理一些术前情况,完成患者教育,康复锻炼。无论患者评估结果是否能够移植,一个经验丰富的多学科合作团队,致力于仔细挖掘潜在疾病和相关伴随疾病并能及时提前干预治疗,改善患者全身状况,延长患者等待肺移植时间,都能够大大提高患者的生存获益。

肺移植受体的术前评估项目如下:

(1)详细询问病史和体格检查

(2)胸部摄片,心电图,常规血液生化检查

(3)ABO血型,HLA血型,群体反应性抗体

(4)血清肝炎病毒A,B,C和HIV,巨细胞病毒抗体

(5)肺部检查

(6)标准肺功能,血气分析

(7)核素定量通气/血流扫描

(8)心肺运动试验

(9)胸部CT

(10)心血管检查

(11)放射性核素心室造影

(12)超声心动图

(13)右心导管血管造影

(14)食管超声心动图

(15)康复评估

(16)六分钟步行试验

(17)心理测定

(18)营养评估

术前评估时需要考虑的一些特殊问题:

1. 机械通气依赖 由于供体短缺,在等待移植期间患者疾病进展到呼吸机依赖甚至死亡的病例并不少见,国外患者在转来移植时已经呼吸机依赖通常不考虑移植,然而对于列入等待名单后进展成呼吸机依赖并且病情稳定的患者仍旧考虑移植。

2. 术前类固醇皮质激素维持治疗 正在接受高剂量类固醇皮质激素(泼尼松>40mg/d)治疗的患者通常考虑不适合移植,已经有充分证据证明高剂量类固醇皮质激素治疗不利于支气管吻合口愈合;而低到中剂量的类固醇皮质激素[泼尼松<0.2mg/(kg·d)]治疗不是移植禁忌证。

3. 既往胸部手术史 一般认为既往胸部手术或胸膜粘连术对于肺移植不是特殊的禁忌证;有些肺气肿患者在移植前做过肺减容手术;但是由于既往胸部手术操作引起胸膜粘连和肺部解剖结构的改变,常常使得移植手术变得更加复杂,因而在筹划手术时必须加以仔细考虑。

最新 ISHLT 报告,肺移植患者总的中位生存时间约 5.7 年;术后存活 1 年之后的患者中位生存时间为 7.9 年。术后 3 个月生存率 88%左右,术后 1、3、5、10 年生存率分别是 80%、65%、53%、32%左右。不同移植手术类型(单肺移植 vs 双肺移植)有显著不同的生存获益,双肺移植比单肺移植有更好的生存获益(中位生存时间 7.0 年 vs 4.5 年,$P<0.001$),并且 1 年校正的生存获益仍然有统计学意义(中位生存时间 9.6 年 vs 6.5 年,$P<0.001$)。不同时期肺移植生存获益存在差异,人为划分 1990—1997 年,1998—2004 年,2005—2012 年三个时期的生存曲线比较,结果如下:最早期和当前比较,3 个月生存率,83% vs 91%;1 年生存率,72% vs 83%;3 个时期中位生存时间持续升高,4.3 年 vs 5.8 年 vs 6.3 年;当前的生存获益较最早期有明显提高。不同性别和年龄间的生存获益存在明显差异,一般说来,女性优于男性,年轻者优于年老者;不同性别之间生存获益的细小差异在术后 1 个月内就开始显现;而不同年龄组之间远期生存获益差异更加显著,不同年龄组肺移植中位生存时间比较,18～34 岁组 vs35～49 岁组 vs 50～59 岁组 vs>60 岁组,分别为 7.3 年 vs7.1 年 vs 5.6 年 vs 4.4 年。不同移植适应证生存获益不同,术后 3 个月死亡率比较:COPD(非 A1ATD)最低 9%,IPAH 最高为 22%,但不是所有的成对比较都有统计学意义。对于存活超过 1 年的患者,校正的中位生存时间比较:CF vs IPAH vs 结节病 vs COPD(A1ATD 组)vs COPD(非 A1ATD 组)vs ILD,分别为 11.1 年 vs 10.1 年 vs 8.9 年 vs 8.7 年 vs 7.0 年 vs 7.0 年。不同肺移植术前供-受体巨细胞病毒(cytomegalovirus,CMV)血清学状况生存获益不同,CMV 阴性供体组比 CMV 阳性供体组生存率高。

肺移植迄今仍是一个高风险的手术,有一定的死亡率。术后 30 天内的主要死亡原因是移植物功能丧失和非 CMV 感染,其他原因包括技术原因(手术操作相关)和心血管并发症;而在术后 30 天至术后 1 年内,非 CMV 感染是最突出的原因;肺移植手术 1 年之后,移植物功能丧失[可以表现为肺排异或闭塞性细支气管炎(bronchiolitis obliterans syndrome,BOS)]和非 CMV 感染是死亡的主要原因,同时恶性肿瘤也是 1 年内的重要死亡原因。术后第一年独立的死亡风险因素中,直接风险因子(即死亡相关的独立风险因素)包括基础疾病、再移植、移植当时的疾病严重度(即需要重症监护、机械通气、血液透析)、供体的糖尿病病史、供受体 CMV 血清学不匹配(D+/R-)、受体输血史;同死亡显著相关的连续风险因素包括移植中心规模过小、供受体高度差异(主要是受体高于供体)、移植当时受体年龄过高、术前高胆红素、高肌酐、静息时高氧气需求、低心排血量、低 FVC%等。年龄大于 55 岁,

1年死亡风险开始增加，随后死亡风险以指数方式上升；当移植中心规模小于30例/年，1年死亡风险增加明显。术后5年死亡风险因素与1年死亡风险不完全相同，直接风险因素亦包括受体基础疾病、再移植、移植当时的疾病严重度（重症监护）、供体的糖尿病病史、CMV不相匹配（D+/R−）。连续风险因子包括移植中心规模过小、供受体高度差异（主要是受体高于供体）、移植当时受体年龄过高、静息时高氧气需求、低心排血量等。1年校正的5年死亡率的风险因素中，BOS受体或第1年内急性排斥反应的受体有较高的5年死亡率。而连续风险因子包括移植中心规模较小、供受体体质指数差异大、移植时的极端年龄、术前受体静息时需要大量吸氧、低的肺血管阻力、低心排血量等。术后10年死亡风险因素中有部分和1年的、5年的和5年校正的相同。统计学意义的连续风险因子中包括移植中心规模较小、大的供体受体体质指数差异，术前高肌酐等等。

肺移植供受体匹配一般是指对血型（相同或相容）、根据身高年龄预测的肺总量（pTLC）、CMV血清学（±）、性别（男/女）、年龄及这些参数组合的错配对肺移植结果的影响。早先Miyoshi S等发现，左单肺移植术后肺活量（posttx VC_R）同供体预计肺活量（pred VC_D）密切相关（$r=0.83$；$P<0.05$），而双肺移植posttx VC_R取决于受体的预计值肺活量（pred VC_R）。因而认为对于肺移植供受体尺寸匹配，若pred VC_D>posttx VC_R体，应该选择做左单肺移植；pred VC_D接近posttx VC_R，适合做双肺移植。而Ouwens JP及同事也报道，如果仅根据身高分配供肺会导致由于性别错配引起的实质上的TLC错配，实际工作中确实也可以观察到供受体身高的差异巨大却没有任何不良影响。Roberts DH等发现，根据性别分配供体肺器官可能提高患者长期生存和改善移植效果。Allen JG及同事进行了迄今关于不同种族供受体匹配的最大的一个队列研究，发现种族相配可以提高远期生存，这种影响在术后2年开始逐步表现。Eberlein M等发现，供受体pTLC比例>1可以提高双肺移植患者术后生存获益，pTLC比例甚至可能比身高比更好地反映了移植物-胸腔不匹配，因为其也包含了性别差异对胸肺容积的影响。Eberlein M及合作者等也发现供受体pTLC（根据身高、年龄预测的肺总量）比例是肺移植术后第一年死亡的一个独立的预测因子，供受体pTLC比例合并入肺分配系统能够提高肺移植的效率。最近Adalet Demir及合作者等研究发现，供受体性别相反的受体生存率显著较低，10年生存率：错配39% vs 相配51%；$P=0.04$；5年生存率：最好的是DF/RF（80%），最差的是DF/RM（47%），中间的是DM/RF（72%）和DM/RM（63%），$P=0.0001$。D/R性别错配使死亡风险增加80%[HR（95% *CI*）：1.8（1.1～2.8）；（$P=0.01$）]。因此认为D/R性别错配可能是影响长期生存的重要预测因子，性别组合DF/RM应该避免。

三、临床案例分析

患者男性，56岁，体重35kg，身高170cm。患慢性支气管炎、肺气肿6年，其间曾因慢性支气管炎、肺气肿、肺源性心脏病、Ⅱ型呼吸衰竭多次住院治疗，左胸曾经有过数次气胸发作病史，均经内科保守治疗。患者平时在家氧疗，吸氧3L/min。血气分析：pH7.36、PO_2 58mmHg、、PCO_2 64mmHg。肺功能检查：用力肺活量（FVC）0.89L占预计值24%、第1秒用力呼气量（FEV_1）0.42L，占预计值14%、最大通气量占预计值17%。本次因呼吸衰竭加重、在外院呼吸机辅助通气治疗1个月余由救护车送入医院，在呼吸科继续进行机械通气维持、对症治疗。患者手术前1个月余开始间歇脱机及功能锻炼。住院检查心、肝、肾功能正常，胸部X线及CT片显示两肺广泛肺气肿，肺纹理消失，左上肺炎性改变，胸廓明显桶状胸改变，双膈塌陷(图 7-1)。心脏彩超示右室增大、右室壁增厚，肺动脉压增高，平均压52mmHg。痰培养为金葡菌，多种耐药，无霉菌生长。手术行双肺移植，患者术后胸部CT正常(图 7-2)，术后第 31 天出院。术后一年肺功能检查，用力肺活量(FVC)占预计值 78%、第 1 秒用力呼气量(FEV_1)2.52L，占预计值 78%、最大通气量占预计值 78.35%。随访 5 年生活质量良好。

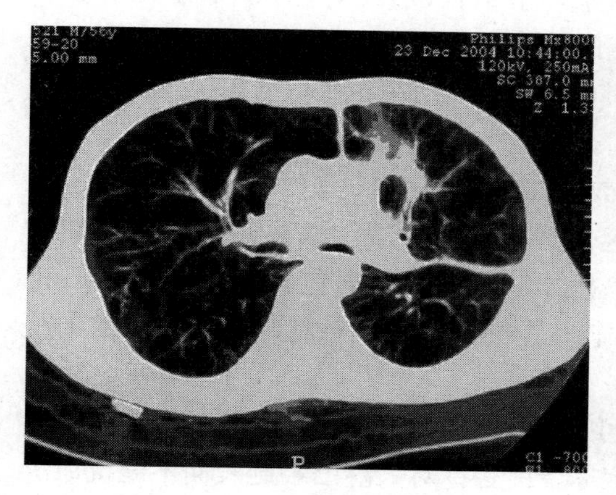

图 7-1 患者术前胸部 CT 片

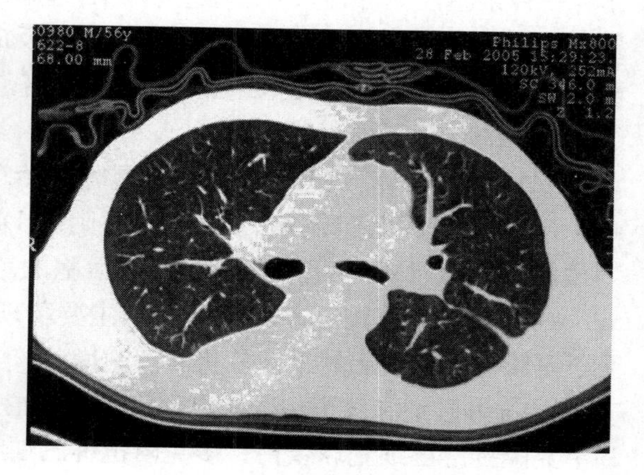

图 7-2 患者术后胸部 CT 片

病例评析：肺移植已成为治疗终末期肺疾病的一个有效手段，随着移植技术的提高，肺移植患者的生存率有了很大的提高，术后 1 年、3 年、5 年、10 年生存率分别是 80%、65%、53%、32%左右，双肺移植是治疗终末期肺气肿唯一有效的手段。

第二节 免疫抑制剂治疗

一、治疗方案

在免疫耐受尚未临床应用前，免疫抑制剂在器官移植排斥反应的防治中起到了关键作用。放射线照射、胸导管引流及脾脏切除等治疗手段，由于效果不理想，不良反应较多，现已很少应用。

肺移植术后的免疫抑制剂方案一般采用的联合用药方案，利用免疫抑制药之间的协同作用，增强免疫抑制效果，并因此减少各种药物的剂量，降低毒副作用。此外，要实施个体化的用药方案，即根据不同的个体、同一个体不同阶段以及患者对药物的敏感性和毒副作用调整用药种类和剂量。中国人与西方人在用药方案尤其使用剂量也有差别，一般比国外推荐剂量要小。

(一) 常用的免疫抑制剂

1. 肾上腺糖皮质激素(glucocorticoids) 肾上腺糖皮质激素是临床上最常使用的免疫抑制剂，常用于肺移植的糖皮质激素主要包括：甲泼尼龙(methylprednisolone)、泼尼松(prednisone)。糖皮质激素通过在体内与糖皮质激素受体结合，产生强大的免疫抑制作用，具体表现为:①稳定细胞膜影响巨噬细胞吞噬和处理抗原的作用;②破坏参与免疫活动的淋巴细胞;③大剂量的糖皮质激素对免疫母细胞的分裂增殖,浆细胞合成抗体及致敏淋巴细胞都有抑制作用,主要是通过细胞因子发挥作用;④干扰补体参与免疫反应;⑤对免疫反应引起的炎症反应有较强的抑制作用。

2. 钙调磷酸酶抑制剂(calcineurin inhibitors,CNIs) 包括环孢素 A(cyclosporin A,CsA)、他克莫司(tacrolimus,FK506)。1976 年,Borel 等首次描述了 CsA 的免疫抑制活性,作为一种亲脂性化合物,CsA 通过与 T 细胞胞内亲环素结合,形成复合物,降低 IL-2 的转录,进而干扰淋巴细胞的活性,防止免疫排斥反应的发生。FK506 于 1984 年由日本藤泽公司筛选出,免疫抑制强度为 CsA 的 10～100 倍,其机制是与 T 细胞内的 FKBP12 结合,抑制细胞因子的转录,包括 IL-2。

3. 抗代谢药物 抗代谢药包括硫唑嘌呤(azathioprine,AZA)、霉酚酸(mycophenolic acid,MPA)、mTOR 抑制剂。AZA 通过阻断 DNA 复制和合成,而 MPA 可同时抑制肌苷 5′-磷酸脱氢酶(IMPDH)和 T、B 淋巴细胞的增生。mTOR 抑制剂包括西罗莫司(sirolimus,SRL)、依维莫司(everolimus),其主要药理作用是在 G_1 期调节细胞周期,抑制由细胞因子等第三信号引起的细胞分化和细胞增殖。

4. 抗淋巴细胞球蛋白 抗淋巴细胞球蛋白可分为两大类:即多克隆抗淋巴细胞球蛋白和单克隆抗淋巴细胞球蛋白。多克隆抗淋巴细胞球蛋白是针对人淋巴细胞表面不同抗原决定簇的多种抗体的混合物,根据致敏物和吸收物的不同又可以分为抗淋巴细胞球蛋白(anti-lymphocyte globulin,ALG),抗胸腺细胞球蛋白(anti-thymocyte globulin,ATG),抗 T 细胞球蛋白(anti-T cell globulin,ATG)和抗胸腺细胞血清(anti-thymocyte serum,ATS)。单克隆抗淋巴细胞球蛋白特异性作用于 T 细胞亚群上特定的抗原决定簇,其典型代表是针对 CD3 的 OKT3,目前最常用于肺移植的是 ATG。

5. 抗白细胞介素-2 受体抗体 IL-2 在 T 淋巴细胞激活过程中起着极为重要的作用。自分泌和旁分泌的 IL-2 与 IL-2R 的结合可以促进淋巴细胞的增殖。因为只有激活的 T 淋巴细胞才表达 IL-2 受体,所以提示用单克隆抗体阻断该受体,可以比 OKT3 更加有选择性地预防排斥反应。用于肺移植中的 IL-2R 抗体有巴利昔单抗(balsiliximab)和达克珠单抗(daclizumab)。达克珠单抗于 2009 年已被 FDA 禁用,故而目前用于肺移植中最多的 IL-2R 抗体为巴利昔单抗。

6. 新型免疫抑制剂 包括阿奇霉素(azithromycin)、他汀类药物、吡非尼酮等药物,有单中心试验证明这些药物可以调节免疫功能,降低肺移植术后慢性排斥反应的发生,但仍缺少多中心前瞻性研究的支持,临床上并未广泛应用。

(二) 基本方案

1. 联合用药 免疫抑制治疗的基本原则是联合用药。一般来说,对器官移植术后患者应有一组基础的免疫抑制药物,以后再酌情选择加用有效制剂,保持移植器官的良好功能及患者的长期存活。

2. 个体化用药方案 个体化免疫抑制治疗方案的制订依据:供受者的配型、受者的免疫功能;患者年龄、种族、致敏状态;手术后不同时期;受者对药物的顺应性或耐受性,调整用药种类和配伍;根据血药浓度和相关指标调整用药剂量。

3. 注意点 免疫抑制剂均有各自的毒副作用,并影响移植物的存活和患者生活质量;

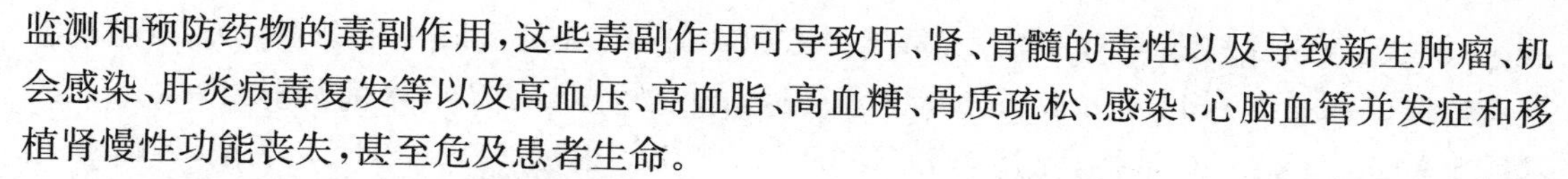

监测和预防药物的毒副作用,这些毒副作用可导致肝、肾、骨髓的毒性以及导致新生肿瘤、机会感染、肝炎病毒复发等以及高血压、高血脂、高血糖、骨质疏松、感染、心脑血管并发症和移植肾慢性功能丧失,甚至危及患者生命。

(三)免疫抑制剂常用配伍方案

临床器官移植的免疫抑制剂的应用可分为预防性和治疗性用药。当发生急性排斥反应或加速性排斥反应时,需加大免疫抑制剂用量或调整免疫抑制方案。预防排斥反应即应用免疫抑制剂有效预防排斥反应的发生。由于移植物血流开通后即启动了免疫应答反应,故在术后早期免疫抑制剂用量较大,这一阶段称为诱导阶段。随后可逐渐减量,最终达到维持量以预防急性排斥反应的发生,这一阶段为维持阶段,多数情况下免疫抑制需终身维持。

1. 诱导期免疫抑制剂

(1)肾上腺皮质类固醇:术后早期使用激素仍有争议,大多数医疗中心选择中等剂量甲泼尼龙 0.5～1mg/(kg·d),逐渐过渡到口服泼尼松 0.15mg/(kg·d)。

(2)抗体诱导治疗:对于可能存在高危和高致敏因素的患者,排斥反应发生的概率就高,比如高群体反应性抗体(panel reaction antibody,PRA)水平、再次移植、移植物功能延迟恢复等,常建议应用抗体,如巴利昔单抗 20mg 术后当天(D0)和术后第 4 天(D4)进行诱导治疗,可以显著地降低排斥反应的发生率,改善患者的预后。

2. 维持期治疗　免疫抑制诱导期结束后,即进入维持期治疗。维持期治疗是在预防急性排斥反应、慢性排斥反应和防治药物副作用之间取得平衡的个体化治疗过程。维持期治疗的任何时间均可以发生急性排斥反应,发生的急性排斥反应的强度和频度是影响移植肺长期存活的重要因素。未被发现和治疗的亚临床急性排斥反应同样是影响移植肺长期存活的重要因素。

维持期的治疗方案是关系到提高长期存活率和提高受者生活质量的重要措施。

二联用药方案:以钙调磷酸酶抑制剂(如 CsA 或 FK506)作为免疫抑制的基本药物与抗代谢药物[如 AZA 或 MPA 或咪唑立宾(mizoribine)]联合用药。

三联用药方案:是目前最常用的方案,在钙调素抑制剂(如 CsA 或 FK506)与抗代谢药物(如 AZA 或 MPA 或咪唑立宾)二联用药方案的基础上增加皮质类固醇激素。此外,也有将钙调磷酸酶抑制剂替换为 mTOR 受体抑制剂的三联用药方案。

举例:经典的三联免疫抑制疗法

(1)CsA、AZA、皮质激素;

(2)MPA、FK506、皮质激素;

(3)CsA、MPA、皮质激素。

小四联用药:CsA 或 FK506＋AZA 或 MPA＋泼尼松＋SRL

二、免疫抑制使用方案的选择

根据 ISHLT 统计,目前全世界大约 50%的中心使用诱导免疫治疗。通常的方案都是采用 ATG 或 IL-2R 抗体诱导治疗。但是高强度的免疫抑制治疗必须与副作用相权衡,这些副作用包括感染,恶性肿瘤等,既往多个回顾性分析,得出的结论各有不同。需要进一步多中心,大样本,前瞻性研究进一步研究诱导的适应证。

术后免疫抑制方案采用甲泼尼龙 0.5mg/(kg·d),连用 3 天,随后改泼尼松 0.5mg/

(kg·d);CsA 5mg/(kg·d),2 次/天或者 FK506 0.1～0.3mg/(kg·d),2 次/天;口服吗替麦考酚酯(mycophenolate mofetil,MMF)0.5～1g,2 次/天。AZA,术前静脉 2～3mg/kg,术后 1～2mg/(kg·d)维持,保持 WBC＞3.5×10^9/L。根据 2012 ISHLT 数据,FK506 是目前最常用的 CNI,术后一年患者有 83%在使用 FK506,术后 5 年患者依然有 77%在使用 FK506。

患者一旦出现急性排斥反应(acute rejection,AR),可用大剂量皮质类固醇激素冲击治疗,甲泼尼龙 10mg/(kg·d),连用 3 天,3 天后改口服泼尼松 0.5mg/(kg·d)或逐渐减量。对于难治性排斥反应,除上述措施外,可用溶细胞疗法包括给予 5～10 日 ATG 或 5 日 OKT3 治疗,或多克隆抗胸腺细胞制剂,亦可调整基本的免疫抑制方案,如钙调素抑制剂和抗代谢药物剂量,也可试行将 CsA 和 FK506 互换或转换使用 SRL、加用 MPA 等。

SRL 在肺移植术后的应用主要在以下三方面:①在肾功能不全的患者不能使用钙调磷酸酶抑制剂,或使用钙调神经磷脂酶抑制剂后出现肾功能不全的患者,可以使用 SRL＋MPA＋泼尼松的三联用药方案;②与钙调磷酸酶抑制剂联合应用,可以减少激素或钙调磷酸酶抑制剂的用量;③作为 BOS 发生后的补救治疗;④在恶性肿瘤患者应用,可具有抗肿瘤作用。但需要强调的一点是,SRL 的使用必须在吻合口愈合后使用。

三、药学监护

稳定的药物浓度是肺移植术后患者长期生存的必要条件,因此掌握不同免疫抑制剂的药动学及浓度检测非常重要。此外,免疫抑制剂应用过程中各种副作用的产生也是药学监护的重要内容。

(一) CsA

1. 体内代谢过程

(1)吸收:CsA 在回肠部位缓慢地被吸收,吸收不完全,需要胆汁乳糜使其自载体中分离出来。CsA 在以下情况吸收减少,如胃排空减慢、胆汁分流、胃肠蠕动增加或胰外分泌减少等。相反,同时进食、胃排空增快、增加服药次数、糖尿病患者的胃压力低或使用甲氧氯普胺都可以增加 CsA 吸收。CsA 的生物利用度个体差异很大,一般为 5%～90%,平均 40%,品均血药浓度达峰值时间为 3.8 小时。

(2)分布:CsA 大部分分布在血液外组织中。CsA 在血液中分布为血浆 33%～47%,红细胞 41%～59%,淋巴细胞 4%～9%,粒细胞 5%～10%。在血浆中,90%药物与血浆蛋白结合,其中大部分为脂蛋白。因此在检测 CsA 的浓度时,需要区别全血浓度和血浆浓度。

(3)生物转化:CsA 由细胞色素 P450 代谢,经羟化、去甲基化及呋喃形成等方式转化,代谢物为 M17,M8。二级转化包括代谢物的生物转化,代谢物与主药相比,仍保留环状结构,但更具有亲水性。体外试验表明,一级转化衍生物有免疫抑制作用,但 M17 的抑制能力仅为主药的 10%～30%;二级转化衍生物无免疫抑制作用。

(4)排泄:CsA 主要经胆汁和粪便排泄,极少量经尿排出(＜6%),几乎所有药物都以生物转化的代谢物形式而很少以主药形式排泄。代谢物可经肠肝循环再吸收,主药再吸收甚少,CsA 的排泄半衰期 6.4～8.7 小时。

2. 药物的相互作用　升高 CsA 血浓度的药物有:红霉素、甲泼尼龙、西咪替丁、甲氧氯普胺、氟康唑、酮康唑、伊曲康唑、地尔硫䓬、尼卡地平、硝苯地平、妥布霉素、万古霉素、诺氟沙星、普那霉素、普尼拉明、甲硝唑、甲睾酮、炔孕酮、亚胺培南、达那唑、乙酰唑胺、雌二醇、新霉素B、阿米卡星、舒林酸等;降低CsA血浓度的药物有:卡马西平、苯巴比妥类、苯妥英钠、利福平、肝素、美托洛尔、奥曲肽、丙戊酸钠、普罗布考、复方磺胺甲噁唑、亚磺比拉宗、华法林等。在根据血药浓度调整CsA的剂量时,就要考虑到这些药物对CsA血药浓度的影响,有时可以增加这些影响药物来提高血药浓度而不一定要改变既定的给药剂量。

3. 药物浓度检测及药物副作用的监测 CsA治疗的安全血药浓度范围较窄,患者个体间、同一患者不同时间给药对CsA的吸收差别较大,一天内血药浓度的峰值变异也很大。故为了安全、有效地应用CsA,用药者应常规定时进行CsA血药浓度的测定,及时调整剂量。常采用测定全血CsA的谷浓度、峰浓度来指导临床用药,在患者服药前抽血测定,采用全血标本测定的结果比血浆或血清测定的值更为可靠。测定的实验室方法有多种,这些方法各有利弊,测定的有效谷值范围也有差异。高效液相色谱法(high performance liquid chromatography,HPLC)结果最为可靠,浓度检测具体数值见表7-1。

CsA的副作用包括:①肝肾功能损害;②高尿酸血症;③高血压、糖尿病、高胆固醇血症、高钙血症、胃肠道反应等并发症也较常见,可采用对症治疗;④多毛、痤疮、牙龈增生等可不予处理。故临床上需要检测肝肾功能、血脂组合及患者的血压等。

(二) FK506

1. 药动学 FK506分子量为822kDa,具有高度的脂溶性,而水溶性极低,在各种条件下均较稳定。FK506的剂型分胶囊和静脉剂型两种。在口服给药时,吸收较差,主要吸收部位在小肠,吸收过程与CsA相似,但FK506的吸收并不一定依靠胆汁。动物实验表明,FK506在动物体内分布的浓度由高往低依次为肺、肝、心、肾、胰和脾,其浓度均超过血浆浓度。药物代谢主要在肝脏,只有不到1%的药物以原形排出。FK506经静脉给药后,半衰期为3.5~40.5小时,平均为8.7小时,主要经胆汁和尿液排泄。由于FK506主要经肝脏P450酶系统代谢,许多影响肝脏P450酶系统的药物可影响FK506的代谢、血药浓度,可升高FK506血药浓度的药物有:硝苯地平、尼卡地平、地尔硫䓬、红霉素、甲泼尼龙、西咪替丁、甲氧氯普胺、氟康唑、酮康唑、伊曲康唑、克霉唑、克拉霉素、溴隐亭等;降低FK506血浓度的药物有:卡马西平、苯巴比妥类、苯妥英钠、利福平、利福布丁等。与调整CsA一样,在调整FK506剂量时,也要考虑到这些药物对CsA血药浓度的影响。

2. 血药浓度的检测及副作用监测 服药10~12小时测得的谷浓度范围为10~60μg/L,此浓度与全血药物浓度时间曲线的相关性最好(相关系数为0.94),因此一般监测FK506的全血谷浓度作为临床指导用药的参考指标。目前测定全血FK506的方法有5种:受体结合法、生物测定法、高效液相法、微粒子酶免疫测定法、酶联免疫吸附法,常用于临床的方法是微粒子酶免疫测定法、酶联免疫吸附法。监测频率为:3个月内,每周测定1次,3~12个月内每个月测定1次,1年以上每3个月测定一次。具体药物浓度检测数值见表7-1。

FK506的毒副作用与CsA相似,也有一定的肾毒性,肾毒性发生后尚无确实有效的治疗手段,重在预防,FK506的血药浓度大于20μg/L时,其肾毒性的发生概率大大增加,预防治疗时控制FK506的血药浓度在20μg/L以下十分重要,同时避免使用如氨基糖苷类抗菌药物、两性霉素B等对肾功能有不良影响的药物。应用FK506的患者有29%~47%出现血糖升高，其中部分患者甚至需胰岛素治疗；其他常见的副作用主要有震颤、头痛、腹泻、高血压、高钾血症、低镁血症、高尿酸血症，一般经调整剂量和对症处理后可缓解。临床上需要注意监测相关副作用的发生。

表 7-1 术后免疫抑制剂药物浓度监测

Tac（酶联免疫吸附试验法）		CsA（高效液相色谱法）		
时间	目标浓度(ng/ml)	时间	目标谷浓度(ng/ml)	目标峰浓度(ng/ml)
1个月	15～20	1个月	300～400	850～1000
2个月	10～15	2～3个月	250～300	600～800
3个月	10～15	4～12个月	200～250	500～600
>3个月	8～12	>12个月	150～200	300～500

（三）MMF

1. 药动学　MMF 口服后，立即在胃中吸收，1 小时达到血药峰值，然后很快下降，MMF 在肠道中被酶酯水解，成为有活性的 MPA，MPA 在肝内代谢为无活性物质 MPA-葡糖醛酸苷，绝大部分由胆汁排泄，极少量经肾通过尿排出。胆汁中分泌的 MPA-葡糖醛酸苷被肠道的酶再活化成 MPA 从肠道中再吸收，形成肠肝循环。由于肠肝循环，服药后 6～12 小时，血浆中出现第二个 MPA 高峰。影响 MMF 胃肠道吸收的主要药物有：与制酸药如氢氧化镁、氢氧化铝同时应用，MMF 的吸收减少，服用考来烯胺后，MPA 的曲线下面积减少 40％，临床应用时应尽量避免与上述药物同时应用。

2. 药物浓度检测及药物副作用的监测　MPA 的谷浓度检测无意义，药时曲线下面积（area under the curve，AUC）最为准确，然而对于 MPA 的浓度测定尚无定论，根据国际心肺移植协会，大多数中心不检测 MPA 的药物浓度。然而根据肝肾移植经验，当 MPA 的 AUC 大于 60ng・h /L 时可能导致骨髓抑制等副作用的发生。

MMF 主要的毒副作用有胃肠道反应、出血性胃炎、白细胞减少、贫血、血小板减少，这些不良反应可通过减少用量而缓解，减量的同时宜联合使用其他免疫抑制药来弥补 MPA 血药浓度的下降。

（四）SRL

1. 药动学　服用 SRL 后迅速吸收，单剂量口服后的平均达峰时间约为 1 小时；在肾移植受者中，多剂量口服后的平均达峰时间约为 2 小时。高脂肪餐可增加 SRL 的吸收，故建议口服 SRL 片剂时应恒定地与或不与食物同服。SRL 分布容积（V_{ss}/F）的平均值为（12±8）L/kg。SRL 与人血浆蛋白广泛结合（约 92％）。SRL 为细胞色素 P4503A（CYP3A）和 P-糖蛋白（P-gp）的作用底物。SRL 可被肠壁和肝脏中的 CYP3A4 代谢，并且可被 P-gp 从小肠上皮细胞逆转运至肠腔。因此，作用于上述两种蛋白的药物可影响 SRL 的吸收和清除。CYP3A 和 P-gp 的抑制剂可增加 SRL 的浓度（地尔硫䓬、甲氧氯普胺、西柚汁、酮康唑、伏立康唑、伊曲康唑、红霉素、泰利霉素和克拉霉素）；CYP3A 和 P-gp 的诱导剂可降低 SRL 的浓度［卡马西平、苯巴比妥、苯妥英钠、利福布丁、利福平、利福喷丁、圣约翰草（St. John's Wort，贯叶连翘，金丝桃素）］。SRL 与以上两种蛋白的抑制剂或诱导剂合用时，注意监测药物浓度。SRL 主要经粪便排泄，仅少量(2.2%)经尿排泄。

2. 药物浓度检测及药物副作用的监测　根据既往文献综述，各大中心的 SRL 浓度一般控制在 5～15ng/ml，在与 FK506 同时应用时控制在 5～10ng/ml。

SRL 具有骨髓抑制作用，可以减少白细胞、红细胞和血小板的产生。骨髓抑制作用多见于用药后 1 个月，多为轻度，停药后能自行缓解。如应用 SRL 后，血小板低于 100×10^9/L，白细胞低于 2×10^9/L，则须减量使用；血小板低于 50×10^9/L，粒细胞低于 1.5×10^9/L，则建议停药。如出现贫血，可以使用促红细胞生成素。SRL 的应用还可以导致高脂血症，可以加重 CsA 引起的高胆固醇血症和激素引起的高甘油三酯血症。此外，SRL 的应用还可能导致淋巴水瘤、口腔溃疡、伤口愈合延迟等，曾有文献报道 SRL 的应用导致肺移植术后吻合口裂开，故 SRL 必须在肺移植术后吻合口愈合后才可以使用。

总之，加强肺移植术后免疫抑制剂的药学监护是非常重要的。应该有严格的术后随访制度，要求患者自觉遵守。所有移植单位都应建立供、受者患者档案，督促患者定期随访。并通过随访系统指导各种用药及生活、工作情况。开展肺移植的医疗机构需要从以下 5 点着手：

1. 建立完善的随访制度和计划。

2. 建立受者随访资料档案，有条件的单位应建立移植资料数据库，专人负责随访资料的登记、录入及保存。

3. 出院前应给肺移植受者予以术后康复、自我护理、合理用药、身体锻炼、饮食、生活习惯，以及相关移植科普知识和依从性教育，交代出院后注意事项和随访计划。

4. 加强移植受者教育，普及移植科普知识。

5. 切实落实、保证移植专科门诊，方便受者就医。

四、临床案例分析

1. 病史摘要：患者女性，34 岁，于 2014 年 1 月因“活动后胸闷、气促 10 年，间断咯血 8 年，加重两年”入院。患者 2008 年外院心导管检查示肺动脉压力 85mmHg，诊断为“特发性肺动脉高压”，间断口服西地那非治疗。2012 年起患者症状明显加重，并出现晕厥 3 次，感心悸、黑矇。在无锡市人民医院完成肺移植术前评估检查。

器械检查结果：

心脏彩超(2013 年 11 月 14 日)：右房、右室增大，肺动脉压力重度增高(根据三尖瓣反流估测收缩压 60mmHg)。胸部 CT(2013 年 11 月 14 日)：双侧肺动脉主干及肺动脉段增粗。心电图(2014 年 1 月 12 日)：心室期前收缩，电轴右偏，V_1 R/S>1，ST 段压低改变。余无特殊。

实验室检查结果：

群体反应性抗体(一类)阳性率 32%，群体反应性抗体(二类)阳性率 0%。余无特殊。

术前诊断：特发性肺动脉高压，高血压 2 级，慢性肺源性心脏病，右心功能不全，心功能Ⅲ级。

2. 药物治疗过程中存在的药学问题：患者术前诊断明确，经内科治疗效果不佳，符合肺移植适应证，但是该患者术前群体反应性抗体阳性，属于高致敏受体，如何为此病例设计免疫抑制方案？

3. 针对药学问题的分析与解决方法

(1) PRA阳性患者免疫抑制药物早期可以选择抗体，如巴利昔单抗20mg术后当天(D0)和术后第4天(D4)进行诱导治疗，在维持期时可如前述使用两联或三联的免疫抑制方案。对于此患者我们制定的免疫抑制方案为：

术前治疗：MMF 0.5g，术前间隔12小时给药两次。

术中治疗：甲泼尼龙1g＋巴利昔单抗20mg术中给药。

术后早期治疗：三联免疫方案：FK506 5mg q12h＋MMF0.5g q12h＋甲泼尼龙35mg(逐渐减量)每天1次，同时应用丙球封闭抗体。

术后第4天：巴利昔单抗20mg。患者术后曾因感染加重短暂停用MMF。术后早期复查PRA一类抗体阳性率最高达72%，之后逐步降至正常。

维持治疗：FK506 5mg q12h＋MMF 1g q12h＋泼尼松15mg每天1次。治疗期间患者未发生急、慢性排斥反应。

(2)给予免疫抑制方案后应尽早开始监护患者是否出现急性及慢性排斥反应，尽早开始监测免疫抑制药物血药浓度。该患者术后使用FK506进行免疫治疗，因其同时在应用的甲泼尼龙、质子泵抑制剂等药物都可能影响FK506的血药浓度，如有条件可术后起隔天监测血药浓度，调节稳定时可每周监测一次，术后第一个月时尽可能将FK506血药浓度维持在15～20ng/ml(酶联免疫吸附法)。后续时间血药浓度调节可参考本文上面描述部分。其他免疫抑制药物同理。

(3)给予免疫抑制方案后尽早开始监护药物使用安全性，应定期监测血肌酐、血糖、电解质等项目，前两周至少3天监测一次，后续可每周监测一次，维持期如有条件可每两周监测一次，或者至少一个月监测一次。

4. 药学问题解决后的临床效果：患者术前PRA阳性，术前即需予MMF预处理，术中给于巴利昔单抗，术后早期予以全剂量FK506、MMF抗排斥反应，丙球封闭抗体，未发生超急性排斥反应。术后1个月复查PRA明显升高，予以提高MMF剂量至1g每12小时1次，维持早期FK506药物浓度大于15ng/ml，随后患者PRA逐渐降至正常，并未发生急慢性排斥反应。因此早期维持较高的免疫抑制强度，采用综合免疫抑制方案，有利于预防高致敏受者排斥反应的发生，同时能够将PRA转阴。但同时也应注意较高的免疫抑制强度会引起感染的增加，需注意早期应用广谱抗菌药物治疗，具体方案可参考后续章节。

第三节 排斥反应的治疗

一、急性排斥反应

急性排斥反应可发生于术后任何时期，多发生于移植术后72小时至1个月内。急性排斥反应的发生机制主要为细胞免疫，随后可有体液免疫共同参与(图7-3)。据最新统计结果显示，约有1/3(34%)的肺移植患者会在术后的1年之内发生至少一次急性细胞排斥反应(acute cellular rejection，ACR)。其中89%的患者需要接受治疗，而年轻患者似乎具有更高的发生率(38%)。此外，抗体介导的排斥反应(antibody-mediated rejection，AMR)在供肺损伤中也占有重要地位。随着器官移植技术的发展，免疫抑制剂的改进，急性排斥反应已经不是术后早期致命的头号杀手，但是 ACR 和 AMR 彼此促进，最终导致 BOS。BOS 是威胁远期存活率最重要的危险因素，是肺移植术后 5 年存活率为 50%的最主要原因。因此，及时发现急性排斥反应可减少近期肺功能的损害和将来的慢性肺功能损害及晚期并发症。

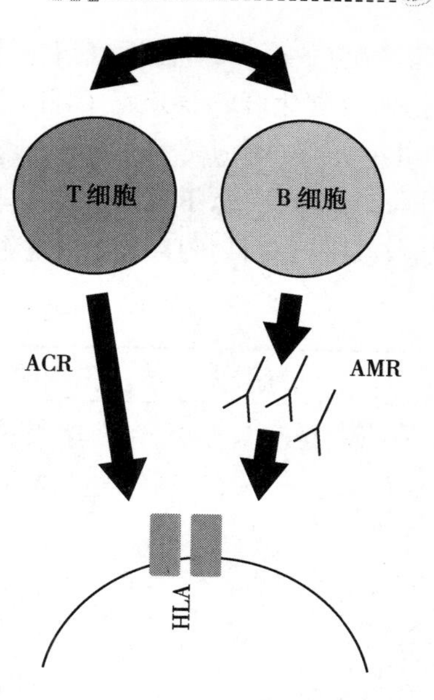

图 7-3 急性细胞排斥反应（ACR）和抗体介导的排斥反应（AMR）示意图

一方面 T 细胞通过识别抗原提呈细胞提呈的供体 HLA 分子直接实现细胞免疫反应（ACR）；另一方面 B 细胞在 T 细胞的辅助下产生针对同种异体的抗体，引起抗体介导的排斥反应（AMR）。

（一）急性细胞排斥反应

急性细胞排斥反应分为直接通路和间接通路，直接通路是受者的 T 细胞直接识别供体肺的树突状细胞表面的同种异体白细胞抗原（human leukocyte antigen，HLA）分子，而间接通路是供体的抗原提呈细胞（antigen presenting cells，APCs）逐渐消亡或者遭到破坏，而受者的树突状细胞发挥作用，将同种异体抗原提呈给受者的 T 细胞。HLA 复合体位于人第 6 号染色体短臂远端，结构十分复杂，具有多基因性和多态性，根据基因产物功能可分为 3 类：HLA-Ⅰ、HLA-Ⅱ和 HLA-Ⅲ。经典的 HLA-Ⅰ类表达于几乎所有的有核细胞表面，包括 A，B 和 Cw 位点。经典的 HLA-Ⅱ基因主要表达在免疫细胞（B 淋巴细胞、单核巨噬细胞、激活的 T 细胞、树突状细胞）表面，包括 DR、DQ、DP 位点。HLA-Ⅲ主要编码补体和一些细胞因子，它们的生物学功能也涉及免疫反应。HLA-Ⅰ分子主要将内源性肽提呈给 CD8 阳性的 T 细胞，而 HLA-Ⅱ分子主要将外源性肽提呈给 CD4 阳性的 T 细胞。急性排斥反应通常包括受者淋巴细胞向肺组织的趋化、募集和激活。直到钙调蛋白抑制剂的出现，有效地抑制了 T 淋巴细胞的增殖、活化，才使肺移植成功成为可能。

急性排斥反应常在数小时内迅速出现临床症状，主要有体温上升、胸痛、全身不适、疲乏、食欲减退、咳嗽、咳痰、呼吸困难等。高等级的排斥反应会引起更严重的症状，可导致急性呼吸窘迫。由于上述临床症状的非特异性，所以对于排斥高风险的患者需要客观检查的依据。肺功能检查能可以发现 60%以上高于 A2 级别的排斥反应，但缺乏特异性，急性排斥和感染均可引起肺功能下降 。尤其在单肺移植后，肺功能检查的作用更为受限，因为余留的一侧病肺的肺功能障碍会混淆检查结果。因此肺功能检查是辅助性的。高分辨率胸部 CT 诊断急性排斥反应的灵敏度较低（约 35%），可出现磨玻璃影、室间隔增厚、胸腔积液等表现。淋巴细胞性的胸腔积液也并非急性排斥反应的特异表现。

如上所述，因急性排斥反应的临床表现没有特异性，所以组织病理学诊断是急性排斥反应诊断的"金标准"。经支气管镜肺活检是诊断急性排斥反应最重要的方法。有研究显示，当发生排斥反应时，不同肺叶的排异等级类似，但下叶的排斥反应似乎更明显。因此，国际心肺移植协会肺排斥研究组推荐至少从通气良好的下叶肺获取 5 块以上组织，以提高诊断灵敏度。1990 年国际心肺移植协会制定了急性与慢性排异组织学分类分级标准，并于 2007 年加以修订（表 7-2）。病理学分级标准将肺移植排斥反应分为急性细胞排斥（A-grade），气道炎症(B-grade),慢性气道排斥或闭塞性细支气管炎(C-grade),慢性血管排斥或加速移植物血管硬化(D-grade)。因此,急性细胞排斥反应有两种病理表现,一种围绕血管(acute cellular vascular rejection, grade A ACR)和(或)一种围绕气道(acute cellular airway rejection, grade B ACR)(图 7-4)。目前有 80%的肺移植中心在术后常规进行经支气管镜肺活检,以进行急性排斥反应的监测。

表 7-2 急性与慢性排斥组织学分类分级标准

分类	等级		说明
A:急性排斥	A0		无明显异常
	A1	极轻度急性排斥	偶见小血管周围单核细胞浸润
	A2	轻度急性排斥	常有小血管周围单核细胞浸润,可出现嗜酸性粒细胞
	A3	中度急性排斥	致密的血管周围浸润,延伸至组织间隙
	A4	严重急性排斥	广泛的血管周围、间质及肺泡浸润;可能存在的肺实质坏死、梗死或坏死性血管炎;可出现嗜酸性粒细胞
B:气道炎症	0		没有细支气管旁炎症浸润
	1R	低级别	罕见、散在支气管黏膜下单核细胞浸润
	2R	高级别	弥漫性支气管黏膜下激活的淋巴细胞浸润,可能含有嗜酸性粒细胞和浆细胞
	X	无法分类	没有支气管组织
C:慢性气道排斥反应-闭塞性细支气管炎(BOS)	0	Absent	
	1	Present	如果存在说明气道管腔内有闭塞纤维结缔组织
D:慢性血管排斥或加速移植物血管硬化		未分级	动静脉内膜纤维增生、透明硬化。通常需要开胸肺活检明确诊断

此外,美国食品药品监督管理局批准将 Cylex 免疫细胞功能检测用于临床监测实体器官移植患者的免疫水平。此检测原理是测定 $CD4^+$ T 细胞的活性,从而推测机体处于感染状态(225ng/ml)还是排斥状态(525ng/ml)。但是从实际临床应用来看,此检查并非如此理想。

对于急性细胞排斥反应的治疗,各移植中心之间尚无统一的标准。但是已经达成共识的是,A2 级别以上的急性排斥反应需要治疗。对于 A1 级别是否需要治疗尚存有争议,最近的一项调查报告显示,美国 41 个不同的肺移植中心中,80%的中心治疗有症状的 A1 排斥反应,只有 35%的中心治疗无症状的 A1 级排斥反应。此外,12%的肺移植中心认为单纯的 B 级别的排斥反应无需治疗。20 世纪 90 年代的一些研究显示,大剂量激素治疗能够成功解决或改善急性排斥反应。没有进一步的资料明确糖皮质激素的具体剂量,不同的中心使用的方案和剂量有很大差别,从 125～1000mg/d,但目前肺移植术后急性细胞排斥反应

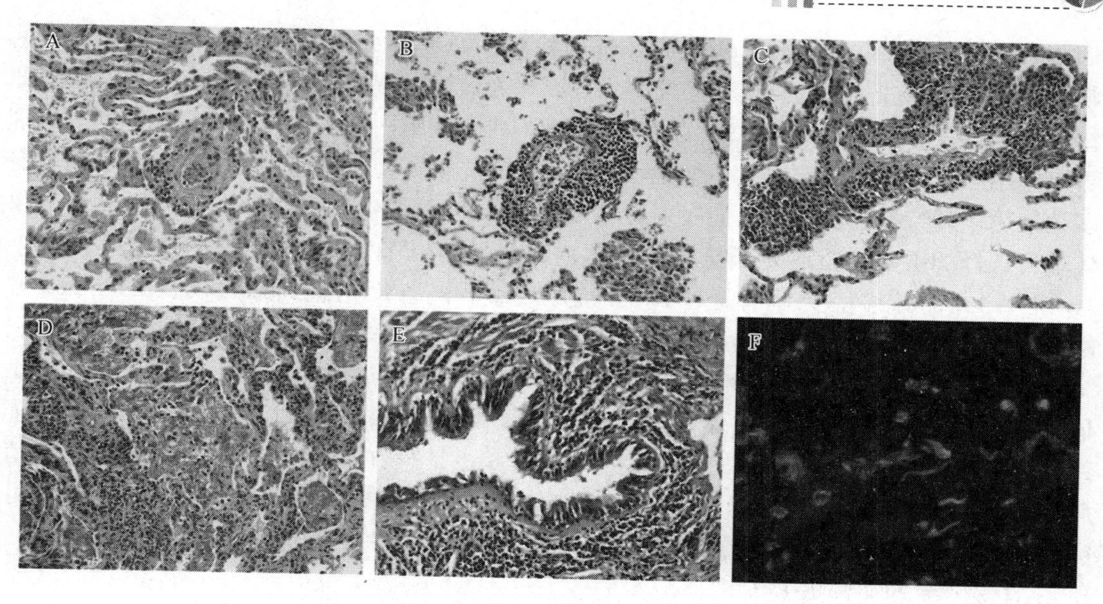

图 7-4 肺移植术后急性排斥反应的病理改变

(A)A1 级别的急性排斥反应:血管周围少量淋巴细胞(HE 染色,40 倍);(B)A2 级别急性排斥反应:小血管常有周围单核细胞浸润(HE 染色,40 倍);(C)A3 级别急性排斥反应:血管周围广泛淋巴细胞浸润并延伸到血管周围间隙(HE 染色,40 倍);(D)A4 级别急性排斥反应:单核细胞弥漫性浸润,肺损伤(HE 染色,40 倍);(E)B2R 级别:淋巴细胞性细支气管炎与密集的细支气管周围单核细胞浸润(HE 染色,40 倍);(F)免疫冷冻肺组织,内皮下、肺泡腔内 C4d 沉积(免疫荧光染色,400 倍)

的一线治疗方案一般是静脉应用 500mg 甲泼尼龙脉冲式治疗,疗程也各不相同,但一般来讲至少给药 3 次,然后口服泼尼松序贯治疗。难治性、持续性、顽固性排斥是肺移植的重要挑战。可以反复使用糖皮质激素进行治疗。也有一些中心支持将顽固性急性排斥反应患者的 CsA 切换成 FK506。许多中心使用多克隆抗胸腺细胞球蛋白(ATG)、抗白介素-2 受体(IL2R)拮抗剂或莫罗单抗 CD3(OKT3)进行脉冲治疗。也有中心报道应用阿仑单抗(抗 CD52 单克隆抗体)治疗 ATG 失败的难治性急性排斥反应。吸入糖皮质激素在急性肺排斥中似乎没有治疗作用。吸入 CsA 治疗的最初数据令人鼓舞,小型研究显示 BAL 中炎症标记物得到下调。但是其吸入载体聚乙二醇的副作用的发生率较高。对于难治性排斥反应,还可以考虑的治疗方法有体外光照和全淋巴照射。

(二)急性体液排斥反应

有些患者在肺移植术后出现了针对移植肺的体液排斥反应。其机制是通过间接途径激活的 T 细胞辅助记忆性 B 细胞活化,在适当的细胞因子和共刺激分子作用下产生抗体。对于抗体介导的同种异体排斥反应,最初是在超急性排斥反应中被观察到的。预存的供体特异性抗体导致补体激活和移植物快速失功。从交叉配型出现到改善,超急性排斥反应在所有器官移植中明显下降了。随着抗体检测技术的发展,同种异体移植物特异性抗体被筛选出,大量的证据表明这些抗体是针对 HLA 抗原的,也有针对肺组织上皮和内皮抗原的。人们逐渐认识到 AMR 的四大特点:抗供体 HLA 特异性抗体;移植物活检发现大量补体沉积;组织学损伤;临床移植物失功。

用于 HLA 的抗体筛查和鉴定技术包括补体依赖性细胞毒性(CDC)和固相技术,例如

ELISA，流式细胞术，Luminex公司的珠阵列检测。CDC测定法可用于HLA分型的血清学，抗体筛选和鉴定，以及直接交叉配型。其原理为血清中特异性抗体和细胞表面相应抗原结合，并激活补体，导致细胞死亡。染液可以进入死亡细胞内部而被计数。应用同样的原理可以应用已知的抗体确定供受体细胞表面的HLA抗原类型。目前大多数HLA实验室更多地使用序列特异性引物和反向序列特异性寡核苷酸探针进行更精确的HLA分型。对供体进行选择的主要目的是为了避免受者体内已经预存了针对供体的特异性抗体。大于10%～15%的肺移植受者术前对HLA抗原致敏。随着固相流式细胞仪和Luminex方法的发展，已经可以精确地检测致敏受者体内预存的抗体特异性。通过检测可以鉴定“不能接受的供体抗原”，应该在手术中避免带有这些位点的供体。手术前应该比对供体HLA抗原和受者HLA抗体，构成“虚拟交叉配型”。虽然通过虚拟交叉配型避免了特异性HLA抗体，但是肺移植术后高PRA患者还是存在术后高并发症的风险。移植后他们的PRA水平可能稳定，也可能继续升高，可能是特异性抗供体HLA的，也有可能是非特异性的。一项研究显示，术前高致敏患者术后发生急性排斥反应、顽固排斥、BOS的发生率均明显升高。

虽然抗体出现会导致较差的预后，但是没有随机的可靠的研究表明，经过治疗可以改变预后。事实上，即便在AMR已经被研究得比较透彻的肾移植，也没有随机、对照试验来说明临床治疗改变预后。有个例报道和回顾性研究表明特定的抗抗体治疗可能有益。血浆置换、静脉注射免疫球蛋白、利妥昔单抗可单独或联合应用用于对抗抗体。多中心的回顾性研究表明应用血浆置换可以去除外周循环抗体，尤其对类固醇激素反应不佳者，可以明显改善临床症状，并改善移植肺功能。然而此方法因为管理困难、有明显的副作用，仅在严重的体液排斥患者中考虑。静脉注射免疫球蛋白是减少抗体介导排斥的最常见的疗法之一。静脉注射免疫球蛋白可以导致B细胞凋亡，减少B细胞数目，并下调B细胞表面的数种抗原。它还能够封闭与供体反应的抗体，抑制补体激活，而且副作用很低。

新近有两个新药已经在实体器官移植患者中用于抗急性体液排斥反应治疗。硼替佐米(Bortezomib)是选择性的26S蛋白酶体的抑制剂，可导致浆细胞凋亡，并被成功用于治疗肾移植术后AMR。此药被成功用于治疗肺移植术后2例超急性排斥反应患者。艾库组单抗(Eculizumab)是补体C5的抗体，可以阻止补体激活。艾库组单抗被报道用于高致敏肾移植受者，并可明显下降术后AMR发生率。但此药尚未见在心肺移植受者中的应用报道。

二、超急性排斥反应与慢性排斥反应

超急性排斥反应(hyperacute rejection，HAR)是指移植器官与受者的血管接通后数分钟至2天内发生的排斥反应，主要由体液免疫参与所致，其发生与供受者ABO血型不合或受者体内预存抗供体组织抗原的抗体等因素有关。这些预存抗体往往是由于受者接受过反复输血、多次妊娠、长期血液透析和再次/多次移植而形成的，也可能由于与移植抗原呈交叉反应的微生物感染所引起。除上述免疫学因素外，供体器官灌注不畅或缺血时间过长等非免疫学机制，也可能导致超急性排斥反应的发生。这些预先存在的抗体可与供者抗原发生反应，导致移植物立即损伤(超急性排斥反应)或加速体液排斥和BOS。

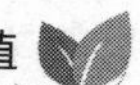

随着对移植物排斥反应本质的认识和血型配合的常规应用，因ABO血型不合导致的HAR已十分罕见。目前临床发生的HAR主要是由受者体内预存抗供体同种异体抗原的抗体，包括抗供体HLA抗原、单核细胞抗原及血管内皮细胞抗原的抗体。它们可与移植器官的组织抗原结合，通过激活补体直接破坏靶细胞，或通过补体活化所产生的活性片段，引起血管通透性增加和中性粒细胞浸润，导致毛细血管和小血管内皮细胞损伤、纤维蛋白沉积和血小板血栓形成，从而使移植器官发生不可逆性缺血、变性坏死。免疫荧光内皮下、肺泡腔内C4d沉积。

慢性排斥反应（chronic rejection，CR）的表现是闭塞性细支气管炎（BOS），在肺移植术后1年内少见，但却是后远期最主要的并发症，5年内发生率达43%～80%。50%以上的死亡与慢性排斥有关，是晚期死亡的最主要原因。其临床特点为FEV_1明显下降，且对支气管扩张剂无反应，进行性的呼吸困难，常伴有咳嗽。经支气管镜或者外科手术的肺活检虽有助于诊断，并不是必需的。BOS的临床过程变化很大，中位生存期为发病后3～4年，波动可至0～9.4年。

BOS的诊断定义为持续（>3周）呼气流速下降（即阻塞性通气功能障碍），排除其他肺病如吻合口狭窄/并发症，感染，急性细胞排斥反应，原发病进展。具体分类及参数标准包括FEV_1和呼气中段流量（$FEF_{25\sim75}$）（表7-2）。高分辨率的计算机断层（HRCT）扫描可出现空气潴留、衰减的马赛克图案、小叶间隔增厚、支气管扩张或树芽征。呼气相CT的空气潴留更明显。

表7-2 闭塞性细支气管炎分级

	1993分级	2003分级
BOS 0	FEV_1>80% 基线	FEV_1>90%基线 和 $FEV_{25\sim75}$>75%基线
BOS 0 p		FEV_1 81%～90%基线和（或）$FEV_{25\sim75}$<75%基线
BOS 1	FEV_1 66%～80%基线	FEV_1 66%～80%基线
BOS 2	FEV_1 51%～65%基线	FEV_1 51%～65%基线
BOS 3	FEV_1< 50%基线	FEV_1<50%基线

注：基线被定义为肺移植术后至少3周以上，不应用支气管扩张剂，两次最好的肺功能检测的平均值

慢性排斥反应的组织病理学特征为BOS，一个炎症纤维化的过程，累积小气道或细支气管。最初的过程是淋巴细胞渗入黏膜下层（即淋巴细胞支气管炎或细支气管炎），紧接着是上皮细胞损伤、坏死和黏膜溃疡。气道炎症反应导致成纤维细胞、肌成纤维细胞的募集和增殖。腔内肉芽组织可能导致气道次全或全闭塞，包括从部分到完全纤维化，失去正常的细胞结构，变成瘢痕形成的气道管腔（图7-5）。

目前尚无有效的药物用于预防和治疗BOS。对于ACR和BOS只能在目前治疗的药物中增加免疫制剂或调整免疫制剂的种类。

1. 抗代谢药　有回顾性研究显示应用MMF较AZA具有更低的ACR发生率。但是另一项前瞻性、随机研究发现MMF和AZA具有相似的ACR、BOS发生率和3年生存率。也有报道使用MMF切换AZA治疗BOS后，FEV_1的下降速度减缓。

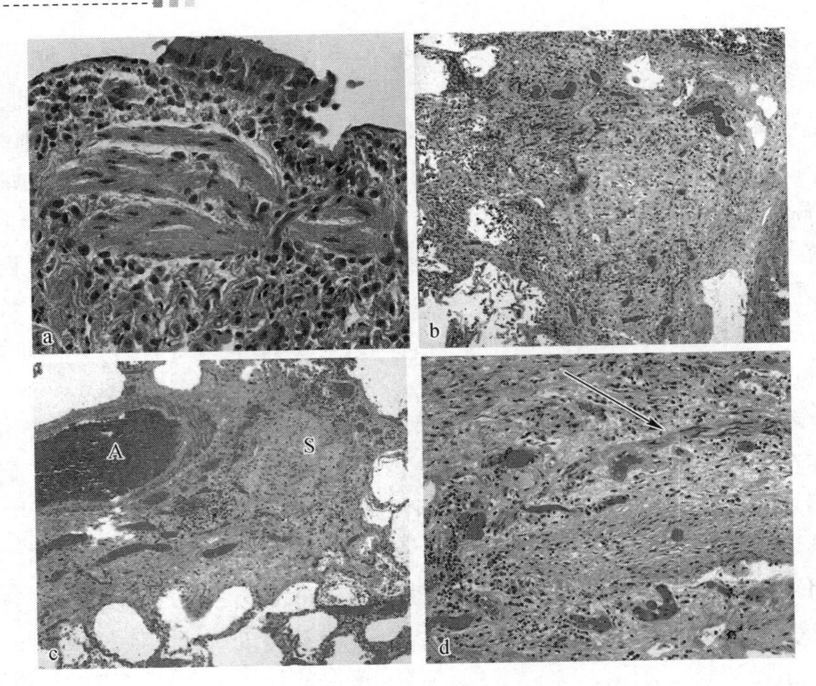

图 7-5 闭塞性细支气管炎的组织病理学表现

(a)早期病变慢性炎症在小气道上皮下方(HE 染色,200 倍);(b)完全闭塞的细支气管中既有炎症又有纤维化同时存在(HE 染色,40 倍);(c 和 d)瘢痕(S)旁边的一个小动脉(A),高倍镜下可见到平滑肌条(箭头),表面这曾经是一个气道(HE 染色,40 倍和 200 倍)

2. 钙调蛋白抑制剂 有两项开放、随机实验对比了 FK506 和 CsA。一项研究显示 FK506 治疗组的 ACR 的发生率似乎更低($P=0.07$),BOS 在 FK506 组发生率为 22%,而 CsA 组为 36%($P=0.025$);另一项研究显示 FK506 治疗组 ACR 发生率不断降低。一项包含 90 个受者的研究显示 FK506 治疗组具有更低的 ACR 和 BOS 发生率。对于已经形成 BOS 的患者,使用 FK506 切换 CsA 后,FEV_1 下降减缓,但并没有观察到改善。

3. 溶细胞治疗与 IL-2 受体拮抗剂 一项前瞻性的随机双盲试验,将 44 例肺移植受者分为 2 组,术后均使用 CsA、AZA 和类固醇抗排斥治疗,但其中 22 例还额外接受兔抗人胸腺蛋白抗体(RATG)1.5mg/(kg · d)的 3 天治疗。结果显示 RATG 组的 AR 发生率(22%)较普通患者组(55%)明显降低,但是感染、恶性肿瘤、3 年后 BOS 发生率、生存率均无明显差异。更有趣的是,随访 11 年后,AR、感染、恶性肿瘤、生存率还是没有差异,因此提示 RATG 治疗并无显著优势。关于 IL-2 受体拮抗剂的作用(如达昔单抗或巴利昔单抗),作为 BOS 的治疗作用尚未阐述。有部分研究报道,在肺移植受者中应用达昔单抗比 ATG 有更低的 ACR 发生率。一项研究报道达昔单抗组的 BOS 发生率更低,但是另外两组报道发生率和 ATG 组相近。这些研究由于缺乏样本量以及可变的免疫抑制方案,故缺乏可信度。

4. SRL SRL 和相关化合物(如依维莫司)和 FK506 结构相似并作用于相同的靶点。有小样本非随机研究报道,从钙调磷酸酶抑制剂(CNI)切换到 SRL 或者 CNI+SRL 治疗可以改善或稳定 BOS 患者的肺功能。然后由此带来的不利更明显,尤其是肾功能受损。在一个多中心、随机、双盲的研究中,223 例肺移植受者接受 CsA、糖皮质激素加依维莫司或者

AZA抗排斥治疗。结果发现依维莫司组比AZA组在术后12个月时BOS的发生率更低(22% vs 34%)。但是遗憾的是,至24个月时两组相近。有趣的是,无论是12个月还是24个月,依维莫司组需要治疗的ACR明显下降了。

5. 阿仑单抗(alemtuzumab) 阿仑单抗是人源化抗CD52抗体,用作移植患者的免疫诱导或者难治ACR、BOS的治疗。在一项小样本研究中,阿仑单抗用于难治ACR、BOS的治疗时,比ATG明显降低了病理排异等级。10例明确BOS的患者中,4例FEV_1得到提高,BOS病理表现得到改善,但是平均FEV_1没有变化。

6. 阿奇霉素 大环内酯类药物显示出一定的免疫调节作用,并已在一些肺部疾病中得到应用。阿奇霉素已有被成功应用治疗BOS的先例。报道中6例肺移植术后BOS的患者中有5例患者FEV_1得到改善(平均值为17%)。在随后的前瞻性研究中,14例BOS患者除了应用免疫抑制剂外,还使用阿奇霉素治疗(250mg隔日服用)3个月。总体而言,平均FEV_1增加了13%和BAL中中性粒细胞和IL-8的水平降低。重要的是,其中6名患者(43%)的FEV_1增加超过基准水平的10%以上。另一项研究显示,经阿奇霉素治疗后,BOS患者虽然没有好转,但是可能减缓疾病进展的速度。虽然患者数目有限,并且缺乏长期、对照试验,这些研究结果是令人鼓舞的。

7. 普伐他汀(pravastatin) 有研究对502名肺移植受者进行长期随访发现,普伐他汀对术后肺功能保护,缓解BOS起到了积极作用。结果表明他汀类药物和术后生存改善,肺功能和减慢闭塞性细支气管炎的发作之间有很强的相关性。

8. CsA气雾剂 通过局部吸入免疫抑制到肺部减缓BOS的发生、发展,在理论上是有益、可行的。一项单中心、随机、双盲、安慰剂对照的研究显示,局部吸入CsA可能具有预防BOS的潜在价值。肺移植受者被随机分为吸入CsA组($n=28$)和吸入安慰剂组($n=30$),终点为2年。结果发现吸入CsA提高了生存率,降低了BOS发生率。

9. 供体骨髓输注 通过供体骨髓输注来实现免疫耐受。在动物模型肺移植之前,输注供者骨髓,实现免疫耐受。在一项临床研究中,26例肺移植受者接受输注供体骨髓,而其余13例患者并未接受骨髓。随访4个月时,骨髓输注组的BOS发生率较普通患者降低($P=0.04$)。但两组的生存率和ACR发生率相似。此技术有希望,但是由此带来的有效性、安全性问题值得研究。

10. 再次移植 有报道肺移植患者术后因为BOS而接受再次移植,但是存活率低于第一次移植者。有部分报道,术后BOS的再次发生率也高于第一次移植患者,但并不是全部。鉴于供体肺有限,再移植的作用仍存有争议。

三、临床案例分析

1. 病史摘要:男性患者,29岁,体重61kg。因"硅沉着病,肺气肿,肺大疱,呼吸衰竭,慢性肺源性心脏病",于2014年11月26日全麻下行ECMO辅助右肺移植术,术后康复顺利,经FK506+骁悉+泼尼松三联免疫抑制治疗,并服用伏立康唑抗真菌治疗。术后1个月(2014-12-25)患者停用伏立康唑,并将FK506口服剂量由0.5mg每12小时1次逐步加至1.5mg每12小时1次,但未监测血药浓度。2015年1月2日患者出现胸闷伴血氧饱和度下降,最低至88%,伴有低热,体温37.8℃,感恶心,无呕吐,无明显咳嗽、咳痰,无畏寒、寒战,无胸痛。2015年1月4日至门诊行胸部CT检查示右肺广泛磨玻璃样渗出影(图7-6)。

入院后检查白细胞 13.17×10^9/L，淋巴细胞 0.65×10^9/L，CRP86mg/L，PCT＜0.02ng/ml，G 试验 204.3pg/ml，肝肾功能、凝血功能、免疫组合、内毒素未见异常。立即于右肺下叶多处行纤维支气管镜下肺活检，考虑急性排斥反应。

2. 药物治疗过程中存在的药学问题：肺移植术后免疫抑制药物血药浓度的监测很重要，少数患者由于免疫抑制药物剂量调整不当，或者未行浓度监测，导致急性排斥反应的发生，因此一旦发生急性排斥反应，如何进行药物治疗？

3. 针对药学问题的分析与解决方法

(1)患者入院时诊断明确，应立即针对急性排斥反应进行治疗，结合上述推荐对该患者给予甲泼尼龙 500mg/d，3 天脉冲治疗。

(2)监测免疫抑制药物浓度，经监测其 FK506 药物浓度为 5.5ng/ml，低于术后第 3 个月推荐浓度 10～15ng/ml，急需调整 FK506 用量。建议其剂量调整为 2.5mg 每 12 小时 1 次，并隔天监测血药浓度，调节稳定时可每周监测一次，尽可能将 FK506 血药浓度维持在 15～20ng/ml。

(3)应注意甲泼尼龙、伏立康唑、奥美拉唑等药物对 FK506 血药浓度的影响，在后续治疗中如果调整上述药物，应注重 FK506 血药浓度监测。

(4)调整 FK506 用量后尽早开始监护药物使用安全性，应对下列参数进行常规监测：血压、心电图、神经和视力状态、空腹血糖、电解质(特别是血钾)、肝肾功能检查、血液学参数、凝血值、血浆蛋白。前两周至少三天监测一次，后续可每周监测一次，维持期如有条件可每两周监测一次，或者至少一个月监测一次。

4. 药学问题解决后的临床效果：经治疗 3 天后患者胸闷症状明显改善，不吸氧条件下血氧饱和度由 88%上升至 96%。复查胸部 CT，右肺磨玻璃样影明显吸收。活检组织经 HE 染色所见如图 7-6。

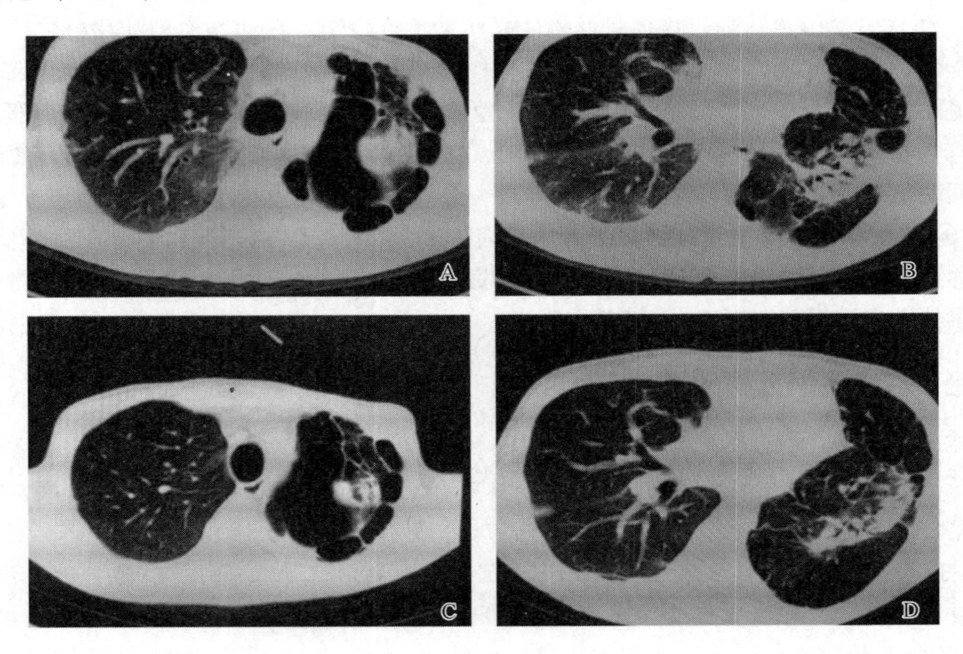

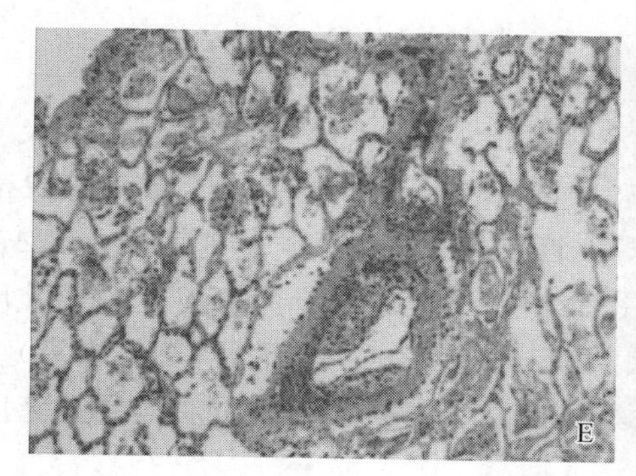

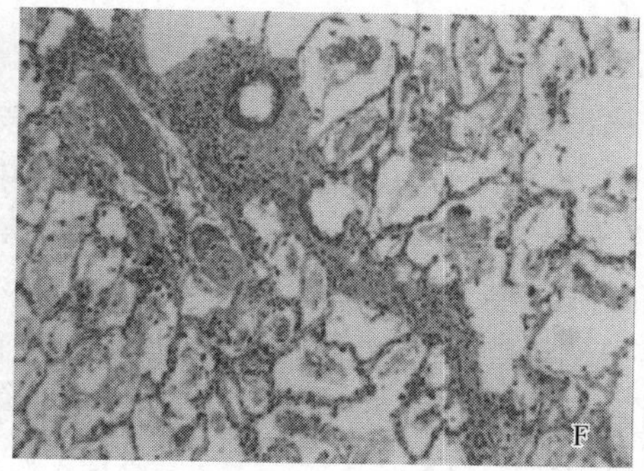

图 7-6 急性排斥反应的胸部 CT 和组织病理学表现

(A、B)右肺移植术后急性排斥反应发生时，右肺广泛磨玻璃样渗出影；(C、D)经静脉甲泼尼龙 500mg 冲击治疗 3 天后复查的胸部 CT，右肺渗出影明显吸收；(E、F)A3 级别急性排斥反应，血管周围广泛淋巴细胞浸润并延伸到血管周围间隙(HE 染色，100 倍)。

第四节 肺移植术后感染

一、概述

数十年来，肺移植术后管理水平显著提高，但感染仍然是肺移植术后最重要的并发症。可以说，一次成功的肺移植，离不开对感染的准确诊断和恰当防治。

感染是肺移植术后发病和病死率居首位的原因。由于免疫抑制剂的应用，肺移植受者处于免疫抑制状态，终身有患感染性疾病的风险。供体肺去神经支配，纤毛运动减弱，咳嗽反射减弱，受者术前基础情况差，营养不良，加之术后置入的各种管道较多，影响了功能的恢复，均使受者主动排痰能力差，易致感染。除此之外，淋巴回流中断，病原体定植，供体病原体传播等也是术后感染的易患因素。除了导致感染性休克、器官功能衰竭等并发症外，感染尚可诱发急性和慢性排斥反应，增加病死率。为了减少感染相关并发症，需要对受者进行全面的评估，包括既往感染史和气道定植史。肺移植患者术后感染常见的致病菌包括铜绿假单胞菌、鲍曼不动杆菌、金黄色葡萄球菌、曲霉菌及巨细胞病毒等。

肺移植术后第 1 个月是肺部感染发生的高峰期，6 个月后风险随之下降。早期的肺部感染源主要来自供体肺，在对供体肺进行微生物学普查的同时进行术后预防性抗感染治疗可改善预后。后期发生的感染与闭塞性细支气管炎有关。对于肺移植术后诊断为闭塞性细支气管炎综合征的患者，感染可急性加重病情，甚至导致死亡。

肺移植受者感染的临床症状是多样的，可以无症状，也可以快速进展。围术期的监测、术后日常家庭肺功能检查以及长期密切随访等对于早期发现感染有重要意义。肺移植术后的患者，都应常规接受教育，在生活中注意预防感染，学会识别早期感染的征象。当患者出现发热，乏力，咳嗽、咳痰加重，肺功能下降等情况，需与移植科医生联系评估。诊断性检查包括病史、体格检查、血液检查、痰液检查、影像学检查、肺功能检查、支气管镜肺泡灌洗(bronchoalceolar lavage，BAL)及经支气管肺活检(transbronchial lung biopsy，TBLB)等。

二、真菌感染

肺移植术后真菌感染的高危因素包括：较长的手术时间、术中大量输血、移植术前术后真菌定植、移植后继发细菌感染或CMV感染、单肺移植、肾脏替代治疗、低丙种球蛋白血症、既往支气管支架植入史、糖皮质激素使用等。真菌感染的病原体包括酵母菌、霉菌(即丝状真菌)、双相型真菌及累真菌。对于肺移植受者，危害最大的仍是丝状真菌，故下文所述真菌主要指丝状真菌。丝状真菌包括曲霉(如烟曲霉、黄曲霉等)和非曲霉(如毛霉等)。最常见的曲霉菌是烟曲霉(91%)，黄曲霉和黑曲霉感染的发生率为2%，不同种类曲霉菌混合感染达5%。

肺移植术后真菌感染可以进一步被分为：支气管吻合口真菌感染、真菌性支气管炎、侵袭性肺部真菌感染或播散感染。肺移植术后真菌感染的高峰集中在前3个月，念珠菌感染好发于移植术后两个月内，曲霉菌感染好发于移植术后1～3个月，侵袭性肺真霉病或播散感染大多发生于肺移植后1年内。Singh和Husain总结前人经验，发现肺移植术后受者真菌感染的发生率为6.2%，58%的患者有支气管或者吻合口感染，而32%的患者有肺部侵袭性感染，10%有浸润性播散。随着术后普遍预防经验的积累，肺侵袭性感染和播散感染比例较前减少，有研究报道75%的真菌感染出现在气道，而18%为肺实质侵袭性感染，7%为全身播散性感染。这是很有意义的，因为侵袭性肺部真菌感染或播散感染的病死率较高，甚至可大于50%，而局部感染的病死率明显较低。真菌定植状态的受者在移植术后更易感染侵袭性肺真菌病，尤其是支气管扩张、囊性肺纤维化，对于该类受者，术后应积极处理。

侵袭性肺部真菌感染受者的影像学表现可为孤立或多发的结节影、楔形阴影、实变影，病灶内可形成空洞，但并非特异性表现，胸腔积液少见。晕轮征、空气新月征、病灶内曲霉球等征象虽更具特征性，但在肺移植受者中罕见。半乳甘露聚糖检测(GM试验)有助于诊断侵袭性肺真菌病。半乳甘露聚糖是曲霉菌的细胞壁成分，在其生长过程中释放。在肺移植患者中，血清半乳甘露聚糖检测的敏感性差，仅30%～55.5%，特异性为87%～95%。目前通过酶联免疫试验证实，支气管肺泡灌洗液中半乳甘露聚糖检测似乎更有意义，诊断侵袭性曲霉菌病的敏感性为60%，特异性为95%～98%。然而，抗真菌预防(假阴性)和使用哌拉西林-他唑巴坦治疗(假阳性)能影响实验结果的质量。此外，采用(1,3)-β-D-葡聚糖检测(G试验)亦助于诊断真菌感染，但真菌细胞壁多糖成分并非特异性存在于曲霉菌，特异性稍差。最后，常规纤维支气管镜检查对于吻合口真菌感染的诊断非常重要。在支气管吻合口愈合的早期，气管镜下可见污浊的坏死物及假膜覆盖在吻合口周围，进而可见肉芽组织增生、吻合口狭窄，甚至吻合口缝线断裂。可经气管镜获取标本进行培养或组织学检查。

一般抗真菌治疗药物包括棘白菌素类[(卡泊芬净(caspofungin)、米卡芬净(micafungin)]，三唑类[(伏立康唑(voriconazole)，泊沙康唑(posaconazole)]，两性霉素B(amphotericin B)及其脂质体。预防性抗真菌治疗的方案，无论是药物的选择还是疗程，在各个移植中心之间区别较大。最常用的预防方案包括单用三唑类药物(伏立康唑或泊沙康唑)，可联合吸入两性霉素B，之后予伊曲康唑(itraconazole)序贯应用，疗程为移植后4～6个月。氟康唑(fluconazole)不常规应用，由于它缺乏抗非念珠菌的活性。侵袭性肺真菌病的一线治疗药物仍是伏立康唑，而棘白菌素类、静脉用两性霉素B为二线治疗药物。伏立康唑、泊沙康唑、伊曲康唑均是CYP3A4的抑制剂，与钙调磷酸酶抑制剂合用时，可明显增加后者的血药浓度。故在加用或停用该类药物时，应同时积极调整钙调磷酸酶抑制剂的剂量，并密切监测血药浓度，以防治不必要的排斥反应或感染出现。除此之外，应注意观察其药物不良反应，如视觉障碍，肝毒性，皮疹等，权衡用药安全性与有效性的平衡点。

三、肺孢子菌感染

肺孢子菌(pneumocystis jiroveci，PC)是一种机会感染的真菌，在肺移植受者上可以引起致死性的肺孢子菌肺炎(pneumocystis pneumonia，PCP)。PC是单细胞型，发展过程包括滋养体、囊前期、包囊三阶段。

在肺移植中，肺孢子菌感染的好发因素包括：年龄>65岁，T淋巴细胞计数<750/mm^3持续1个月以上，免疫球蛋白IgG水平低，巨细胞病毒感染后，急性排斥反应。有文献报道，52%的PCP感染患者，在一年内有CMV感染的病史，类似地，有超过半数的PCP感染患者，在一年内有急性排斥反应的病史。

PCP的诊断方法包括：①痰液、支气管肺泡灌洗液、肺活检标本经特殊染色(吉姆萨、哥氏银、六胺银、甲苯胺蓝染色等)，镜检寻找病原体。②PCR：本法比显微镜检更加客观且敏感度高。PCR可检测不同的基因底物，包括内在转录间隔区基因、线粒体大亚基rRNA及主要的表面糖蛋白基因等。③血清学：主要指G试验，即测定(1，3)-β-D-葡聚糖。④影像学：PCP的CT分布特征为弥漫性(95%以上)、对称性(90%以上)，常见征象为磨玻璃影(最常见，全肺分布为主，其次为上叶)、网状影、小叶间隔增厚、肺气囊(特异性，肺上叶或上中叶为主)等。

PCP的治疗药物包括：①复方磺胺甲噁唑(SMZ-TMP)、氨苯砜(dapsone)、阿托伐醌(atovaquone)、喷他脒(pentamidine)，这类药物主要针对PC的滋养体。②棘白菌素类药物，主要针对PC的囊前期。③激素，可缓解病情，减轻炎性渗出，还可减少其他药物的不良反应。

未进行预防用药的情况下，肺及心肺联合移植受者PCP发病率为10%～40%。远远高于肾移植的2%～15%和肝移植的5%～15%。术后一年后，PCP发病率肺移植为最高。加拿大多中心研究显示，不预防用药的受者，PCP感染的发生时间为术后17～204天，预防用药半年者，PCP感染的发生时间为术后846～4778天。此外，基本所有文献均提示，当预防用药进行时，没有PCP发生。鉴于PCP感染的严重性、上述流行病学调查结果以及预防的有效性，一般建议术后早期可予以PCP预防用药，持续半年以上。但最近有学者发现，短期预防(仅预防1个月)也可能达到类似的效果，考虑其原因可能为：①研究中术后早期应用棘白菌素类预防真菌，同时对PC也有效。②短期预防破坏了PC的定植状态。当然，短期预防法是否可靠，仍需要进一步研究。

四、病毒感染

巨细胞病毒是肺移植术后感染最重要的病原微生物之一。像其他疱疹病毒一样，巨细胞病毒可终身潜伏于宿主体内，有复发可能。CMV阳性的肺移植供体是重要的传播途径。CMV错配者相比有CMV潜伏的肺移植受者术后严重感染的风险更大，死亡率更高。CMV错配指：血清学CMV阴性的受者(R-)接受CMV阳性供者(D+)的供肺。

CMV感染好发于移植术后6～12个月。临床症状可以表现为肺炎、肠炎、肾炎、视网膜炎、肝炎、骨髓抑制和脑病。CMV 除了带来直接器官损伤外，还能引起免疫系统的改变，称为 CMV 感染的间接效应。CMV 的间接效应能导致机会感染的增多，可引起急性排斥反应、慢性肺移植物失功（chronic lung allograft dysfunction，CLAD）和移植后淋巴组织增生性疾病（post-transplantation lymphoproliferative disorders，PTLD）发生率升高。

随着预防措施的改变，CMV 的发病率及发病时间近 10 年来发生了很多变化。预防措施下，CMV 感染的在肺移植术后出现得更晚。而没有经过预防的患者，典型的 CMV 症状出现于术后第 1～4 个月。进行 CMV 预防治疗具有出现耐药毒株的可能，基因型主要分为两类：UL97 和 UL54。耐更昔洛韦（ganciclovir）病毒株最常发生的突变位点是磷酸转移酶基因（UL97），在该处出现的突变抑制了药物的合成代谢，降低了更昔洛韦的磷酸化作用，因而抑制其转化成有活性的细胞内三磷酸盐复合物。导致 CMV 耐药的危险因素有：CMV 错配，过长的口服更昔洛韦预防治疗，免疫抑制过度。

肺移植术后社区获得性呼吸道病毒（community acquired respiratory viruses，CARV）的常见病原体包括：副黏病毒科[（呼吸道合胞病毒 A、B 型（RSV），副流感病毒（PIV1-4）、人偏肺病毒（HMPV）]，正黏病毒科（流行性感冒样病毒 A、B 型），小 RNA 病毒（鼻病毒 A、B、C 型和肠病毒），冠状病毒科（冠状病毒）和腺病毒科（腺病毒）。人类博卡病毒是一种新型的细小病毒，但该病毒的报道较罕见。肺移植术后受者的 CARV 发病率很高，且有季节性特点，冬季时流感病毒和 RSV 好发。CARV 感染的表现不一，可以从无症状到轻度上呼吸道感染，一直到重症肺炎，但出现明显气道症状者可达 57%。感染的严重程度和感染的病毒类型有关。无症状的病毒携带状态是罕见的，但有时可见于小 RNA 病毒或冠状病毒感染。流感病毒和副黏病毒感染的症状表现往往较严重，需要住院治疗。而腺病毒感染移植肺可引起相当高的死亡率。在 CARV 基础上再继发细菌和真菌感染是其严重的并发症。

CARV 移植肺感染可能与排斥反应发生有关。多伦多一项前瞻性的研究包括 50 例具有呼吸道病毒感染的肺移植受者（痰培养阳性或巨细胞病毒抗原阳性者除外），对照组为 50 个稳定的肺移植术后受者。有呼吸道症状的患者中 66%经鼻咽或口咽拭子进行 CARV 检测为阳性（包括：呼吸道合胞病毒，副 1-3 病毒，流感病毒 A 和 B，腺病毒，人肺病毒，鼻病毒，肠病毒，冠状病毒）。对照组中仅 8%（4 例）患者出现鼻病毒阳性。3 个月后上述感染组患者，急性排斥反应发生率为 16%，18%患者出现 FEV_1 下降 20%以上。而上述对照组中没有病例出现急性排斥反应或 FEV_1 下降 20%以上。

CMV 外周血检测包括定量 PCR、抗体以及半定量 pp65 抗原检测等。用免疫荧光法检测抗体的灵敏度较低，早期诊断的“金标准”仍是应用 PCR 法进行核酸扩增检测。在组织侵袭性 CMV 感染中，行组织活检可见典型的包涵体，可作为诊断依据。

肺移植术后抗病毒应重在预防，治疗的选择是有限的。对于副黏病毒，可选用口服，静滴或雾化吸入利巴韦林来治疗，但应提防其不良反应。流感病毒感染的治疗药物包括金刚烷胺（amantadine），扎那米韦（zanamivir）和奥司他韦（oseltamivir），但其在肺移植中应用的有效性少有报道。对于严重的 CMV 感染，标准治疗方法是静滴更昔洛韦（5mg/kg），持续 2～3周，随后序贯口服缬更昔洛韦（valganciclovir）2 周以上。同真菌感染类似，各移植中心的预防方案各异。常用的预防方法如下：肺移植后即开始予缬更昔洛韦（900mg）药物预防；对于 D+/R－的受者，预防持续 6～12 个月；对于 D－/R+或 D+/R+的受者，预防持续

3～6个月；对于D－/R－的受者，可不预防。对更昔洛韦耐药者，可选用膦甲酸钠(foscarnet sodium)或西多福韦(cidofovir)来防治，而对上述药物均耐药者，马立巴韦(maribavir)、来氟米特(leflunomide)、青蒿酯可作为替代药物。

免疫抑制状态、CMV和EB病毒感染与PTLD相关。发生率为2%～8%。PTLD的临床表现多变，可以侵犯任何器官，累及淋巴结或淋巴结外组织。由于95%的PTLD受者表达CD20，使得利妥昔单抗成为治疗PTLD的有效手段。

五、细菌感染

细菌感染可发生于移植后任何时间。受者年龄超过40岁、病原体定植、供体肺过度缺血(>76小时)、肺叶膨胀不全、受损的咳嗽反射、淋巴回流中断、手术后通气不足、误吸等可增加肺部细菌感染的危险。术后常见的细菌病原体包括铜绿假单胞菌，鲍曼不动杆菌、克雷伯杆菌、金黄色葡萄球菌、嗜麦芽窄食单胞菌等。

近几十年来，由于术后常规抗感染药物的应用，使细菌感染的发生率和感染谱发生了很大变化。西班牙的一项前瞻性多中心的研究包括236名肺移植受者，平均随访期为180天，显示平均每100例肺移植受者中每年有72例肺炎感染。2/3的(57例)患者有病原学依据，82%为细菌感染。24.6%分离到铜绿假单胞菌，鲍曼不动杆菌和金黄色葡萄球菌分离率均为14%，大肠埃希菌、肺炎克雷伯菌和嗜麦芽窄食单胞菌均为5.3%，恶臭假单胞菌、黏质沙雷菌、洋葱假单胞菌均为1.8%，分枝杆菌为5.3%(3.5%为结核杆菌，1.8%为鸟分枝杆菌)。

诊断感染需要综合性的手段，主要包括痰培养、支气管肺泡灌洗液培养、聚合酶链反应(PCR)、经支气管肺活检等。在病原学结果未归来前，可暂时经验性应用广谱抗菌药物预防感染。支气管扩张或CF受者一般病史长，在术前存在结构性肺病，往往有革兰阴性菌如铜绿假单胞菌、洋葱伯克霍尔德菌属定植，术后早期需积极予以抗菌药物预防。分枝杆菌感染虽较少见，但也应引起重视，尤其是CF受者。

六、肺移植术后的免疫接种

肺移植术后一年之后，所有受者均可进行疫苗接种。现有研究表明，仅1/3左右的免疫抑制受者获得了对流感疫苗的保护性抗体。一般选择肌内注射接种活疫苗。皮内注射因不能显著提高疫苗的免疫原性，不推荐使用。一般情况下，肺移植受者接种流感疫苗的耐受性良好，鲜有副作用，且其一般为局部反应。目前没有针对CMV、RSV的有效疫苗，但临床研究正在进行。

七、病例分析

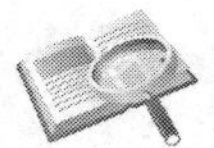

案例一

1. 病史摘要：患者，男性，53岁，体重55kg。因"咳嗽两年半，活动后气喘一年"入院。患者两年半前无明显诱因出现咳嗽，干咳为主，抗炎治疗后可稍好转。一年前出现活动后气喘，爬一层楼即感喘憋，在外院诊断为"特发性肺间质纤维化"，长期口服乙酰半胱氨酸

0.6g/d、甲泼尼龙 12mg/d，但病情仍进行性恶化，为求肺移植入院。入院查体：呼吸促，两肺听诊呼吸音低，两下肺可闻及 Velcro 啰音。入院诊断：特发性肺间质纤维化，Ⅰ型呼吸衰竭。

完善肺移植评估后，患者于 2014 年 8 月 7 日在全麻 ECMO 辅助下行序贯式双肺移植术。术后第二天脱机拔管，第三天由 ICU 迁入普通病房。患者术后即予米卡芬净 100mg 每天 1 次预防真菌感染，同时即予两性霉素 B 脂质体雾化吸入预防气道真菌感染。术后一周(8 月 14 日)痰培养：丝状真菌阳性；自体肺病理：中度急慢性间质性肺炎伴支气管扩张及中腔积脓，局部扩张的支气管腔内可见曲霉寄生，伴囊状肺泡形成(图 7-7)；气管镜检查：双侧气道黏膜充血、水肿，右侧吻合口见大量黑色黏苔覆盖，表面有白色短绒毛(图 7-8)；胸部 CT 表现基本正常。患者术前无明显感染表现，未使用抗菌药物，故自体肺病理提示术前真菌定植，另患者术前一年长期口服糖皮质激素，为真菌感染的危险因素。结合患者上述辅助检查结果，考虑支气管吻合口丝状真菌感染。

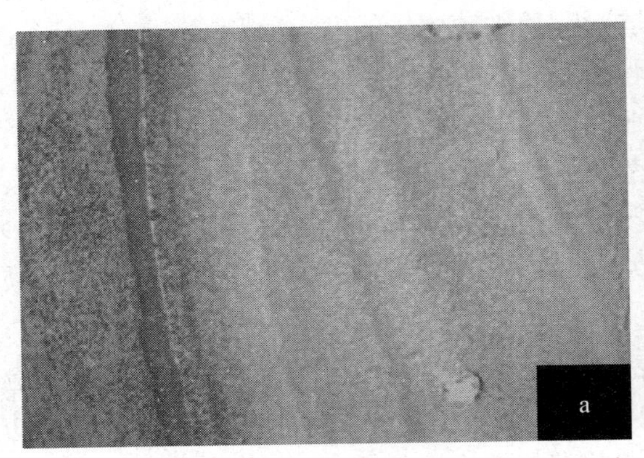

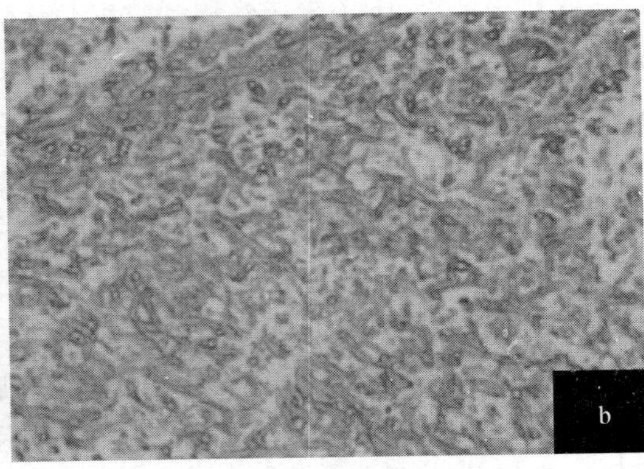

图 7-7 自体肺病理：支气管腔内可见曲霉寄生(a：HE 50 倍放大，b：HE 400 倍放大)

2. 药物治疗过程中存在的药学问题：该患者由于存在术前真菌定植，术后长期服用激素和免疫抑制药物，有感染的危险因素，且出现了典型的吻合后丝状真菌感染表现，对于此患者怎样使用抗感染药物？

3. 针对药学问题的分析与解决方法

(1)该患者被明确诊断为支气管吻合口丝状真菌感染，如上文考虑最常见的致病菌有烟曲霉、黄曲霉和毛霉菌。针对曲霉菌一线治疗药物为伏立康唑，其对曲霉属，包括黄曲霉、烟曲霉、土曲霉、黑曲霉、构巢曲霉；念珠菌属，包括白念珠菌、光滑念珠菌、克柔念珠菌、近平滑念珠菌、热带念珠菌等均有临床疗效。该患者年龄 53 岁，体重为 50kg，推荐静脉给予伏立康唑负荷剂量前两次为 300mg 每 12 小时 1 次，后维持剂量为 200mg 每 12 小时 1 次。同时给予两性霉素 B 脂质体雾化吸入。由于伏立康唑口服生物利用度为 96%，如治疗效果较好，在评估患者情况后可转为口服给药 200mg 每 12 小时 1 次。

(2)伏立康唑通过抑制真菌中细胞色素 P450 介导的羊毛固醇 14α-去甲基化酶，使真菌细胞膜麦角固醇的生物合成受阻，以致细胞内物质流失致真菌死亡。体外试验表明，伏立康唑不仅是 CYP2C19、CYP2C9 和 CYP3A4 的底物，也是其抑制剂。FK506 主要是经 CYP3A 代谢，在既往体外及体内研究中均发现，联用伏立康唑可致 FK506 血药浓度上升 4～10倍，因此在给予患者伏立康唑时，应及时对其所用的 FK506 进行血药浓度监测及剂量调整。

(3)在治疗过程中应每天对患者视觉进行评估,评估内容包括视物模糊、色觉改变或畏光等。同时由于静脉用伏立康唑赋形剂β-环糊精的存在,应注意监测患者的肾功能情况。其他常规检查包括肝功能及凝血功能等。

4. 药学问题解决后的临床效果:患者 9-3 复查气管镜,提示吻合口真菌感染表现较前稍有好转。9-10 再次复查气管镜:双侧气道黏膜光滑,无充血、水肿,右侧吻合口通畅,无明显坏死物覆盖(图 7-9)。由于治疗有效,将伏立康唑改为口服 200mg 每 12 小时 1 次,并于 9 月 25 日停用伏立康唑,继续两性霉素 B 脂质体局部巩固治疗。患者经过及时的抗真菌治疗,气管镜下见双侧气道黏膜光滑,右侧吻合口通畅,无明显坏死物覆盖,气道内真菌感染得到控制,效果明显。

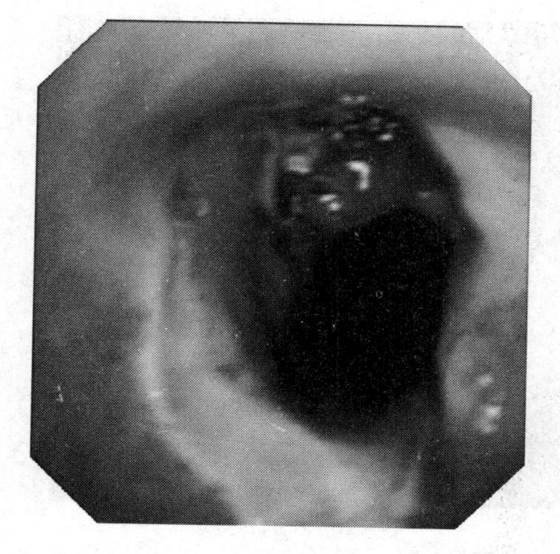

图 7-8 2014-8-14 气管镜提示吻合口真菌感染

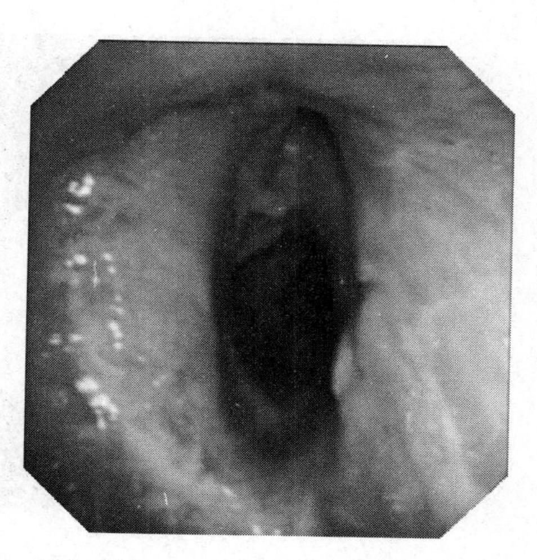

图 7-9 2014-9-10 复查气管镜提示吻合口真菌感染明显好转

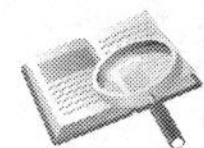

案例二

1. 病史摘要:患者女性,37 岁,体重 45kg。因"胸闷、气喘 7 年,加重半个月"入院。患者 2004 年因"纵隔占位"于北京协和医院开胸手术,术后病理提示巨大淋巴结增生,Castleman 综合征。术后半年出现胸闷、气喘,在北京协和医院诊断为闭塞性细支气管炎,长期静注丙球及口服激素维持治疗。患者半个月前病情加重,收住北京协和医院 ICU,经急诊气管插管、机械通气等治疗,仍无法撤机。现为求肺移植入院。入院诊断:闭塞性细支气管炎,呼吸衰竭,Castleman 综合征。

患者于 2011 年 12 月 3 日行 ECMO 辅助下双侧肺叶移植术,术中行右上叶、左舌段减容。术后反复发热、咳嗽、咳痰,多次痰培养均提示鲍曼复合醋酸钙不动杆菌阳性,药敏报告提示为多重耐药鲍曼不动杆菌(MDRAB),对多黏菌素、舒巴坦、亚胺培南、利福平、复方磺胺甲噁唑、阿米卡星敏感。术后早期抗菌药物应用情况如下:亚胺培南西司他丁 1.0g q8h(2012-1-1～1-12)、哌拉西林他唑巴坦 4.5g q8h(1-12～1-21)、头孢哌酮舒巴坦 3.0g q8h(1-21～2-3),之后病情趋于平稳,体温好转,予停用抗菌药物。2 月 17 日患者出现咯血，为痰中带少许陈旧性血丝，气管镜检查：右侧支气管吻合口黏膜光滑，轻度充血、水肿，可见黄白色黏苔覆盖，无肉芽组织增生，右上叶残端光滑，气管镜下取分泌物培养；胸部 CT 提示右肺见片状高密度影，部分水样，内伴气体影（图 7-10 和图 7-11）；在 B 超引导下胸穿抽得暗血性黏稠胸腔积液 30ml。由于不能排除支气管胸膜瘘，于 2 月 24 日开胸探查。术中见右肺顶包裹性积液，打开后见陈旧性脓性血块，行胸腔镜下血块清除术，洗净血块后探查未见明显支气管残端瘘口，将部分血性脓液送检。术后保持引流通畅，并立即开始头孢哌酮-舒巴坦 3.0g 每 8 小时 1 次联合米诺环素 100mg 每 12 小时 1 次治疗。2-25 气管镜采样培养报告及 2-27 术中送检的胸腔脓液培养报告归来，均为泛耐药鲍曼不动杆菌（XDRAB）仅对多黏菌素、替加环素敏感。3-5 患者再次出现发热，体温 38.4℃，血常规：WBC 2.5×10^9/L。

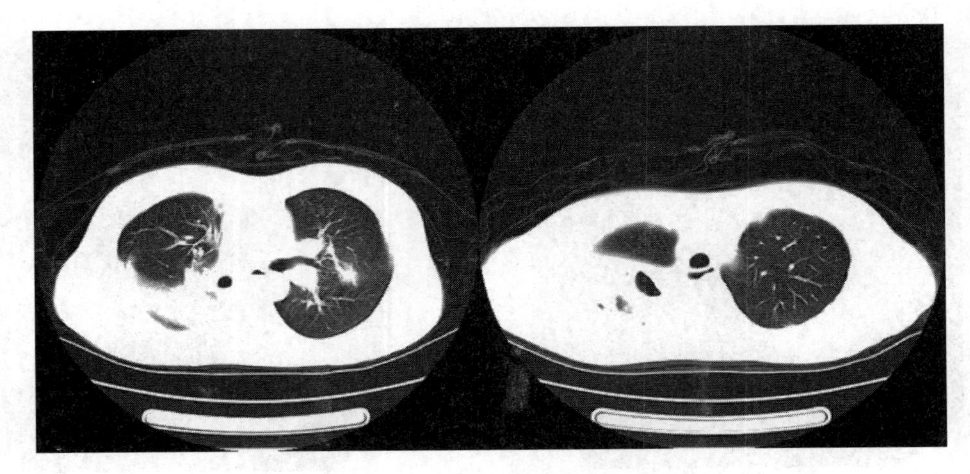

图 7-10　2012-2-17 胸部 CT

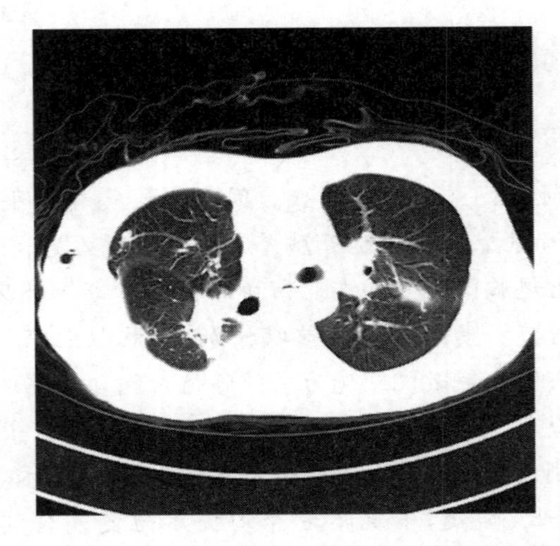

图 7-11　2012-3-26 胸部 CT 提示感染明显好转

2. 药物治疗过程中存在的药学问题：患者肺移植术后，出现感染，且行外科手术干预清除病灶，对于这类患者，术后的进一步抗感染方案怎样制订？

3. 针对药学问题的分析与解决方法

(1)该患者肺部鲍曼不动杆菌感染明确,在经过早期多种抗菌药物治疗后,仍有发热及白细胞计数小于 4.0×10^9/L 等感染表现出现。同时痰培养示该患者的鲍曼不动杆菌已由多重耐药变迁为泛耐药菌,仅对多黏菌素、替加环素敏感。参考对于抗感染方案选择应包括以下内容:①应针对泛耐药鲍曼不动杆菌进行治疗;②尽可能避免对骨髓抑制的影响。

(2)依据泛耐药鲍曼不动杆菌治疗原则,该患者抗感染药物方案应注意:①根据药敏试验结果选用抗菌药物;②联合用药,对于泛耐药鲍曼不动杆菌感染常需联合用药;③通常需用较大剂量;④疗程常需较长;⑤常需结合临床给予支持治疗和良好的护理。而对于泛耐药鲍曼不动杆菌,现推荐以多黏菌素/替加环素/舒巴坦为基础,相互联合或者联合药敏中其他可能敏感的药物。其中舒巴坦剂量推荐为4～8g/d;同时该患者为肺部感染,要使替加环素达到足够的剂量,应选择100mg每12小时1次。因此,对该患者的抗感染方案建议调整为联合头孢哌酮-舒巴坦3.0g每8小时1次、舒巴坦1.0每8小时1次及替加环素100mg每12小时1次。

(3)调整治疗方案后应及时对该患者感染状况进行评估,评估内容应包括患者体温、血象、呼吸功能、痰量及性状改变、病原学改变等。同时仍要对患者急慢性排斥反应情况进行评估。

(4)该患者使用较大剂量舒巴坦及替加环素,因此在治疗过程中应每天对患者的肝肾功能情况进行评估。如果出现肝功能受损,Child-Pugh评分超过C级,替加环素维持剂量应调整为25mg每12小时1次。其他常规检查应包括凝血功能。

4. 药学问题解决后的临床效果:患者经抗感染治疗后,发热消退,痰培养转阴,3-26复查胸部CT提示感染明显好转(图7-11),3-30停用抗菌药物。停用后无发热,无感染症状。

第五节 原发性移植物失功防治

一、临床表现与诊断要点

(一)临床表现

缺血再灌注损伤是移植后常见的并发症之一,发生率为11%～57%。原发性移植物失功(primary graft dysfunction,PGD)是肺移植后急性缺血再灌注肺损伤发展的严重形式,由于过去对PGD认识的不统一,对于PGD的定义也有不同的描述。PGD曾称为严重的缺血再灌注损伤、早期移植肺功能丧失、再植入反应、再植入性水肿或再灌注水肿等,但它们与其他形式的急性肺损伤症状类似。PGD是指在移植后72小时内发生的以非特异性肺泡损害、肺水肿和低氧血症为特征的综合征。临床表现可以是轻度低氧血症和几乎正常的胸部X线片,也可以是急性严重的低氧血症,类似急性呼吸窘迫综合征,需要正压机械通气治疗,偶尔需要体外膜肺氧合(ECMO)治疗。PGD是导致早期移植肺功能衰竭的主要原因,是移植后早期的重要并发症和死亡原因,致死率为16%～25%。它也增加急性排斥反应的危险,从而导致远期移植肺功能不全。

目前,对PGD定义的研究主要考虑以下几方面:发生时间、PO_2/FiO_2、胸部X线表现等,但要排除肺部感染和排斥反应等原因,对于肺移植术后 PGD 的诊断,主要根据 ISHLT 对肺移植受者术后不同时期的氧合情况及胸部 X 线表现制定的标准结合术中大量出血、体外循环支持等诱因可以基本判定。将 PGD 分级为 3 级的患者明确诊断为 PGD。PGD 的发生与供者固有因素、年龄、吸烟史、种族、性别及原发病有关。国外大样本研究显示肺移植术后早期 PGD 发生还与受体的一般特征(性别、年龄、体质指数等)、术前肺动脉压、术中输血量、术中是否使用体外循环密切相关。国外一项 126 例肺移植样本研究中,术前肺动脉高压者是肺动脉压正常者术后早期发生 PGD 的 1.64 倍,同时也观察到术中使用体外循环者发生 PGD 的可能性更大。其他因素如手术创伤、供肺缺血、支气管动脉循环中断、淋巴循环中断及供肺失神经支配等也是危险因素,病理机制为肺血管内皮细胞和上皮细胞的活性氧直接损伤、产生炎症级联反应、黏附分子表达上调。

(二) 诊断要点

肺移植后缺血再灌注肺损伤的诊断按照国际心肺移植协会(ISHLT)制定的标准:

(1)肺移植后 72 小时内出现渗出浸润性的影像学改变;

(2)肺移植后 72 小时内出现动脉血氧分压(PO_2)/吸入氧浓度(FiO_2),即氧合指数<300;

(3)排除超急性排斥反应、静脉吻合口梗阻、心源性肺水肿及肺部感染后诊断为原发性移植物失功。肺移植后缺血再灌注肺损伤严重程度分级依据 ISHLT 的分级标准,即以肺移植后不同的时间点 PO_2/FiO_2 和胸部 X 线片浸润为判定根据。肺再灌注 6 小时、24 小时或 48 小时,胸部 X 线检查有浸润。氧合指数超过 300 定为 1 级,200~300 定为 2 级,小于 200 定为 3 级。其他特定情况的分级标准包括,任何鼻导管吸氧的患者或者 FiO_2 小于 0.3,依据胸部 X 线检查结果定为 0 级或 1 级;胸部 X 线浸润的缺失为 0 级,即使患者氧合指数小于 300。国外一项对 402 例肺移植受者的资料进行回顾性研究,发现移植后 48 小时内绝大多数受者经历了不同程度的 PGD,使用 ISHLT 的 PGD 标准,轻度(1 级)、中度(2 级)、重度(3 级)PGD 的发生率分别是 38%、28%和 34%,使用氧合指数进行 PGD 分级,发现轻度(1 级)、中度(2 级)、重度(3 级)PGD 的发生率分别为 22%、32%和 6%。

二、治疗方案

PGD 治疗原则主要包括:在保证重要器官和支气管吻合口灌注良好的前提下,依据监测的血流动力学参数及氧动力学参数,严格限制液体入量,适当应用利尿药,使中心静脉压<10mmHg,平均动脉压>65mmHg,血细胞比容>30%,循环支持维护血流动力学稳定。同时适当调整机械通气参数,采用保护性肺通气策略,以改善和维持氧合。

另外应用一氧化氮、前列腺素、肺泡表面活性物质等,可保护肺毛细血管完整性,预防白细胞和血小板黏附聚集;对于严重的 PGD 患者,还应早期采用 ECMO 辅助。根据不同分级 PGD 给予不同处理:对于 PGD 0~1 级的患者只需要注意液体的负平衡,一般在术后 24 小时内可以脱机拔管;对于 PGD2~3 级患者除了液体负平衡外,还需延长呼吸机治疗时间及应用前列腺素 E_1,轻者 2~3 天,重者 1 周左右可以脱机拔管。

对于 PGD3 级患者,除以上治疗外,可应用 ECMO 转流,渡过 PGD 的急性期,同时需要预防急性肾衰竭和多脏器功能衰竭的发生。当肺移植术后早期出现低氧血症,特别是 PGD 引起的血流动力学不稳定情况下,ECMO 可以作为早期(术后不超过 7 天)稳定循环、挽救患者生命的重要方法。有研究回顾性分析了 763 例心肺或肺移植病例的临床资料，其中 7.6%发生 PGD 3 级时使用 ECMO 稳定循环，其中最后能顺利撤除 ECOM 的患者 1 年及 5 年生存率达到 59%和 33%。多中心临床结果表明，尽早使用 ECMO 的受者存活率可达到 50%以上，而诊断 PGD 后超过 7 天才使用 ECMO 者，死亡率甚至可高达 100%。把握使用 ECMO 的指征是决定 PGD 临床治疗结果的重要环节。

ECMO 的应用：在麻醉后经股动-静脉切开置管并转流。若术中测得的全血活化凝血时间大于 160 秒，则不用肝素。ECMO 氧流量 2L/min，转流流量根据体重、血流动力学情况及血气分析的结果调整在 2～3L/min，保持 PO_2 在 75mmHg 以上，PCO_2 在 20mmHg 左右。术后根据移植肺的氧合情况和血流动力学的平稳程度，决定是否撤除 ECMO。撤除时首先流量减半，0.5 小时后停止转流，拔除股动脉、股静脉插管并修补股动脉和股静脉。

此外供肺保存的灌注液、灌注保存技术、手术及开放技术是减少及减轻 PGD 发生的关键：

(1)灌注液的要求：采用改良低钾右旋糖酐液来灌注供肺，尽量减少肺泡的破坏和炎症介质的生成。

(2)灌注保存过程中灌注插管到肺动脉中不能过深，以免不完全灌注，压力过高会导致肺泡受损，必要时进行逆行灌注冲去炎症介质。

(3)术中再次开放时血流的影响。

(4)术后早期维持移植后的肺干燥相当重要，术后若控制不佳易导致再灌注损伤出现肺水肿，这是导致早期移植肺失功的重要原因。

提前预防 PGD 效果更好，处理方法包括小潮气量、恰当的呼气末正压通气和轻微呼吸性酸中毒。患者应尽量保持移植侧朝上的侧卧位，并结合积极的胸部理疗。术后 3 天保持受者液体负平衡。只要 PO_2＞70mmHg 和(或)血氧饱和度(SaO_2)＞95%，就逐步降低 FiO_2，并根据血液气体分析结果及生命体征调节通气参数，以预防 PGD 的发生。在移植术后密切进行的血流动力学、氧动力学、呼吸力学等监测，积极有效预防感染与排斥反应等措施，对降低肺移植患者的早期死亡起到了重要作用。

三、药学监护

患者入 ICU 后均连续监测有创动脉压、肺动脉压和(或)中心静脉压。通常压力控制通气限制气道峰压 30mmHg 以下，防止气压伤。术后早期的血气分析只要动脉血氧分压(PO_2)＞70mmHg 和(或)氧饱和度＞95%，就逐步降低吸氧浓度。根据血气分析结果及生命体征调节通气参数。

免疫抑制采用甲泼尼龙 120mg 每天 2 次，连用 2 天后改泼尼松 20mg/d；根据血药浓度调节 CsA 或 FK506 剂量(FK506 0.5～0.75g 每天 2 次)。出现急性排斥反应(AR)则给予甲泼尼龙 10 mg/(kg·d)，连用 3 天，3 天后改泼尼松 0.5 mg/(kg·d)。

预防感染方案：术后 7～10 天予广谱抗菌药物预防细菌感染，然后根据细菌培养结果调整；更昔洛韦 5mg/kg 每天 2 次预防病毒感染；常规予伊曲康唑预防肺部真菌感染。

术后患者带气管插管持续监测下转送 ICU。一旦病情稳定，一般在 48 小时内脱机。术后早期血气分析只要 PO_2＞70mmHg 和(或)SaO_2＞90%，就逐渐降低吸氧浓度，及时监测动脉血气，减小氧中毒的风险。大多数没有再灌注肺水肿的患者，在移植后的第 1 个 24 小时内吸入氧浓度(FiO_2)可降低到30%甚至更低。术后运用肺灌注扫描的方法来评估移植肺的血流通畅程度。如果发现有一肺叶或更大灌注的缺损,就应当用导管或手术的方法来明确其原因。

单肺移植治疗慢性阻塞性肺气肿的患者,运用0或最小的呼气末正压(PEEP),适当延长呼气时间,减少自体肺的气体潴留,可通过呼气暂停的方法来测定内源性PEEP。限制液体防止移植肺水肿是非常重要的,通常在48小时内要尽量负平衡。联合输血、胶体和利尿来维持适当的尿量。一般常用利尿药,但应用小剂量多巴胺2～3μg/(kg·min)仍存在争议。过度的利尿可导致肾灌注不足,而术后高CsA浓度和FK506浓度又可以损害肾功能,所以术后应立刻监测免疫抑制剂的浓度和肾功能。

拔管前,可用纤维支气管镜清除呼吸道内分泌物,拔管后,如果没有漏气,通常在术后48小时内就可拔除上胸管。术后肋胸膜常出现反复渗出,尤其是双肺移植者,所以下胸管可多放置几天,通常5～7天拔除(引流量<150ml/24h)。

胸部的理疗、体位引流、吸入支气管扩张药和气道清理非常重要。较早并坚持理疗,确保患者早期下床活动,应尽早使用踏车和健身车,甚至可用于气管插管但神志清醒的患者。对于早期移植肺失功的患者,气管插管时间应延长,此时早期行气管切开有利于患者术后恢复。

适当的镇痛可以预防由于胸廓运动减小而引起的肺不张,也可预防伤口疼痛引起的咳嗽抑制。硬膜外镇痛效果较好,且全身反应轻。

术后早期应每天检测肝肾功能、电解质、血常规、血气分析、胸片、心电图等,每周2次检测细菌、真菌培养(痰、咽拭子、中段尿),每周2次测定免疫抑制剂血药浓度,直至药物浓度调整稳定。

四、临床案例分析

患者女,37岁。因"活动后胸闷、气促5年,加重伴咯血1个月"于2013年5月30日入院。患者2006年产后半年自觉口唇发紫,无其他不适,未予重视。2008年爬山时出现胸闷、气促、口唇发绀,无恶心、呕吐、晕厥、胸痛、下肢水肿,休息后好转,未曾诊治。后自觉活动耐量下降,爬三楼即感气喘明显。2010年就诊于当地医院,心超提示重度肺动脉高压,遂至北京阜外医院就诊,行右心导管试验等检查后诊断为"特发性肺动脉高压"。予吸入用伊洛前列素溶液10μg,一天6次吸入治疗,并予强心、利尿、补钾、抗凝等基础治疗后,患者症状、活动耐量改善。2011年底复查右心导管试验提示肺动脉压力较前升高,加用波生坦62.5mg每天2次。2013年5月5日患者无明显诱因下出现咯血,色鲜红,总量约300ml,并出现胸闷、气促加重,在当地医院对症治疗后未再咯血,后至阜外医院给予伊洛前列素、西地那非、波生坦治疗后胸闷、气促好转。现为评估肺移植入院。病程中,患者无恶心、呕吐,无咯血,无胸痛,无头晕、头痛,无腹痛、腹泻,无尿频、尿急、尿痛,食欲正常、夜眠尚可,大小便如常。

入院查体:神志清,呼吸稍促,口唇发绀,两肺听诊呼吸粗,两下肺未及明显干湿啰音。心率72次/分,律齐,P2亢进,肺动脉瓣可闻及收缩期3/6级杂音。腹平软,无压痛,肝脾未触及肿大。双下肢无水肿。

实验室及器械检查:右心导管检查(阜外心血管病医院,2011年):肺动脉高压。心超

（阜外心血管病医院，2013-5-21）：肺动脉高压（重度）；右心扩大；右心功能降低；三尖瓣大量反流；心包微少量积液。诊断：特发性肺动脉高压；右心功能不全；心功能Ⅲ级。

入院后予伊洛前列素、波生坦、西地那非靶向治疗，地高辛强心，呋塞米、托拉塞米、螺内酯利尿，阿魏酸钠抗血小板凝集，氯化钾补钾等治疗，监测生命体征，并完善肺移植前评估，等待供体行肺移植术。

患者 2013-07-09 行体外膜肺氧合（ECMO）辅助下序贯式双肺移植术，患者先行右侧腹股沟处股静动脉插管置入 ECMO，术中探查见：两肺明显充血水肿，肺动脉增粗，直径约 4.5cm，呈典型特发性肺动脉高压表现。右肺冷缺血时间为 6 小时 35 分钟，左肺冷缺血时间为 9 小时 45 分钟。术中失血 1500ml，输血 1600 ml。患者术后循环稳定，氧合满意。带回气管插管、保留 ECMO 置管安返 ICU。术后 1 天患者循环稳定，行气管镜检查见吻合口通畅，支气管未见明显渗出物，血气分析示患者 PO_2 146mmHg，血压、心率平稳，随后行 ECMO 套管拔除术。患者 ECMO 拔除后，血氧饱和度逐渐下降，呼吸机氧浓度调至纯氧后，血氧饱和度仍继续下降，急查胸片（图 7-12）示，右肺广泛渗出改变，吸痰管经气管插管吸出大量浆液性液体。考虑患者为右肺急性渗出改变，氧合不能维持，有急诊行 ECMO 置入指征，急诊心超示右房、右室稍增大，三尖瓣轻度反流，心功能明显改善，凝血功能未见明显异常，术后肺动脉压力较前下降明显，可行 V-V 模式 ECMO，减少对循环的影响，待右肺渗出基本吸收，氧合改善后拔管。

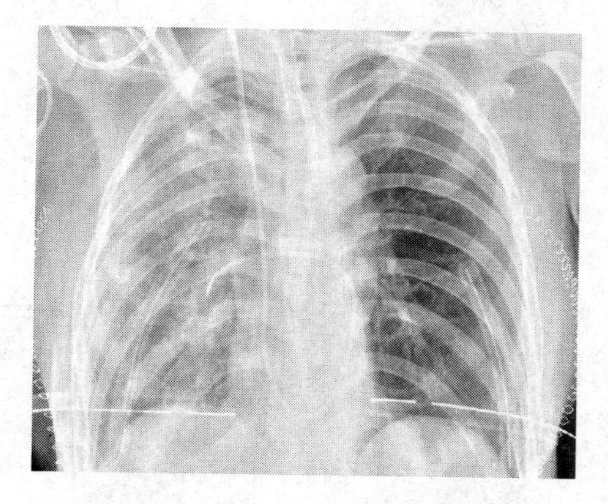

图 7-12 胸片：右肺广泛渗出改变

2013 年 7 月 10 日在全麻下 V-V ECMO 植入术，经右侧股静脉插管引出静脉血，经右侧颈静脉插管泵入右心房，流量控制在 3.0～4.0L/min，患者氧合满意，循环稳定。

该患者右肺广泛渗出，考虑原发性移植物失功可能，应用 V-V ECMO 转流，维持氧合及循环稳定，保护其他重要脏器功能。

V-V ECMO 转流一天后胸片（图 7-13）仍表现为右肺广泛渗出样改变，当日复查胸片示右肺水肿较前加重（图 7-14）。ECMO 辅助支持 5 天后，复查胸片（图 7-15）示右肺水肿较前好转，呼吸机辅助呼吸，FiO_2 45%，P_{peak} 20，PEEP 6，ECMO V-V 转流，空氧 1：1.5 吸入，转速 1990r/min，流量 2.1L/min，心电监护心率 86 次/分，血压 125/80mmHg，氧饱和度 96%。7 天后胸片进一步好转（图 7-16），呼吸机辅助呼吸，FiO_2 40%，P_{peak} 20，PEEP 6，ECMO V-V 转流，空氧 0.5：0.5 吸入，转速 1990r/min，流量 2.3L/min，心电监护心率 86 次/分，血压

125/80mmHg，氧饱和度100%。ECMO转流8天，肺水肿有反复（图7-17），心超检查示右房、右室稍增大，ECMO转流时间长，红细胞破坏严重，予以输血、输血浆，提高胶体比例。ECMO转流10天后，右肺渗出明显好转（图7-18），ECMO吸入空气0.5L/min，呼吸机氧浓度40%，血气分析示：pH 7.48，PO_2 111mmHg，PCO_2 41mmHg，氧合指数277。表明患者移植肺氧合能力可，可以拔除ECMO。为避免ECMO对血细胞破坏、对肾功能的损害和对循环的影响，于2013年7月20日行ECMO拔除术。患者继续气管插管呼吸机辅助呼吸，FiO_2 40%，P_{peak} 23，PEEP 8，心电监护心率92次/分，血压120/82mmHg，氧饱和度100%。血气分析示：pH 7.48，PO_2 115mmHg，PCO_2 41mmHg，氧合指数287，拔除ECMO后患者氧合指数可。2013年7月22日复查胸片右肺水肿继续好转（图7-19）。随后患者经气管切开，脱机拔管，转入普通病房，经积极治疗后康复出院。

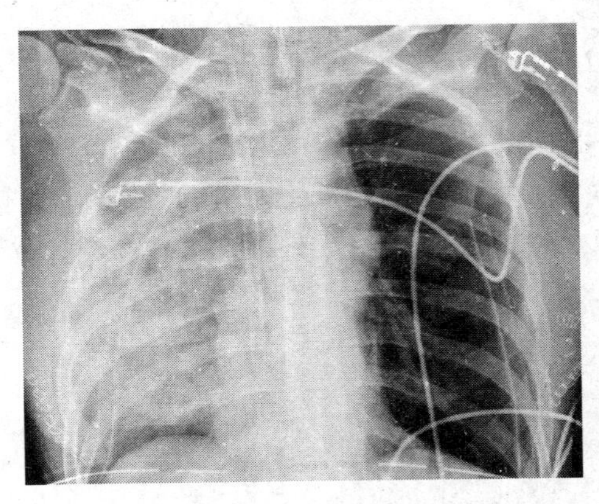

图7-13 胸片：右肺广泛渗出，考虑PGD

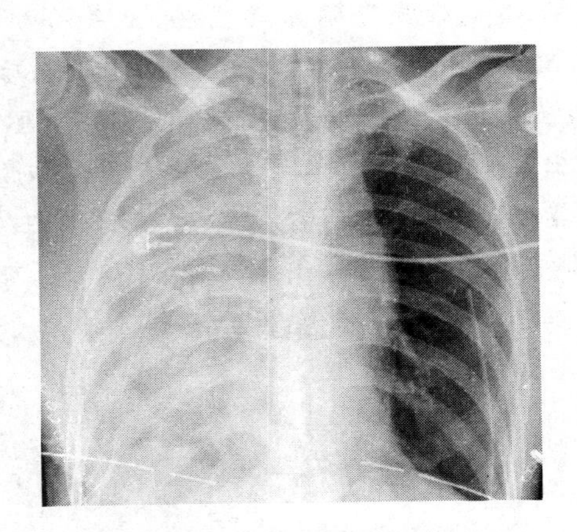

图7-14 胸片：右肺水肿较前加重

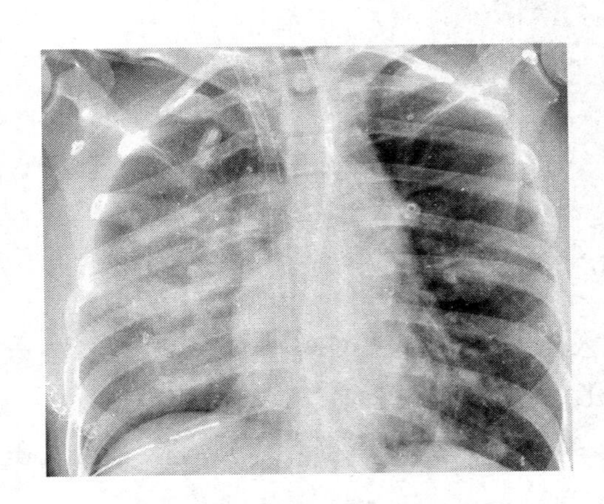

图7-15 胸片：右肺水肿较前好转

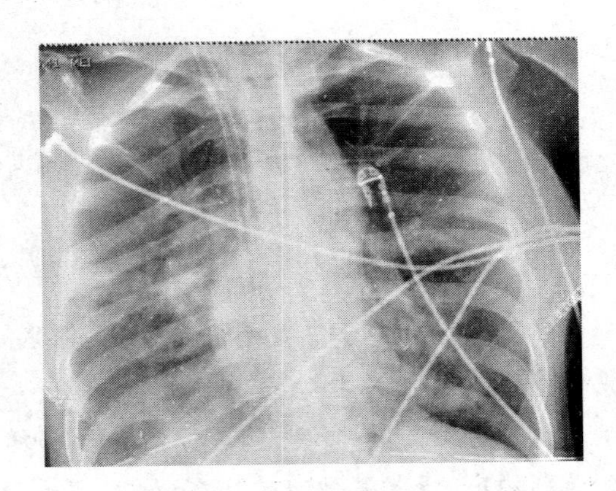

图7-16 胸片：水肿进一步好转

总结，PGD是围术期死亡率最高的并发症，也是延长ICU停留的最常见的原因，可发生于术后24～72小时。多种因素可引起PGD如供肺保存不当、缺血时间延长或供肺不理想（有挫伤、窒息、误吸或感染），表现为灌注后几小时内非心源性肺水肿和进行性肺损伤，临床表现为肺血管阻力进行性增加、肺顺应性下降和进行性低氧血症。这种过程可以发展成严重的弥漫性肺泡损伤而需要较高的通气支持甚至使用体外膜肺（ECMO）。由于PGD有增加急性排斥反应和BOS的危险，因此，预防PGD具有重要意义。处理缺血再灌注损伤包括利尿和高压力支持。在大多数的病例中，再灌注损伤可在24～48小时得到缓解。最近研究显示吸入NO降低肺动脉压和增加氧合指数缓解再灌注损伤的疗效不确切，一些严重的病例中可早期选用体外膜氧合(ECMO)。

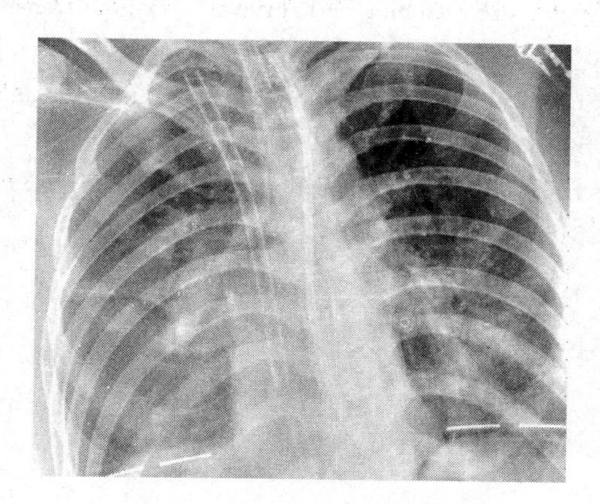

图 7-17 胸片:右肺水肿有反复

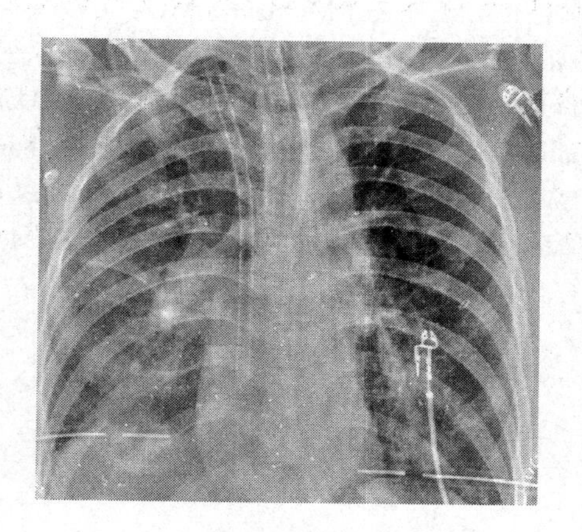

图 7-18 胸片:右肺渗出明显好转

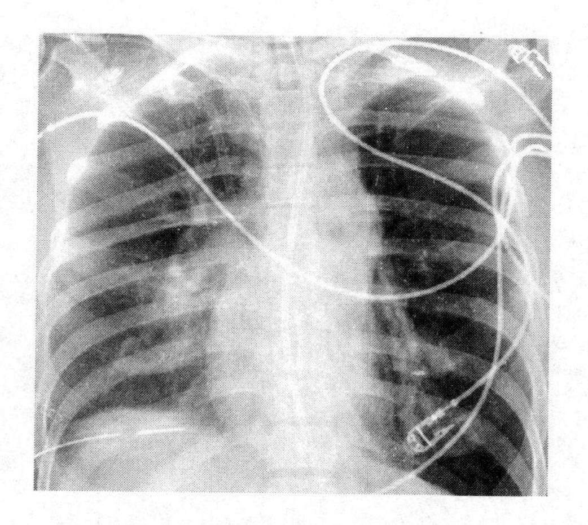

图 7-19 胸片:右肺水肿继续好转

(陈静瑜 毛文君 张 稷)

参考文献

[1] Yusen RD, Edwards LB, Kucheryavaya AY, et al. The registry of the International Society for Heart and Lung Transplantation: thirty-first adult lung and heart-lung transplant report--2014; focus theme: retransplantation. J Heart Lung Transplant, 2014, 33(10): 1009-1024

[2] Miyoshi S, Schaefers HJ, Trulock EP, et al. Donor selection for single and double lung transplantation. chest size matching and other factors influencing posttransplantation vital capacity. Chest, 1990, 98(2): 308-313

[3] Ouwens JP, van der Mark TW, van der Bij W, et al. Size matching in lung transplantation using predicted total lung capacity. Eur Respir J, 2002, 20(6): 1419-1422

[4] Roberts DH, Wain JC, Chang Y, et al. Donor-recipient gender mismatch in lung transplantation: impact on obliterative bronchiolitis and survival. J Heart Lung Transplant, 2004, 23(11): 1252-1259
[5] Allen JG, Weiss ES, Merlo CA, et al. The impact of donor-recipient race matching on survival after lung transplantation: an analysis of over 11,000 patients. J Heart Lung Transplant, 2009, 28(10): 1063-1071
[6] Eberlein M, Reed RM, Maidaa M, et al. Donor-recipient size matching and survival after lung transplantation. A cohort study. Ann Am Thorac Soc, 2013, 10(5): 418-425
[7] Demir A, Coosemans W, Decaluwé H, et al. Donor-recipient matching in lung transplantation: which variables are important? dagger. Eur J Cardiothorac Surg, 2015, 47(6): 974-983
[8] William McManigle, Elizabeth N Pavlisko, Tereza Martinu. Acute cellular and antibody-mediated allograft rejection. Semin Respir Crit Care Med, 2013, 34(3): 320-335.

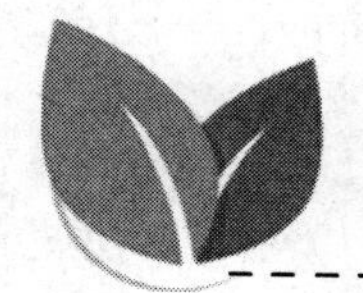

专业名词对照索引

F

G

H

J

K

L

M

N

P

Q

R

S

T

W

X

Y

Z

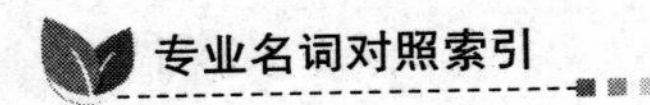

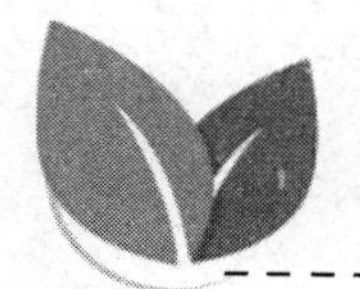

中文药名索引

A

B

D

F

G

H

J

K

L

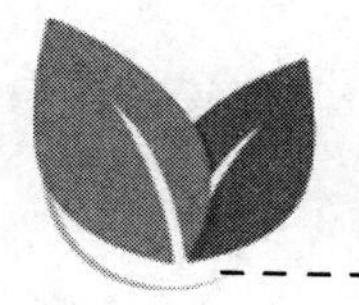

英文药名索引

A

B

C

D

E

F

G

H

I

L

M

O

P

R

S

T

V

Z